T0133316

Kohlhammer

Friedemann Müller, Ernst Walther,
Jürgen Herzog (Hrsg.)

Praktische Neurorehabilitation

Behandlungskonzepte nach
Schädigung des Nervensystems

Verlag W. Kohlhammer

Wichtiger Hinweis

Pharmakologische Daten verändern sich fortlaufend durch klinische Erfahrung, pharmakologische Forschung und Änderung von Produktionsverfahren. Verlag und Autor haben große Sorgfalt darauf gelegt, dass alle in diesem Buch gemachten Angaben dem derzeitigen Wissensstand entsprechen. Eine Gewährleistung können Verlag und Autor hierfür jedoch nicht übernehmen. Daher ist jeder Benutzer angehalten, die gemachten Angaben, insbesondere in Hinsicht auf Arzneimittelnamen, enthaltene Wirkstoffe, spezifische Anwendungsbereiche und Dosierungen anhand des Medikamentenbeipackzettels und der entsprechenden Fachinformationen zu überprüfen und in eigener Verantwortung im Bereich der Patientenversorgung zu handeln. Aufgrund der Auswahl häufig angewendeter Arzneimittel besteht kein Anspruch auf Vollständigkeit.

Dieses Werk einschließlich aller seiner Teile ist urheberrechtlich geschützt. Jede Verwendung außerhalb der engen Grenzen des Urheberrechts ist ohne Zustimmung des Verlags unzulässig und strafbar. Das gilt insbesondere für Vervielfältigungen, Übersetzungen, Mikroverfilmungen und für die Einspeicherung und Verarbeitung in elektronischen Systemen.

Die Wiedergabe von Warenbezeichnungen, Handelsnamen und sonstigen Kennzeichen in diesem Buch berechtigt nicht zu der Annahme, dass diese von jedermann frei benutzt werden dürfen. Vielmehr kann es sich auch dann um eingetragene Warenzeichen oder sonstige geschützte Kennzeichen handeln, wenn sie nicht eigens als solche gekennzeichnet sind.

Es konnten nicht alle Rechtsinhaber von Abbildungen ermittelt werden. Sollte dem Verlag gegenüber der Nachweis der Rechtsinhaberschaft geführt werden, wird das branchenübliche Honorar nachträglich gezahlt.

1. Auflage 2014

Alle Rechte vorbehalten
© W. Kohlhammer GmbH, Stuttgart
Gesamtherstellung: W. Kohlhammer GmbH, Stuttgart

Print:
ISBN 978-3-17-019889-0

E-Book-Formate:
pdf: ISBN 978-3-17-023872-5
epub: ISBN 978-3-17-026806-7
mobi: ISBN 978-3-17-026807-4

Für den Inhalt abgedruckter oder verlinkter Websites ist ausschließlich der jeweilige Betreiber verantwortlich. Die W. Kohlhammer GmbH hat keinen Einfluss auf die verknüpften Seiten und übernimmt hierfür keinerlei Haftung.

Inhaltsverzeichnis

Manfred Schneider und Friedrich von Rosen

Hermann Schmidhuber

Hans Brunner und Jürgen Herzog

Marion Mertl-Rötzer

Christian Ledl

*Manfred Schneider, Sandra Hartl, Friedemann Müller und
Jürgen Dressnandt*

Content**+**^{PLUS}

Videos zu speziellen Aspekten der Therapie:

Mobilisation mit Erigo
Gangtraining mit Lokomat
Gangtraining mit Laufkatze
Gehen mit Stöcken

A.R.M.-Trainingsgruppe
Spiegeltherapie
Armstudio mit Geräten
Handtutor
Anlegen einer Handgelenk-Manschette/Armschlinge

FES: Einkanalstimulation Fußheber-Stimulation
FES: Flexorreflex-Stimulation
FES: Mehrkanal-Stimulation Greifen
FES: Kombination RehaMove
FES: EMG-getriggerte Stimulation

Adaptierte Steuerung eines Elektrorollstuhls
Neuroorthopädische Operation: Prinzip der Ulzibat-Methode
Beispiel aus der Sprachtherapie
Dysarthrie M. Wilson vor Sprechtherapie
Dysarthrie M. Wilson nach Sprechtherapie
Apparative Schluckdiagnostik
Gesichtsfeld-Training

Pflegerischer Transfer mit Hemiparese
Lagerung in der Aktivierenden Pflege

Vorwort

Mit der Entstehung spezialisierter Behandlungseinrichtungen, Fachkrankenhäuser und Forschungsinstitute hat sich die Neurorehabilitation vom multiprofessionellen Therapiefeld zur eigenständigen Fachrichtung innerhalb der modernen Neurowissenschaften entwickelt. Insbesondere die neurologische Frührehabilitation nach Schädigungen des zentralen und peripheren Nervensystems erlangt zunehmende Bedeutung. Die Ausweisung spezifischer DRG-Gruppen unterstreicht auch die wachsende Anerkennung dieses Fachs im deutschen Gesundheitssystem. Bisher erschienene Fachbücher der Rehabilitation und Neurorehabilitation legen entweder großes Augenmerk auf eine fast enzyklopädische Vollständigkeit der behandelten Themen oder fokussieren sich auf einzelne Aspekte.

Dieses praxisorientierte Werk fasst den gesammelten Erfahrungs- und Praxisschatz gegenwärtiger und ehemaliger Mitarbeiter der Schön Klinik Bad Aibling als einer der großen Rehabilitationseinrichtungen in Europa zusammen. Ziel der Herausgeber und Autoren ist es, dem praktisch Tätigen aus allen Berufsgruppen wesentliches Rüstzeug für Therapieentscheidungen bei im Alltag auftauchenden Fragen an die Hand zu geben. Rehabilitierbare neurologische Syndrome mit ihren Besonderheiten werden ebenso beschrieben wie Therapieverfahren, Reha-Besonderheiten und wichtige sozialmedizinische Aspekte. Dabei nehmen die Herausgeber bewusst in Kauf, nicht alle Situationen und Krankheitsbilder abzubilden, um das Buch durch seine Größe nicht unhandlich zu machen.

In der Neurorehabilitation ist eine intensive Zusammenarbeit von Pflegekräften, Ärzten, Physiotherapeuten, Ergotherapeuten, Sprachtherapeuten, Schlucktherapeuten und Neuropsychologen neben vielen anderen Berufsgruppen essenziell. Die Bearbeitung der Themen in unserem Buch liegt dabei in der Hand der jeweiligen Spezialisten. Wenn es dadurch zu gewissen Unterschieden in Herangehensweise, Stil und Theoriebasierung kommt, so drückt sich darin doch auch die den einzelnen Berufsfeldern eigene Denkweise aus. Die Herausgeber haben versucht, eine gewisse Anpassung zwischen den verschiedenen Berufsgruppen zu vermitteln bzw. allgemein akzeptierte Nomenklaturen zu verwenden, ohne jedoch die berufsspezifischen Zielsetzungen, Methoden und Herangehensweisen zu verwischen. Eines der wichtigsten Ziele des vorliegenden Werkes ist es, mit den Beiträgen das interdisziplinäre Verständnis im Behandlungsteam zu fördern. Es kann – auch in unserem Werk – nicht verborgen bleiben, dass zwischen den Disziplinen noch erhebliche Unterschiede in der Gründung auf evidenzbasierten Methoden bestehen. Die Praxisorientierung dieses Buchs drückt sich darin aus, trotzdem handlungsleitende Empfehlungen für die Alltagspraxis zu benennen. Wie überall in der Medizin bleibt dem Leser die Verantwortung, sich selbst immer über den letzten Stand des Wissens zu vergewissern.

Ein bemerkenswerter Anteil an der Entwicklung der Schön Klinik Bad Aibling von der Gründung im Jahre 1994 bis heute zu einem der einflussreichsten Neurorehabilitationszentren in Deutschland verbindet sich mit dem ärztlichen Gründungsdirektor und langjährigen Präsidenten der Deutschen Gesellschaft für Neurorehabilitation (DGNR), Herrn Prof. Dr. Eberhard Koenig. Er hat durch seine Persönlichkeit, seine fachliche Expertise und sein wohlwollendes Fördern und Fordern nicht nur die Herausgeber, sondern weitgehend alle Autoren dieses Werkes auf wichtigen Etappen ihrer beruflichen Laufbahn begleitet –

sei es als Gesprächspartner, Kollege oder Vorgesetzter. Ihm gebührt deshalb unserer besonderer Dank und unsere Anerkennung. Ihm sei diese 1. Auflage der »Praktischen Neurorehabilitation« gewidmet.

Friedemann Müller,
Ernst Walther, Jürgen Herzog
Bad Aibling, Hamburg, München,
im März 2014

Geleitwort

Zwanzig Jahre Klinik Bad Aibling bedeutet auch fast 25 Jahre von einer Vision zu einer zukunftweisenden Institution für neurologische Rehabilitation. So umfassend und qualitätsbewusst ist diese große interdisziplinäre Einrichtung gewachsen, dass die Herausgeber Friedemann Müller, Ernst Walther und Jürgen Herzog mit ihren Mitarbeitern das gesamte Spektrum der Rehabilitation von der Intensivstation bis zur poststationären Versorgung und beruflichen Wiedereingliederung in dem hier vorgelegten Handbuch vorbildlich abdecken. Dies ist nicht selbstverständlich, denn die neurologische Rehabilitation umfasst nicht nur die motorischen, sondern auch die sensorischen, kognitiven und vegetativen Funktionen, das heißt die Kooperation von Neurologen, Internisten, Schmerztherapeuten, Intensivmedizinern, Psychologen und vielen spezialisierten Therapeuten zur Wiederherstellung von Gang und Stand, Handmotorik, Schlucken, Sprechen und nicht zuletzt zur Überwindung von Depression und auswegloser Hoffnungslosigkeit. Neue Technologien wurden entwickelt, wie robotergestützte Verfahren und die transkranielle Elektrostimulation.

Zwanzig Jahre Klinik Bad Aibling bedeutet auch 20 Jahre weitsichtigen zielorientierten Aufbau durch einen stets klar handelnden, klug abwägenden, sozialverantwortlich und gerecht entscheidenden ärztlichen Leiter, Eberhard Koenig. Er verstand es, die Ausbildung und das Qualitätsbewusstsein junger Mitarbeiter zu fördern und gleichzeitig eine akademische Neurorehabilitation durch aktive Mitarbeit in den Forschungsverbünden zu ermöglichen. Er selbst übernahm in verschiedenen Funktionen leitende Verantwortung in Fachgesellschaften wie der Deutschen Gesellschaft für Neurorehabilitation oder dem Berufsverband Neurorehabilitation. Die Schön Klinik Bad Aibling hätte sich keinen besseren Architekten und verantwortlichen Arzt wünschen können. Eberhard Koenig hat stets seine Eigendarstellung der Verantwortung für seine Patienten untergeordnet. Vielleicht auch deshalb entstand der Wunsch seiner Schüler und Herausgeber, ihm dieses gelungene, kompetente Werk mit Dank zu widmen. Eberhard Koenig sollte dies mit Stolz als Anerkennung seines Lebenswerks ansehen.

Thomas Brandt
München, März 2014

1 Rahmenbedingungen der neurologischen Rehabilitation

Jürgen Herzog

1.1 Organisation und Strukturen

Die gesundheits- und gesellschaftspolitische Bedeutung der neurologischen Rehabilitation (NR) in Deutschland spiegelt sich u.a. in einer – auch im internationalen Vergleich – hohen Dichte professioneller Versorgungsstrukturen wider. Dieser erfreulichen Tatsache steht eine Reihe potenziell konfliktträchtiger Schnittstellenprobleme gegenüber, die durch die Komplexität in Aufbau, Finanzierung und sozialrechtlicher Zuordnung des Neurorehabilitationssystems bedingt sind. Für eine optimale Patientenversorgung sind deshalb Grundkenntnisse dieser Strukturen unerlässlich.

1.1.1 Einrichtungen

Historisch entwickelten sich zunächst indikationsspezifische Rehabilitationseinrichtungen außerhalb des Krankenhaussektors. Insbesondere mit dem Ausbau der akuten Schlaganfallbehandlung in Stroke Units erfolgte jedoch eine Verlagerung in Frührehabilitationskliniken mit dem Status von Akutkrankenhäusern. Diese Tradition rein *stationärer* Maßnahmen wurde seit den 1980er Jahren durch eine zunächst wachsende, nach Mittelkürzungen zuletzt wieder rückläufige Zahl *teilstationärer* Einrichtungen (Neurorehabilitative Tagesklinik) ergänzt. Als dritte Behandlungsoption stehen *ambulante* Therapieverfahren zur Verfügung. In der Regel handelt es sich dabei um Einzelleistungen selbstständiger Funktionstherapeuten. Zunehmend finden sich auch Rehabilitationszentren, in denen unterschiedliche therapeutische Professionen verschiedene ambulante Leistungen unter einem Dach anbieten.

1.1.2 Personelle Ausstattung

Neurologische Erkrankungen verursachen in der Regel Schädigungen mit Auswirkungen auf verschiedenartige Funktionsbereiche. Um diesem Anspruch gerecht zu werden, ist ein Charakteristikum der Neurorehabilitation der multiprofessionelle Behandlungsansatz. Folgende Berufsgruppen sind (in alphabetischer Reihenfolge) typischerweise in den therapeutischen Prozess involviert:

- Ärzte (Neurologen, Internisten, Anästhesisten, Ärzte für physikalische Medizin und Rehabilitationswesen, Ärzte mit Zusatzbezeichnungen für physikalische Therapie, Geriatrie, Rehabilitationswesen, Sozialmedizin, Palliativmedizin etc.)
- Ergotherapeuten
- Masseure und med. Bademeister
- (Neuro-)Psychologen
- Pflegetherapeuten
- Physiotherapeuten
- Psychotherapeuten
- Sozialpädagogen
- Sprach- und Schlucktherapeuten
- Pflegetherapeuten und Fachpflegekräfte für Neurorehabilitation.

Weiterhin ist eine Vielzahl anderer Professionen beteiligt. Im stationären Bereich sollen hier exemplarisch Sozialpädagogen, Orthopädiemechaniker, Diätassistenten, Atmungs- und Urotherapeuten genannt werden. Im nachstationären Bereich kommt darüber hinaus Berufsberatern, rechtlichen Betreuern und den weiterbetreuenden Haus- und Fachärzten eine besondere Rolle zu.

1.1.3 Phasenmodell der Neurorehabilitation

Entlang des sich oft über viele Monate entwickelnden Rehabilitationsverlaufs ändern sich die Bedürfnisse und Fähigkeiten neurologisch Kranker zum Teil gravierend. Es lag deshalb nahe, den Verlauf in unterschiedliche Phasen einzuteilen, der die allmähliche Steigerung der Anforderungen an alle Patientengruppen abbildet. Im klinischen Versorgungsalltag hat sich seit Jahren das von der Bundesarbeitsgemeinschaft für Rehabilitation (BAR) vorgeschlagene Modell mit folgender Einteilung bewährt (BAR 1995, S. 5):

- Phase A: Akutbehandlungsphase
- Phase B: Behandlungs-/Rehabilitationsphase, in der noch intensivmedizinische Behandlungsmöglichkeiten vorgehalten werden müssen
- Phase C: Behandlungs-/Rehabilitationsphase, in der die Patienten bereits in der Therapie mitarbeiten können, aber noch kurativmedizinisch und mit hohem pflegerischen Aufwand betreut werden müssen
- Phase D: Rehabilitationsphase nach Abschluss der Frühmobilisation
- Phase E: Behandlungs-/Rehabilitationsphase nach Abschluss einer intensiven medizinischen Rehabilitation – nachgehende Rehabilitationsleistungen und berufliche Rehabilitation

- Phase F: Behandlungs-/Rehabilitationsphase, in der dauerhaft unterstützende, betreuende und/oder zustandserhaltende Leistungen erforderlich sind.

Insbesondere für die Phasen B und C hat die BAR medizinische Parameter bzw. Patientencharakteristika als Eingangskriterien definiert, auf die an dieser Stelle aus Platzgründen verwiesen wird (BAR 1995, S. 9 und 12). Wiederholter Diskussionsgegenstand sind die Ein- bzw. Ausgangskriterien für diese Phasen, insbesondere in der Abgrenzung zwischen der Phase B und C. Erschwerend kommt hinzu, dass sich neurologische Verläufe oft nicht in allen relevanten Dimensionen gleichzeitig bessern, sodass bei einem Patienten gleichzeitig Ein- und Ausschlusskriterien für eine Phase vorliegen können (Platz et al. 2011). Gut operationalisierbare Kriterien (s. u.) liegen nicht für alle Patientengruppen gleichermaßen vor bzw. werden je nach Bundesland unterschiedlich bewertet.

1.1.4 Abgrenzung verschiedener Frührehabilitationsleistungen

Die gegenwärtige Versorgungslandschaft neurologisch Erkrankter in Deutschland und die soziodemografische Entwicklung bringen es mit sich, dass in der Rehabilitation Überlappungen mit verwandten Fachrichtungen bestehen, namentlich v. a. der Geriatrie und der Physikalischen Medizin. Diese Aspekte finden sich im Leistungskatalog des DRG-basierten Vergütungssystems in vier OPS-Ziffern wieder:

- »Neurochirurgisch-neurologische Frührehabilitation (Phase B)« (OPS 8-552)
- »Fachübergreifende Frührehabilitation« (OPS 8-559)
- »Physikalisch-medizinische Komplexbehandlung« (OPS 8-563)

- »Geriatrisch frührehabilitative Komplexbehandlung« (OPS 8-550).

Leider sind die Eingangskriterien im OPS-Katalog nicht oder nur unzureichend differenziert, sodass zwischen Kostenträgern, Zuweisern und Rehabilitationsmedizinern z. T. gravierend unterschiedliche Auslegungen bei der Zuordnung von Patienten zur jeweils adäquaten Rehabilitationseinrichtung bestehen. Im klinischen Alltag wird z. B. älteren Patienten zunehmend eine neurologische Rehabilitation vorenthalten und stattdessen eine geriatrische Rehabilitation bewilligt. Da aber hinsichtlich Zielausrichtung, Therapiedichte, fachlicher Qualifikation und medizinischer Ergebnisqualität relevante Unterschiede zwischen den unterschiedlichen Facheinrichtungen bestehen, ist eine Klärung der Verantwortlichkeiten dringend erforderlich. Aus neurowissenschaftlicher Sicht stellt die *indikationsspezifische* Rehabilitation dabei das eindeutigste Differenzierungsmerkmal dar (s. u.).

1.2 Medizinische Voraussetzungen

1.2.1 Indikationen

Nach dem Prinzip der Indikationsspezifität stellen alle rehabilitationspflichtigen Erkrankungen, Verletzungen und vorausgegangene Operationen des zentralen und peripheren Nervensystems, neuromuskuläre Krankheiten und Myopathien primär eine Indikation zur NR dar. Die häufigsten Indikationsgruppen sind dabei:

- neurovaskuläre Erkrankungen (ischämische und hämorrhagische Schlaganfälle, Subarachnoidalblutungen)
- Schädel-Hirn-Traumata
- neuromuskuläre Erkrankungen und Neuropathien
- spinale Läsionen
- Enzephalopathien (insbesondere nach globalen zerebralen Ischämien)
- entzündliche Erkrankungen
- Hirntumoren
- Parkinson-Syndrome.

Unabhängig von der zugrunde liegenden neurologischen Erkrankung sollte die Rehabilitationsprognose positiv sein, d. h. die NR sollte die Erreichung medizinischer, pflegerischer oder sozialer Ziele ermöglichen. Die prognostische Einschätzung ist multidimensional und wird u. a. beeinflusst von

- natürlichem Verlauf und Therapierbarkeit der Grunderkrankung
- individuellem Störungsbild
- Komorbidität(en)
- biopsychosozialen Kontextfaktoren (z. B. Aktivitätsniveau vor der Erkrankung, soziale Integration, Ausbildungs- und Vermögensverhältnisse, Störungsbewusstsein und -akzeptanz etc.)
- Rehabilitationsmotivation.

In der neurologischen Frührehabilitation rechtfertigt nicht selten die Prognoseabschätzung schwerst Betroffener den stationären Aufenthalt per se. Es ist offensichtlich (und auch volkswirtschaftlich relevant), dass jede Überlegung zur NR eine Einzelfallentscheidung ist.

1.2.2 Kontraindikationen

Auch die Kontraindikationen (KI) zur NR ergeben sich aus der Prüfung des Einzelfalls. Absolute KI bestehen nach Ansicht des Autors lediglich bei Krankheitsbildern mit offensichtlich infauster Prognose (z. B. nach transtentorieller Herniation und Infarzierung großer Hirnareale, diffuse Metastasierung maligner Tumoren) sowie bei nachweislicher Erfüllung einer in der Patientenverfügung umschriebenen Konstellation, welche die Aufrechterhaltung medizinischer Maßnahmen verbietet. Relative KI im klinischen Alltag sind häufig u. a.:

- schwere Verhaltensstörungen mit Eigengefährdung (z. B. Fluchttendenzen) und/

oder Fremdgefährdung (z. B. Aggressivität)
- Suchterkrankungen ohne Krankheitseinsicht
- anstehende diagnostische oder kurative Prozeduren, die von der Rehabilitationseinrichtung nicht selbst erbracht werden können.

Für hochbetagte Patienten, bei denen eine »geriatrietypische Multimorbidität« *vor* der neurologischen Erkrankung die NR pauschal erschwert, sollten explizit individualisierte Behandlungsziele geprüft werden.

1.3 Sozialrechtliche Voraussetzungen

1.3.1 Leistungsansprüche

Zwischen 2001 und 2007 wurden sämtliche ambulanten und stationären Rehabilitationsleistungen zu Pflichtleistungen der Kostenträger. Aus der Sicht des Sozialversicherten ist dies formal mit einem »Anrecht auf Rehabilitation« gleichzusetzen, die in Deutschland ihren Ausdruck in einer starken sozialgesetzlichen Verankerung findet (SGB I § 4, SGB V–VIII, § 1 SGB IX). Seit dem 01.01.2008 besteht zudem der Rechtsanspruch auf ein »Persönliches Budget«, das mittels Geld- oder Gutscheinleistungen chronisch Kranken und Behinderten »direkten Zugriff« auf rehabilitative Teilhabeleistungen gewähren soll. Im Alltag genießt dieses System jedoch bislang weder bei den Versicherten noch bei Behörden die nötige Akzeptanz.

Während die NR der Phasen C und D leistungsrechtlich mit Verträgen nach SGB V § 111 und SGB V § 40 geregelt werden, ist die leistungsrechtliche Zuordnung der Phase B nicht bundeseinheitlich umgesetzt. Oftmals erfolgt die Frührehabilita-

tion aufgrund der Erkrankungsschwere als Krankenhausbehandlung (SGB V § 39) und wird in Krankenhäusern mit Versorgungsverträgen nach SGB V §§ 108 und 109 erbracht. Gelegentlich erbringen Rehabilitationseinrichtungen Leistungen der Phase B auch mit Verträgen nach SGB V § 111. Eine bundesweit einheitliche Regelung existiert nicht (Platz et al. 2011).

1.3.2 Kostenträger

Die wichtigsten Kostenträger in der NR sind:

- gesetzliche Krankenkassen (GKV)
- private Krankenversicherungen (PKV)
- Rentenversicherung (DRV) und Knappschaften
- Berufsgenossenschaften (BG)
- selten: Sozialämter, private Unfallversicherungen.

Typischerweise umfassen die Kostenzusagen für stationäre NR initial 14–28 Tage.

1.3.3 Pragmatische Vorgehensweise bei der Beantragung stationärer Rehabilitationsleistungen

Aufgrund des Umstandes, dass die Frührehabilitation der Phase B Kriterien der Krankenhausbehandlung unterliegt, ist bei Versicherten der GKV in der Regel keine vorausgehende Klärung der Kostenübernahme nötig. Alle übrigen Kostenträger (s. o.) setzen dagegen vor Beginn einer Frührehabilitation eine schriftliche Kostenübernahme voraus. Die Verlegung der Patienten aus dem erstversorgenden Akutkrankenhaus erfolgt meist übergangslos und wird über den Sozialdienst, Case Manager oder direkten ärztlichen Kontakt organisiert. Klinikspezifische Anmeldeformulare mit Angaben zur Art der Erkrankung, Komplikationen und Pflegebedürftigkeit erleichtern den Informationsfluss.

NR der Phasen C und D ist bei allen Kostenträgern genehmigungspflichtig. Versicherte der PKV sind oft schlechter gestellt, da die Unterschiedung zur Kur von der PKV nicht getroffen wird. Spezifische Antragsformulare stehen meist online zum Herunterladen beim Kostenträger zur Verfügung. Bei Anschlussheilbehandlungen (AHB) übernimmt i. d. R. der Sozialdienst des vorbehandelnden Krankenhauses die Anmeldung, bei ambulant zugewiesenen Patienten können dies auch niedergelassene Vertragsärzte. Seit dem 1.4.2007 müssen Ärzte über eine von den Landesärztekammern bescheinigte »Rehabilitationsmedizinische Qualifikation« verfügen, um stationäre (und ambulante) Rehabilitationsleistungen zu verordnen.

In der Rehabilitationseinrichtung werden für die oft mehrmonatige Behandlung den Kostenträgern regelmäßig schriftliche Verlängerungsanträge unter Darlegung des Rehabilitationsverlaufs, objektivierbarer Fortschritte (z. B. Zugewinne im Barthel-Index, Frührehabilitations-Index nach Schönle oder im functional independence measure FIM) sowie dokumentierter Komplikationen/Verzögerungen zugesandt. Diese dienen gleichzeitig als Argumentationsbasis, inwieweit sich für die Patienten im avisierten Behandlungszeitraum alltagsrelevante Rehabilitationsziele formulieren lassen. Zunehmende Bedeutung bei der Zielformulierung, -dokumentation und -überprüfung erlangt in der NR hierbei die International Classification of Functioning, Disability and Health (ICF; WHO 2013).

Literatur

BAR (Bundesarbeitsgemeinschaft für Rehabilitation) (1995) Zur Neurologischen Rehabilitation von Patienten mit schweren und schwersten Hirnschädigungen in den Phasen B und C. Frankfurt.

Platz T, Witte OW, Liepert J, Siebler M, Audebert H, Koenig E (2011) Neurorehabilitation nach Schlaganfall – ein Positionspapier aus dem Kompetenznetzwerk Schlaganfall. Akt Neurol 38:150–156.

Sozialgesetzbuch: Bücher I–XII (2013) München: Beck Texte im dtv.

WHO (World Health Organization) (2013) International Classification of Functioning, Disability and Health (ICF). (http://www.¬who.int/classifications/icf/en/, Zugriff am 10.02.2013).

2 Grundlagen der Erholung nach Schädigung des Nervensystems

Jan Simon Gerdes und Ernst Walther

2.1 Mechanismen der Funktionsrestitution

Strukturelle und funktionelle Anpassungen des Gehirns auf Veränderungen der Umwelt, aber auch nach Verletzungen werden als neuronale Plastizität bezeichnet. Donald O. Hebb hat 1949 postuliert, dass Verbindungen zwischen Neuronen durch Erfahrung gestärkt und modelliert werden. In den letzten Dekaden konnten zahlreiche Studien demonstrieren, dass eine funktionelle und strukturelle Adaption des Gehirns bei erwachsenen Menschen und Tieren durch Verhaltensänderung, Training und Lernen lebenslang möglich ist (Draganski et al. 2004; Scholz et al. 2009). In der Folge wurde untersucht, ob sich Mechanismen der zerebralen Reorganisation auch nach Hirnschädigungen beobachten lassen. Dabei zeigten sich, je nach Größe und Lokalisation der Läsion, unterschiedliche Reaktionen neuronaler Plastizität. Oft können funktionelle Ausfälle durch diese Mechanismen teilweise kompensiert werden, aber nur selten wird dadurch eine vollständige Funktionsrestitution erreicht. Bisweilen kommt es durch neue, fehlerhafte strukturelle Verknüpfungen sogar zu Dysfunktionen.

2.1.1 Spontanerholung

Werden Neurone durch eine Noxe, beispielsweise bei Ischämie, über ihre Toleranzgrenze geschädigt, kommt es zum Zell-untergang mit Verlust der neuronalen Funktion. Auch intakte Regionen, die außerhalb eines ischämischen Kerns liegen, aber mit diesem funktional verbunden waren, zeigen häufig einen reduzierten Blutfluss und einen Metabolismus mit verminderter Funktion. Dieses Phänomen bezeichnet man als Diaschisis (*griech.* δια, diá = durch, σχιζω, skízo = schneiden). Dieser Prozess ist jedoch innerhalb von Tagen und Wochen reversibel. Man nimmt daher an, dass einer frühen Erholung u.a. Diaschisis zugrunde liegt.

2.1.2 Neuronale Plastizität

2.1.2.1 Veränderung der synaptischen Erregungsleitung

Die beiden wichtigsten Neurotransmitter, welche die Effektivität der Synapse modulieren, sind Glutamat und γ-Aminobuttersäure (GABA). Glutamat wirkt erregend und kann exzitatorische postsynaptische Potenziale (EPSP) am postsynaptischen Neuron generieren, während GABA dort über inhibitorische postsynaptische Potenziale (IPSP) hemmend wirkt. Ein EPSP steigert, ein IPSP verringert die Wahrscheinlichkeit, dass ein Aktionspotenzial am postsynaptischen Neuron generiert wird. Long-term potentation (LTP) und long-term depression (LTD) sind weitere Mechanismen, wel-

che die Effektivität der synaptischen Übertragung beeinflussen und Gedächtnisfunk-
tionen und kortikaler Plastizität zugrunde
liegen. LTP ist ein klassischer Mechanismus, um die synaptische Effektivität zu erhöhen (Hebb, 1949). Über GABA-Rezep-
toren hemmende Substanzen (z. B. Benzodiazepine) beeinträchtigen die neuronale
Plastizität und sollten daher in der neurologischen Frührehabilitation vermieden werden (▶ Kap. 5.17.1).

2.1.2.2 Demaskierung ungenutzter Synapsen

Nach Teilinfarzierung der primär-senso-
rischen und -motorischen Rinde bei Menschen wurde eine erhöhte neuronale Aktivität im Randbereich der Schädigung gezeigt
(Cao et al. 1998). Diese Ergebnisse legen nahe, dass bereits bestehende, vorher inhibier-
te Synapsen und vorher nicht beteiligte re-
dundante Netzwerke zunehmend aktiviert
werden. Diese Anpassung wird als Demaskierung bezeichnet und ist möglicherweise
die Folge einer verminderten intrakortikalen Hemmung.

2.1.2.3 Erhöhte Erregbarkeit durch Denervierungshypersensi- tivität

Eine rasche plastische Anpassung des Kortex auf eine periphere Schädigung ist
die Verstärkung zuvor unterschwelliger
Signale an der Synapse. Normalerweise
werden Input-Signale afferenter Fasern zum
Kortex $GABA_A$-Rezeptor-vermittelt durch
Interneurone inhibiert. Diese $GABA_A$-Re-
zeptor-vermittelte Inhibition ist bei Affen
innerhalb von Stunden reduziert, wenn ein
peripherer Nerv geschädigt wird. Die Folge
ist eine Denervierungshypersensitivität, die
auch längerfristig persistieren kann (Wellman et al. 2002).

2.1.2.4 Axonale und dendritische Regeneration

Die neuroplastischen strukturellen Veränderungen beschränken sich nicht nur
auf den Randbereich der Läsion. Auch
weiter entfernte Neuronen, die mit dem
geschädigten Areal verbunden waren, be-
teiligen sich an der Reorganisation. Ein Beispiel hierfür ist die strukturelle Verknüp-
fung der primär-motorischen Rinde (M1)
mit der ventralen prämotorischen Rinde
(PMv). Dancause et al. (2005) setzten To-
tenkopfaffen eine Läsion im Handareal
M1. Nachdem die Hand dadurch zunehmend im PMv repräsentiert wurde, wuch-
sen innerhalb einiger Monate Axone vom
neuen Repräsentationsareal im PMv in
Richtung der Läsion, wichen dieser aus und
erreichten schließlich das Handareal des somatosensorischen Kortex (S1). Auch neue
kortikospinale Verbindungen wurden im
Tierexperiment nachgewiesen: Nach einer
Schädigung in M1 und dem Brodmann-Areal 6 sprossen Axone aus der ipsilateralen
supplementär-motorischen Rinde (SMA)
bis zum kontralateralen Rückenmark
(McNeal et al. 2010). Diese neuen Axon-
verbindungen waren mit einer Funktionser-
holung korreliert. Wenn man die SMA sekundär schädigte, war der ursprüngliche
Funktionsverlust nach Schädigung von M1
wieder vorhanden. Bei einem Patienten,
der nach 19 Jahren im *minimally conscious
state* wieder zu sprechen begann und danach mittels serieller Diffusionstensor-Bild-
gebung (DTI) untersucht wurde, zeigten
sich Hinweise auf eine deutliche axonale
Neuverknüpfung (Voss et al. 2006). Auch
kurzfristige, trainingsinduzierte plastische
Veränderungen der weißen Substanz konnten bereits mittels DTI demonstriert werden (Scholz et al. 2009). Die Aussprossung
von Dendriten ist eine Form der kortikalen Reorganisation, die über Glutamat und
NMDA-Rezeptoren gesteuert wird. Werden NMDA-Rezeptoren geblockt, so bein-

flusst dies nicht die Demaskierung vorher ungenutzter Synapsen, wohl aber die langfristige Reorganisation des Kortex.

2.1.2.5 Remyelinisierung

Eine intakte Myelinisierung ist für die Integrität und Funktion axonaler Strukturen von wesentlicher Bedeutung. Im peripheren Nervensystem sorgen myelinisierende Schwann-Zellen für die Umhüllung der Axone mit Myelin. Das Äquivalent der Schwann-Zelle im zentralen Nervensystem ist der Oligodendrozyt. Oligodendrozyten entspringen einer großen Population von Oligondendrozyten-Vorläuferzellen, die – anders als Stammzellen – bereits morphologisch komplex sind. Diese Vorläuferzellen teilen sich, sobald eine Demyelinisierung eintritt, und entstehende Oligodendrozyten beginnen mit der Remyelinisierung. Dieser Reparaturmechanismus ist experimentell gut reproduzierbar und bedarf aufwendiger Maßnahmen, um unterdrückt zu werden. Deswegen ist es erstaunlich, dass diese Reparatur im Kontext demyelinisierender Erkrankungen nicht geschieht. Postmortem-Studien haben gezeigt, dass die fehlende Remyelinisierung bei chronischer Multiple Sklerose häufig mit dem Ausbleiben der Reifung von Oligodendrozyten-Vorläuferzellen assoziiert ist. Therapieansätze, welche an der Ausreifung der Vorläuferzellen ansetzen, sind Gegenstand der aktuellen Forschung (Kotter et al. 2011).

2.2 Netzwerk-Plastizität

2.2.1 Expansion neuronaler Projektionen

Die Repräsentation eines Körperteils in der motorischen und somatosensorischen Rinde ist nicht unveränderlich, sondern kann abhängig von Training oder Schädigung expandieren, schrumpfen oder in benachbarte Rindenareale verschoben werden. Erhielten Eulenaffen mit einer umschriebenen ischämischen Läsion im Handareal gezieltes Training, wurde die Hand nach dem Training annähernd im ursprünglichen Areal und darüber hinaus repräsentiert, während Affen mit spontaner Erholung eine Verkleinerung des ursprünglich repräsentierenden Handareals aufwiesen (Nudo et al. 1996). Mit diesen neuroplastischen Veränderungen ging eine Funktionsrestitution der paretischen Hand einher. Die neurophysiologischen Grundlagen neurorehabilitativer Physiotherapie konnten u. a. durch diese Studien gestützt werden. Auch in der somatosensorischen Rinde werden Repräsentationsareale abhängig von taktiler Stimulation, Schmerzen und Unterbrechung peripherer Afferenzen reorganisiert.

2.2.2 Rekrutierung paralleler oder funktionell ähnlicher Bahnsysteme

Wenn die Funktion eines geschädigten Hirnareals durch ein anderes Hirnareal übernommen wird, spricht man von Vikariation (*lat.* vice = an Stelle von). Ein Kennzeichen der Vikariation ist, dass die kompensierende Hirnregion meist eine ähnliche Mikrostruktur wie die Region aufweist, deren Funktionsausfall sie kompensiert. Häufig beobachtet man, dass die homologe Struktur der gesunden Hemisphäre an der Kompensation des Funktionsverlustes beteiligt ist. Bei Patienten mit mesialer Temporallappenepilepsie (mTLE) der sprachdominanten Hemisphäre ist das Wernicke-Zentrum mit einer erhöhten Wahrscheinlichkeit in die nichtdominante Hemisphäre ausgelagert, insbesondere, wenn die mTLE vor dem 5. Lebensjahr begann (Pataraia et al. 2004). Bei Sprachaufgaben aktivieren aphasische Patienten beide Hemisphären. Die Rolle der nichtbetroffenen Hemisphäre ist dabei – wie auch bei der Restitution anderer Funktionsausfälle – nicht ganz geklärt. Wahrscheinlich wirken einige Regionen der rechten Hemisphäre unterstützend bei der Reorganisation der Sprachfunktion, andere jedoch störend. Weitere Beispiele für Beteiligung der nichtbetroffenen Hemisphäre an der funktionellen Erholung fanden sich bei Schäden im Parietallappen (Zacks et al. 2004), in der supplementär-motorischen Rinde (Krainik et al. 2004) und beim Schluckvorgang (Hamdy et al. 1998). Interessanterweise ließ sich bei einseitiger Schädigung des auditorischen Kortex keine kompensierende Aktivität der nichtbetroffenen Hemisphäre nachweisen (Sörös et al. 2006). Ein Beispiel für die gesteigerte Aktivität der nichtbetroffenen Hemisphäre bei Bewegung der Hand nach Schlaganfall zeigt ▶ **Abb. 2.1.**

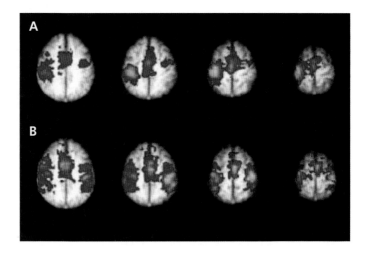

Abb. 2.1:
Aktivität der nichtbetroffenen Hemisphäre nach Schlaganfall: Die Bewegung der betroffenen Hand führt zu einer stärkeren bilateralen kortikalen Aktivität (B) als bei Bewegungen der nichtbetroffenen Hand (A) (nach Johansen-Berg et al. 2002)

2.3 Neubildung von Neuronen

Cogle et al. (2004) konnten eindrucksvoll zeigen, dass nach Knochenmarktransplantation Knochenmarkzellen ins Gehirn migrieren und sich in Neurone, Astrozyten und Mikroglia differenzieren können. Dieses Ergebnis eröffnet die Perspektive für den möglichen Einsatz von Knochenmarkzellen zur Reparatur zerstörten Hirngewebes. Die Anwendung von Stammzellen zur Behandlung von Schlaganfällen wird weiterhin erforscht.

Literatur

Cao Y, D' Olhaberriague L, Vikingstad EM, Levine SR, Welch KM (1998) Pilot study of functional MRI to assess cerebral activation of motor function after poststroke hemiparesis. Stroke 29:112–122.

Cogle CR, Yachnis AT, Laywell ED, Zander DS, Wingard JR, Steindler DA, Scott EW (2004) Bone marrow transdifferentiation in brain after transplantation: a retrospective study. Lancet 363:1432–1437.

Dancause N, Barbay S, Frost SB, Plautz EJ, Chen D, Zoubina EV, Stowe AM, Nudo RJ (2005) Extensive cortical rewiring after brain injury. J Neurosci 25:10167–10179.

Draganski B, Gaser C, Busch V, Schuierer G, Bogdahn U, May A (2004) Neuroplasticity: changes in grey matter induced by training. Nature 427:311–312.

Hamdy S, Aziz Q, Rothwell JC, Power M, Singh KD, Nicholson DA, Tallis RC, Thompson DG (1998) Recovery of swallowing after dysphagic stroke relates to functional reorganization in the intact motor cortex. Gastroenterology 115:1104–1112.

Hebb DO (1949) The organization of behaviour. A neurophysiological theory. New York: John Wiley.

Johansen-Berg H, Dawes H, Guy C, Smith SM, Wade DT, Matthews PM (2002) Correlation between motor improvements and altered fMRI activity after rehabilitative therapy. Brain 125:2731–2742.

Kotter MR, Stadelmann C, Hartung HP (2011) Enhancing remyelination in disease – can we wrap it up? Brain 134:1882–1900.

Krainik A, Duffau H, Capelle L, Cornu P, Boch AL, Mangin JF, Le BD, Marsault C, Chiras J, Lehericy S (2004) Role of the healthy hemisphere in recovery after resection of the supplementary motor area. Neurology 62:1323–1332.

McNeal DW, Darling WG, Ge J, Stilwell-Morecraft KS, Solon KM, Hynes SM, Pizzimenti MA, Rotella DL, Vanadurongvan T, Morecraft RJ (2010) Selective long-term reorganization of the corticospinal projection from the supplementary motor cortex following recovery from lateral motor cortex injury. J Comp Neurol 518:586–621.

Nudo RJ, Wise BM, SiFuentes F, Milliken GW (1996) Neural substrates for the effects of rehabilitative training on motor recovery after ischemic infarct. Science 272:1791–1794.

Pataraia E, Simos PG, Castillo EM, Billingsley-Marshall RL, McGregor AL, Breier JI, Sarkari S, Papanicolaou AC (2004) Reorganization of language-specific cortex in patients with lesions or mesial temporal epilepsy. Neurology 63:1825–1832.

Scholz J, Klein MC, Behrens TE, Johansen-Berg H (2009) Training induces changes in white-matter architecture. Nat Neurosci 12:1370–1371.

Sörös P, Dziewas R, Manemann E, Teismann IK, Lutkenhoner B (2006) No indication of brain reorganization after unilateral ischemic lesions of the auditory cortex. Neurology 67:1059–1061.

Voss HU, Uluc AM, Dyke JP, Watts R, Kobylarz EJ, McCandliss BD, Heier LA, Beattie BJ, Hamacher KA, Vallabhajosula S, Goldsmith SJ, Ballon D, Giacino JT, Schiff ND (2006) Possible axonal regrowth in late recovery from the minimally conscious state. J Clin Invest 116:2005–2011.

Wellman CL, Arnold LL, Garman EE, Garraghty PE (2002) Acute reductions in GABAA receptor binding in layer IV of adult primate somatosensory cortex after peripheral nerve injury. Brain Res 954:68–72.

Zacks JM, Michelon P, Vettel JM, Ojemann JG (2004) Functional reorganization of spatial transformations after a parietal lesion. Neurology 63:287–292.

3 Spezifische Störungsbilder in der Neurorehabilitation

3.1 Vaskuläre zerebrale Erkrankungen

Peter Bader

3.1.1 Zerebrale Ischämien

Trotz verbesserter Schlaganfallversorgung mit Einführung zertifizierter Stroke-Units, Erweiterung des Zeitfensters der systemischen Thrombolyse auf bis zu 4,5 Stunden (Hacke et al. 2008, S. 1317), Implementierung neuroradiologisch interventioneller Verfahren zur Gefäßrekanalisation, Optimierung der Schnittstelle Präklinik – Stroke-Unit und ersten Ansätzen einer präklinischen Lyse im Setting einer mobilen Stroke-Unit (Walter 2012, S. 397) steht der Schlaganfall an dritter Stelle der Mortalitätsstatistik. Er ist die häufigste Ursache einer bleibenden Behinderung und die häufigste Indikation für eine neurologische Rehabilitation. Jährlich erleiden ca. 250.000 Menschen einen Schlaganfall, die Inzidenz beträgt ca. 200 auf 100.000 Einwohner/Jahr mit demografisch bedingt steigender Tendenz. Für die Neurorehabilitation sind vorwiegend *funktionelle Schädigungsmuster* relevant, weniger Pathophysiologie und Ätiologie des Schlaganfalls (▶ Tab. 3.1).

Sensomotorische Defizite sind mit einer Inzidenz von 80 % am häufigsten. Bei 60 % der Betroffenen besteht mindestens eine mittelschwere Hemiparese, bei 20 % eine funktionelle Hemiplegie. Paraparesen oder Tetraparesen bei bilateraler, pontiner oder spinaler Infarkttopik sind weniger häufig

(Herman et al. 1982, S. 629). Patienten sind für eine motorische Rehabilitation in der Regel gut motiviert und bevorzugen in der Physiotherapie aufgabenorientierte Übungen gegenüber tonusregulierenden Maßnahmen (Feys et al. 2004, S. 924). Der Verlauf der motorischen Rehabilitation hängt bei initial schwerer Hemiparese von Infarktgröße und -lokalisation ab. Kapselnahe Lakunen, welche initial nicht selten eine progrediente Hemiparese im Sinne eines »pure motor strokes« hervorrufen, haben in ca. 70 % eine gute Prognose mit völliger Restitution oder geringer motorischer Alltagsbeeinträchtigung (Libman et al. 1992 S. 1713), während ausgedehnte Hemisphärenläsionen nur eine inkomplette motorische Besserung, insbesondere von Armparesen erwarten lassen. Ungünstige Prädiktoren sind

- ein hoher initialer Grad funktioneller Beeinträchtigung,
- Inkontinenz,
- ein höheres Lebensalter,
- Desorientiertheit,
- Depressivität,
- neuropsychologische Defizite (Neglect, Anosognosie),
- vorausgegangene Schlaganfälle und
- eine die neuronale Plastizität ungünstig beeinflussende Psychopharmakotherapie (Kwakkel et al. 1996, S. 479).

Insgesamt sind ca. 70 % aller anfangs hemiparetischen Schlaganfallpatienten nach Abschluss der Rehabilitation wieder mit oder ohne Hilfe gehfähig, während nur ca. 5 % der Patienten eine uneingeschränkte Handfunktion erzielen und bei 20 % eine funktionelle Plegie der Arm- und Handfunktion persistiert.

Schluckstörungen treten bei ca. 50 % der Betroffenen in der Akutphase des Schlaganfalls auf und persistieren bei ca. 25 % (Bath et al. 2002, S. 67). Neben dem Pneumonierisiko, das mit ca. 10 % aller Schlaganfallpatienten/Jahr angegeben wird (Prosiegel 2002, S. 364), sind Malnutrition und Dehydratation mögliche Komplikationen einer neurogenen Dysphagie. Hamdy und Kollegen fanden Hinweise für ein bilateral repräsentiertes Schluckzentrum im pharyngolaryngealen Anteil des primär motorischen Kortex (Inselregion, vorderes Operculum), das asymmetrisch ausgeprägt ist (Hamdy et al. 1997, S. 686). Meist findet sich auf der nicht schluckdominanten Seite eine schwächere Repräsentation, welche die Funktion der geschädigten dominanten Seite im Verlauf in ca. 50 % kompensieren kann. Bilaterale Läsionen kortikaler Schluckrepräsentationszentren, z. B. im Bereich der vorderen Opercula führen zu einer schweren Dysphagie mit facio-pharyngo-lingualer Diplegie. Schwere Einschluckstörungen resultieren bei Infarkten oder Blutungen im hinteren Kreislauf mit Einbezug motorischer und/oder sensibler vagaler Kerngebiete (Kwon et al. 2005, S. 714), insbesondere der (dorso)lateralen Medulla oblongata (Wallenberg-Syndrom). Bei bilateralen, häufig mikroangiopathischen Läsion kortikobulbärer Bahnen resultiert das Syndrom einer Pseudobulbärparalyse.

Sprachstörungen resultieren aus Läsionen im Bereich der sprachdominanten Hemisphäre. Vordere Mediateilinfarkte führen zu einer Broca-Aphasie, hintere Mediateilinfarkte bedingen eine Wernicke-Aphasie, globale Aphasien werden bei Territorialin-

farkten im Mediahauptstammbereich (M1) oder ausgedehnten kortikalen Läsionen im M2-Bereich gesehen. Aphasische Syndrome vom Typ der transkortikal motorischen Aphasie werden bei einer Infarkttopik im Gyrus praecentralis und im Bereich der vorderen Grenzzone beschrieben, transkortikal sensorische Aphasien finden sich bei Läsionen des Gyrus angularis Läsionen und der hinteren Grenzzone. In der akuten Phase nach zerebraler Ischämie kommt es in 1/3 der Fälle zu globalen Aphasien, in 12 % zu Broca-Aphasien, in 16 % zu Wernicke-Aphasien und in < 10 % der Fälle zu transkortikalen Aphasien (Pedersen et al. 2003, S. 35). Die allgemeine Inzidenz von Aphasien nach ischämischem Schlaganfall wird mit 21–38 % angegeben. Das Risiko steigt mit dem Alter an. Die Mortalität der aphasischen Patienten ist gegenüber der Gruppe ohne sprachliche Ausfälle signifikant erhöht (Entgelter 2006, S. 489).

40 % der aphasischen Patienten erreichen eine weitgehende Erholung der Sprachfunktion. Bei jüngeren Schlaganfallpatienten sind nonfluente Aphasien vom Broca-Typ häufiger und prognostisch in Bezug auf die Besserung der Sprachfunktion günstiger einzuschätzen.

Neuropsychologische Defizite betreffen die Bereiche Aufmerksamkeit, Konzentration, zentrale Verarbeitungsgeschwindigkeit und Gedächtnis. Die Evaluation in der Akutphase ist durch überlagerte sensomotorische Defizite, Wahrnehmungsprobleme oder mangelnde Mitarbeitsfähigkeit (Vigilanz, Antrieb, Motivation) erschwert. Gedächtnisprobleme können bei oft relativ gut erhaltenem Langzeitgedächtnis eher mild ausgeprägt und von geringer Alltagsrelevanz sein. Erst die Summe mehrerer Infarkte führt zur vaskulären Demenz. Multiple *subkortikale* Infarkte führen zu einer subkortikalen arteriosklerotischen Enzephalopathie (SAE), bei der – im Gegensatz zur Demenz vom Alzheimer-Typ mit anfangs isolierter Gedächtnisstörung – die

Verlangsamung aller psychischen und kognitiven Funktionen (bei begleitender Gang- und Blasenstörung) im Vordergrund steht. Seltener führen »strategische«, insbesondere bilaterale Infarktlokalisationen (Hippocampus, Mammillarkörper, Fornix, paramediane oder polare Thalamusregionen) zu schweren mnestischen Dauerdefiziten. Neuropsychologisch umschriebene Defizite zeigen sich beispielsweise in

- der Wahrnehmung, z. B. multimodale Formen des Neglects,
- Gesichtsfeldeinschränkungen,
- Störungen der visuospatialen Orientierung, des Erkennens von Farben (Chromanopsie) oder Gesichtern (Prosopagnosie), oft verbunden mit erheblichen Körperschemastörungen und

- veränderter Selbstwahrnehmung bis hin zur fehlenden Krankheitseinsicht (Anosognosie).

Der Verlust der realistischen Selbsteinschätzung der Defizite kann zu Selbstgefährdung z. B. durch vorschnelles Handeln und Stürze führen. Bei vermindertem Störungserleben kann die Motivation zu Veränderungen eingeschränkt sein. Häufig sind Störungen der Planungs- und Handlungsfähigkeit (einschließlich der Apraxien). Auffälligkeiten in den Bereichen Antrieb, Psychomotorik, Affekt und psychovegetative Störungen erfüllen oft die Diagnosekriterien von Depressionen oder Angststörungen. Delirante Zustandsbilder (häufig nach parietalen Läsionen) oder antriebsarme Syndrome sind häufig einer Pharmakotherapie gut zugänglich.

Tab. 3.1: Zusammenhang Schlaganfalltopik und neurologisches Syndrom (HP = Hemiparese, DH = dominante Hemisphäre, NDH = nichtdominante Hemisphäre, ACA = Arteria cerebri anterior, ACM = Arteria cerebri media, ACP = Arteria cerebri posterior, AChA = Arteria choroidea anterior, AICA = Arteria cerebella inferior anterior, PICA = Arteria cerebella inferior posterior, SUCA = Arteria cerebelli superior, HN = Hirnnerven)

Gefäßterritorium	Motorik	Sensibilität	Sprache/ Sprechen	Neuropsychologie, sonstige Defizite
ACA	beinbetonte HP 87 %, isolierte Beinparese 7 %	gering betroffen		imperative Miktion
ACA: A. recurrentis Heubneri	brachiofacial betonte HP			
ACA: bilaterale Gyrus-cinguli-Läsion	Tetraparese		Mutismus	akinetischer Mutismus, abule Syndrome
ACA: Balkenläsion				ideomotorische Apraxie, visuomotorische Apraxie (»alien hand«)
ACM: vorderer Teilinfarkt	brachiofacial betonte HP	gering betroffen	Broca-Aphasie (DH)	buccofaciale, linguale und laryngeale Apraxie
ACM: hinterer Teilinfarkt	gering betroffen	Hemihypästhesie	Wernicke-Aphasie (DH)	Hemi- oder Quadrantenanopsie, Neglect, Anosognosie (NDH)

Tab. 3.1: Zusammenhang Schlaganfalltopik und neurologisches Syndrom (HP = Hemiparese, DH = dominante Hemisphäre, NDH = nichtdominante Hemisphäre, ACA = Arteria cerebri anterior, ACM = Arteria cerebri media, ACP = Arteria cerebri posterior, AChA = Arteria choroidea anterior, AICA = Arteria cerebella inferior anterior, PICA = Arteria cerebella inferior posterior, SUCA = Arteria cerebelli superior, HN = Hirnnerven) – Fortsetzung

Gefäßterritorium	Motorik	Sensibilität	Sprache/ Sprechen	Neuropsychologie, sonstige Defizite
ACM: Gyrus praecentralis	kortikale brachiofaciale HP	nicht betroffen	transkortikal motorische Aphasie	
ACM: Gyrus postcentralis	gering betroffen	Hemihypästhesie, Lagesinnstörung, zentraler Schmerz		
ACM: Gyrus angularis	gering betroffen	gering betroffen	transkortikal sensorische Aphasie (DH), Alexie (DH)	Gerstmann-Syndrom (visuelle Orientierungsstörung, Fingeragnosie, Dysgrafie, Dyskalkulie) (DH)
ACM: striatocapsulärer Infarkt	brachiofaciale HP, keine Monoparese, selten Dystonie, Hemiballismus	brachiofaciale Hemihypästhesie in leichter Ausprägung	Dysarthrie	
A. choroidea anterior AChA	HP	Hemihypästhesie		Neglect, Anosognosie
bilaterale AChA	Tetraparese, Pseudobulbärparese			Mutismus, abules Syndrom
Thalamusinfarkt, lateral	geringe HP	schwere Hemihypästhesie, Lagesinnstörung, zentrales Schmerzsyndrom		
Thalamusinfarkt, polar				Antriebsstörung, mnestische Defizite
Thalamusinfarkt, paramedian	vertikale Blickparese, Tetraparese		mutistisches Syndrom	Bewusstseins- und Antriebsstörung
ACP	leichte bis mittelgradige HP	leichte bis mittelgradige Hemihypästhesie		homonyme Quadranten- oder Hemianopsie, visuelle Agnosie (DH), mnestische Defizite
ACP bilateral				kortikale Amaurose
PICA, dorsolaterale Medulla oblongata	ipsilaterale HN-Ausfälle VII, IX, X, XII, Okulo	dissoziierte Sensibilitätsstörung contralateral	Dysarthrie	Dysphagie

Tab. 3.1: Zusammenhang Schlaganfalltopik und neurologisches Syndrom (HP = Hemiparese, DH = dominante Hemisphäre, NDH = nichtdominante Hemisphäre, ACA = Arteria cerebri anterior, ACM = Arteria cerebri media, ACP = Arteria cerebri posterior, AChA = Arteria choroidea anterior, AICA = Arteria cerebella inferior anterior, PICA = Arteria cerebella inferior posterior, SUCA = Arteria cerebelli superior, HN = Hirnnerven) – Fortsetzung

Gefäßterritorium	Motorik	Sensibilität	Sprache/ Sprechen	Neuropsychologie, sonstige Defizite
»Wallenberg-Syndrom«	motorikstörung, Hemiataxie, Dysphagie			
AICA	Hemiataxie, Rumpfataxie, gerichteter Schwindel			Hörstörung
SUCA	Hemiataxie, Rumpfataxie, Okulomotorik-störung		Dysarthrie	
Top-of-the-basilar-artery-Syndrom	Okulomotor-ikstörung, v. a. vertikale Blick-parese			Vigilanzminde-rung, -schwankun-gen, kortikale Amaurose
Pons antero-medial, basilar branch	brachiofaziale HP	leicht- bis mittel-gradige Hemi-hypästhesie	Dysarthrie	
Pons bilateral, Basilarisstamm	Locked-in-Syndrom, horizontale Blickparese, basale HN-Ausfälle, Tetraparese	sensible Tetrapa-rese		schwere Dysphagie
Grenzzone, vordere	brachiofazial betonte HP	brachiofazial betonte sensible HP	transkortikal moto-rische Aphasie (DH)	
Grenzzone, hintere			transkortikal senso-rische Aphasie (DH)	homonyme Quadranten- oder Hemianopsie, visuelle Agnosie, mnestische Defizite
Grenzzone, hin-tere beidseits				kortikale Amauro-se, Balint-Syndrom
lacunär pure motor stroke	rein motorische HP			
lacunär pure sen-sory stroke		rein sensible HP		
lacunär, dysar-thria clumsy hand	motorische HP		Dysarthrie	
lacunär, Hyperkinesen	Chorea, Hemi-ballismus			

39

3.1.2 Intrazerebrale Blutungen (ICB)

Intrazerebrale Blutungen bedingen ca. 15 % aller Schlaganfälle. Neurologische Störungen entwickeln sich innerhalb von Minuten und hängen primär von Lokalisation und -größe der Blutung ab. Raumfordernde intrazerebrale Blutungen und Blutungen in der hinteren Schädelgrube bedingen die Gefahr einer oberen und unteren Einklemmung von Hirnstammstrukturen. Ca. 35 % der ICB sind lobär lokalisiert, 20–25 % im Stammganglienbereich, 10–15 % thalamisch, 3–7 % pontin und 10 % zerebellar (► Tab. 3.2). Ein signifikanter Unterschied im Outcome zwischen lobären Blutungen und tiefen kortikalen/subkortikalen Blutungen wird in der Literatur nicht angegeben (Massaro et al. 1991, S. 1881).

Lobäre Blutungen gehen mit einer signifikant häufigeren Rate an epileptischen Frühanfällen und symptomatischer Epilepsie einher (Berger und Lipton 1988, S. 1363).

Tab. 3.2: Zusammenhang Blutungslokalisation und neurologisches Syndrom

Lokalisation Blutung	Motorik	Sensibilität	Sprache/ Sprechen	Neuropsychologie, sonstige Defizite
Stammganglien	brachiofacial betonte HP	Hemihypästhesie	Aphasie (DH), Dysarthrie	Neglect, Aufmerksamkeitsstörung
Thalamus	brachiofacial betonte HP	schwere Hemihypästhesie, zentraler Schmerz	thalamische Aphasie (DH)	Anosognosie, Neglect (NDH)
Lobärhämatome, frontal	beinbetonte HP	gering betroffen	Mutismus	bilaterale Läsion: akinetischer Mutismus
Lobärhämatome, temporal	geringgradige brachiofaciale HP	gering betroffen	Wernicke-Aphasie (DH)	homonyme Quadranten- oder Hemianopsie
Lobärhämatome, parietal	brachiofacial betonte HP (präzentral)	Hemihypästhesie, Lagesinnstörung (postzentral)		homonyme Quadranten- oder Hemianopsie
Lobärhämatome, occipital				homonyme Quadranten- oder Hemianopsie
Pons	Locked-in-Syndrom, Tetraparese, Okulomotorikstörung	sensible Tetraparese		Dysphagie
zerebellar	Stand- und Rumpfataxie	gelegentlich dissoziierte Sensibilitätsstörung	Dysarthrie	

3.1.3 Subarachnoidalblutungen (SAB)

Die neurologische Rehabilitation nach Subarachnoidalblutungen gleicht derjenigen nach einem Schlaganfall oder einer intrazerebraler Blutung. Bei SAB bestehen jedoch einige Besonderheiten:

Ein *Vasospasmus* der basalen Hirnarterien sollte durch eine transkranielle Dopplersonografie vor der Mobilisierung des Patienten in die Vertikale ausgeschlossen werden. Bei längerfristig erhöhten Flusswerten ist ggf. eine Clip-assoziierte Stenose vom Vasospasmus abzugrenzen. Nicht versorgte (Rest-/Zweit-)Aneurysmen stellen die Gefahr einer Reblutung dar, wobei insbesondere Valsalva-Manöver während der Therapie vermieden werden müssen. Eine frühzeitige Prophylaxe und nötigenfalls Therapie von Obstipation ist indiziert. Absprachen mit dem vorbehandelnden neurochirurgischen oder interventionell neuroradiologischen Zentrum über Kontrolluntersuchungen sind erforderlich.

Antriebsarme Syndrome nach SAB sind sehr häufig und erfordern eine sorgfältige Differenzialdiagnostik zur Prognoseabschätzung und Therapie. Die häufigste (40 %) Aneurysmalokalisation im Bereich der Aa. communicans anterior und cerebri anterior führt nicht selten durch Einblutung zu direktem oder im Rahmen des OP-Zugangs zu indirektem Gewebsuntergang im Bereich des frontalen Gyrus cinguli mit entsprechender Dauerschädigung bis hin zum akinetischen Mutismus. Antriebsstörungen können sich auch im Rahmen eines Hydrozephalus malresorptivus entwickeln, sodass regelmäßige bildgebende oder sonografische Kontrollen der Ventrikelweite erforderlich sind. Bei Hydrozephalus internus muss eine diagnostische Entlastungsliquorpunktion mit Liquordruckmessung erwogen werden. Bei implantierten Shuntsystemen mit verstellbarem Ventilöffnungsdruck muss eine akzidentelle Shuntverstellung durch Kontakt mit starken Magnetfeldern berücksichtigt werden. Die Liege- und insbesondere Schlafposition (z.B. Oberkörperhochlagerung um 30–40 Grad) kann ebenso wie das Aktiätsniveau des Patienten mit Mobilisation in die Vertikale zu erheblichen Änderungen der abgeleiteten Liquormenge führen und entweder zu Hydrozephalus oder Entlastungshygromen prädes-

tinieren. Eine behandelbare Ursache einer Antriebsstörung nach SAB stellt die Hyponatriämie dar (»cerebral salt waste«-Syndrom oder SIADH bei ca. 20 % der Patienten mit SAB; Differenzialdiagnose medikamenteninduzierte Hyponatriämie). Akinetisch-mutistische Syndrome können ferner im Kontext einer »Post Stroke«-Depression oder selten bei blutungsbedingter Hypophysen- bzw. Nebenniereninsuffizienz bestehen. Nach Ausschluss bzw. Behebung therapierbarer Ursachen einer Antriebsstörung kann ein pharmakologischer Aktivierungsversuch mit Amantadin, Amphetaminen, L-Dopa oder einem antriebssteigerndem Antidepressivum unternommen werden. Einzig zugelassenes Präparat ist Amantadin (Anwendungsbeschränkungen Epilepsie und Niereninsuffizienz).

Bei Problemen der visuellen Exploration ist an eine Terson'sche Blutung in den Glaskörper zu denken, welche sonografisch leicht feststellbar ist und mit einer Inzidenz von 10–20 % bei SAB beschrieben ist.

Kardiale Komplikationen, insbesondere Arrhythmien, mit Einschränkung der körperlichen Belastbarkeit und Notwendigkeit der Patientenüberwachung werden in der Literatur mit 5 % in der Akut- und Postakutphase angegeben (Solenski et al. 1995, S. 992).

3.1.3.1 Prognoseevaluation

Die Prognose nach Schlaganfall oder SAB ist auch bei initial ähnlichem klinischen oder bildgebenden Befund sehr variabel. Eine individuelle Prognoseabschätzung ist daher ausgesprochen problematisch. In der Bildgebung intakt erscheinende Hirnregionen können funktionell erheblich betroffen sein, funktionelle (fMRI) und metabolische Zusatzuntersuchungen (PET) können im Einzelfall zusätzlich Aufschluss geben. Bilaterale ausgedehnte Läsionen bzw.

bilaterale Beteiligung kritischer Hirnregionen (z. B. Hirnstamm, vordere und paramediane Thalamuskerngebiete, Striatum, Gyrus cinguli, operculäre Regionen, ausgedehnte Grenzzoneninfarkte) sind nur sehr selten mit einer Wiedererlangung relevanter Alltagsfunktionen assoziiert. Dennoch ist auch bei primär schlechter Prognose ein befristeter Rehabilitationsversuch zur Klärung des Rehabilitationspotenzials und zur Definition von individuellen Rehabilitationszielen zu befürworten. Auf Syndromebene ungünstig sind neben vorbestehenden Läsionen oder einer zerebralen Mikroangiopathie insbesondere Störungen der Propriozeption, ein Neglect

oder eine schwere Aphasie. Neben dem biologischen Lebensalter und der psychosozialen Integration bestimmen Begleitkrankheiten wie Herzinsuffizienz, Demenz, pAVK oder COPD und vorbestehende Behinderungen (z. B. nach orthopädischen Eingriffen) das individuelle Rehabilitationspotenzial und -ziel entscheidend mit (▶ Tab. 3.3).

Die zeitliche Dynamik der Symptomrückbildung in den ersten Wochen lässt eine Prognose zu, wobei die Rückbildungstendenz in den ersten 12 Wochen deutlich höher ist als später. Dennoch kann auch eine späte oder eine Intervall-Rehabilitation nach Jahren sinnvoll sein.

Tab. 3.3: Prognose häufiger zerebraler vaskulärer Syndrome

Häufige vaskuläre Syndrome	Verlauf und Prognose
Lakunäre Syndrome	• isoliert meist exzellent (restitutio ad integrum) • bei schwerer Mikroangiopathie häufig progrediente Gang-/Blasenstörungen/Demenz
große Hemisphärenläsionen, große ICB	jüngere Patienten (»biologisch« <60 a): • meist nicht mehr berufsfähig • (Teil-)Selbstständigkeit auf Rollstuhlbasis oft erreichbar, meist selbstständiger Transfer • fast nie differenzierte Handfunktion ältere Patienten (»biologisch« > 60 a): • (bei Komorbidität) fast nie (Teil-)Selbstständigkeit • Transfer oft unter Aufsicht/wenig Hilfe • zu Hause meist nur mit erheblicher Unterstützung führbar
Mediateilinfarkte, ACA-Infarkte	i. d. R. bleibende Behinderung, aber relativ selbstständige Lebensführung im Familienverbund
AChA-Infarkte	sehr variabel, häufig trotz anfangs schwerer Symptomatik gut
Wallenberg-Syndrom	meist gut, selten bleibende schwere Dysphagie
Kleinhirninfarkte	oft gut, selten bleibende Rumpfataxie (u. a. Fallneigung nach hinten)
Basilaristhrombosen	• sehr variable Verläufe • Prognose oft erst nach 4–8 Wochen möglich • teils schwerste bleibende Behinderung
PCA-Infarkte	• meist relativ gute Alltagstauglichkeit • auch bei guter Exploration bleibende Skotome • fehlende Fahrtauglichkeit!

3.2 Schädel-Hirn-Trauma

Friedrich von Rosen und Manfred Schneider

3.2.1 Ätiologie

Die häufigsten Ursachen von Schädel-Hirn-Traumata (SHT) in europäischen Ländern sind Verkehrsunfälle und Stürze.

3.2.1.1 Fokale und diffuse primäre Hirnschädigung

Fokale Hirnschädigungen sind i. d. R Folge eines direkten harten Aufpralls des Kopfes und betreffen am häufigsten den basalen Temporallappen, basale und polare Anteile des Frontallappens und den Occipitalpol. Ein Subduralhämatom ist oft kombiniert mit einer Kontusion oder Ischämie angrenzender Hirnareale. Eine traumatische Gefäßdissektion kann zu Infarkten abhängiger Hirnabschnitte führen. Ein diffuser Axonschaden (DAI) ist ein dominanter Schädigungsmechanismus bei 40–50 % der hospitalisierten SHT-Patienten. Der DAI entsteht durch protrahierte Be- und Entschleunigungskräfte auf das Gehirn, z.B. bei frontalen oder lateralen Zusammenstößen. Durch die Form der Schädelhöhle kommt es dabei zu einer vorwiegend rotatorischen Bewegung des Gehirns. Die dabei auftretenden Scherkräfte bewirken ein direktes Zerreißen oder eine sekundäre Zerstörung der Axone. Der DAI ist zunächst in der parasagittalen weißen Substanz, bei zunehmender Schwere in Balken und schließlich im dorsolateralen oberen Hirnstamm auch makroskopisch und im MR nachweisbar. Kleine Scherblutungen im CCT oder (sensitiver) im MRT korrelieren mit dem DAI. Scherblutungen lassen sich mit Hämosiderin sensitiven Sequenzen auch Jahre nach einem Trauma nachweisen.

Ein DAI ist häufig die Ursache für eine sofortige Bewusstlosigkeit und langdauernde Bewusstseinsstörung. Im Verlauf korreliert es mit vegetativen Krisen und Muskeltonuserhöhung mit früher Spitzfußentwicklung.

3.2.1.2 Sekundäre Schädigung

Eine diffuse Hirnschwellung oder lokale Raumforderungen können durch direkte Kompression oder Verschiebung mittelliniennaher Strukturen zu schweren sekundären Schäden führen. Hierbei kann es bei Abklemmen der A. cerebri posterior zu Infarkten in Thalamus oder Occipitallappen, bei Kompression der A. pericallosa zu Anteriorinfarkten kommen. Daneben treten Läsionen der Hirnnerven III und VI, des Mittelhirns und venöse Stauungsblutungen (Duret-Blutung) im Pons auf. Eine Mittelhirnschädigung persistiert oft, ohne dass das MRT die Läsion zeigen kann.

Eine fortschreitende Einklemmung kann zum Bulbärhirnsyndrom mit Ausfall sämtlicher Hirnstammfunktionen bis hin zur Nekrose des Gehirns führen.

Wird eine Einklemmung überlebt, können die dadurch hervorgerufenen Symptome, wie z.B. eine spastische Tetraparese, die Folgen der primären Hirnschädigung funktional überlagern.

3.2.1.3 Schweregrade

Bei der Einteilung von SHT ist die Glasgow-Coma-Scale (GCS) gebräuchlich. 3–8 Punkte auf der GCS bedeuten ein schweres, 9–12 Punkte ein mittelschweres und 13–15 Punkte ein leichtes SHT. Vor Erhebung des GCS sollten die Vitalfunktionen stabilisiert sein.

3.2.2 Epidemiologie

Aufgrund unterschiedlicher Definitionen und Erhebungsgrundlagen streuen die in Europa erhobenen Inzidenzdaten zwischen 95 und 546 pro 100.000 pro Jahr. Die Prävalenz von Patienten, die unter Folgeschäden eines SHT leiden, wird in der Europäischen Union auf 7.775.000 geschätzt (Tagliaferri et al. 2006). Die Häufigkeit schwerer SHT nimmt weltweit zu, in den Industrieländern aufgrund höherer passiver Sicherheit der PKW hingegen ab, obwohl sturzbedingte SHT aus demografischen Gründen zunehmen. Das durchschnittliche Alter und der Anteil älterer Patienten steigen an (Maas et al. 2008).

3.2.3 Postakute Funktionsstörungen

3.2.3.1 Langdauernde Bewusstseinsminderung

Die langdauernde Bewusstseinsminderung ist oft die Folge

- eines schweren diffusen SHT,
- einer fokalen Schädigung des oberen Hirnstammes, z. B. nach transtentorieller Einklemmung, oder
- einer diffusen zerebralen Ischämie unmittelbar posttraumatisch oder während der frühen Intensivstationsphase.

Einen Monat nach einem schweren SHT befinden sich ca. 10 % der Patienten im apallischen Syndrom. Davon erlangen innerhalb 1 Jahres ca. 40–50 % das Bewusstsein wieder, ca. 10–15 % bleiben apallisch und ca. 30 % versterben. Die Prognose ist deutlich schlechter, wenn es zu einer zusätzlichen hypoxischen Hirnschädigung gekommen ist.

3.2.3.2 Kognitive Störungen

Kognitive Störungen sind die häufigsten und später dominierenden Folgen eines schweren oder mittelschweren SHT. Betroffen sind meist in Kombination Aufmerksamkeit, Gedächtnis und exekutive Funktionen. Nicht nur Patienten mit ausgedehnten Kontusionen, sondern auch mit DAI entwickeln oft ein orbitobasales oder dorsolaterales Frontalhirnsyndrom.

3.2.3.3 Motorische Symptome

Der DAI kann die motorischen Bahnen an verschiedenen Prädilektionsstellen schädigen (Mittelhirn, Capsula interna, oberer Kleinhirnstiel) und einzeln oder in Kombination zu pyramidalen, zerebellären und extrapyramidalen Symptomen führen. Eine transtentorielle Einklemmung schädigt die Pyramidenbahn auf Höhe des Hirnschenkels. Während eines posttraumatischen Komas ist eine Tonuserhöhung mit Streckmustern der Beine und Beuge- oder Streckmustern der Arme häufig, was zur raschen Ausbildung von Kontrakturen führen kann.

3.2.3.4 Dysphagie

Nach schwerem SHT wird eine Aspiration bei mehr als 60 % der Patienten gefunden, sie ist bei der Hälfte silent. Die Prognose ist relativ gut und korreliert insbesondere mit einer kognitiven Besserung (Terré und Mearin 2007).

3.2.3.5 Hirnnervenschädigungen

Ätiologie: Eine Schädigung der Hirnnerven erfolgt im Verlauf oder im Bereich der Kerngebiete. Eine Anosmie ist nach frontobasalen Verletzungen häufig und bessert sich nach 6 Monaten meist nicht mehr. Bei schweren SHT kann es zu einer Traumatisierung des

N. opticus oder des Chiasma opticum kommen, gelegentlich begleitet von Funktionsstörungen der nahe gelegenen Hypophyse. Daneben existieren auch Karotis-Kavernosus-Fisteln, (klinisch: Chemosis, Ptosis und Sehstörungen). Eine tonische Lidretraktion (Collier-Zeichen) kann als Folge einer Druckschädigung des Mittelhirns am Tentorium auftreten. Schädigungen des N. trigeminus betreffen meist dessen periphere Äste, die durch Frakturen der umliegenden Knochen verletzt werden. Paresen des N. fazialis sind nach Felsenbeinquerfrakturen häufig und haben eine gute Prognose, wenn sie sich erst einige Zeit nach dem SHT durch zunehmende lokale Druckschädigung entwickeln und nicht bereits unmittelbar nach dem Unfall vorliegen. Die Hirnnerven IX bis XII sind aufgrund ihrer Lage nur bei schwersten Traumata direkt verletzt. Dysarthrie, Dysphonie und Dysphagie sind meist supranukleärer Genese oder durch eine Ataxie bedingt.

3.2.4 Prognosefaktoren

In multivariaten Modellen an großen Kohorten wurden höheres Lebensalter, klinischer Schweregrad (gemessen mit der GCS) und schlechte Pupillenreaktivität als wichtigste negative Prädiktoren identifiziert. Das APOE ε4-Allel und möglicherweise auch andere Genvarianten sind mit einer schlechteren Prognose assoziiert. Dauer der Bewusstlosigkeit und Dauer eines amnestischen Syndroms korrelieren negativ mit dem Outcome.

3.2.5 Diagnostik in der (Früh-) Rehabilitation

Nach einem Trauma ist mindestens eine MRT-Untersuchung (inklusive koronare Flair-Schichten, zum Nachweis von Kontusionen) und Hämosiderin-gewichteter Sequenz sinnvoll. CCT-Kontrollen sind indiziert bei

- einer Verschlechterung oder wenn eine Knochenlücke besteht,
- der Verlauf chronischer subduraler Hygrome oder Hämatome verfolgt werden muss und/oder
- ein chronischer Hydrozephalus malresorptivus möglich ist.

Bei einer Bewusstseinsstörung ist ein EEG zum Ausschluss eines nichtkonvusiven Status epilepticus geboten.

Nach einem offenen SHT und/oder nach einem neurochirurgischen Eingriff sollte die Verdachtsschwelle für eine oft oligosymptomatische Meningitis/Ventrikulitis niedrig sein.

Cave: Es besteht die relative Kontraindikation für eine Lumbalpunktion bei großer supratentorieller Knochenlücke (Einklemmungsgefahr).

3.2.6 Komplikationen im mittelfristigen Verlauf

3.2.6.1 Posttraumatische Anfälle und posttraumatische Epilepsie

Frühanfälle innerhalb von 7 Tagen nach einem SHT definieren noch keine posttraumatische Epilepsie, zeigen aber ein erhöhtes Risiko dafür an. Die Inzidenz liegt bei 6–10 %. Risikofaktoren sind

- schweres Trauma,
- dislozierte Schädelfrakturen,
- intrazerebrale Hämatome und
- junges Lebensalter.

Es handelt sich zu 80 % um Grand-mal-Anfälle. Antiepileptika sind kurzzeitig zur Prävention von Frühanfällen empfohlen.

Anfälle, die später als 7 Tage nach einem SHT auftreten, sprechen für eine *posttraumatische Epilepsie.* Risikofaktoren sind

- Traumaschwere,
- Impressionsfrakturen,
- Hämatome,
- Penetrationstrauma und
- höheres Lebensalter.

Der Anfallsbeginn liegt zu 50 % innerhalb 1 Jahres und zu 80 % innerhalb von 2 Jahren nach einem SHT. Nach dem ersten Anfall ist eine antiepileptische Dauerbehandlung indiziert, dabei gibt es keine spezifische Substanzempfehlung. Posttraumatische Epilepsien haben eine relativ geringe Remissionsrate und können pharmakorefraktär werden.

3.2.6.2 Hydrozephalus

Ein schweres SHT führt zu einem Hirnsubstanzverlust, der über mehrere Monate zunehmen kann. Die resultierende Hirnatrophie ist nicht immer eindeutig abgrenzbar von einem Hydrozephalus malresorptivus. Dieser kann die Folge einer traumatischen Ventrikelblutung bzw. einer Subarachnoidalblutung, einer traumatischen Sinusvenenthrombose, einer Ventrikulitis oder einer dekompressiven Kraniektomie sein. Nach einem schweren SHT existiert ein ausgeprägter Hydrozephalus bei 11 % der Betroffenen. Bei Shuntindikation ist ein verstellbares Ventil sinnvoll.

3.2.6.3 Chronische Subduralhämatome (cSDH) oder Hygrome

Ein anfangs kleines SDH kann mit einer Latenz von Wochen durch Raumforderung interventionspflichtig werden. Hygrome entstehen i. d. R. frontal nach einem arachnoidalem Einriss mit Ventilmechanismus (selten interventionspflichtig). Die Differenzierung cSDH vs. Hygrom kann eine MRT erfordern.

Nach einer dekompressiven Kraniektomie entstehen vermehrt SDH über der kon-

tralateralen Hemisphäre und am Interhemisphärenspalt, die im Verlauf raumfordernd werden können.

3.2.6.4 Posttraumatische Meningitis

Eine Meningitis tritt als Folge einer traumatischen Duraverletzung oder iatrogen als Folge eines Eingriffs bei 1–2 % der Patienten nach einem schweren SHT auf. Der Verlauf ist oft schleichend und oligosymptomatisch.

3.2.6.5 Endokrine Störungen

Eine oder mehrere hypophysär gesteuerte Hormonachsen sind bei 27,5 % aller Patienten in der chronischen Phase nach einem SHT gestört (▶ Kap. 5.8). Ein einfaches Screening (TSH *und* periphere Schilddrüsenhormone, Cortisol basal und bei Männern Testosteron) ist routinemäßig sinnvoll.

3.2.7 Komplikationen im langfristigen Verlauf

Posttraumatische Epilepsien (s. o.) können auch nach Jahren beginnen. Bei Liquorshunt kann es zur Fehlfunktion oder zur Infektion kommen.

Schwere und mittelschwere SHT, aber auch rezidivierende leichte SHT erhöhen nicht nur bei Boxern das Risiko für das spätere Auftreten einer Demenz. Ob eine eingeschränkte kognitive Reserve zur früheren Manifestation einer Demenz führt oder eine akzelerierte Neurodegeneration abläuft, ist unklar.

3.2.8 Einfluss der Medikation

Negativ auf kognitive Funktionen beim SHT wirken u. a.

- Sedativa,
- Neuroleptika,
- Antiepileptika,
- Anticholinergika,
- Analgetika und
- Muskelrelaxantien.

Als pharmakologisches Enhancement ist nur Amantadin i. v. zugelassen, alle anderen Substanzen sind Off-label.

Amantadin-Hydrochlorid enteral beschleunigt die funktionelle Erholung schwer bewusstseinsgestörter Patienten bei einer Medikation von über 4–16 Wochen nach einem Trauma (Giacino et al. 2012). Es gibt Daten für positive Effekte von Methylphenidat (0,25–0,3 mg/kg 2-mal täglich) auf Vigilanz, Daueraufmerksamkeit und Verarbeitungsgeschwindigkeit sowie von Donepezil auf die Daueraufmerksamkeit (Übersicht bei Warden et al. 2006).

3.3 Hypoxisch ischämische Enzephalopathie

Ernst Walther

3.3.1 Epidemiologie

Zuverlässige Zahlen für Prävalenz und Inzidenz der hypoxisch ischämischen Enzephalopathie (HIE) fehlen. Die Inzidenz der häufigsten Ursache einer HIE, der akute Herz-Kreislauf-Stillstand mit nachfolgend kardiopulmonaler Reanimation, liegt in Europa bei durchschnittlich 38 pro 100.000 Einwohner. In Europa werden ca. 275.000 Reanimationen im Jahr durchgeführt.

25–40 % der Reanimationen verlaufen primär erfolgreich. 40 % der Überlebenden erleiden schwerste neurologische Folgeschäden bis hin zum persistierenden vegetativen Status (PVS, apallisches Syndrom; Hamann et al. 2012). In Deutschland lebten 2002 ca. 8.500 Betroffene im PVS, was einer Prävalenz von 10,6 pro 100.000 Einwohnern entspricht (Jacobs et al. 2004).

3.3.2 Pathophysiologie

Nach Unterbrechung der Sauerstoffversorgung des Gehirns können neuropatho-

logisch erste Nervenzelluntergänge nach 3 Minuten nachgewiesen werden. Eine 10-minütige globale zerebrale Ischämie führt zu ausgedehnten Zellnekrosen.

Da im Einzelfall meist nicht ausreichend sicher zwischen einer hypoxischen und ischämischen Genese unterschieden werden kann, wurde der Begriff der *hypoxisch-ischämischen Enzephalopathie* geprägt.

Bestimmte Hirnareale zeigen beim Erwachsenen eine besonders hohe Empfindlichkeit gegenüber Hypoxie (selektive Vulnerabilität), v. a.:

- Hippocampus
- Großhirnrinde (3., 5. und 6. Schicht)
- Kleinhirn (Purkinje-Zellen)
- Basalganglien (Nucl. caudatus, Putamen, Pallidum).

3.3.3 Klinik

Korrelierend zur Schwere der Hypoxie und der selektiven Vulnerabilität leiden fast alle Patienten mit HIE unter neuropsychologischen Defiziten (Störungen von Gedächtnis,

Aufmerksamkeit, Konzentration und Visu-okonstruktion, dysexekutives Syndrom).

Darüber hinaus bestehen zusätzlich oft:

- schwere Bewusstseinsstörungen: PVS (Augen geöffnet, keine sonstige Wachheitsfunktion wie Erkennen, Blickfolge oder reproduzierbare bewusste Reaktivität) oder MCS (»minimally conscious state«; reproduzierbare, einfache Reaktionen auf die Umwelt)
- kortikale Visusminderung (oft kombiniert mit Anosognosie (Anton-Syndrom))
- spastischeTetraparese (oft mit rasch progredienten Kontrakturen)
- Gang- und Rumpfataxie.

3.3.4 Prognose und Verlauf

Die frühe Prognoseabschätzung stützt sich auf klinische, elektrophysiologische und laborchemische Untersuchungen. Eine Übersicht wichtiger Prognosemarker findet sich in ▶ Tab. 3.4. Diese Empfehlungen beruhen allerdings weitgehend auf Daten vor Einführung der inzwischen als therapeutischer Standard gültigen Hypothermie. Dementsprechend ist eine Übertragung der Befunde auf mit Hypothermie behandelte Patienten teilweise nicht möglich. Ebenso unterliegen die meisten älteren Studien einem Bias im Sinne einer selbst erfüllenden Prophezeiung (Vorenthalt maximaler Therapie durch fälschlich-frühe Einleitung palliativer Maßnahmen).

Tab. 3.4: Ausgewählte Prognosemarker der HIE (in Anlehnung an Hamann et al. 2008 und 2012)

	Ungünstige Befunde ohne Hypothermie	Mit Hypothermie	Evidenzgrad
klinisch-neurologische Befunde			
Bewusstseinslage	anhaltendes Koma ab Tag 3	anhaltendes Koma ab Tag 3	A
motorische Antwort	Streckspasmen oder schlechter ab Tag 3	Streckspasmen oder schlechter ab Tag 3	A
Hirnstammreflexe	vollständiger Ausfall am Tag 3		
myoklonische Anfälle	anhaltender Status am Tag 3	unklar ab wann verwertbar	C
neurophysiologische Parameter			
SSEP (2-Kanal-Technik!)	bilateraler Ausfall am Tag 2 oder später	ungeklärt, möglicherweise durch Analgosedierung erst später verwertbar	A
EEG (med. Einfluss!)	Burst-Suppression-EEG, nichtreagibles EEG oder Niederspannungs-EEG ab Tag 3	Burst-Suppression-EEG, nichtreagibles EEG oder Niederspannungs-EEG ab Tag 7	C
biochemische Parameter			
Neuron-spezifische Enolase (NSE)	NSE > 33 µg/l ab Tag 1	nicht anwendbar	B
intrakranielle ICP-Messungen	ICP > 20 cm H2O		C
neuroradiologische Befunde (CCT/MRT)	Hirnödem und ausgedehnte Diffusionsstörung		C

Der Rückschluss auf eine günstige Prognose bei Fehlen dieser Parameter ist nicht möglich!

Grundsätzlich gilt, dass

- die frühe Besserung des klinischen Gesamtbefundes bis zur Normalisierung eine eher günstige Prognose anzeigt,
- die Betrachtung einzelner neurologischer Befunde vor Tag 3 nicht ausreichend prognostisch aussagekräftig ist,
- das Ausbleiben jedweder Besserung über Tag 3 hinaus eine ungünstige Prognose anzeigt (Hamann et al. 2012).

Neuere Daten zeigen folgende Trends:

- NSE: Dieser Wert kann nach einer Hypothermie erniedrigt sein. Damit ist seine prognostische Genauigkeit und Wertigkeit nicht verwertbar (Shinozaki et al. 2009).
- EEG: Der Status epilepticus nach Herzstillstand tritt bei 30 % aller Patienten auf und ist ein unabhängiger Faktor für eine schlechte neurologische Prognose (Rundgren et al. 2010).
- Medianus-SSEP: Die sehr hohe Spezifität hinsichtlich eines negativen Outcomes wird in neueren Untersuchungen nach Hypothermie in Frage gestellt (Leithner et al. 2010).
- MRT: Die funktionelle Kernspintomografie mit transkutan applizierten Schmerzstimuli weist auf eine gute positive Prädiktion bei 3 Patienten hin (Zanatta et al. 2012).

Ein wesentlicher Faktor für die prognostische Sicherheit ist jedoch eine hinreichende Beobachtungszeit des klinischen Verlaufs. Zumindest bei Patienten unter 20 Jahren ist zur Verbesserung der Prognosesicherheit nach einer Reanimation eine wenigstens 12-wöchige, für Patienten mit traumatisch bedingtem PVS eine deutlich längere Beobachtungszeit zu fordern.

3.3.5 Komplikationen während der Rehabilitation

Als wichtigste Komplikationen der Hypothermie sind Arrhythmien, Koagulopathien und Infektionen zu nennen.

3.3.5.1 Spastik

Nach HIE kann es zu einer erheblichen, meist armbetonten Tetraspastik mit oft früher Ausbildung von Kontrakturen kommen. Orale Antispastika sind selbst in hoher Dosis nur unzureichend wirksam und wirken aufgrund des sedierenden Effekts eher kontraproduktiv. Therapieoptionen sind neben lokaler Injektion von Botulinumtoxin die Implantation einer Baclofen-Pumpe oder minimalinvasive neuro-orthopädische Operationen.

3.3.5.2 Myoklonien

Die Therapie von Myoklonien und (häufig klinisch unbemerkten) postanoxischen Anfällen ist schwierig und erfordert neben regelmäßigen EEG-Kontrollen insbesondere beim nichtkontaktfähigen Patienten oft eine Kombinationsbehandlung.

- 1. Wahl: Valproat und Levetiracetam für Anfälle und Myoklonien, Piracetam für Myoklonien
- 2. Wahl: Lacosamid, Clonazepam.

3.3.5.3 Dysexekutives Syndrom

Bei kontaktfähigen Patienten steht meist die schwere Störung des kurz- und mittelfristigen Gedächtnisses im Vordergrund. Zusätzlich bestehen häufig Störungen der Orientierung, des Antriebs, der Impulskontrolle und des planerischen Handelns. Plazebokontrollierte Studien zur medikamentösen Therapie fehlen. Aus eigener Erfahrung scheinen insbesondere bei Agitiertheit und Impulskontrollverlust Olanzapin bis zu 20 mg/d, alternativ Quetiapin bis 400 mg/d die beste Wirksamkeit und ein günstiges Verträglichkeitsprofil aufzuweisen.

3.3.6 Therapiekonzepte

Evidenzbasierte Therapiekonzepte für die Behandlung der HIE stehen außer der Hypothermie bisher weder in der Akutphase noch für die Frührehabilitation zur Verfügung.

3.3.6.1 Medikamentöse Therapie

Bis jetzt gibt es keine spezifische medikamentöse Therapie zur Behandlung der HIE. Die Behandlung ist symptomorientiert. Hier wird auf ► Kap. 5.17.1 verwiesen.

3.3.6.2 Neuropsychologische Therapie

Eine Besserung der Gedächtnisstörung wurde in einer Studie von 155 erfolgreich reanimierten Patienten mit Kontrolluntersuchungen 3 Monate und 1 Jahr nach der Reanimation beschrieben. Nach 3 Monaten wiesen 61 %, nach 12 Monaten 48 % der Patienten moderate bis schwere Gedächtnisstörungen auf, Anhaltspunkte für Depressionen wurden bei bis zu 45 % der Patienten festgestellt (Roine et al. 1993).

Die Standardtherapie des dysexekutiven Syndroms ist ein formales Training von Problemlösungsstrategien bei Alltagssituationen (Cicerone et al. 2000).

3.3.6.3 Elektrische Stimulationsbehandlung

Sowohl zur zervikalen spinalen Stimulation als auch zur peripheren Stimulation des N. medianus gibt es bisher keine Wirksamkeitsevidenz. Limitationen der bisherigen Publikationen bestehen in kleinen Fallzahlen, Vergleichbarkeit mit Kontrollgruppen und unzureichender Reproduzierbarkeit erster Ergebnisse. Auch die Gleichstromstimulation ist bislang nicht systematisch bei der HIE untersucht, sodass hier derzeit keine Therapieempfehlung ausgesprochen werden kann.

3.3.6.4 Psychosoziale Betreuung

Das Ausmaß an Belastung für Betroffene und Angehörige nach Herz-Kreislauf-Stillstand ist erheblich. Das Spektrum reicht vom Umgang mit Gedächtnis- und dysexekutiven Störungen, bis hin zu den emotionalen und finanziellen Belastungen der Angehörigen beim PVS mit einer vollstationären Versorgung.

Die in deutschen Rehabilitationskliniken verbreitete sozialmedizinische Betreuung impliziert üblicherweise die sozialrechtliche Beratung, die Beantragung zur Schnelleinstufung einer Pflegestufe und die Beratung über mögliche weiterversorgende stationäre Therapieeinrichtungen bzw. Hilfen zur häuslichen Versorgung. Eine Betreuung auch über den stationären Aufenthalt hinaus ist nicht vorgesehen, wobei aus eigener Erfahrung viele Angehörige neben der eigenen emotionalen Betroffenheit mit der sozialrechtlichen Betreuung des Patienten dauerhaft überfordert sind.

Auch wenn Daten aus aktuell laufenden Studien noch nicht vorliegen, erscheint zur Verbesserung der psychosozialen Betreuung von Betroffenen und Angehörigen zumindest innerhalb der ersten 3 Monate nach der Entlassung aus einer stationären Behandlung eine regelmäßige Unterstützung durch einen geschulten, begleitenden Fallbetreuer sinnvoll.

3.4 Entzündliche ZNS-Erkrankungen

Jürgen Dressnandt

Aus der Sicht der neurologischen Rehabilitation ist es unter verschiedenen Aspekten hilfreich, entzündliche ZNS-Erkrankungen primär nach dem klinischen Verlauf einzuteilen. Sie können als akutes, bzw. einmaliges Ereignis auftreten, oder sich bei chronischen Verläufen progredient bzw. in Schüben manifestieren (▶ Tab. 3.5).

Tab. 3.5: Klinische Verlaufsformen häufiger entzündlicher ZNS Erkrankungen (ADEM = akute disseminierte Enzephalomyelitis, MS = multiple Sklerose, LE = Lupus erythematodes, CJD = Creutzfeld-Jakob-Krankheit, PML = progressive multifokale Leukenzephalopathie)

Verlaufsform	Krankheiten
einmalig	ADEM, virale, bakterielle, autoimmune Genese einer Enzephalitis (z. B. Herpes-Enzephalitis, limbische Enzephalitis), Ventrikulitis, Myelitis oder Meningitis
schubförmig	MS, LE, Sarkoidose, zerebrale Vaskulitis
chronisch progredient	MS, CJD, PML

Aus der Vielzahl entzündlicher ZNS-Erkrankungen sollen im Folgenden beispielhaft die für die neurologische Rehabilitation häufigsten Formen hervorgehoben werden.

3.4.1 Multiple Sklerose (Encephalomyelitis disseminata, MS)

3.4.1.1 Ätiologie

Die Ätiologie der multiplen Sklerose ist unklar, es werden multifaktorielle Ursachen angenommen (hereditär und äußere Faktoren).

3.4.1.2 Epidemiologie

Die Prävalenz der multiplen Sklerose liegt in Deutschland bei ca. 160 pro 100.000 Einwohner, die Inzidenz bei 3 pro 100.000 Einwohner pro Jahr. In den nördlichen Breiten ist die MS häufiger als in Äquatornähe.

3.4.1.3 Verlauf und Symptome

Im *Verlauf* zeigt sich bei 85 % der Betroffenen ein primär schubförmiger, nach einigen Jahren ein sekundär chronisch progredienter Verlauf. 15 % der MS-Erkrankungen verlaufen primär chronisch progredient.

Auch wenn sich die Erstsymptome (▶ Tab. 3.6) nach der Diagnosestellung und der initialen medikamentösen Therapie bereits zurückbilden, bestehen beim Patienten große Ängste und Unsicherheit. Daher sind zu Beginn Informationsvermittlung und therapeutische Gespräche wichtig. Eine Vermittlung von Kontaktadressen (z. B. Selbsthilfegruppen der Deutschen Multip-

Tab. 3.6: Frühsymptome der multiplen Sklerose (nach Debouverie et al. 2008)

Erstsymptome einer MS	Häufigkeit
Optikusneuritis	19 %
Hirnstammfunktionsstörung	14 %
Symptome langer Bahnen	38 %
kombinierte Symptome	28 %

len Sklerose Gesellschaft DMSG) ist sinnvoll.

Nach wiederholten Erkrankungsschüben summieren sich persistierende Defizitsymptome (▶ Tab. 3.7).

Tab. 3.7: Symptome der multiplen Sklerose nach mehrjährigem Verlauf mit wiederholten Schüben (nach Crayton et al. 2004)

Symptome	Häufigkeit
Spastik	40–75 %
Fatigue	80–97 %
kognitive Störung	45–65 %
Depression	42–54 %
neurogene Blasenstörung	80–96 %
Mastdarmentleerungsstörungen	35–54 %
Sexualfunktionsstörung	50–75 %
Schmerzen	55–65 %

Die Symptome kommen meist kombiniert vor. Anlass für eine neurologische Rehabilitation sind häufig spastische Syndrome. Im Folgenden wird auf einige Besonderheiten in der Spastikbehandlung bei MS eingegangen.

Für die schwere Beuge- und Adduktorenspastik stellt die intrathekale Gabe von Baclofen eine gute Therapieoption dar, soweit die Gehfähigkeit nicht mehr Schwerpunkt der Behandlung ist: Wegen potenzieller Nebenwirkungen in Form von Atemantriebs- und Schluckstörungen kann die Dosis bei zusätzlich bestehenden bulbären Symptomen nur begrenzt erhöht und die Beinspastik daher nur partiell gebessert werden. Nur für die spastische Gangstörung bei MS ist das Aminopyridin Fampridin in Deutschland seit 2010 mit Auflagen zugelassen. Nabiximols ist ein nur bei MS zur Behandlung der Spastik seit 2011 zugelassener Hanfextrakt, der Tetrahydrocannabinol (THC) und Cannabidiol enthält und als Sprühstoß intraoral verabreicht wird. Voraussetzung ist,

dass andere Antispastika nicht ausreichend wirkten (weitere Therapiemöglichkeiten ▶ Kap. 4.1.5).

Von den häufigen vegetativen Störungen werden die Urininkontinenz meist selbstständig, die Sexualfunktions- und Defäkationsstörung erst auf Nachfrage geschildert (▶ Kap. 5.1 u. Kap. 5.14).

Ein Problem stellt das Symptom der Fatigue dar, für deren Behandlung bisher wenige randomisierte Studien mit konsistent positivem Resultat zur Verfügung stehen. Amantadin zeigte in einigen Studien eine Wirkung, allerdings ist die Verordnung zu Lasten der gesetzlichen Krankenkassen in Deutschland wegen der uneinheitlichen Studienlage seit 2011 nicht mehr möglich. Allgemeine Empfehlungen zur Behandlung der Fatigue sind:

- Tätigkeiten am Vormittag zu planen,
- Pausenzeiten einzurichten,
- sich in kühlen Räumen aufzuhalten bzw. Hitze zu meiden.

Ausdauertraining verbessert das subjektive Wohlbefinden, hat aber keinen nachweisbaren Effekt auf die Fatigue.

Von der Fatigue abzugrenzen ist eine depressive Störung, die behandelt werden kann. Differenzialdiagnostisch abzugrenzen sind Stoffwechselstörungen wie z. B. Hypothyreose und Störungen wegen pharmakologischer Ursachen.

Kognitive Störungen sind häufig (Chiaravalloti und DeLuca 2008). Deren Behandlung mittels strukturierten Trainings zeigte unterschiedliche Erfolge, eine pharmakologische Behandlung mit Donepezil erbringt eine Besserung beim verbalen Lernen und der Erinnerung. Die immunmodulatorische Therapie mit ß-Interferon-1a zeigte eine Stabilisierung mnestischer Funktionen (langsamere Verschlechterung) in der behandelten Gruppe (Fischer et al. 2000) im Vergleich zur Plazebo-Gruppe; ähnliches konnte für ß-INF-1b gezeigt werden.

3.4.1.4 Indikation zur Rehabilitation

Bei einer MS-Erkrankung gibt es verschiedene Indikationen, die für eine Neurorehabilitation sprechen. Das sind:

- nach akutem Schub, wenn Funktionsstörungen auch nach der medikamentösen Therapie fortbestehen und eine Rückbildung der Defizite durch neurorehabilitative Maßnahmen mit hoher Wahrscheinlichkeit zu erwarten ist oder
- bei chronisch progredientem Verlauf (sekundär oder primär), sofern sich klar umrissene und realistische Therapieziele formulieren lassen. Dann spricht man von einer Intervallbehandlung.

Eine Intervallrehabilitation führt zu lang anhaltenden Verbesserungen in der Selbstständigkeit, die auch mehrere Monate nach der Entlassung nachweisbar ist (Freeman et al. 1999).

3.4.1.5 Einfluss der Medikation während der Rehabilitation

Cave: Affektive und psychiatrische Symptome unter IFN. Passagere grippale Symptome unter IFN und Glatirameracetat können bei mehrfacher Gabe pro Woche mit der Therapiefähigkeit der Patienten interferieren (prophylaktische Therapie mit NSAIR, z. B. Paracetamol empfohlen). Unter Therapie mit Natalizumab ist bei neuen neurologischen Defiziten ein MS-Schub von einer progressiven multifokalen Leukenzephalopathie (PML) MRT- und liquordiagnostisch zu differenzieren. Fingolimod führt zu einer Leukopenie, kann ein Makulaödem verursachen; zu Beginn der Therapie erfordern bradykarde Herzrhythmusstörungen eine Monitorüberwachung (s. Fachinformation).

3.4.2 Meningitiden

3.4.2.1 Ätiologie

Meningitiden entstehen meist durch bakterielle (akuter bis subakuter Verlauf, selten chronisch) oder virale Infektionen. Nichtinfektiöse, z. B. neoplastische Ursachen werden in diesem Kapitel nicht behandelt.

3.4.2.2 Epidemiologie

Die Inzidenz einer bakteriellen Meningitis liegt in Deutschland bei ca. 3 Fällen pro 100.000 Einwohner und Jahr (van de Beek et al. 2004). Verschiedene Erreger können eine bakterielle Meningitis auslösen (▶ **Abb. 3.1**).

Bakterielle Meningitiden (z. B. durch Pneumokokken) haben nach wie vor eine hohe Mortalitätsrate von 25 % (Kastenbauer und Pfister 2003).

3.4.2.3 Prognosefaktoren

Die Bewusstseinslage, speziell die Glasgow-Coma-Scale (GCS) und die Liquorzellzahl haben einen prädiktiven Wert. Als ungünstig haben sich ein fehlendes Bewusstsein, ein niedriger GCS und hohe Zellzahlen sowie eine Bakteriämie bei Pneumokokken-, aber auch bei anderen Meningitiserregern erwiesen (Kastenbauer und Pfister 2003).

3.4.2.4 Diagnostik

- kraniale Computertomografie (CCT) bei Vigilanzminderung oder bei ausbleibender Verbesserung zum Ausschluss eines Hydrozephalus internus
- engmaschige Elektrolytkontrollen vor allem beim Syndrom der inadäquaten Sekretion antidiuretischen Hormons (SIADH)
- transkranielle Duplexsonografie zur Vasospasmuskontrolle

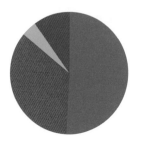

■ Streptococcus
pneumoniae

■ Neisseria meningitides

■ Listeria monozytogenes

■ sonstige

Abb. 3.1:
Häufigkeitsverteilung außerhalb des
Krankenhauses ambulant erworbener
bakterieller Meningitiden bei Erwachsenen (nach van de Beek et al. 2004)

• Liquorpunktionen zum Ausschluss eines Meningitis-Rezidivs.

genden wird nur auf die viralen Enzephalitiden eingegangen.

3.4.2.5 Komplikationen

Als Komplikationen sind symptomatische Epilepsien (27 %), zerebrale Ischämien (22 %), intrazerebrale Blutungen (9 %), intrazerebrale venöse Blutungen (10 %), vaskulitisch verursachte Subarachnoidalblutung (4,6 %), Hörverlust (26 %), Myelitiden (2,6 %), Hydrozephalus (16 %) und Hirnschwellung (29 %) beschrieben (Kastenbauer und Pfister 2003).

3.4.2.6 Einfluss der Medikation während der Rehabilitation

Unter antiepileptischer Medikation können sich pharmakologisch induzierte kognitiven Störungen, Aphasien, Psychosen entwickeln.

3.4.3 Enzephalitiden

3.4.3.1 Ätiologie

Eine Enzephalitis kann durch direkte exogene Infektion (viral, bakteriell, mykotisch, parasitär, Prionen), postinfektiös immunologisch (z. B. ADEM) oder aber durch endogene Faktoren immunologisch (paraneoplastisch) hervorgerufen werden. Im Fol-

3.4.3.2 Epidemiologie

Die Inzidenz der viral verursachten Meningoenzephalitis ist mit 5–20 pro 100.000 Einwohner pro Jahr höher als die der bakteriellen Meningoenzephalitiden mit 2–3 Neuerkrankungen pro 100.000 Einwohner pro Jahr (Chadwick et al. 2006).

3.4.3.3 Indikation zur Rehabilitation

Bei neuropsychologischen Defiziten, insbesondere Störungen des Gedächtnisses (68 % von Enzephalitis-Patienten haben mnestische Störungen, Hokkanen et al. 1996) und des Antriebs (verlangsamte Reaktionsgeschwindigkeit) ist eine Rehabilitation indiziert. Darüber hinaus zeigen motorische Defizite (Hemiparesen) und Hirnnervenausfälle (fokale Läsion im Hirnstamm), symptomatische Epilepsien oder Aphasien eine Neurorehabilitation an. Zusätzliche Leitsymptome sind psychotische oder affektive Störungen.

3.4.3.4 Verlauf

In einer prospektiven Verlaufsuntersuchung an 45 Patienten mit akuter Enzephalitis besserten sich die kognitiven Störungen bei den meisten Patienten (Hokkanen u.

Launes 1997). Epileptische Anfälle kamen allerdings in der Gruppe, die sich weniger besserte, häufiger vor. Motorische Defizite zeigten eine stetige Verbesserung, v. a. in den ersten Wochen der Rehabilitation.

3.4.3.5 Diagnostik

Nicht selten treten in der Frühphase der Erkrankung Unruhezustände mit Halluzinationen auf. Neben einem Alkoholentzugssyndrom sollten differenzialdiagnostisch vor diesem Kontext u. a. Vitaminmangelzustände (Vitamin B1, B6, B12), Elektrolytstörungen (insbesondere Na, Ca) und endokrine Störungen (TSH, fT3, fT4) ausgeschlossen werden.

Bei paraneoplastischen Enzephalitiden mit Nachweis spezifischer Autoantikörper, aber bislang unklarem Primärtumor, ist ggf. noch in der Rehabilitationseinrichtung eine Wiederholung der Tumorsuche in Abständen (z. B. nach 3–6 Monaten) sinnvoll.

3.4.4 Ventrikulitiden

3.4.4.1 Ätiologie

Eine Ventrikulitis kann iatrogen (nach Anlage einer externen Ventrikeldrainage (EVD) oder Hirndruckmesssonde) verursacht sein, nach offenem Schädel-Hirn-Trauma auftreten, oder Folge einer hämatogenen oder lokalen Ausbreitung einer Infektion mit Besiedlung eines liegenden Liquorshunts sein.

3.4.4.2 Epidemiologie

In 8–9 Fällen pro 1.000 Behandlungstagen mit EVD kommt es zu Ventrikulitiden. Bei 2/3 der Betroffenen wird die Ventrikulitis verursacht durch Staphylokokken, bei 1/3 durch andere Bakterien oder Pilze (Scheithauer et al. 2009).

3.4.4.3 Symptome

Spezifische Hinweise auf eine Ventrikulitis können Vigilanzstörungen, Meningismus, Temperaturanstieg, seltener ein Anstieg der systemischen Entzündungszeichen (Leukozytose, CRP-Erhöhung) sein. In aller Regel handelt es sich um per se schwer ZNS-geschädigte Patienten, deren Symptome und Funktionsstörungen (z. B. eine Vigilanzminderung) oft nur schwer von einer Ventrikulitis differenziert werden können. Die Hemmschwelle für weitere Diagnostik sollte jedoch bewusst niedrig gesetzt werden, da zunehmend häufiger Patienten für eine Intensiv- oder Frührehabilitation mit liegender oder kürzlich entfernter EVD in die neurologische Frührehabilitation verlegt werden.

3.4.4.4 Diagnostik

Im Routinescreening bei liegender EVD ist die *tägliche* Untersuchung von ventrikulärem Liquor hinsichtlich Zellzahl, Lactat, Glucose und Eiweiß und das wiederholte Auswerten mikrobiologischer Kulturen (ca. 2–3 mal pro Woche) vorgesehen. Das Ausmaß der Liquorpleozytose korreliert mit dem positiven Nachweis bakteriologischer Kulturen. Aber nicht bei allen Ventrikulitiden können erhöhte Liquorzellzahlen nachgewiesen werden. Die Liegedauer einer EVD ist innerhalb der ersten 25 Tage nicht mit einem erhöhten Ventrikulitisrisiko assoziiert (Pfisterer et al. 2003), sollte allerdings so kurz wie möglich gehalten werden. Regelmäßige Wechsel der EVD sind deshalb bei fehlendem Nachweis einer Ventrikulitis in diesem Zeitrahmen nicht empfehlenswert, der EVD-Wechsel selbst geht mit einer erhöhten Rate an Ventrikulitiden (8 % pro gelegter EVD) einher. Bei klinischem Verdacht auf eine Ventrikulitis ohne liegende EVD ist eine lumbale Liquorpunktion zur Diagnosesicherung erforderlich. Zu berücksichtigen ist, dass im lumbalen Liquor die Zellzahl, der Lactat- und der Glucosewert am besten die Verhältnisse ventrikulär reflektieren, wohingegen das Gesamteiweiß falsch erhöht sein kann.

3.4.4.5 Behandlung

Eine Behandlung sollte möglichst rasch und ausreichend lange erfolgen. Eine *kalkulierte* antibiotische Therapie mit Meropenem und Vancomycin oder Ceftazidim und Vancomycin für 14–21 Tage ist empfehlenswert. Die *testgerechte* Umstellung geschieht jeweils nach einem Antibiogramm. Eine liegende EVD sollte bei Nachweis einer Ventrikulitis gewechselt werden.

3.4.4.6 Komplikationen

Als Folge einer Ventrikulitis können eine abszedierende Cerebritis, Elektrolytstörungen (SIADH, zerebrales Salzverlust-Syndrom, Hyponatriämie) und ein Hydrozephalus auftreten.

3.4.5 Vaskulitiden

3.4.5.1 Einteilung

Es gibt immunvermittelte Vaskulitiden der großen Arterien (z. B. Takayasu), der mittleren Arterien (z. B. isolierte Vaskulitis des zentralen Nervensystems, Panarteriitis nodosa) sowie der kleineren Arterien (z. B. Wegener-Granulomatose, mikroskopische Angiitis). Weiterhin unterscheidet man Vaskulitiden bei Kollagenosen (z. B. Lupus erythematodes) und sekundäre Begleitvaskulitiden, z. B. im Rahmen einer bakteriellen oder viralen Infektion (z. B. Pneumokokkenmeningitis) sowie die allergisch verursachte Hypersensitivitätsvaskulitis.

3.4.5.2 Indikation zur Rehabilitation

Zur Rehabilitation kommen überwiegend Patienten nach zerebralen Ischämien infolge einer Vaskulitis. Die Symptome entsprechen den lokalisationsabhängigen Schädigungen bei den »klassischen« zerebrovaskulären Erkrankungen (▶ Kap. 3.1). Spinale Ischämien verursachen myelopathische Syndrome, sind aber eher selten. Vaskulitische Neuropathien äußern sich in Schmerzen, Parästhesien, Taubheitsgefühlen und Paresen. Das Verteilungsmuster entspricht klinisch häufig einer Mononeuritis multiplex oder Polyneuropathien, seltener sind Radikulo- oder Plexopathien. Vielfach haben vaskulitische Organmanifestationen auch außerhalb des Nervensystems Auswirkungen auf die neurologische Rehabilitation: Niereninsuffizienz/Dialyse; Visuseinschränkungen bei retinalem Befall, reduzierte kardiovaskuläre Belastbarkeit bei Klappeninsuffizienzen, reduzierte pulmonale Belastbarkeit bei allergischer Rhinitis/Alveolitis etc.). Kopfschmerzen sind extrem häufig und können ein Zeichen einer Reaktivierung der Vaskulitis sein. Fatigue ist ein häufiges Problem.

3.4.5.3 Prognosefaktoren

Die 5-Jahres-Überlebensraten sind trotz immunsupressiver Therapie je nach Vaskulitis-Typ unterschiedlich:

- Riesenzellarteriitis 98 %
- Takayasu-Arteriitis 80–90 %
- Wegener-Granulomatose 75 %
- Churg-Strauss-Syndrom 60 %
- Polyarteriitis nodosa 60–80 % (Hunder 2012).

Prospektive Verlaufsuntersuchungen zum Outcome spezifisch neurologischer Folgen von Vaskulitiden fehlen bislang. Komplettremissionen sind eher selten, häufig finden sich schubförmige oder chronisch progrediente Verläufe. Die Nebenwirkungen der immunsuppressiven Medikation tragen ebenso zur Letalität bei.

3.4.5.4 Diagnostik

Allgemeine Entzündungsparameter (CRP, BSG, Leukozyten) sowie vaskulitisspezifische Laborparameter (z. B. c-ANCA bei Wegener-Granulomatose, Nierenwerte bei mikroskopischer Angiitis) sollten als Aktivitätsmarker der Erkrankung während der Rehabilitation kontrolliert werden. Regelmäßige klinische und neuropsychologische Untersuchungen helfen, subtile klinische Veränderungen zu erkennen. Spätestens 6–8 Wochen nach Beginn einer immunsuppressiven Therapie (häufig noch während der der stationären Rehabilitation) ist eine Verlaufs-MRT zu planen.

3.4.5.5 Komplikationen

Nicht alle möglichen Komplikationen von Vaskulitiden sind für Zeiträume der neurologischen Rehabilitation gleichermaßen relevant. Am häufigsten sind:

- Reaktivierung der Vaskulitis durch Reduktion der Immunsuppression,
- epileptische Anfälle,
- opportunistische Infektionen (z. B. atypische Pneumonien),
- Osteoporose,
- Myopathien und
- Cushing-Syndrom unter Steroiden.

3.4.6 Myelitiden

3.4.6.1 Ätiologie

Myelitiden sind meist viral (v. a. HSV-Typ I und II, VZV, EBV, CMV, Hepatitis A, B und C, FSME, HIV, HTLV) oder bakteriell (Mykoplasmen, Borrelia burgdorferi, Treponema pallidum, Mycobacterium tuberculosis, als Komplikation bei Meningitis, Spondylodiszitis oder durch hämatogene Streuung) verursacht. Myelitiden durch Protozoen und Pilze sind Raritäten. Peri- oder postinfektiöse Immunreaktionen führen oft zur sog. transversen Myelitis. Myelitiden treten auch bei Kollagenosen (z. B. Lupus erythematodes, Sjögren-Syndrom) auf oder können autoimmunologisch (z. B. Neuromyelitis optica durch Aquaporin-4-Auto-Antikörper, bei multipler Sklerose, selten paraneoplastisch) verursacht sein.

3.4.6.2 Funktionsstörungen

Bei Myelitiden sind diese Funktionsstörungen bekannt:

- sensomotorische Querschnittssyndrome (inkomplett oder komplett; v. a. bei transverser Myelitis)
- vegetative Störungen wie Inkontinenz
- Herzrhythmusstörungen
- Atemstörungen.

3.4.6.3 Prognosefaktoren

Partielle akute Querschnittsmyelitiden nichtinfektiöser Genese weisen eine höhere Rezidivrate auf als komplette Querschnittsmyelitiden (Scott et al. 2011). Patienten mit transverser Myelitis und kranialen MR-Läsionen entwickeln häufiger eine multiple Sklerose, als solche ohne kraniale MR-Herde.

3.4.6.4 Diagnostik

Es wird empfohlen, regelmäßige klinische Untersuchung nach standardisiertem Schema (z. B. ASIA-Score, ▶ Kap. 3.7) durchzuführen. Abhängig von der Höhe des Querschnittes sollten

- Vitalkapazität,
- kardiales Monitoring,
- sonografische Restharnmessung

erfasst werden. Zu Verlaufskontrollen der Erkrankungsdynamik eignen sich somatosensorisch evozierte Potenziale (SSEP) und wiederholte Liquorpunktionen.

3.4.6.5 Komplikationen

Auftretende Komplikationen sind stark abhängig von der klinischen Schwere und Dauer des Querschnittsyndroms. Häufig sind Para- oder Tetraspastik und Harn-

wegsinfektionen; seltener Dekubiti, Magenulcera.

3.4.6.6 Einfluss der Medikation während der Rehabilitation

Osteoporose und Myopathien können bei längerfristiger Steroidtherapie auftreten. Orale Antispastika können die Vigilanz reduzieren. Nach Gabe von Rituximab ist eine Überwachung des Blutbildes (Neutrophile) insbesondere beim Auftreten von Infekten, bis zu 6 Monaten nach initialer Gabe erforderlich; ferner kann nach Rituximab eine Hepatitis B reaktiviert werden oder eine JC-Virus verursachte progressive multifokale Leukenzephalopathie (PML) auftreten.

3.5 Hirntumoren

Christine Dudel

3.5.1 Epidemiologie

Diagnostische Optionen, Therapierbarkeit, aber auch *Inzidenz* primärer und sekundärer Hirntumore (Tu), paraneoplastischer und tumortherapieassoziierter neurologi-

scher Erkrankungen haben in den letzten Jahrzehnten deutlich zugenommen; 5–13 Neuerkrankungen jährlich pro 1.00 000 Einwohner; Hirntumore machen um 2 % aller tödlichen Malignome aus. Die Prävalenz von ZNS-Tumoren zeigt ▶ **Abb. 3.2**.

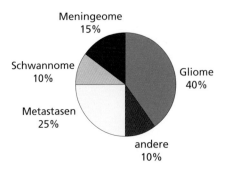

Abb. 3.2: Prävalenz von ZNS-Tumoren

3.5.2 Wirksamkeit neurologischer Rehabilitation bei Hirntumoren

Anmeldung, Kostenübernahme und Aufnahme von Tumorpatienten für die Neurorehabilitation werden aktuell von allen Beteiligten kritischer vorgenommen, als bei vergleichbar betroffenen Patienten ohne

Malignom. Bedarf und lebensqualitativer Nutzen einer neurologischen Rehabilitation wäre für diese Patientengruppe real breit vorhanden.

Die Studienlage zur *Effektivität* von Neurorehabilitation bei einem Tu ist von heterogener Qualität. Case-Control-Studien (z. B. Bartolo et al. 2012) belegen jedoch einen signifikanten funktionellen und motorischen Profit wie nach einem Schlaganfall. Zur neuropsychologischen Rehabilitation gibt es hochqualitative Studien, die langanhaltende Effekte für Aufmerksamkeit, verbales Gedächtnis und Fatigue zeigen (Gehring et al. 2008).

3.5.3 Funktionsstörungen

Funktionelle Störungen resultieren aus der Tu-Lokalisation, aber auch Proliferationsrate, -dauer und Therapiestand spielen eine große Rolle. Masseneffekte oder Infiltration komplexer zentraler Netzwerke mit einer Dynamik über Jahre, wie beim niedrigmalignen Gliom, werden häufig schon prädiagnostisch hochgradig kompensiert und erst spät symptomatisch. Sie sind dann potenziell rehabilitativ schwerer zu behandeln, als z. B. ein frisch operierter schnellwachsender nekrotisierender Tumor mit perifokalem Ödem (Fu et al. 2010).

Kognitive Störungen bei Tu sind häufig (bei 30 % der nichtbestrahlten niedrigmalignen Gliome und bis zu 90 % der höhergradigen oder therapierten Tu) und korrelieren hoch mit der Lebensqualität.

3.5.4 Prädiktoren des Verlaufs

Einflussfaktoren, die für den Verlauf der Neurorehabilitation und die Lebensqualität der Tu-Patienten eine Rolle spielen können, sind:

- *tumorassoziiertes Fatigue*: persistierendes subjektives Gefühl inadäquater physischer, emotionaler und/oder kognitiver Müdigkeit oder Erschöpfung durch den Tu oder dessen Therapie
- *Krankheitsverarbeitung* von Patient und Angehörigen laufen nicht zwangsläufig parallel, dies erfordert ärztliche, psychologische sowie soziale Betreuung und zwar nicht ausschließlich für den Patienten (www.hirntumorhilfe.de)
- *Bestrahlung* kann Neurotoxizität induzieren: »frühe« in Form eines am ehesten vasogenen Ödems während der Bestrahlung; »frühe verzögerte« mit Fatigue und reversiblen fokalen Defiziten ca. 6 Wochen nach Radiatio (ätiologisch Ödem und Myelinisierungsprozesse); »späte« ab 3 Monate nach Ganzhirnbestrahlung (ätiologisch mikroangiopathisch) bis hin zur Leukenzephalopathie mit der Klinik eines Normaldruckhydrozephalus. Ein Extremfall ist die Strahlennekrose, die mit Jahren Latenz am Ort der höchsten Strahlendosis auftritt und als Differenzialdiagnose zum Tumorprogress schwierig sein kann.
- *Chemotherapie*: während der Rehabilitation bei guter Verträglichkeit und Kontrolle möglich, z. B. bei höhergradigen Gliomen Stupp-Schema (Radiatio d 1–42: 60 Gy Herddosis, begleitend p.o. 75 mg/qm p.d. Temozolomide; ab d 29 post Radiatio: 6 Zyklen p.o. Temozolomide 150/200 mg/qm, d 1-5/28; Stupp et al. 2005), Einnahme zur Nacht günstig bzgl. Übelkeit, Müdigkeit
- *Steroide*: nach Möglichkeit ausschleichen; speziell relevante NW: psychotrope Effekte, Thromboseneigung, Steroidmyopathie (in bis zu 60 %, keine Korrelation zu Dauer, Einzel- oder kumulativer Dosis; Batchelor et al. 1997), nichtfluorierte wie Prednison günstiger, also äquivalente Umsetzung

- *Antiepileptika*: keine Primärprophylaxe, ggf. Wahl einer neuropsychologisch und bei Chemotherapie unproblematischen Substanz
- *Stimulantien: Methylphenydat* und *Modafinil*: z.T. signifikante Effekte auf Stimmung, Fatigue und kognitive Aspekte; *Donepezil*: signifikante Effekte auf Kognition, Stimmung, Lebensqualität besonders bei niedrigmalignen Tu post Radiatio (Gehring et al. 2008).

3.5.5 Diagnostik in der Rehabilitation

Zerebrale Bildgebung während der Rehabilitation abhängig vom klinischen Bedarf bzw. sinnvollen Kontrollintervallen, Ansprechen auf Radiatio nicht vor 4–6 Wochen zu beurteilen; ggf. zur Differenzialdiagnose Tumorprogress versus Strahlenreaktion PET; unter Chemotherapie Labor mind. wöchentlich.

3.6 Parkinson-Syndrome

Andres Ceballos-Baumann

Unter den Parkinson-Syndromen steht im deutschsprachigen Raum *idiopathisches Parkinson-Syndrom (IPS)* für die Parkinson-Krankheit im engeren Sinn (ICD-10: G20 primäres Parkinson-Syndrom). Das IPS ist klinisch klar definiert (operationalisierte Diagnosekriterien: UK PDS Brain Bank Clinical Diagnostic Criteria, übernommen in die Leitlinien der DGN).

Das IPS ist abzugrenzen von anderen Synonymen für Parkinson-Syndrome: akinetisch-rigides Syndrom, Parkinsonismus, Parkinsonoid, Pseudo-Parkinson, atypisches Parkinson-Syndrom (▶ Tab. 3.8). Der Begriff *Parkinson-plus-Syndrom* weist auf das Vorhandensein zusätzlicher, bei dem IPS zumindest in den ersten Krankheitsjahren fehlenden klinischen Symptomen hin, wie Demenz, Dysautonomie und anderen wie Ataxie.

3.6.1 Ätiologie

Kennzeichen für das IPS und die Lewy-Körper-Demenz sind intraneuronale Einschlusskörper, sog. Lewy-Körper, die größtenteils aus Alpha-Synuklein bestehen. Bei anderen Parkinson-Syndromen (Parkinson-Plus), wie der Multisystematrophie (MSA), dem vaskulären Parkinson-Syndrom im Rahmen einer subkortikalen vaskulären Enzephalopathie (SVE) und der progressiven supranukleären Paralyse (PSP) kommt es aufgrund einer prä- oder postsynaptischen Störung der Dopaminprojektion zu ähnlichen Symptomen.

3.6.2 Epidemiologie

Parkinson-Symptome treten sehr häufig bei den 65- bis 74-Jährigen mit einer Prävalenz von über 10%, bei den über 85-Jährigen mit einer Prävalenz von über 40% (Bennett et al. 1996) auf. Hingegen beträgt die Prävalenz des klinisch eng definierten IPS 1,8% bei den über 65-Jährigen bis hin zu 2,6% bei den 85- bis 89-Jährigen.

Tab. 3.8: Klinische Klassifikation der Parkinson-Syndrome

Parkinson-Syndrome	Klinische Einteilung
idiopathisches Parkinson-Syndrom (IPS)	• akinetisch-rigider Typ • Äquivalenz-Typ • Tremordominanz-Typ • monosymptomatischer Ruhetremor (seltene Variante)

symptomatische (sekundäre) Parkinson-Syndrome und häufigere Differenzialdiagnosen	• vaskulär (subkortikale vaskuläre Enzephalopathie)
	• Normdruckhydrozephalus
	• medikamenteninduziert
	  – klassische Neuroleptika, Metoclopramid, Reserpin
	  – Lithium
	  – Kalziumantagonisten: Cinnarizin, Flunarizin
	• Tumor
	• posttraumatisch
	• toxininduziert (z. B. Kohlenmonoxid, Mangan)
	• entzündlich (z. B. AIDS)
	• metabolisch (z. B. Wilson-Krankheit, Hypoparathyreoidismus)
	• Depression
	• essenzieller Tremor

Parkinson-Syndrome im Rahmen anderer neurodegenerativer Erkrankungen (atypische Parkinson-Syndrome)	• Multisystematrophie (MSA), Parkinson-Typ (MSA-P) oder zerebellärer Typ (MSA-C) • progressive supranukleäre Blickparese (PSP) • kortikobasale Degeneration (CBG) • Demenz vom Lewy-Körperchen-Typ (DLBD) • spinozerebelläre Atrophien (einige Subtypen)

3.6.3 Funktionsstörungen bei Parkinson-Syndromen

Das Symptom Hypokinese (Akinese, Bradykinese) trägt unter den motorischen Kardinalsymptomen am deutlichsten zur Behinderung von Parkinson-Patienten bei. Jenseits der durch die nachgeordneten Kardinalsymptome Tremor, Rigor und gestörte gleichgewichtsregulierende Reflexe treten, abhängig von der Krankheitsdauer und dem spezifischen Parkinson-Syndrom, weitere Funktionsstörungen auf.

3.6.3.1 Motorische Funktionsstörungen

Gangstörung: Typisch ist das Freezing, das sich in Blockaden des Ganges zeigt, am häufigsten beim Drehen bzw. Wenden, aber auch bei räumlicher und zeitlicher Enge, zu Beginn des Gehens und auf freier Fläche. Drei Unterformen sind bekannt:

• Festination (»shuffling forward«)
• »trembling in place«
• »complete akinesia«.

Freezing ist eine wesentliche Sturzursache und spricht im Verlauf zunehmend schlechter oder gar nicht auf dopaminerge Medikation an (Schroeteler et al. 2009).

Axiale Deformitäten: Zu diesen Störungen zählen die Kamptokormie (»Bent spine«), das Pisa-Syndrom und der Antecollis (»dropped head«).

Dysarthrophonie, Hypophonie, Verlust an Prosodie: Ein sich selbstverstärkender Zirkel von sozialem Rückzug, Angst zu Sprechen und Verschlechterung der Kommunikationsfähigkeit ist die Folge.

61

Dysphagien: Sie treten bei dem IPS im Gegensatz zur PSP und MSA erst spät im Verlauf auf.

3.6.3.2 Nichtmotorische Funktionsstörungen

Depressionen und/oder Demenz: Davon sind fast alle Parkinson-Patienten im Verlauf ihrer Krankheit betroffen. Die Lebensqualität ist in einem stärkeren Maße als bei motorischen Symptomen beeinflusst.

Schlafstörungen: Neben Ein- und Durchschlafstörungen aufgrund motorischer, sensorischer und vegetativer nächtlicher Symptome findet sich der REM-Schlaf, der beim IPS und der MSA dem Krankheitsbeginn vorausgehen kann. Die Tagesschläfrigkeit ist häufig durch Dopaminagonisten bedingt.

Vegetative Symptome: Dazu gehören Blasenstörungen, Erektionsstörungen, orthostatische Hypotonie, Obstipation, Seborrhoe, Sialorrhoe. Sehr früh im Verlauf auftretende Blasenentleerungs- und Erektionsstörungen sind typisch für eine MSA.

Primäre somatosensorische Symptome: Schmerzen und Parästhesien sind bei 40 % der Parkinson-Patienten zu eruieren. Hinzu kommt das bei IPS und noch mehr bei MSA-Patienten überzufällig auftretende Restless-legs-Syndrom.

3.6.4 Prognose

In der Sydney-Studie waren nach 10 Jahren 10 % der IPS Patienten (mittleres Alter von ca. 50 Jahren zu Studienbeginn) kaum behindert, zeigten allenfalls nicht störende Dopa-Dyskinesien und waren zum Teil noch berufstätig. Wirkungsschwankungen der dopaminergen Medikation treten nach 5 Jahren Dopa-Therapie bei etwa 20–40 % der IPS-Patienten auf. Problematisch sind die nicht auf Dopaminergika ansprechenden Symptome, die nach 15 Jahren über

80 % der IPS-Patienten betreffen. Nach 20 Jahren Verlauf eines IPS erfüllen ca. 80 % der Überlebenden die Kriterien für eine Demenz (Hely et al. 2008). Der Verlauf bei atypischen Parkinson-Syndromen ist im Allgemeinen erheblich ungünstiger als beim IPS. Eine manifeste Dysphagie ist bei Parkinson-Syndromen generell ein prognostisch ungünstiges Zeichen: die mittlere Überlebenszeit liegt bei 1–2 Jahren, ungeachtet, ob es sich um ein IPS, MSA oder PSP handelt (Müller et al. 2001).

3.6.5 Diagnostik

Die Diagnose vieler Parkinson-Syndrome ist mit klinischen Mitteln zu stellen. Die Befunde der kranialen CT und der MRT des Gehirns sind bei IPS unauffällig. Bei im Vordergrund atypischen Symptomen und rascher Progredienz muss eine kraniale Bildgebung erfolgen (DD: NPH, SVE, frontaler Tumor). Das eindeutige Ansprechen auf Dopa gilt heute als ein wesentliches diagnostisches Kriterium für ein IPS.

3.6.6 Komplikationen im mittelfristigen Verlauf (v. a. während der stationären Rehabilitation)

3.6.6.1 Pharmakogene Psychose, Halluzinationen, nächtliche Verwirrtheit

Über 50 % der Parkinson-Patienten entwickeln im Langzeitverlauf psychotische Episoden, welche einerseits medikamentös (*Cave*: Polypharmazie) induziert und andererseits als Komplikation einer Demenzentwicklung auftreten. Auslösende Ursachen wie

- Exsikkose,
- Harnwegsinfekt und

- Medikamente (Anticholinergika, Fluorchinolone)

müssen zunächst ausgeschlossen werden.

3.6.6.2 Akinetische Krise und perioperative Versorgung von Parkinson-Patienten

Unter akinetischer Krise versteht man eine akute Verschlechterung der hypokinetischen Parkinsonsymptomatik mit Immobilität, Dysphagie und häufig vegetativer Begleitsymptomatik. Auslösend sind meist Medikamentenentzug und/oder Begleiterkrankungen. Das ist ein neurologischer Notfall und erfordert ggf. intensivmedizinische Maßnahmen.

Im Falle einer Narkose erfordernden Intervention sollten bei Parkinson-Patienten zunächst Regionalverfahren erwogen werden. Die Parkinson-Medikamente sollten wie gewohnt morgens eingenommen, die Anästhesie so kurz wie möglich und im direkten Anschluss an die Medikamenteneinnahme geplant werden. Anschließend sollte so bald als möglich Dopa über eine Nasensonde verabreicht und ggf. mit Amantadin-Infusionen ergänzt werden.

3.6.7 Komplikationen im langfristigen Verlauf

Charakteristisch für das IPS sind im Verlauf Wirkungsschwankungen in der dopaminergen Therapie, d. h. eine verkürzte Wirkdauer einzelner Dopa-Gaben (Wearing-off, End-of-dose-Akinesie, On-Off, Dopa-Dyskinesien). Am augenfälligsten sind die motorischen Schwankungen. Allerdings kommt es im Rahmen der Fluktuationen ebenso zu Panik, Schmerzen, Schweißausbrüchen u. a.

3.6.8 Medikamentöse Behandlung

Die für die Parkinson-Therapie zugelassenen Medikamente sind in ▸ Tab. 3.9 aufgeführt. Daneben werden in der Parkinson-Therapie viele Medikamente Off-label eingesetzt, z. B. Botulinumtoxin bei der Sialorrhö. Neben Pharmaka gehören aktivierende Therapien aus dem Bereich der Physio-, Ergo-, Stimm-, Sprech-, und Schlucktherapie sowie psychologische Verfahren zur kontinuierlichen Behandlung von Parkinson-Patienten (Ceballos-Baumann und Ebersbach 2012).

Tab. 3.9: Zugelassene Parkinson-Medikamente

Substanz	Indikation/Bewertung	Wesentliche bzw. besonders häufige Probleme
Dopa (L-Dopa. Levodopa) mit Decarboxylasehemmer (Benserazid oder Carbidopa)	Referenz in der medikamentösen Parkinson-Therapie in allen Phasen der Erkrankung; auch zur Dünndarminfusion via PEG-Pumpe zugelassen	Wearing-off, End-of-dose-Akinesie, Dyskinesien, On-Off, Wirkungsschwankungen; kumulative DOPA-Dosis wurde mit 5–8-mal höherer PNP-Prävalenz unter IPS–Patienten bei B12-Mangel in Verbindung gebracht
COMT-(Catechol-O-Methyltransferase)-Hemmer: Entacapon (auch mit Dopa in einer fixen Dreierkombination mit Carbidopa); Tolcapon	Indikation Wearing-off, End-of-dose-Akinesie	UAW durch Potenzierung der Dopa-Wirkung (Dyskinesien). Diarrhö kann bei mehr als 5 % mit einer Latenz von bis zu 4 Monaten nach Therapiebeginn auftreten; orange Verfärbung des Urins; bei Tolcapon Leberwertbestimmungen alle 2 Wochen notwendig.

Tab. 3.9: Zugelassene Parkinson-Medikamente – Fortsetzung

Substanz	Indikation/Bewertung	Wesentliche bzw. besonders häufige Probleme
Monoaminooxidase-(MAO) B-Hemmer: Rasagilin, Selegilin	Monotherapie bei De-novo-Patienten selten ausreichend. Kombinationstherapie mit DOPA zur Kompensation beginnender Wirkungsverluste und -fluktuationen; Neuroprotektion, Krankheitsverlaufsmodifikation wird diskutiert.	gut verträglich; UAW durch Potenzierung der Dopa-Wirkung (Dyskinesien)
Ergot- und non-Ergot-Dopamin-Agonisten (DA)	initiale Monotherapie und als Zusatzmedikation zur Dopa-Behandlung in späteren Stadien (8 orale DA, 1 transdermaler DA: Rotigotin); non-Ergot-DA Apomorphin kommt Dopa am nächsten, aber nur subkutan mit Penject oder Minipumpe einsetzbar	Tagesschläfrigkeit mit Einschlafattacken, Ödeme, Halluzinationen sehr häufig; Impulskontrollstörungen (Glücksspiel, Hypersexualität, impulsives Essen, Einkaufen, Punding) insbesondere bei Pramipexol und Ropinirol, (vermutlich auch bei weiteren DA); wegen Herzklappenaffektionen unter Pergolid und Cabergolin
		müssen bei allen Ergot-DA (d. h. auch Bromocriptin, Lisurid, Dihydroergocriptin) vor Beginn und jährlich während der Therapie eine Echokardiografie durchgeführt werden. Sehr selten bei Ergot-DA: Pleura- oder Retroperitonealfibrose, Raynaud-Phänomen
Anticholinergika	durch ungünstiges Nebenwirkungsprofil und negative kognitive Effekte haben Anticholinergika einen sehr eingeschränkten Stellenwert in der Parkinson-Therapie	Myriaden an anticholinergen UAW; aber: abruptes Absetzen kann ein Delir hervorrufen, Tremor massiv verstärken
Amantadin-Salze	i. v. bei akinetischer Krise. Oral kann es in allen Stadien versucht werden; Dopa-Dyskinesien werden um etwa 45 % reduziert	Psychosen bei prädisponierten älteren Patienten, insbesondere bei Niereninsuffizienz; leichte anticholinerge UAW; Ödeme; Livedo racemosa
Clozapin	höchster Grad an Evidenz für die Behandlung der pharmakogenen Psychose bei IPS. (Quetiapin off-label als Alternative: 2 doppelblinde Studien waren bei der pharmakogenen Psychose unwirksam, eine Studie zur Agitiertheit wurde abgebrochen); Clozapin ist Off-label gegen Ruhe-Tremor häufig effektiv	Agranulozytose-Risiko: Verpflichtende wöchentliche Blutbildkontrollen über die ersten 18 Wochen, danach 4-wöchentlich; Delir, Beginn mit ¼ Clozapin 25 mg wegen gelegentlicher massiver Sedierung, orthostatische Dysregulation u. a. UAW
Rivastigmin	bei leichter bis mittelschwerer Demenz bei IPS; nach einer Cochrane-Analyse profitieren etwa 15 % der Patienten in einer alltagsrelevanten Weise	Übelkeit, Diarrhö, vorübergehende Verschlechterung des Tremors u. a.

3.6.9 Medikamenten-Pumpen und tiefe Hirnstimulation (THS)

Die subkutane Apomorphin-Dauerinfusion gehört neben der jejunalen Dopa-Infusion und der tiefen Hirnstimulation (THS) zu den Eskalationstherapien beim fortgeschrittenen IPS. Die wesentlichen Indikationen sind Dopa-Wirkungsfluktuationen mit und ohne Dyskinesien. Apomorphin wird als tragbare Minipumpen-Infusion subkutan zumeist über den Tag verabreicht. Die Pumpe kann auch über 24 Stunden laufen. Mit einer besonderen Zubereitung von Dopa/Carbidopa lässt sich über eine Pumpe an einer PEG mit einem jejunalen Schenkel ebenso die Wirkungsfluktuation glätten.

Bei der THS werden durch implantierte Elektroden bestimmte Relaisstrukturen der Basalganglien funktionell ausgeschaltet. Der Grad an Besserung der Motorik unter Dopa, gilt als Prädiktor für den Erfolg der THS beim derzeit favorisierten Zielpunkt, dem Nucleolus subthalamicus (STN). Mit einer Besserung von Dopa-resistenten Symptomen, wie dem Freezing, ist nicht zu rechnen. Bei einem biologischen Alter von 65 Jahren und einer Krankheitsdauer von < 15 Jahren ist der Patientennutzen am höchsten (Volkmann und Ceballos-Baumann 2009). Apomorphin gilt als erste Eskalationsoption, weil es am einfachsten testbar und nicht invasiv ist.

3.7 Spinale Läsionen

Hans Brunner

3.7.1 Einleitung

Spinale Läsionen werden in traumatische vs. nichttraumatische, akute vs. chronische und para- vs. tetraplegische Schädigungen unterschieden. Während für die traumatischen Querschnittlähmungen Inzidenz und Geschlechts- bzw. Altersverteilung bekannt sind (1.000 pro Jahr, 70 % Männer, meist jünger als 40 Jahre), gibt es für die nichttraumatischen Läsionen kaum verlässliche Zahlen. Typischerweise sind diese Patienten älter und nicht selten multimorbid.

Für das funktionale Verständnis von Rückenmarksläsionen sind die Topik motorischer Funktionsgruppen, für die Beurteilung der (motorischen) Schädigung auf Segmenthöhe die Kenntnis von »Indexmuskeln« hilfreich (▶ Tab. 3.10).

Tab. 3.10: Spinale Segmente und Indexmuskeln (C3–C8: zervikal; Th1–Th12: thorakal; L1–L5: lumbal; S1–S5: sakral)

Rückenmarkssegmenthöhe	Innervierte Muskulatur/Funktion	Indexmuskel
C3–C5	Diaphragma, via N. phrenicus	C5: Ellenbogenbeuger
C4–C7	Schulter- und Armmuskulatur	C6: Handgelenkstrecker
C6–C8	Unterarmextensoren und -flexoren	C7: Ellenbogenstrecker

Tab. 3.10: Spinale Segmente und Indexmuskeln (C3–C8: zervikal; Th1–Th12: thorakal; L1–L5: lumbal; S1–S5: sakral) – Fortsetzung

Rückenmarkssegmenthöhe	Innervierte Muskulatur/Funktion	Indexmuskel
C8–Th1	Handmuskulatur	C8: Fingerbeuger (distale Phalanx des Mittelfingers) Th1: Fingerspreizer
Th1–Th12	Interkostalmuskulatur	
L1–L3	Hüftbeugung	L2: Hüftbeuger
L3 und L4	Knieextension	L3: Kniestrecker
L4 und L5	Hüftstreckung und Sprunggelenksdorsalflexion	L4: Fußheber
L5 und S1	Knieflexion	L5: Großzehenstrecker
S1 und S2	Sprunggelenksplantarflexion	S1: Fußsenker
S3–S5	Beckenboden und Sphinkteren	

3.7.2 Funktionsstörungen postakut

Führendes Syndrom in der Postakutphase von Rückenmarksläsionen ist die (sensomotorische) Querschnittslähmung. Komplette transversale Läsionen des Myelons führen i. d. R. zum Ausfall *aller* motorischen und sensiblen Funktionen unterhalb der Läsionshöhe, das letzte intakte Segment lässt eine Höhenlokalisation zu. Inkomplette Läsionen des Spinalmarks führen häufig zu einem Mosaik aus erhaltenen und zerstörten Funktionen. Die scheinbar triviale klinische Unterscheidung zwischen kompletter und inkompletter Querschnittslähmung als Indikator einer irreversiblen oder (partiell) reversiblen Rückenmarksschädigung ist in der Postakutphase mitunter schwierig zu verifizieren. Im Gegensatz zur spinalen Bildgebung können mit elektrophysiologischen Methoden (somatosensorische oder motorisch evozierte Potenziale, F-Wellen-Analysen) indirekte Rückschlüsse auf die Intaktheit spinaler Bahnen gezogen werden. Bei inkonsistenten Befunden sind wiederholte klinische Untersuchungen im Verlauf hilfreich.

3.7.2.1 Charakteristische spinale Syndrome

3.7.2.1.1 Hinterstrangläsion

Unter der Hinterstrangläsion versteht man die Schädigung der Hinterhörner und -stränge (Funiculi posteriores). Sie führt zur Gangataxie (gestörte Tiefensensibilität) und Parästhesien. Bei einer Beteiligung der (lateralen) Tractus corticospinales und der absteigenden Bahnen für die Blasenkontrolle kommt es zu muskulärer Schwäche (inkl. Querschnitt), Hyporeflexie und reduziertem Muskeltonus im Akutstadium (Hyperreflexie und erhöhtem Muskeltonus im chronischen Stadium) sowie Inkontinenz. Häufige Ursachen sind multiple Sklerose, Tabes dorsalis, Friedreich-Ataxie, vaskuläre Malformationen, epidurale, intradurale und extramedulläre Tumoren, zervikale spondylopathische Myelopathie und atlantoaxiale Subluxation.

3.7.2.1.2 Vorderstrangläsion (anterior cord syndrome)

Die Vorderstrangläsion ereignet sich meist nach einer Ischämie der A. spinalis anterior, aber auch durch zervikale und thorakale Bandscheibenvorfälle. Die Läsion schließt typischerweise die vorderen zwei Drittel des ventralen Spinalmarks ein. Inkontinenz ist die Regel. Die Schädigung des Tractus corticospinalis ist für die muskuläre Schwäche und die Veränderungen der Muskeleigenreflexe (Hyporeflexie im Akutstadium, Hyperreflexie und erhöhter Muskeltonus im chronischen Stadium) verantwortlich. Die Läsion des Tractus spinothalamicus resultiert in bilateralem Verlust der Wahrnehmung von Schmerz und Temperatur, während Berührungs-, Lage- und Vibrationssinn erhalten sind (dissoziierte Empfindungsstörung).

3.7.2.1.3 Zentralmarkläsion (central cord syndrome)

Die Zentralmarkläsion ist charakterisiert durch den Verlust der Schmerz- und Temperaturempfindung (dissoziierte Empfindungsstörung, s. o.), verursacht durch eine Unterbrechung des Tractus spinothalamicus. Bei Einbezug des Tractus corticospinalis kann es zu einer Lähmung in den schmerzlosen Gebieten kommen. Blasenstörungen sind nicht obligat. Verursacht wird das Syndrom klassischerweise durch langsam progrediente Pathologien wie Syringomyelie und intramedulläre Tumore. Am häufigsten tritt es jedoch bei Hyperextensionstraumen bei vorbestehender zervikaler Spinalkanalstenose auf und ist dann gekennzeichnet durch eine im Vergleich zu den unteren Extremitäten ausgeprägtere Lähmung der oberen Extremitäten, Blasendysfunktion und variabler Sensibilitätsstörung unterhalb der Läsion.

3.7.2.1.4 Brown-Sequard-Syndrom

Das Brown-Sequard-Syndrom bezeichnet eine halbseitige Läsion des Rückenmarks, verursacht durch (v. a. epidurale) Tumoren und Myelopathien. Charakteristischerweise tritt eine Lähmung der gleichseitigen (selten)

Arm- und (häufig) Beinmuskulatur auf. Daneben tritt eine dissoziierte Empfindungsstörung auf sowie variabel und meist nur vorübergehend andauernd eine Harninkontinenz.

3.7.2.1.5 Reines Lähmungssyndrom

Das reine Lähmungssyndrom resultiert in einer Schwäche ohne Sensibilitäts-, Mastdarm-, oder Blasenstörung. Bei Beteiligung des ersten Motoneurons treten Hyperreflexie und pathologische Reflexe (Babinski-Zeichen), beim zweiten Motoneuron Muskelatrophie und Faszikulationen, bei Beteiligung beider Motoneurone gemischte Ausfälle auf. Reine Lähmungssyndrome werden durch chronische Myelopathien wie HIV, hereditäre spastische Paraplegie, primäre Lateralsklerose, amyotrophe Lateralsklerose, progressive Muskelatrophie, Post-Polio-Syndrom und Elektroschock-Myelopathie hervorgerufen.

3.7.2.1.6 Conus-medullaris-Syndrom

Schädigungen auf Höhe des thorakolumbalen Übergangs (LWK2) führen zu Sphinkterdysfunktion, schlaffer Harnblasen- und Darmlähmung, Impotenz und Reithosenanästhesie (S3–S5). Die Lähmung von Beinmuskeln fällt häufig gering aus, wenn die Schädigung umschrieben ist und sowohl das lumbale Spinalmark, als auch die benachbarten Nervenwurzeln ausspart. Ursachen sind Bandscheibenvorfälle, Lendenwirbelfrakturen und Tumore.

3.7.2.1.7 Cauda-equina-Syndrom

Das Cauda-equina-Syndrom ist streng genommen keine Rückenmarks-, sondern eine Wurzel-, bzw. periphere Nervenläsion der Cauda-equina-Fasern. Das Schädigungsmuster ist häufig asymmetrisch und betrifft am häufigsten die Plantarflexion der Füße mit Verlust des Trizeps-surae-Reflexes (bei Schwerpunkt der Läsion in Höhe S1 und S2). Bei Läsion von Wurzeln höherer Segmente sind entsprechende Muskeln gelähmt. Sensible Wurzelreizsyndrome (dermatombezogene Schmerzen oder Sensibilitätsausfälle) helfen bei der Höhenlokalisation. Die Beteiligung der Blase und des Analsphinkters zeigen eine Läsion der Wurzeln S3 bis S5 an. Die Ätiologie ist vielfältig und schließt Bandscheibenvorfall, Abszesse und Tumore (epidural, intradural, extramedullär), lumbale Spondylose, spinale Arachnoiditis, chronisch inflammatorische demyelinisierende Polyneuropathie, Sarkoidose, Meningeosis carcinomatosa und virale Infektionen (Herpesgruppe, Borrelien, Mykoplasmen, Tuberkulose) ein.

3.7.3 Prognosefaktoren

Abhängig von der Ätiologie, dem Schweregrad, der Läsionshöhe und der intraspinalen Läsionstopik fällt die Prognose unterschiedlich aus. Eine relativ gute Prognose haben inkomplette Läsionen (Brown Sequard und Central Cord) und speziell solche mit Lähmung der Arme bei guter Funktion der Beine.

Biomarker, die eine mögliche Regeneration anzeigen, existieren bislang nicht.

Letztendlich bestimmt aber in fast allen Fällen das initiale Ausmaß der Schädigung die Prognose.

3.7.4 Diagnostik

Die klinische Untersuchung sollte bei allen Querschnittgelähmten wiederholt und nach einem standardisierten Schema erfolgen. Hilfreich ist z. B. die wöchentliche Einordnung nach der ASIA-Klassifikation (ASIA: American Spinal Injury Association Scale, ▶ Tab. 3.11).

Tab. 3.11: ASIA-Klassifikation des neurologischen Defizits nach Wirbelsäulenverletzungen oder Querschnittsläsionen

ASIA-Klassifikation	Beschreibung der Läsion und der resultierenden Funktion
A	komplett: keine sensible oder motorische Funktion unterhalb des neurologischen Niveaus, auch nicht in den sakralen Segmenten S4–S5
B	inkomplett: unterhalb des neurologischen Niveaus keine motorische Funktion, sensible Funktion inkomplett erhalten bis in die sakralen Segmente S4/S5
C	inkomplett: unterhalb des neurologischen Niveaus motorische Funktion inkomplett erhalten und die Mehrzahl der Kennmuskeln hat einen Muskelkraftgrad von weniger als 3/5
D	inkomplett: unterhalb des neurologischen Niveaus motorische Funktion inkomplett erhalten und die Mehrzahl der Kennmuskeln hat einen Muskelkraftgrad von mehr als 3/5
E	normal: sensible und motorische Funktionen sind normal

Bei ausreichend vordiagnostizierten Syndromen ist in der (Früh-)Rehabilitation keine weitere Diagnostik zur Klärung der Läsionsätiologie nötig. Bei v. a. spinalen vaskulären Veränderungen – wie AV-Malformationen – sollte eine Kernspintomographie (NMR) oder eine konventionelle Angiografie (DSA) erwogen werden. Bei

Verschlechterungen während der Rehabilitationsbehandlung, insbesondere bei entzündlichen und Tumorerkrankungen, sollte zeitnah eine Bildgebung (idealerweise NMR) in der entsprechenden Höhe erfolgen. Ggf. sind weitergehende diagnostische Maßnahmen inkl. lumbaler Liquoruntersuchungen nötig.

Auch nach der akuten Phase ist es in vielen Fällen sinnvoll, über elektrophysiologische Untersuchungen Veränderungen der funktionellen Prognose zu objektivieren.

Tab. 3.12: Unterstützende elektrophysiologische Verfahren zur Verlaufsbeurteilung funktioneller Rückenmarkserholung (EMG = Elektromyografie; SEP = sensibel evozierte Potenziale; MEP = magnetisch evozierte Potenziale)

Funktionelle Prognose	Elektrophysiologische Methode
Paresen einzelner Muskeln	EMG; Nervenleitgeschwindigkeit inkl. F-Wellen der versorgenden Nerven
Handfunktion	Ulnaris-/Medianus-SEP, MEP M. flexor pollicis brevis, M. extensor digitorum indices/communis, M. abduktor dig. min.
Gangfunktion	Tibialis-SEP, MEP M. tibialis anterior
Blasenfunktion	Bulbocavernosus-Reflex, Pudendus-SEP
Sakralmark	H-Reflex; F-Wellen; Bulbocavernosus-Reflex

Alle Patienten mit Rückenmarksläsionen sollten frühzeitig urologisch untersucht werden. Wiederholte (video-)urodynamische Messungen sind bei Querschnittläsionen der Goldstandard, um irreversible Schäden der oberen Harnwege zu vermeiden (▶ Kap. 5.1).

3.7.5 Komplikationen im mittelfristigen Verlauf

Mittelfristig komplizieren v. a. pulmonale und urogenitale Infektionen, aber auch Harnverhalt, Ileus und tiefe Beinvenenthrombosen den Verlauf von Rückenmarkserkrankungen. V. a. bei traumatischer Querschnittlähmung finden sich die autonome Dysreflexie und heterotope Ossifikationen bzw. Myositis ossificans gehäuft.

3.7.6 Komplikationen im langfristigen Verlauf

Bei kompletten Lähmungen tritt immer eine Osteoporose auf bzw. eine bereits vorhandene verstärkt sich im Bereich der Paresen. Hier können spontan oder bei Bagatelltraumen Frakturen auftreten. Insbesondere bei jüngeren Patienten mit Paraparese/-plegie kann es im Lauf der Jahre zu einer chronischen Überlastung der Gelenk- und Bandstrukturen kommen: Bei fast 50 % bis zu 67 % dieser Patienten kommt es im Bereich der oberen Extremitäten zu Sehnenrupturen (Akbar et al. 2010; 2011), wobei das Risiko mit dem Alter der Patienten und Erkrankungsdauer zunimmt.

Da bei fortbestehender Inkontinenz gehäuft chronische Infekte und Zystitiden auftreten, ist die Inzidenz von Blasenkarzinomen erhöht, was von manchen Autoren auf die neurogene Blasenstörung selbst und nicht auf Dauerkatheter o. ä. zurückgeführt wurde. Daher wird eine regelmäßige urologische Konsultation empfohlen (Kalisvaart et al. 2010). Die Blasenkarzinome bei Querschnittgelähmten haben eine schlechte Prognose, da sie aufgrund der reduzierten Sensibilität bei Diagnosestellung oft weit fortgeschritten sind. Bei einer nicht ausreichend behandelten neurogenen Blasenstörung, d. h. Detrusor-Sphinkter-Dyssynergie und spastischem Detrusormuskel, können Druckschäden am Nierenkelchsystem und Atrophie der Nierenrinde zu einer hochgradigen Niereninsuffizienz bis hin zur Dialysepflichtigkeit führen.

Bei Querschnittgelähmten ist die Inzidenz kardiovaskulärer Erkrankungen (koronare Herzerkrankung und Herzinfarkte) sowie von Schlaganfällen erhöht (Cowan und Nash 2010; Cragg et al. 2012). Die Ursachen werden in der geringeren körperlichen Aktivität und damit Neigung zur Adipositas, im veränderten Cholesterinstoffwechsel, erhöhter Neigung zur Insulinresistenz, aber auch der lähmungsbedingt geringeren Muskelmasse gesehen. Konsequenterweise erniedrigt sich das kardiovaskuläre Risiko proportional zur körperlichen Aktivität, wobei die verbrauchte Kalorienmenge mehr als der Faktor Zeit zählt (Cowan und Nash 2010).

Zu jedem Zeitpunkt ab Schädigung können v. a. in den sensibilitätsgestörten, aber auch anderen Körperregionen Dekubiti auftreten. Nur konsequente Lagerung kann Druckschäden an der Haut vermeiden. Wenn Patienten selbst dazu in der Lage sind, sollten sie frühzeitig zu druckentlastendem Verhalten angeleitet werden. Patienten, die dazu nicht in der Lage sind (z. B. Tetraplegiker), sollten ermutigt werden, bei den Pflegepersonen die Lagerung einzufordern. Die tägliche Fremd- oder Selbstinspektion (ggf. über Spiegel, Kamera eines Smartphones) gefährdeter Körperregionen ist unabdingbar. Zur Prophylaxe gehören aber auch eine ausgewogene Ernährung und die Vermeidung von Übergewicht (▶ Kap. 5.12).

Die Lebensqualität Querschnittgelähmter kann durch unterschiedliche Schmerzsyndrome erheblich beeinträchtigt sein. Zur Diagnostik und Therapie der Schmerzen sind die genaue Einordnung des Charakters, der Dauer, der Häufigkeit und natürlich der Lokalisation nötig. Wichtige Schmerzsyndrome bei der Querschnittslähmung sind:

- muskuloskelettale Schmerzen: üblicherweise durch physikalische Maßnahmen, aber auch gezielte Kräftigung entsprechender Muskelgruppen behandelbar
- nozizeptive Schmerzen (dumpf, pulsierend, krampfartig, stechend); medikamentöse Behandlung überwiegend mit nichtsteroidalen Antirheumatika
- neuropathische Schmerzen (brennend, stechend, elektrisierend, zerreißend); medikamentöse Behandlung mit Antidepressiva (Amitriptylin (25 mg/d) oder Antiepileptika (z. B. Pregabalin (max. 600 mg/d), Gabapentin (max. 3.600 mg/d), aber auch Carbamazepin oder Oxcarbazepin (bis 600 mg/d))
- Schmerzen durch spastische Tonuserhöhung.

Prinzipiell sollten das Stufenschema der WHO (I–III) bzw. Empfehlungen der entsprechenden Fachgesellschaften (z. B. Deutsche Gesellschaft für Schmerztherapie, Deutsche Gesellschaft für Neurologie) beachtet werden.

3.7.7 Einfluss der Medikation

Die bei spinalen Läsionen häufig im Verlauf auftretende spastische Muskeltonuserhöhung erfordert nicht immer eine über physiotherapeutische Methoden hinausgehende Behandlung. Für die medikamentöse Beeinflussung stehen eine Reihe von Antispastika zur Verfügung. Die sedierenden Nebenwirkungen schränken den Nutzen der Behandlung stark ein, sodass intrathekale (z. T. pumpengesteuerte) Gaben von z. B. Baclofen oder Triamcinolon mitunter sinnvoller sind. Bei fokaler Spastik an wenigen Muskeln konnte sich zuletzt mehr und mehr die Injektion von Botulinumtoxin etablieren. Moderne chirurgische Verfahren wie Sehnenverlängerungen, aber auch minimal invasive Eingriffe wie Mini-Myofasciotomien können erheblich zur Funktionsverbesserung beitragen (▶ Kap. 4.1.8).

Eine evidenzbasierte medikamentöse Therapie der gestörten synaptischen Signalübertragung an der Läsionsstelle exis-

tiert bislang nicht. Regenerationsfördernde Maßnahmen nach Rückenmarksläsion (u. a. Gentherapie, Einsatz von Stammzellen) sind bislang ausschließlich experimenteller Natur und für einen Einsatz außerhalb von Studien nicht zu empfehlen.

3.8 Neuropathien und neuromuskuläre Erkrankungen

Ernst Walther

Neuropathien und neuromuskuläre Erkrankungen haben gemäß eigenem Qualitätsbericht der Schön Klinik einen Anteil von ca. 10 % aller (stationären) Rehabilitationspatienten. Am häufigsten ist dabei die Critical-Illness-Polyneuro-Myopathie (CIPNM), gefolgt von der Polyradikulitis bzw. dem Guillain-Barré-Syndrom (GBS), selten der komplikationsreiche Verlauf einer Myasthenia gravis pseudoparalytica (MG). Mononeuropathien oder Plexusschädigungen werden als Begleitschäden nach Polytrauma gesehen.

3.8.1 Neuromuskuläre Plastizität

Die Regeneration nach einer Erkrankung von Nerven und Muskeln hängt ab von der

- Plastizität des Muskels: Halbwertszeit des Masseaufbaus unter Therapie bzw. der Atrophie bei fehlendem Dehnungsreiz von 7 bis 15 Tage
- kollateralen Reinnervation: Aussprossung benachbarter motorischer Nervenfasern in motorische Endplatten
- Regeneration axonaler Schädigung: Aussprossen geschädigter Nervenfasern ent-

lang der Basalmembran der abgestorbenen distalen Nervenfaser, ca. 1 mm/Tag.

3.8.2 Critical-Illness-Polyneuro-Myopathie (CIPNM)

Die Critical-Illness-Polyneuro-Myopathie (CIPNM) ist eine axonale, vorwiegend motorische, distal betonte Polyneuropathie, die teilweise kombiniert mit einer Begleitmyopathie, teils als isolierte Myopathie (CIM) bei bis zu 40 % schwerkranker Patienten auf Intensivstationen, meist nach Sepsis, auftritt.

3.8.2.1 Ätiologie

Die Ätiologie ist unklar (Ydemann et al. 2012). Risikofaktoren sind:

- Dauer und Schwere einer Sepsis
- hoher APACHE-III-Score
- (Multi-)Organversagen
- Hyperglykämie
- parenterale Ernährung
- Immobilität
- niedriges Serum-Albumin
- weibliches Geschlecht.

Der Einfluss von Steroiden und Muskelrelaxantien ist noch umstritten.

3.8.2.2 Klinik

Klinisch führend ist die schlaffe, oft hochgradige Tetraparese mit erloschenen Muskeleigenreflexen bei verhältnismäßig gut erhaltener Sensibilität. Typisch ist eine Mitbeteiligung der Atemmuskulatur, die die Entwöhnung von der Beatmung erschwert.

3.8.2.3 Diagnostik

Die Sicherung der Diagnose durch EMG und Neurografie empfiehlt sich in der neurologischen Rehabilitation besonders im Falle einer atypischen klinischen Symptomatik; ebenso bei Paresen, die durch eine zentralnervöse Läsion nicht hinreichend erklärt sind.

3.8.2.4 Prognose

Eine CIPNM verlängert signifikant die Beatmungszeit und die Verweildauer auf der Intensivstation und erhöht signifikant die Mortalität (Ydemann et al. 2012). Die Prognose der CIM ist günstiger als die der CIP (Critical-Illness-Polyneuropathie) oder der CIPNM. Zusätzliche zentralnervöse Läsionen beeinflussen signifikant die Erholung nach CIPNM. Langzeit-Follow-up-Studien zeigen eine gute Erholung bei bis zu 74 % der Patienten, davon ¾ innerhalb 6–12 Monaten, ¼ innerhalb von 2 Jahren. Dennoch behalten bis zu 28 % eine schwere Behinderung, die Lebensqualität ist auch bei Patienten mit guter motorischer Erholung häufig reduziert (Guarneri et al. 2008; Intiso et al. 2011).

3.8.2.5 Prophylaxe

Frühe Physio- und Ergotherapie bereits auf der Intensivstation, insbesondere eine frühe Mobilisation sowie Atmungstherapie, verkürzen die Beatmungszeit und die Verweildauer auf der Intensivstation.

Routsi et al. (2010) zeigten einen präventiven Effekt auf die Entwicklung einer CIPNM durch 55 min tägliche elektrische Muskelstimulation (EMS) auf der Intensivstation.

Eine intensivierte Insulintherapie in der Akutphase mit dem Ziel eines Serumglukosespiegels von 80–110 mg/dl zeigte in mehreren Studien eine deutliche Risikoreduktion der Entwicklung einer CIPNM.

Der Einfluss täglicher Sedierungspausen bzw. einer möglichst geringen Sedierung und einer konsequenten Behandlung des Intensivstations-Delirs sind zwar bisher nicht für CIPNM untersucht worden. Diese verkürzen aber über verbesserte Möglichkeiten der Mobilisation und einen geringeren Verlust an Muskelmasse die Beatmungszeit, die Verweildauer auf der Intensivstation und senken die Tracheotomierate.

3.8.3 Polyradikulitis Guillain-Barré (GBS)

Das GBS ist eine akute bis subakute Polyradikuloneuritis mit einer Inzidenz von 1–2 pro 100.000 Einwohner. Die Einteilung erfolgt in:

- demyelinisierend (motorisch betont/sensomotorisch), bei ca. 70 % der Betroffenen
- gemischt demyelinisierend, bei 20 % der Betroffenen
- rein axonal, bei 10 % der Betroffenen, mit (AMSAN, akute motorisch-sensible axonale Neuropathie) oder ohne sensible Beteiligung (AMAN, akute motorische axonale Neuropathie).

3.8.3.1 Ätiologie

Vermutlich infektgetriggerte Kreuzreaktion mit Antikörperbildung gegen peripheres Myelin oder Axonmembranen.
Häufig auslösende Erreger und Risikofaktoren (van Doorn et al. 2008):

- *Campylobacter-jejuni*-Enteritis
- *Mycoplasma pneumoniae*
- *Haemophilus influenzae*
- Epstein-Barr-Virus
- Zytomegalie-Virus.

3.8.3.2 Klinik

Die Akutphase ist gekennzeichnet durch rasch progredient von distal aufsteigende, schlaffe Paresen mit Areflexie. Die maximale Ausprägung ist meistens nach 2, spätestens nach 4 Wochen erreicht. Eine bulbäre, faziale und autonome Mitbeteiligung ist häufig. Die Rückbildung der Lähmung erfolgt in umgekehrter Reihenfolge ihrer Entstehung.

3.8.3.3 Komplikationen

Typische Symptome der häufig auftretenden autonomen Mitbeteiligung sind:

- sympathische Überstimulation: Hypertonie, Agitation, Hyperhidrosis
- verminderte Sympathikusaktivierung: Orthostatische Hypotonie
- parasympathische Überstimulation: Bradykardie
- verminderte Parasympathikusaktivierung: Tachykardie.

Typische Symptome der bei ca. 30 % der Patienten mit GBS auftretenden neuropsychiatrischen Mitbeteiligung sind:

- lebhafte Träume
- hypnagoge Halluzinationen

- Illusionen
- REM-Schlafstörungen.

Risikofaktoren für eine neuropsychiatrische Mitbeteiligung sind hohes Liquoreiweiß, künstliche Beatmung und autonome Dysfunktion (Cochen et al. 2005).
Selten kommt es zur enzephalitischen Mitbeteiligung mit SIADH oder Diabetes insipidus.

3.8.3.4 Diagnostik

Die Diagnosesicherung erfolgt üblicherweise in der erstbehandelnden Akutklinik mittels Neurografie und EMG sowie Nachweis einer zytoalbuminären Dissoziation im Liquor (90 % der Patienten nach 2 Wochen). Serologische Erregernachweise sind nur bei schwierigen Differenzialdiagnosen und *vor* Immunglobulintherapie sinnvoll. In der neurologischen Rehabilitation können Verlaufskontrollen der o. g. Verfahren bei ausbleibender Verbesserung zur Indikationsprüfung einer erneuten immunmodulatorischen Therapie sinnvoll sein. Die Wirksamkeit einer erneuten Therapie ist allerdings nicht wissenschaftlich belegt.

3.8.3.5 Verlauf, Outcome und Prognosefaktoren

Die Mortalität beträgt ca. 4 %.

- 25 % der Patienten müssen maschinell beatmet werden.
- 20 % der Patienten sind nach 4 Wochen ohne Hilfe gehfähig, 80 % nach 6 Monaten.
- 60 % der Patienten haben nach 1 Jahr die volle Kraft zurückerlangt.
- 14 % der Patienten behalten eine schwere Behinderung.
- 40 % der Patienten behalten schmerzhafte Sensibilitätsstörungen.

- 40 % der Patienten müssen krankheitsbedingt ihren Arbeitsplatz wechseln.
- 2–5 % der Patienten entwickeln ein rezidivierendes GBS.

Prädiktoren für einen ungünstigen Verlauf sind (Rajabally und Uncini 2012):

- Alter >50 Jahre,
- vorhergehende Diarrhö,
- Beatmungspflichtigkeit,
- hochgradige motorische Einschränkung (Unfähigkeit zu stehen, Ellenbogen oder Kopf zu heben, reduzierter Hustenstoß, faziale/bulbäre Beteiligung),
- rasch progredienter Verlauf in der Akutphase,
- axonale Variante des GBS und
- elektrophysiologisch unerregbare Nerven.

3.8.3.6 Therapie

Schwer betroffene Patienten, insbesondere auf Beatmungs-Frührehabilitationsstationen, werden nach allgemein intensivmedizinischen Therapieleitlinien (Thromboseprophylaxe, Beatmung) behandelt. Bei autonomer Mitbeteiligung ist oft lange nach der Plateauphase eine Monitorüberwachung angezeigt.

3.8.3.6.1 Neurologische Frührehabilitation

Randomisierte klinische Studien liegen hierzu nicht vor. In einer kleinen Studie mit ambulanten GBS-Patienten in der chronischen Phase war eine individualisierte, intensive multiprofessionelle Therapie einer funktionserhaltenden Behandlung überlegen (Khan et al. 2011).

3.8.3.6.2 Schmerzen

90 % der Patienten berichten über Schmerzen, davon die Hälfte über starke Schmer-

zen. Die Therapie richtet sich nach dem WHO–Stufenschema. Zusätzlich werden bei neuropathischen Schmerzen Gabapentin oder Pregabalin und/oder zentral schmerzdistanzierend Antidepressiva empfohlen (Hughes et al. 2005).

3.8.3.6.3 Fatigue

80 % der Patienten berichten über persistierende Fatigue, unabhängig von Dauer und Schwere des GBS. Physiotherapie wird als wirksam beschrieben, Amantadin war Plazebo nicht überlegen (Garssen et al. 2006).

3.8.3.6.4 Neuropsychiatrische Symptome

Die medikamentöse symptomatische Therapie wird in ▸ Kap. 5.3 beschrieben. Die Lärmreduktion auf der Intensivstation und das Schaffen einer vertrauten Umgebung inkl. der Anwesenheit von Angehörigen sollen einen günstigen Einfluss haben.

3.8.4 Myasthenia gravis (MG)

MG ist eine Antikörper-vermittelte Autoimmunerkrankung. Die Inzidenz liegt bei 0,25–2 pro 100.000 Einwohner. Die Aufnahmeindikationen von Patienten mit MG zur neurologischen Rehabilitation sind meist ein komplikationsreicher Verlauf (schwere Pneumonie) oder Symptome nach einer myasthener Krise.

3.8.4.1 Ätiologie

Als mögliche Ursachen für eine MG gelten:

- genetische Disposition
- vorausgegangener Virusinfekt in 10 % der Fälle
- Thymushyperplasie bei 65 % und Thymom bei 10 % der Patienten

- Antikörper gegen postsynaptische Acetylcholin-Rezeptoren (Ach-Antikörper) oder gegen muskelspezifische Rezeptor-Tyrosinkinase (MuSK-Antikörper)
- selten (< 1 %) die Triggerung durch Penicillamin bei Patienten mit rheumatoider Arthritis.

3.8.4.2 Klinik

Leitsymptom ist die belastungsabhängige Myopathie. Typisch sind bulbäre Symptome mit Dysarthrie, Dysphagie, Kauschwäche (häufig bei MuSK-AK-positiver MG).

3.8.4.3 Diagnostik

Die Diagnose ist entweder vorbekannt oder erfolgt üblicherweise in der Akutklinik. In der neurologischen Rehabilitation können Verlaufskontrollen von Antikörpertitern zum Monitoring des Therapieerfolgs sinnvoll sein. Zusätzlich sollte eine Bestimmung von Schilddrüsenhormonen erfolgen, da Hyper- oder Hypothyreose die Klinik verstärken können.

3.8.4.4 Rehabilitative Therapie

Große kontrollierte Studien liegen nicht vor. Leichtes Krafttraining über 10 Wochen führte zur Zunahme der Maximalkraft, blieb aber ohne Einfluss auf die myasthene Ermüdbarkeit. Das Training war sicher und wurde gut vertragen (Lohi et al. 1993). Ein heimbasiertes Ausdauertraining der Atemmuskulatur bei Patienten mit milder, generalisierter MG führte zu einer signifikanten Besserung der respiratorischen Ausdauer (Rassler et al. 2011).

In der Praxis liegt der Schwerpunkt der rehabilitativen Therapie in einer Kombination aus Optimierung der medikamentösen Therapie, Prävention von Sekundärkomplikationen, intensiver Atmungstherapie und individualisiertem Training von Belastbarkeit und Ausdauer.

3.8.4.5 Myasthene Krise

Durch Myasthenie-verstärkende Medikamente oder schwere internistische Begleiterkrankung, z. B. Pneumonie, kann eine myasthene Krise ausgelöst werden. Klinisch besteht meist eine progrediente Muskelschwäche mit Beteiligung der Atemmuskulatur. Vegetative Begleitsymptome sind zusätzlich vermehrtes Schwitzen, Speichelfluss und Tachykardie.

3.8.4.5.1 Therapie

- intensivmedizinische Überwachung
- Absetzen Myasthenie-verstärkender Medikamente; eine tabellarische Übersicht findet sich in den Leitlinien der DGN (www.dgn.org)
- Neostigmin i. v. via Perfusor
- Infekttherapie mit Cephalosporinen der 3. Generation
- Kortikosteroide (Prednison). *Cave*: Oft kommt es zu einer initialen Verschlechterung. Beim nichtbeatmeten Patienten einschleichende Therapie mit 20–30 mg/d, beim bereits intubierten Patienten 100–1.000 mg/d.
- Immunadsorption/Plasmapherese schnellere Wirkung als i. v. Immunglobuline, aber höhere Komplikationsrate
- nach der Stabilisierung Therapiebeginn mit Azathioprin.

3.8.4.5.2 Differenzialdiagnose

Eine myasthene Krise sollte von einer cholinergen Krise, die durch Überdosierung der Cholinesterasehemmer oder unzureichender Dosisreduktion nach Wirkungsbeginn der Immunsuppression ausgelöst wird, abgegrenzt werden.

Literatur

Akbar M, Balean G, Brunner M, Seyler TM, Bruckner T, Munzinger J, Grieser T, Gerner HJ, Loew M (2010) Prevalence of rotator cuff tear in paraplegic patients compared with controls. J Bone Joint Surg Am 92(1):23–30.

Akbar M, Brunner M, Balean G, Grieser T, Bruckner T, Loew M, Raiss P (2011) A cross-sectional study of demographic and morphologic features of rotator cuff disease in paraplegic patients. J Shoulder Elbow Surg 20(7):1108–13.

Bartolo M, Zucchella C, Pace A, Lanzetta G, Vecchione C, Bartolo M, Grillea G, Serrao M, Tassorelli C, Sandrini G, Pierelli F (2012) Early rehabilitation after surgery improves functional outcome in inpatients with brain tumours. J Neurooncology 107:537–44.

Batchelor TT, Taylor LP, Thaler HT, Posner JB, deAngelis L (1997) Steroid myopathy in cancer patients. Neurology 48:1234–8.

Bath PMW, Bath FJ, Smithard DG (2002) Interventions for dysphagia in acute stroke. (Cochrane Review). In: The Cochrane Library, Issue 4, 2002. Oxford.

Bennett DA, Beckett LA; Murray AM, Shannon KM, Goetz CG, Pilgrim DM, Evans DA (1996) Prevalence of parkinsonian signs and associated mortality in a community population of older people. N Engl J Med 334(2):71–76.

Berger AR, Lipton RB (1988) Early seizures following intracerebral hemorrhage. Neurology 38:1363–1365.

Ceballos-Baumann A, Ebersbach G (Hrsg.) (2012) Aktivierende Therapien bei Parkinson-Syndromen, 2 Aufl. Stuttgart – New York: Thieme.

Chadwick DR (2006) Viral meningitis. Br Med Bull 75–76:1–14.

Chiaravalloti ND, DeLuca J (2008) Cognitive impairment in multiple sclerosis. Lancet Neurol 7:1139–51.

Cicerone KD, Dahlberg C, Kalmar K, Langenbahn DM, Malec JF, Bergquist TF, Felicetti T, Giacino JT, Harley JP, Harrington DE, Herzog J, Kneipp S, Laatsch L, Morse PA (2000) Evidence-based cognitive rehabilitation: Recommendations for clinical practice. Arch Phys Med Rehabil 81:1596–1615.

Cochen V, Arnulf I, Demeret S, Neulat ML, Gourlet V, Drouot X, Moutereau S, Derenne JP, Similowski T, Willer JC, Pierrot-Deseiligny C, Bolgert F (2005) Vivid dreams, hallucinations, psychosis and REM sleep in Guillain-Barré syndrome. Brain 128 (Pt 11):-2535–45.

Cowan RE, Nash MS (2010) Cardiovascular disease, SCI and exercise: unique risks and focused countermeasures. Disabil Rehabil 32(26):2228–36.

Cragg JJ, Stone JA, Krassioukov AV (2012) Management of cardiovascular disease risk factors in individuals with chronic spinal cord injury: an evidence-based review. J Neurotrauma 29(11):1999–2012.

Crayton H, Heyman RA, Rossman HS (2004) A multimodal approach to managing the symptoms of multiple sclerosis Neurology 63 suppl 5:S12–S18.

Debouverie M, Pittion-Vouyovitch S, Louis S Guillemin F for the LORSEP Group (2008) Natural history of multiple sclerosis in a population-based cohort. European Journal of Neurology 15:916–921.

Entgelter S (2006) Aphasia in stroke patients: Frequency and significance. Praxis 95: 489–492.

Feys H, De Weerdt W, Verbeke G, Steck GC, Capiau C, Kiekens C, Dejaeger E, van Hoydonck G, Vermeersch G, Cras P (2004) Early and repetitive stimulation of the arm can substantially improve the long-term outcome after stroke: a 5-year follow-up study of a randomized trial. Stroke 35:924–929.

Fischer JS, Priore RL et al. and the Multiple Sclerosis Collaborative Research Group (2000) Neuropsychological Effects of Interferon b-1a in Relapsing Multiple Sclerosis Ann Neurol 48:885–892.

Freeman JA, Langdon DW, Hobart JC, Thompson AJ (1999) Inpatient rehabilitation in multiple sclerosis: do the benefits carry over into the community? Neurology 52:50–6.

Fu JB, Parsons HA, Shin KJ, GUO Y, Konzen BS, Yadav RR, Smith DW (2010) Comparison of functional outcomes in low- and high-grade astrozytoma rehabilitation inpatients. Am J Phys Med Rehabil 89(3):295–12.

Garssen MP, Schmitz PI, Merkies IS, Jacobs BC, van der Meché FG, van Doorn PA (2006) Amantadine for treatment of fatigue in Guillain-Barre syndrome: a randomised, double blind, placebo controlled, crossover trial. J Neurol Neurosurg Psychiatry. 77(1):61–5.

Gehring K, Sitskoorn M, Aaronson N, Taphoorn M (2008) Interventions for cognitive deficits in adults with brain tumours. Lancet Neurol 7:548–60.

Giacino JT, Whyte J, Bagiella E, Kalmar K, Childs N, Khademi A, Eifert B, Long D, Katz DI, Cho S, Yablon SA, Luther M, Hammond FM, Nordenbo A, Novak P, Mercer W, Maurer-Karattup P, Sherer M (2012) Placebo-controlled trial of amantadine for severe traumatic brain injury. N Eng J Med 366:819–826.

Guarneri B, Bertolini G, Latronico N (2008) Long-term outcome in patients with critical illness myopathy or neuropathy. The Italian multicentre CRIMYNE study. J Neurol Neurosurg Psychiatry 79:838–841.

Hacke W, Kaste M, Bluhmki E, Brozman M, Dávalos A, Guidetti D, Larrue V, Lees KR, Medeghri Z, Machnig T, Schneider D, von Kummer R, Wahlgren N, Toni D for the ECASS Investigators (2008) Thrombolysis with Alteplase 3 to 4.5 Hours after Acute Ischemic Stroke. N Eng J Med 359:1317–1329.

Hamann GF, Bender A, Voller B, Bühler R, von Scheidt W, Hansen HC (2012) Hypoxische Enzephalopathie (HE). Akt Neurol 39: 309–321.

Hamann GF, von Scheidt W, Kreimeier U, Hansen HC, Koenig E, Bühler R, Schmutzhard E (2008) Hypoxische Enzephalopathie (HE). Aus: Diener HC, Putzki N: Leitlinien für die Diagnostik und Therapie in der Neurologie. Georg Thieme Verlag, 4. überarb. Auflage.

Hamdy S, Aziz Q, Rothwell JC, Crone R, Hughes D, Tallis RC, Thompson DG (1997) Explaining oropharyngeal dysphagia after unilateral hemispheric stroke. The Lancet 350:686–692.

Hely MA, Reid WG, Adena MA, Halliday GM, Morris JG (2008) The Sydney multicenter study of Parkinson's disease: the inevitability of dementia at 20 years. Mov Disord; 23(6): 837–844.

Herman B, Schulte BPM, van Luijk JH, Heyten ACM, Franken. CWGM (1982) Epidemiology of stroke in Tilburg, the Netherlands. The RA and Green JR (eds): New York, Raven Press, pp 5–19. Stroke 13:629–634.

Hokkanen L, Launes J (1997) Cognitive recovery instead of decline after acute encephalitis: a prospective follow up study. Journal of Neurology, Neurosurgery, and Psychiatry 63:222–227.

Hokkanen L, Poutiainen E, Valanne L, Salonen O, livanainen M, Launes J (1996) Cognitive impairment after acute encephalitis: comparison of herpes simplex and other Aetiologies. Journal of Neurology, Neurosurgery, and Psychiatry 61:478–484.

Hughes RA, Wijdicks EF, Benson E, Cornblath DR, Hahn AF, Meythaler JM, Sladky JT, Barohn RJ, Stevens JC; Multidisciplinary Consensus Group (2005) Supportive care for patients with Guillain-Barré syndrome. Arch Neurol.62(8):1194–8.

Hunder G (2012) Overview of the management of the vasculitides in adults. http://www.up¬todate.com/contents/overview-of-the-ma¬nagement-of-the-vasculitides-in-adults?sour¬ce=search_result&search=overview+mana¬gement+vasculitides+adults&selectedTit¬le=1%7E150, Zugriff am 03.02.2013.

Intiso D, Amoruso L, Zarrelli M, Pazienza L, Basciani M, Grimaldi G, Iarossi A, Di Rienzo F (2011). Long-term functional outcome and health status of patients with critical illness polyneuromyopathy. Acta Neurol Scand 123:211–9.

Jacobs I, Nadkarni V, Bahr J; Berg RA, Billi JE, Bossaert L, Cassan P, Coovadia A, D'Este K, Finn J, Halperin H, Handley A, Herlitz J, Hickey R, Idris A, Kloeck W, Larkin GL, Mancini ME, Mason P, Mears G, Monsieurs K, Montgomery W, Morley P, Nichol G, Nolan J, Okada K, Perlman J, Shuster M, Steen PA, Sterz F, Tibballs J, Timerman S, Truitt T, Zideman D (2004) Cardiac arrest and cardiopulmonary resuscitation outcome reports: update and simplification of the Utstein templates for resuscitation registries: a statement for healthcare professionals from a task force of the International Liaison Committee on Resuscitation (American Heart Association, European Resuscitation Council, Australian Resuscitation Council, New Zealand Resuscitation Council, Heart and Stroke Foundation of Canada, InterAmerican Heart Foundation, Resuscitation Councils of Southern Africa). Circulation 110(21):3385–3397.

Kalisvaart JF, Katsumi HK, Ronningen LD, Hovey RM (2010) Bladder cancer in spinal cord injury patients. Spinal Cord. 48(3): 257–61.

Kastenbauer S, Pfister HW (2003) Pneumococcal meningitis in adults Spectrum of complications and prognostic factors in a series of 87 cases. Brain 126:1015–1025.

Khan F, Pallant JF, Amatya B, Ng L, Gorelik A, Brand C (2011) Outcomes of high- and low-intensity rehabilitation programme for persons in chronic phase after Guillain-Barré syndrome: a randomized controlled trial. J Rehabil Med 43(7):638–46.

Kwakkel G, Wagenaar RC, Kollen BJ, Lankhorst GJ (1996) Predicting disability in stroke – a critical review of the literature. Age & Aging 25:479–489.

Kwakkel G, Kollen BJ, Wagenaar RC (2002) Long term effects of intensity of upper and lower limb training after stroke: a randomised trial. JNNP 72: 73–479.

Kwon M, Lee JH, Kim JS (2005) Dysphagia in unilateral medullary infarction: lateral vs medial lesions. Neurology 13, 65:714–718.

Leithner C, Ploner CJ, Hasper D, Storm C (2010) Does hypothermia influence the predictive value of bilateral absent N20 after cardiac arrest? Neurology 74:965–969.

Libman RB, Sacco RL, Shi T, Tatemichi TK, Mohr IP (1992) Neurologic improvement in pure motor hemiparesis: implications for clinical trials. Neurology 42:1713–1716.

Lingsma HF, Roozenbeek B, Steyerberg EW, Murray GD, Maas AIR (2010) Early prognosis in traumatic brain injury: from prophecies to predictions. Lancet Neurol 9:543–554.

Lohi EL, Lindberg C, Andersen O (1993) Physical training effects in myasthenia gravis. Arch Phys Med Rehabil 74(11):1178–1180.

Maas AIR, Stoccetti N, Bullock R (2008) Moderate and severe traumatic brain injury in adults. Lancet Neurol 2008:728–741.

Massaro AR, Sacco RL, Mohr JP, Foulkes MA, Tatemichi TK, Price TR, Hier DB, Wolf PA (1991) Clinical discriminators of lobar and deep hemorrhages: the Stroke Data Bank. Neurology 41(12):1881–1885.

Müller J, Wenning GK, Verny M, McKee A, Chaudhuri KR, Jellinger K, Poewe W, Litvan I (2001) Progression of dysarthria and dysphagia in postmortem-confirmed parkinsonian disorders. Arch Neurol 58(2):259–64Pedersen PM, Vinter K, Olsen TS (2003) Aphasia after stroke: Type, severity and prognosis. The Copenhagen aphasia study. Cerebrovascular Diseases 17:35–43.

Pfisterer W, Mühlbauer M, Czech T, Reinprecht A (2003) Early diagnosis of external ventricular drainage infection:results of a prospective study. J Neurol Neurosurg Psychiatry 74:929–932.

Prosiegel M (2002) Schluckstörungen bei neurologischen Patienten. Nervenarzt 73:364–370.

Rajabally YA, Uncini A (2012) Outcome and its predictors in Guillain-Barre syndrome. J Neurol Neurosurg Psychiatry 83(7):711–8.

Rassler B, Marx G, Hallebach S, Kalischewski P, Baumann I (2011) Long-term respiratory muscle endurance training in patients with myasthenia gravis: first results after four months of training. Autoimmune Dis 2011:808607.

Roine RO, Kajaste S, Kaste M (1993) Neuropsychological sequelae of cardiac arrest. J Am Med Ass 269:237–242.

Routsi C, Gerovasili V, Vasileiadis I, Karatzanos E, Pitsolis T, Tripodaki E, Markaki V, Zerva-kis D, Nanas S (2010) Electrical muscle stimulation prevents critical illness polyneuromyopathy: a randomized parallel intervention trial. Crit Care 14(2):R74.

Rundgren M, Westhall E, Cronberg T, Rosén I, Friberg H (2010) Continuous amplitude-integrated electroencephalogram predicts outcome in hypothermia-treated cardiac arrest patients. Crit Care Med 38:1838–1844.

Scheithauer S, Bürgel U, Ryang YM, Haase G, Schiefer J, Koch S, Häfner H, Lemmen S (2009) Prospective surveillance of drain associated meningitis/ventriculitis in a neurosurgery and neurological intensive care unit. J Neurol Neurosurg Psychiatry 80:1381–1385.

Schroeteler F, Ziegler K, Fietzek UM, Ceballos-Baumann A (2009) Freezing of gait: phenomenology, pathophysiology and therapeutic approaches. Nervenarzt 80(6):693–9.

Scott TF, Frohman EM, De Seze J, Gronseth GS, Weinshenker BD (2011) Evidence-based guideline: Clinical evaluation and treatment of transverse myelitis Neurology 77:2128–2134.

Shinozaki K, Oda S, Sadahiro T, Nakamura M, Hirayama Y, Abe R, Tateishi Y, Hattori N, Shimada T, Hirasawa H (2009) S-100B and neuron-specific enolase as predictors of neurological outcome in patients after cardiac arrest and return of spontaneous circulation: a systematic review. Crit Care 13(4):R121.

Solenski N, Haley E, Clarke NF, Kongable G (1995) Medical management of aneurysmal subarachnoid hemorrhage. Critical Care Medicine 1995 23(6):992–993.

Stupp R, Mason WP, van den Bent MJ (2005) Radiotherapy plus concomitant and adjuvant temozolomide for glioblastoma. N Eng J Med 352:987–96.

Tagliaferri F, Compagnone C, Korsic M, Servadei F, Kraus J (2006) A systematic review of brain injury epidemiology in Europe. Acta Neurochir (Wien) 148:255–68.

Terré R, Mearin F (2007) Prospective evaluation of oro-pharyngeal dysphagia after severe traumatic brain injury. Brain Injury 21: 1411–1417.

van de Beek D, de Gans J, Spanjaard L, Weisfelt M, Reitsma JB, Vermeulen M (2004) Clinical features and prognostic factors in adults with bacterial meningitis. N Engl J Med 351:1849–1859.

van Doorn PA, Ruts L, Jacobs BC (2008) Clinical features, pathogenesis, and treatment of Guillain-Barré syndrome. Lancet Neurol 7(10):939–50.

Volkmann J, Ceballos-Baumann A (2009) Wann ist der richtige Zeitpunkt für eine tiefe Hirnstimulation bei Morbus Parkinson? Akt Neurologie 36(S1):S7–S11.

Walter S, Kostopoulos P, Haass A, Keller I (2012) Diagnosis and treatment of patients with stroke in a mobile stroke unit versus in hospital: a randomised controlled trial. The Lancet Neurology 11:397–404.

Warden DL, Gordon B, Mc Allister TW (2006) Neurobehavioral Guidelines Working Group: Guidelines for the pharmacologic treatment of neurobehavioral sequelae of traumatic brain injury. J Neurotr 23:1468–1501.

Ydemann M, Eddelien HS, Lauritsen AØ (2012) Treatment of critical illness polyneuropathy and/or myopathy – a systematic review. Dan Med J 59(10):A4511.

Zanatta P, Messerotti Benvenuti S, Baldanzi F, Bendini M, Saccavini M, Tamari W, Palomba D, Bosco E (2012) Pain related somatosensory evoked potentials and functional brain magnetic resonance in the evaluation of neurologic recovery after cardiac arrest: a case study of three patients. Scandinavian Journal of Trauma, Resuscitation and Emergency Medicine 20:22.

4 Neurorehabilitative Therapieverfahren

4.1 Motorik

4.1.1 Hemiparesen

Silke Heller, Stella Peitzker und Friedemann Müller

4.1.1.1 Gehfähigkeit nach Schlaganfall

Drei Monate nach einem Schlaganfall bleiben 1/3 der Patienten auf den Rollstuhl angewiesen (Wade und Hewer 1987). Jorgensen zeigte, dass 20 % der Patienten rollstuhlabhängig bleiben und annähernd 70 % gehen mit reduzierter Ganggeschwindigkeit und Leistungsfähigkeit (Jorgensen et al. 1995). Für die Patienten hat die Wiedererlangung der Gehfähigkeit eine sehr hohe Priorität (van Vliet et al. 2001). Nach dem Erreichen des selbstständigen Gehens, ist die Gehgeschwindigkeit die zweitwichtigste Priorität für Patienten nach Schlaganfall (Bohannon et al. 1991), um weitestgehende Unabhängigkeit im Alltag zu erreichen.

Je nach Lokalisation und Ausprägungsgrad der Schädigung kommt es zu unterschiedlichen Lähmungsbildern und somit zu differenzierten Formen von Gangstörungen.

4.1.1.1.1 Hemiparetische Gangmuster nach De Quervain

De Quervain beschrieb 1996 typische hemiparetische Gangmuster (▶ Tab. 4.1).

Tab. 4.1: Kompensationsstrategien beim Gehen bezogen auf die untere Extremität

Gelenke	Hemiparetische Seite	Nichthemiparetische Seite
Becken/ Hüftgelenk	Becken weicht auf saggitaler, frontaler und transversaler Ebene ab, Hüftgelenk bleibt in Flexionsstellung → je langsamer das Tempo, desto größer die Abweichungen	Flexion im Hüftgelenk bereits am Anfang der Schwungphase, stimmt mit zunehmender Geschwindigkeit
Kniegelenk	a) »Extension-thrust-pattern« (= Hyperextension): ausgelöst durch steigende Plantarflexionsaktivität beim Fersenkontakt, Verringerung der Dorsalextension b) »Stiff-knee-pattern«: Kniegelenk bleibt in 20–30° Flexionsstellung fixiert c) »Buckling-knee-pattern«: deutliche Zunahme der Knieflexion und Dorsalextension mit Gewichtübernahme während der Standbeinphase	langsame Geschwindigkeit führt zu einer Zunahme der Knieflexion von 15–30° während der Standbeinphase; keine oder nur geringe Plantarflexion während der Abdruckphase

Tab. 4.1: Kompensationsstrategien beim Gehen bezogen auf die untere Extremität – Fortsetzung

Gelenke	Hemiparetische Seite	Nichthemiparetische Seite
	d) »Normal-knee-pattern«: zeitweise eine geringe Verstärkung der Flexion und Dorsalextension während der Belastungsphase	
Muskelaktivität	Bewegungsmuster treten unabhängig von der EMG-Aktivität auf	während der Standbeinphase erhöhte Muskelaktivität von M. quadrizeps, hamstrings u. gastrocnemius (= Co-Kontraktion)

Das wohl am häufigsten auftretende Störungsmuster der unteren Extremität ist das Streckmuster mit Hyperextension im Kniegelenk und dem einhergehenden spastischen Spitzfuß mit Supination des Vorfußes und Inversionsstellung der Ferse (▸ Abb. 4.1).

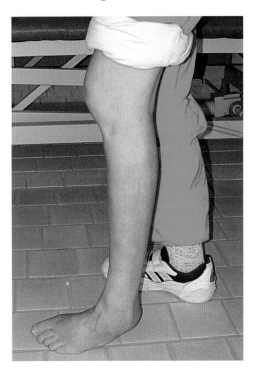

Abb. 4.1: Fußinversion

Zusammenfassend gilt: Je langsamer die Gehgeschwindigkeit, desto mehr Abweichungen treten in der Gehrichtung auf. Das Erfassen der Gehgeschwindigkeit hilft bezüglich einer Vorhersage über die Gangfunktion.

4.1.1.1.2 Voraussetzungen zum Gehen

Gehen ist ein sehr komplexer Bewegungsablauf. Er beinhaltet das Zusammenspiel von Gelenkbewegungen, selektiv gesteuerter Aktivität der Muskeln und Positionswahrnehmung. Dabei basiert der Vorgang auf funktionierender Gleichgewichtskontrolle. Wesentliche Voraussetzungen sind:

- ausreichende Muskelkraft,
- intra- und intermuskuläre Koordinationsfähigkeit,
- Aufrichtung gegen die Schwerkraft,
- Halten von Gleichgewicht mit aktiver Schwerpunktverlagerung (= posturale Kontrolle) sowie
- Adaptationsfähigkeit und Schutzreaktionen.

In der Therapie werden alle Gesichtspunkte berücksichtigt. Der Schwerpunkt der Therapie richtet sich nach dem primären Ziel.

4.1.1.1.3 Trainieren der Gehfunktion

Bereits von Anfang an, sofern es die kardiopulmonale Belastbarkeit erlaubt, werden mit dem Patienten die ersten Gehversuche geübt. Dies können zu Beginn einige Schritte vom Bett zum Rollstuhl sein. Wichtig ist, dass das Gehen in der Funktion trainiert wird. Das wiederholte Üben ist entscheidend für den Erfolg. Moderne Konzepte favorisieren deshalb ein aufgabenspezifisches repetitives Training. Ein erster Schritt in diese Richtung war die manuelle Laufbandtherapie mit partieller Gewichtsentlastung (Barbeau et al. 1987; Wernig und Müller 1992; Dietz et al. 1994; Hesse et al. 1995).

Gerätegestütztes Training

Die Vorteile der Laufbandtherapie sind:

- repetitives funktionelles Training mit hoher Intensität
- Stabilisierung des vegetativen Nervensystems
- Erhaltung der Gelenkbeweglichkeit
- Verminderung bestehender Spastik
- hohe Motivation des Patienten
- sinnvolle Ergänzung zur Physiotherapie.

Es gibt aber auch Nachteile der Laufbandtherapie. Dazu zählen:

- Insbesondere bei schwer betroffenen Patienten sind zwei Therapeuten zum Trainieren erforderlich.
- Eine gute Koordinationsfähigkeit im Handling des Patienten ist nötig.
- Für den Physiotherapeuten kommt es durch die unergonomische Haltung zu einer verstärkten körperlichen Belastung. Es sollte möglichst ein höhenverstellbares Laufband verwendet werden (▶ Tab. 4.2).

Tab. 4.2: Zusammenstellung von Laufbandtherapieempfehlungen mit partieller Gewichtsentlastung (nach Jasper-Seeländer 2001)

Hemiparese	
Therapievoraussetzungen	• freier Sitz an der Bettkante • ausreichende kardiovaskuläre Belastbarkeit • keine schwerwiegenden Kontrakturen • Störungen im Bereich der Kognition, Kommunikation und/oder Wahrnehmung sind keine Ausschlusskriterien
Therapieempfehlungen	• zügige Steigerung der Gehgeschwindigkeit (0,15–0,30 m/s) • Gewichtsentlastung für max. 30 % des Körpergewichts • zügige Belastungssteigerung ohne dass der Patient im Gurt sitzt
Therapiedauer	• 2-mal 10 min Training mit 5 min Pause • anschließend Gehen auf der Ebene
Verbesserung	• Schrittrhythmus • Schrittlänge • Gehgeschwindigkeit • Wegstrecke • kardio-pulmonaler Leistungsfähigkeit • Spastik im Sinne der Tonusreduktion

Weitere Gangmaschinen zur Lokomotionstherapie (▶ Kap. 4.1.3) heißen beispielsweise

- Lokohelp,
- Gangtrainer,
- Lokomat,
- THERA Trainer e-go (WZ®) oder
- Laufkatze.

Die funktionelle Elektrostimulation ist eine weitere Therapiemethode zur Förderung des Gehens (▶ Kap. 4.1.7).

Medizinisches Krafttraining

Bei einer zentralen Läsion kommt es neben den Plus-Symptomen auch zu Minus-Symptomen (▶ Tab. 4.6) wie Kraftverlust und schnelle Ermüdbarkeit der Muskulatur. Schwache Muskulatur muss gekräftigt werden. Das kann durch die zusätzliche Anwendung medizinischer Kraft- und Ausdauer-

trainingsgeräte wie Beinpresse (▶ Abb. 4.2), Kniecurler, Zugapparat, Motomed, Ergometer etc. erreicht werden.

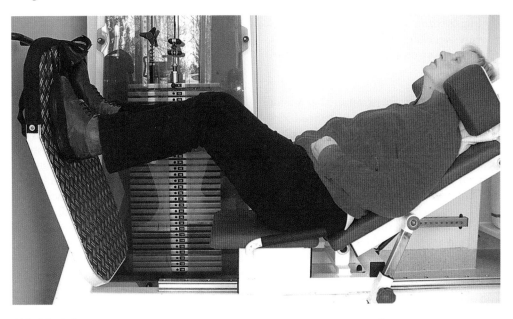

Abb. 4.2: Beinpresse

Das Krafttraining führen wir in unserer Klinik mit einem 3-Stufen-Programm (nach Froböse und Lagerström 1991) durch. Es ist charakterisiert durch

- die intermuskuläre Koordination (Intensität 10–30 %),
- ein lokales Muskelkraftausdauertraining (Intensität 30–40 %) und
- ein Muskelaufbautraining (Intensität 40–70 %).

Als Faustregel gilt: Zuerst Steigerung der Wiederholungsanzahl anstreben, dann der Serien und nachfolgend der Intensität.

Zur Bestimmung der Trainingsintensität gibt es zwei Varianten:

- über die Wiederholungszahl und
- durch die Selbsteinschätzung (Kappel 2005).

Nach erfolgter Austestung werden die Übungen mit den Parametern entsprechend dokumentiert und als medizinische Trainingstherapie zur Ergänzung der Physiotherapie verplant.

Funktionsorientiertes Gehtraining

Auch intensives Gehtraining auf dem Boden führt zur Verbesserung der Gehfähigkeit. So ist anzumerken, dass das Laufbandtraining verglichen mit forciertem und aufgabenorientiertem Gehtraining auf dem Boden keine Überlegenheit zeigte (Kosak und Reding 2000; Nilsson et al. 2001; Duncan 2011).

An unserer Klinik üben wir mit den Patienten aufgaben- und funktionsorientiert. Dabei beachten wir beim Wiedererlernen der motorischen Funktionen die *Prinzipien des motorischen Lernens* (▶ Tab. 4.7). Wichtige Inhalte daraus sind:

- zielorientiertes repetitives Üben,
- Shaping: sukzessive Steigerung des Schwierigkeitsgrades,
- selbstständige Bewegungsdurchführung,
- kontinuierliches Arbeiten an der Leistungsgrenze,
- klares Feedback und
- Anpassen an den Kontext bzw. die Anforderungen.

Das motorische Lernen ist immer abgestimmt auf das Fähigkeitsniveau des Patienten (Fries et al. 1999). Dieses funktionsorientierte Üben motorischer Fertigkeiten unter der Berücksichtigung lerntheoretischer Erkenntnisse gehört zu den modernen »evidenzbasierten« Behandlungskonzepten. Nach einem Schlaganfall ist es wichtig, die Physiotherapie möglichst nahe an einer Alltagsfunktion zu üben (Carr und Shepard 2003). Gehen lernt man am ehesten beim Gehen oder dem Gehen ähnlichen Bewegungen. Dieser Ansatz ist ohne weiteres bei Patienten anwendbar, die mit Hilfestellung (oder Hilfsmitteln) in der Therapie gehen können. Dadurch kann gezielt am Bewegungsablauf, der Gewichtsübernahme und der Koordination gearbeitet werden. Zur Verbesserung der Partizipationsfähigkeit der Patienten im Alltag ist neben dem aufgabenorientierten Üben die funktionelle Gangaktivität auch im individuellen und spezifischen Kontext zu üben. Wichtige Voraussetzung für den Transfer des Erlernten in den Alltag ist das Gehen unter alltagsnahen Bedingungen. Das bedeutet konkret:

- Gehen im Freien
- Gehen auf unebenem Boden
- Überwinden von Stufen und Steigungen
- Tempoveränderungen
- Tragen von Gegenständen (Bsp. Wasserflasche, -kiste, Tablett)
- Gehen unter Einfluss von Störfaktoren (Bsp. »optic-flow«, Menschenmenge).

So erfordert, nach deutschen Ampelrichtlinien, das Überqueren einer Straße während einer Grünphase die Gehgeschwindigkeit von 1,2 m/s bzw. in der Nähe von Altenheimen 1,0 m/s. Darum ist es notwendig, gezielt schnelles Gehen zu üben (Pohl und Mehrholz 2002).

4.1.1.2 Treppensteigen

Das Treppensteigen stellt für viele Schlaganfallpatienten eine besondere Herausforderung dar. Der kritische Moment beim Aufwärtsgehen ist die aktive Gewichtübernahme auf das paretische Bein mit der Körperschwerpunktverlagerung während des Hochstellens des kontralateralen Beins. Abwärtsgehen bedeutet eine vorrangig kontrollierte exzentrische Muskelarbeit der unteren Extremitäten. Diese ist dem Patienten auf der paretischen Seite oft nur erschwert bzw. gar nicht möglich. Häufig kommt es beim Vorbringen des gelähmten Beines auf die untere Stufe zu einer Extensionssynergie mit Adduktionsstellung im Hüftgelenk und einer Plantarflexion mit Supinationsstellung im Sprunggelenk. Um einen automatisierten Bewegungsablauf zu erreichen, werden in der Therapie das reziproke Treppensteigen geübt und entsprechende Hilfestellung gegeben. Für den Alltag ist meistens eine Adaptation erforderlich.

Die einfachste Form ist das Treppensteigen im Nachstellschritt:

- Treppe aufwärts: das gesunde Bein beginnt, das paretische Bein folgt auf die gleiche Stufe
- Treppe hinunter: das paretische Bein beginnt, das gesunde Bein folgt auf die gleiche Stufe.

Bei häuslicher Umgebung mit nur einseitigem Geländer kann dieses kompensiert werden durch seitliches Treppensteigen aufwärts bzw. hinunter oder rückwärtiges Hinuntergehen der Treppe. Letzteres bietet sich auch für ängstliche Patienten an, die beim Abwärtsgehen Mühe haben, die räumliche Distanz der Treppenstufen abzuschätzen. Viele Patienten müssen zu Hause Treppenstufen überwinden. Deshalb empfiehlt es sich, beim Erlernen des Treppensteigens die Angehörigen zu integrieren und anzuleiten. Sie können zu Hause entsprechende Hilfestellungen geben bzw. durch ihre Anwesenheit Sicherheit vermitteln.

Für das therapeutische Vorgehen gilt im Allgemeinen:

- Motorisches Lernen setzt einen Handlungsantrieb und ein Verstehen der Aufgabe voraus.
- Für die Bewegungsplanung ist die visuelle Information von zentraler Bedeutung.
- Manuelles Führen hilft nur in der Erwerbsphase.
- Repetition mit Variationen sollten unter Berücksichtigung ausreichender identischer Elemente erfolgen.
- Die Anzahl der Wiederholungen ist aufgabenabhängig. Mindestens 80 % der Fertigkeit sollten mit einer Therapie erreicht werden.
- Der Schwierigkeitsgrad sollte sukzessive gesteigert werden.
- Externes Feedback muss immer funktionsrelevant sein.
- Der Kontext sollte beachtet werden (»law of identical elements«).
- Ein Transfer ist immer spezifisch, nie allgemein.

- Die Konsolidierung von erworbenen Fertigkeiten erfolgt während des Schlafs.

Der Therapeut erkennt erfolgtes motorisches Lernen daran:

- Eine bestimmte Übung/Bewegung wird im Laufe der Zeit immer besser ausgeführt.
- Die Ausführung wird im zunehmenden Übungsverlauf immer konsistenter.
- Die Ausführung wird gegenüber Umwelteinflüssen resistenter.
- Das Gelernte kann auch nach einer Zeit ohne Training noch abgerufen werden.
- Die gelernte Bewegung kann auch unter veränderten Bedingungen, d.h. in einem anderen Kontext gezeigt werden (▶ Tab. 4.7).

4.1.1.2.1 Messung der Funktionsverbesserung – physiotherapeutische Assessments

Der hemiparetische Patient geht aufgrund seiner verkürzten Schrittlänge und Kadenz langsam. Zudem haben gangbeeinträchtigte Patienten häufig eine reduzierte Ausdauer. Unter Zuhilfenahme standardisierter Tests lässt sich eine qualitative oder quantitative Aussage über den Verlauf des Rehabilitationsfortschrittes machen (▶ Tab. 4.3).

Tab. 4.3: Scores und Testverfahren zur Bewertung des Rehabilitationsfortschrittes bei der Gehfähigkeit

Scores/Testverfahren für Gehfähigkeit	Besonderheiten
FAC (Functional Ambulation Categories)	• Skala von 0–5 (nicht gehfähig bis komplett selbstständig, auch bei Treppe oder schwierigem Untergrund) • schnell und einfach durchführbar • gut kombinierbar mit 10-m-Gehtest • hohe Aussagekraft für Patienten und Angehörigen bzgl. der Integration im Alltag
Timed-Walking-Test über 10 m	• bewertet die Gehgeschwindigkeit = Weg/Zeit [m/s] oder Weg/Zeit × 60 [m/min]

Tab. 4.3: Scores und Testverfahren zur Bewertung des Rehabilitationsfortschrittes bei der Gehfähigkeit – Fortsetzung

Scores/Testverfahren für Gehfähigkeit	Besonderheiten
	• Material: Stoppuhr und definierte Gehstrecke mit jeweils 2 m am Anfang und Ende (= Anlauf-/Auslaufstrecke) • Aufforderung: »so schnell wie möglich gehen« oder »im bevorzugten Tempo gehen«
Timed-Walking-Test über 6 min	• bewertet die Gangausdauer = Strecke, die ein Patient in 6 min zurücklegt, empfehlenswert ist eine definierte Strecke bzw. ein Rundkurs • Aufforderung: »in der vorgegebenen Zeit so schnell wie möglich gehen« • Pausen bis 15 s und Tempowechsel sind erlaubt • auch mit Pulsmessung am Anfang, Ende und 2 min nachfolgend möglich

Timed-up-&-go-Test	• gemessen wird die Zeit, die ein Patient benötigt, um von einem Stuhl aufzustehen, 3 m zu gehen, umzudrehen und sich wieder auf den Stuhl zu setzen
	• Voraussagevalidität bei neurologischen Patienten:
	  – <20 s – eher selbstständig mobil
	  – > 29 s – Patienten neigen zur Hilfestellung
	• Voraussagevalidität bei geriatrischen Patienten: länger als 14 s – hohes Sturzrisiko
	• einfach und schnell durchführbar
	• Material: Stoppuhr, Stuhl, Streckenmarkierung

Dynamic-Gait-Index	• bewertet die Fähigkeit, den Gang an verschiedene Erfordernisse anzupassen, d. h. überprüft das Gleichgewicht beim Gehen • 8 Items mit einer Punktskala von 0–3 (0 = unmöglich; 3 = normal). Maximalwert 24 • Gehen in der Ebene, Tempowechsel, Richtungswechsel, Kopfbewegung, Drehung, Überwinden von Hindernissen, Treppensteigen • gute Validität bzgl. Sturzgefahr: <19 Punkte = erhöhte Sturzgefahr

4.1.1.2.2 Spezifische Behandlungsbedürfnisse in der frühen Phase des Gangtrainings

Einige jüngere Arbeiten zeigten, dass frühe Mobilisation und Beginn des Gangtrainings nicht nur zu früherer Gangfähigkeit führen. Sehr frühes Mobilisieren verbessert den Grad der möglichen Erholung (Cumming 2011).

Bevor mit dem Gehtraining begonnen werden kann, ist es nötig, den Patienten zügig aus dem Bett zu mobilisieren. Dabei ist die Vertikalisierung wichtig. Dies erfolgt u. a. durch aktive oder assistive Lagewechsel aus der Rückenlage bis in den Sitz und zurück sowie vom Sitz in den Stand. Die motorischen Restfunktionen des Patienten werden genutzt. Spezifische Therapiegeräte, wie Kipptisch (▸ Abb. 4.3), Standing (= Stehpult, ▸ Abb. 4.4) und der Erigo® (Kipptisch mit Beinantrieb, ▸ Abb. 4.5) werden in der akuten Phase, zur Unterstützung beim Stehtraining, eingesetzt. Sie erlauben ein kontrolliertes Vertikalisieren schwerstbetroffener Patienten mit kardio-vaskulären Instabilitäten. Das Erigo®-Training ermöglicht neben dem frühen Vertikalisieren eine maschinell unterstützte reziproke Beinbewegung, die den venösen Rückstrom begünstigt.

Vorteile der Vertikalisation bestehen durch:

- die Anregung vegetativer Funktionen (Wachheit, Kreislauf),
- das Vermeiden von Sekundärproblemen wie Thrombosen, Kontrakturen, Dekubiti und
- den positiven Einfluss auf den Muskeltonus durch den Aufbau posturaler Kontrolle und Kopfstellreaktionen sowie die
- Verminderung von Spastik.

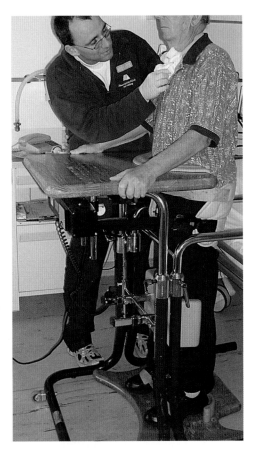

Abb. 4.4: Stehpult/Standing

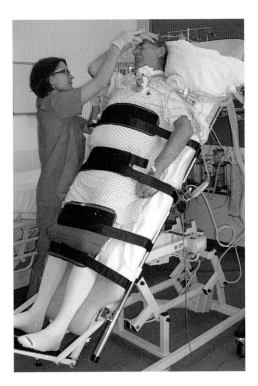

Abb. 4.3: Kipptisch

Der Leitfaden (▶ Tab. 4.4) entstand aufgrund mehrjähriger Erfahrungen und klinischer Beobachtungen bei der Vertikalisierung unserer Patienten mit dem Erigo®. Er bietet einen Rahmen für die Therapiedurchführung schwerstbetroffener Patienten unter Berücksichtigung unterschiedlicher Schwerpunkte. Es gilt, die Reaktion des Patienten zu beachten und während der Therapie eine individuelle Anpassung vorzunehmen.

4.1.1.2.3 Gleichgewicht

Für das Gleichgewichtstraining im Stand ist der stetige Abbau externer Hilfestellungen nötig. Nach den Prinzipien des motorischen Lernens (s. o.), ist es wichtig, dass der Patient dabei selbstständige Lösungsansätze findet. Bei Planungsstörungen gibt der Therapeut Hilfestellungen, die nur so weit reichen, dass der Patient den Bewegungsauftrag wieder selbstständig fortführen kann. Während der Therapie ist es wichtig, immer

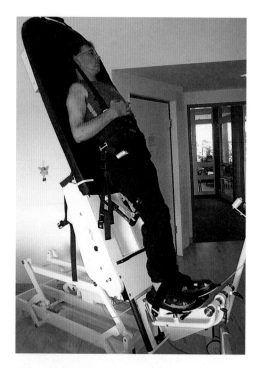

Abb. 4.5: Erigo®

wieder an den Leistungsgrenzen des Patienten zu arbeiten. Deshalb erfordert das Training eine systematische Steigerung. Bezogen auf die posturale Kontrolle sind das beispielsweise:

- Abbau der räumlichen Begrenzung (Umgebungsgestaltung),
- Hands-off,
- Variieren der Unterstützungsfläche in Größe und Beschaffenheit,
- Arbeiten in höheren Ausgangsstellungen,
- Wechsel von geschlossener zu offener Kette,
- Generieren interner und externer Einflüsse,
- erhöhte Komplexität der Aufgabenstellung (Dual Tasking – Multiple Tasking),
- Steigerung von Geschwindigkeit und
- Abbau visueller Kontrolle.

In allen Positionen ist auf die bestmögliche anatomische Stellung der Gelenke und Beinachsen zu achten, um entsprechende Muskelaktivität zu erreichen und Sekundärschäden durch Überbelastung zu vermeiden. Die visuelle Kontrolle (z. B. mit Hilfe eines Spiegels) ist wesentlich beim Beginn des Gleichgewichtstrainings.

Testung des Gleichgewichts

Die Berg-Balance-Scale wird als Goldstandard zur Testung des Gleichgewichtes bezeichnet und bei Studien am häufigsten eingesetzt. In ▸ Tab. 4.5 aufgeführt sind noch weitere Testoptionen, die im Alltag praktikabel sind.

73 % der Patienten drohen in den ersten 6 Monaten zu stürzen. Dabei ist das 4-fach erhöhte Sturzrisiko mit einem 10-fachen Risiko einer Hüftfraktur verbunden. Allgemein ist das Sturzrisiko mit einer Einschränkung von Dual-task-Aufgaben während des Gehens korreliert. Eine Abschätzung des Sturzrisikos ist enorm wichtig. Entsprechendes prophylaktisches Training ist daher anzustreben.

Pusher-Syndrom

Patienten mit Pusher-Syndrom stellen eine besondere Herausforderung beim Vertikalisieren dar. Das Syndrom zeigt sich bei ca. 15 % aller Patienten mit Hemiparese und ca. 30 % der nicht stehfähigen Patienten. Das Pusher-Syndrom kann unterschiedlich stark ausgeprägt sein.

- In aufrechter Position ist der Körperschwerpunkt auf die paretische Seite verlagert.
- Es besteht ein Widerstand bei passiver Korrektur der Schwerpunktverlagerung.
- Die gesunde Extremität wird in Extension-Abduktion gehalten.
- Der Kopf ist nach ipsiläsional verdreht.

Tab. 4.4: Erigo®-Training

Zielsetzung	Krankheitsbild	Bemerkungen	Therapiedurchführung

Kreislaufstabilisierung	Patienten mit zentralen und peripheren neurologischen Erkrankungen in der Frühphase der Mobilisierung bei vorherrschenden Kreislaufregulationsstörungen in der Vertikalen	• Mobilisationsdauer im Sitz unter 30 min
		• vorhandene Kompressionsstrümpfe anziehen
		• Abbruchkriterien:
		  – Blutdruckabfall
		  – Tachykardie
		  – Tachypnoe
		• Trainingskontrolle:
		  – Pulsoximeter und
		  – Blutdruckgerät
			• 3-mal pro Woche als Schwerpunkttherapie
			• pROM der Knieeinstellung Flexion/Extension: 25/5/0
			• Frequenz: 60/min
			• Vertikalisierung:
			  – Warm-up-Steps in Rückenlage für 30 s
			  – Vertikalisierungshöhe in Abhängigkeit der Blutdrucksituation, langsam steigern (um 10° pro min)
			  – zurück in die Horizontale ist zügig möglich
			  – Cool-down-Steps in Rückenlage für 30 s
			• Reizsetzung:
			  – Steigerung Kippwinkel
			  – Steigerung Frequenz: bei 20 min Vertikalisierungsdauer, während der Therapie Frequenzwechsel zwischen 60 und 80/min vornehmen

Vigilanztraining bei Patienten mit vegetativer Entgleisung	schwere zerebrale Schädigung und Beeinträchtigung der Vigilanz (Bsp: SHT, Blutung, Hypoxie)	• Abbruchkriterien:
		  – Tonussteigerung mit Blockierung der Beinführung
		  – Zunahme der Tachykardie
		• Zunahme motorischer Unruhe ohne Adaptation bei Änderung der Therapiedurchführung
			• pROM der Knieeinstellung Flexion/Extension: 25–38/5/0
			• Frequenz: +/– 80/min
			• Vertikalisierung:
			  – Warm-up-Steps in Rückenlage für 30 s
			  – Vertikalisierungshöhe in Abhängigkeit der Blutdrucksituation
			  – Cool-down-Steps in Rückenlage für 30 s
			• Reizsetzung:
			  – bei Aufhebung der vegetativen Entgleisung Kippwinkeleinstellung variieren
			  – weitere Anpassungen siehe Vigilanzsteigerung ohne vegetative Entgleisung

Vigilanztraining bei Patienten ohne vegetative Entgleisung	schwere zerebrale Schädigung ohne Beeinträchtigung der Vigilanz (Bsp: SHT, Blutung, Hypoxie)	• zügiges Kippen in die Vertikale möglich • maximaler Kippwinkel sollte angestrebt werden • Kippung in die Horizontale mit Zwischenstopps (bei +/– 50° und +/– 20°)	• pROM der Knieeinstellung Flexion/Extension: 25–38/5/0 • Frequenz 60–80/min • Vertikalisierung maximale Reizsetzung • Änderung des pROM im o. g. Umfang führt zu Bewegungsgeschwindigkeitsänderung der unteren Extremität • Frequenzänderung im o. g. Maß in 1–2-minütigem Rhythmus entweder im Verhältnis 1:1 (Frequenz 60/80 /min) oder 2:1 (Frequenz 60/min oder 80/min)

Tab. 4.4: Erigo®-Training – Fortsetzung

Zielsetzung	Krankheitsbild	Bemerkungen	Therapiedurchführung
Tonusregulation bei Hypotonus (Aufbau von Haltungstonus/Kopfkontrolle)	schwere zerebrale Schädigungen, GBS/CIP, MS, Querschnitt mit deutlichem Hypotonus (</= Ashworth 1) wenig Haltungshintergrund	Cave: • Kniegelenk: Gelenksicherung • Rutschtendenz des Patienten nach unten bei hohem Körpergewicht – Füße rutschen auf der Fußplatte nach vorn – hoher Druck auf die Fußbänder – Trochanter Major rutscht unter die Markierung	• pROM der Knieeinstellung Flexion/Extension: 25–30/5/0 • 25° scheint optimal, Druck auf der Fußsohle besser spürbar – <20°: Bewegungsumfang zu klein – >30°: Bewegungsumfang zu groß, → wenig Gewichtsübertragung • Frequenz: 60–80/min • Vertikalisierung: zügige Vertikalisierung bis maximalen Kippwinkel • Reizsetzung: – Aktivierung zum Mitbewegen der Beine – Reduktion der Führungskraft bei Kraftzunahme in der unteren Extremität
Tonusregulation bei Hypertonus	zerebrale Schädigung, SHT, Blutung, Hypoxie, Querschnitt, MS, schwerer Parkinson mit deutlicher Tonuserhöhung v. a. in der unteren Extremität (>/= Ashworth 2 in den Flexoren und/oder Extensoren)	• Kippwinkel: kann durch Extensionsdefizit deutlich begrenzt sein – bei 20° Knieextensionsdefizit und Kippwinkeleinstellung von 30° kann der Patient bereits nach unten rutschen – auf evtl. Schmerzreaktionen achten, ggf. auch erfragen • zur Gelenkeinstellung – Ziel: den pROM in Richtung Extension zu verschieben – bei zunehmender Vertikalisierung ggf. den Flexionswinkel verringern, um Gewicht auf die Füße zu erhalten – bei Verbesserung des pROM muss neue ROM-Messung am Gerät vorgenommen werden, um das gewonnene Bewegungsausmaß zu nutzen	• pROM der Knieeinstellung Flexion/Extension: am aktuellen Bewegungslimit des Patienten angepasst • Frequenz: Beginn bei 20/min, dann steigern, ohne Auftreten von Schmerzreaktionen oder Gegenspannung • Beginn der Vertikalisierun: zügig bis zum maximalen Kippwinkel, mit dem Ziel Gewichtsbelastung der Beine • Reizsetzung: – Anpassung des pROM – ggf. Kippwinkel und Frequenz steigern

Tab. 4.5: Alltagstaugliche Testverfahren für das Gleichgewicht

Scores/Testverfahren für Gleichgewicht	Merkmale
Berg-Balance-Scale	• Goldstandard für Gleichgewichtstestung • Zeitaufwand ca. 15–20 min • Prüfen von 14 Alltagsaktivitäten mit steigendem Schwierigkeitsgrad • jede Aufgabe wird anhand einer Ordinalskala von 0–4 bewertet (0 = nicht möglich, 4 = selbstständig möglich), Maximalpunktzahl 56, 0–20: Rollstuhlabhängigkeit, 21–40: Gehen mit Unterstützung, 41–56 unabhängige Gehfähigkeit
Functional-Reach-Test	• einfacher Test für Gleichgewicht und Sturzrisiko • schnell durchführbar • Material: Wand, Stift, Lineal • gemessen wird die erreichte Strecke der Fingerspitze des Mittelfingers beim Vorstrecken der Arme auf Schulterhöhe
Timed-up-&-go-Test	► Tab. 4.3
Tinetti-Score	• getestet wird die Sturzgefahr • schnell und einfach durchführbar • beinhaltet 2 Subskalen: Gleichgewicht und Gang • Hilfsmittel sind zugelassen, müssen dokumentiert werden • Maximalpunktzahl 28, <20 Punkte: Sturzrisiko signifikant erhöht, 20–27 Punkte: Mobilität leicht eingeschränkt, Sturzrisiko evtl. erhöht, 28 Punkte: kein Hinweis auf Gleichgewichtsprobleme beim Gehen

Untersuchungen von Pérennou et al. 2008 und Karnath et al. 2000 sprechen von einer Verkippung der internen Referenz der Körpervertikalen in der Rollebene.

Hinsichtlich der Assoziation mit einem Neglect gibt es in der Literatur widersprüchliche Daten, ebenso die Abweichung bei der subjektiven visuellen Vertikalen betreffend. Mögliche Skalen zur Burteilung der Pusher-Symptomatik sind:

• die Burke-Lateropulsions-Skala (LS): sie ist empfindlicher für Veränderung und die
• Skala für kontraversive Pusher-Symptomatik (SCP): sie ist zuverlässiger zum Ausschluss von Nicht-Pushern.

Im Verlauf der Rehabilitation kommt es zu einer Rückbildung der Symptomatik, wobei diese bei einer rechts-hemisphärischen Läsion langsamer erfolgt.

Die therapeutischen Ansätze sind:

• Patienten in die aufrechte Position bringen

• Verhindern von Pushen durch die Integration der nichtparetischen Extremität in Aktivitäten
• Falls erforderlich, sollte das plegische Bein durch eine extern angebrachte Schiene (z. B. Mecronschiene) stabilisiert werden.
• visuelles Feedback (z. B. räumliche Orientierung; Spiegel) verbessert Ergebnisse der SCP
• gerätegestütztes Gangtraining (z. B. Lokomat) ermöglicht ein aktives, aufgabenorientiertes Training in vertikaler Körperposition, fördert die Wahrnehmung der Körperausrichtung im Raum über längere Zeit. Das Gurtsystem vermindert die Angst vor dem Fallen.

4.1.1.2.4 Hilfsmitteleinsatz beim Gehtraining

Frühzeitiges Lokomotionstraining ist heute wesentlicher Bestandteil der Rehabilitation. Vorherrschende Symptome wie z. B.

- Spastizität,
- Gleichgewichtsdefizit,
- muskuläre Insuffizienz,
- verzögerte Reaktionsbereitschaft oder
- Mangel an geteilter Aufmerksamkeit

führen zu einem verlangsamten Gangtempo und Unsicherheit. Der Einsatz von Hilfsmitteln wie Stöcke mit anatomischem Handgriff, Rollatoren, aber auch eine adäquate Fußschienenversorgung geben dem Patienten entsprechende Unterstützung und vermitteln Sicherheit. Sie vergrößern die Unterstützungsfläche, verhindern das Hängenbleiben des Fußes und mindern dadurch das Sturzrisiko. Zudem konnte gezeigt werden, dass sich durch eine Schienenversorgung die Gehgeschwindigkeit, Kadenz, Schrittlänge und das Abrollverhalten beider Beine verbessern (Pohl und Mehrholz 2006; Thijssen et al. 2007). Wesentlich ist, bereits während der Therapie den richtigen Gebrauch des Hilfsmittels beim Gehen bzgl. der zeitlich-räumlichen korrekten Positionierung zu erlernen. Somit können die Patienten, auch unabhängig von der Therapie, selbstständig oder in Begleitung eines Angehörigen das Gehen üben. Der Rollator setzt nicht nur ein gewisses Maß an Stütz- und Handfunktion der betroffenen oberen Extremität voraus, sondern zusätzlich ein räumlich-koordiniertes Handling beim Vorwärts- und Rückwärtsgehen, Drehen, Aufstehen und Hinsetzen.

Orthesen

Im Vergleich zu einer Therapiesitzung stellt das Gehen im Alltag höhere Anforderung an die Belastungsfähigkeit des Patienten hinsichtlich der muskulären Ausdauerleistung und der Reaktionsbereitschaft auf unerwartete Hindernisse. Deshalb sollte auch bei beginnender Funktion an eine rechtzeitige und ausreichende Unterstützung mit einer Schienenversorgung gedacht werden.

Dabei werden 2 Hauptkriterien unterschieden:

- die Stabilisierung des Sprunggelenkes, um das Umknicken während der Belastung zu vermeiden und
- die Unterstützung der muskulären Insuffizienz (= Fallfuß), um ein Hängenbleiben während der Schwungphase zu verhindern.

Die *Stabilisierung des Sprunggelenks* ist vor allem bei Patienten mit einer spastischen Inversionsfehlstellung der Ferse relevant. Deshalb ist bei der Schienenversorgung auf eine Umfassung der Ferse, die diese in Neutralstellung hält, zu achten (Bsp. eine individuell angefertigte Fußorthese mit Fersenfassung aus Scotchcastgips oder durch ein Sanitätshaus, ▶ Abb. 4.6).

Fußschienen, die das Hängenbleiben des Fußes verhindern, sind z. B.

- Peronaeusschienen (▶ Abb. 4.7) wie der Heidelberger Winkel, der die Plantarflexion verringert,

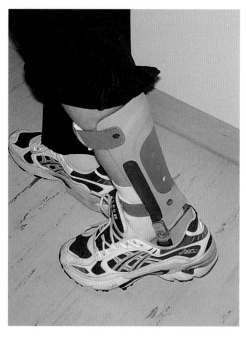

Abb 4.6: Fußschiene mit Fersenfassung (nach Maß)

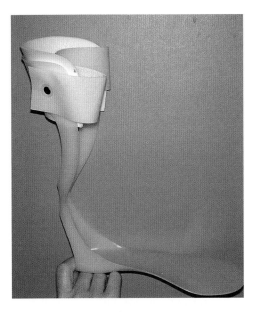

Abb. 4.7: Peronaeusschiene

- die Thönnissenschiene, die durch 2 Zügel die Dorsalextension unterstützt und eine Plantarflexion zulässt, oder
- die Toe-off-Schiene aus Carbon (▶ Abb. 4.8), die eine geringe aktive Plantarflexion voraussetzt, um dadurch den Vorwärtsschwung zu generieren.

Alle Schienen verhindern nicht eine Inversionsfehlstellung.

Fußbandagen, wie die Neurodyn oder auch die Redredynschiene, sind hauptsächlich aus elastischem Material, bieten keine ausreichende Stabilisierung der Ferse und unterstützen nur bedingt die Fußheberaktivität in der Schwungphase. Aus klinischer Erfahrung wird der Kraftgrad 4 der Dorsalextensoren benötigt, damit beim Gehen im Alltag eine ausreichende Unterstützung erreicht wird.

Alle Orthesen werden innerhalb des Schuhes getragen. Es ist ratsam, die Innensohle aus dem Schuh zu nehmen, um Platz zu schaffen. Je nach Konfektionsschuh, kann auch eine Schuhnummer größer erforderlich sein.

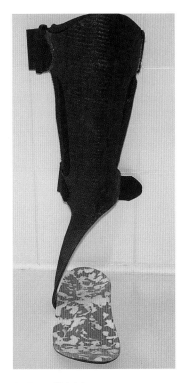

Abb. 4.8: Toe-off-Schiene

Für die Klinik hat es sich bewährt, einen Pool an unterschiedlichen Orthesen in mehreren Größen vorrätig zu haben. Das bietet die Möglichkeit, die Versorgung an den funktionellen Fortschritt des Patienten während seines Rehabilitationsaufenthaltes anzupassen. Zur Entlassung kann dann die bestmögliche Versorgung erfolgen.

Unabhängig vom Orthesentyp sollte bei einer Versorgung beachtet werden:

- Die Zielsetzung der Versorgung sollte mit dem Patienten besprochen werden.
- Ist der Patient in der Lage, das Hilfsmittel selbstständig anzulegen, oder bedarf er einer Hilfestellung? Dann sollten die Angehörigen einbezogen werden (s. u.).
- Sekundäre Probleme wie Druckstellen sind zu vermeiden. Deshalb sollte eine

Schienenkontrolle im Alltag regelmäßig erfolgen.

- Die Versorgung ist immer an den funktionellen Fortschritt anzupassen.

Es gibt Situationen, in denen Patienten – z. B. aus kosmetischen Gründen – keine Orthesenversorgung wünschen. Ein guter Konfektionsschuh kann den Fuß beim Gehen positiv unterstützen. So helfen und erleichtern

- ein leichter Absatz bei eventuell bestehender Sehnenverkürzung,
- ein Halbschuh mit fester Fersenkappe und breiter Sohle für Stabilität und
- eine Ledersohle, um bei minimaler Bodenfreiheit ohne größeren Widerstand über den Boden schleifen zu können.

Eine weitere Alternative bietet auch die Versorgung mit halborthopädischen Schuhen.

Im Allgemeinen sollen die Hilfsmittel die Therapie unterstützen. Das Ziel ist, möglichst selbstständig und hilfsmittelunabhängig zu gehen. Deshalb ist fortwährend zu überprüfen, inwieweit der Patient in der Lage ist, auch ohne Stöcke und Orthesen zu gehen.

Bei tonusbedingtem Spitzfuß hat sich der Einsatz von Botulinumtoxin als wirksam erwiesen (▶ Kap. 4.1.5). Verhindert ein kontrakter Spitzfuß Stehen und Gehen zu erlernen, so können durch spezielle operative Verfahren die notwendigen Voraussetzungen wieder hergestellt werden (▶ Kap. 4.1.8).

4.1.1.3 Periphere Lähmungen

Je nach Ausmaß der peripheren Nervenschädigung kommt es zu unterschiedlichen Ausprägungen einer schlaffen Lähmung mit den entsprechenden motorischen Funktionseinschränkungen und Muskelatrophien.

Langanhaltende Immobilität wie z. B. bei einer CIP (Critical-Illness-Polyneuropathie) oder einer chronischen Polyradikulitis (Guillain-Barré-Syndrom) führen häufig zu Muskelverkürzungen. In diesen Fällen ist für die Liegezeit eine Versorgung mit Lagerungsschienen zur Spitzfußprophylaxe sinnvoll, wenn im Alltag durch pflegerische Lagerungen die Spitzfußprophylaxe nicht ausreichend sichergestellt werden kann.

Regelmäßige Hautkontrollen sind aufgrund der Sensibilitätsdefizite wichtig. Während eines Klinikaufenthaltes können alternativ auch temporär Lagerungsgipse aus Kunststoffmaterial angefertigt werden.

Kommt der Patient zum Gehen, zeigt sich aufgrund der muskulären Insuffizienzen häufig ein Trendelenburg-Hinken und der Steppergang. Die langwierigste Restfunktionsstörung ist der Fallfuß, den die Patienten durch vermehrte aktive Hüft- und Kniebeugung kompensieren. Die Versorgung mit einer herkömmlichen Peronaeus- oder einer Toe-off-Schiene verhindert den Fallfuß. Sie erleichtern dem Patienten das Gehen, führen aber nicht immer zu einer ausreichenden Stabilisierung im Sprunggelenk. Eine weitere Alternative bietet auch die Versorgung mit halborthopädischen Schuhen.

4.1.1.4 Arm- und Handfunktion nach Schlaganfall

4.1.1.4.1 Prognose der Handfunktion

Je nach Läsionslokalisation unterschiedlich ausgeprägt ist die Parese der oberen Extremität. Paresen sind Bestandteil oder Hauptsymptom verschiedener Schädigungen des ZNS, aber meist die Folge eines Schlaganfalls. In den meisten Einrichtungen ist es ein Schwerpunkt der Ergotherapie, Therapien zur Wiederherstellung der beeinträchtigten Arm- und/oder Handfunktion durchzuführen. Während eine Hemiparese das vorherrschende motorische Symptom eines Schlaganfalls darstellt, ist bei 80 % der Patienten eine Armparese die Folge, die in ca. 30 % wiederum so schwer ist, dass der Arm funktionell nicht eingesetzt werden kann. Die Prognose einer hochgradigen Armparese gilt in der Regel als sehr ungünstig. Wenn der Patient 4 Wochen nach dem Insult nicht in der Lage ist, eine messbare Griffkraft mit der betroffenen Hand zu leisten, beträgt die Wahrscheinlichkeit einer alltagsrelevanten Handfunktion 6 Monate später weniger als 5 % (Kwakkel et al. 2003). Auch ein Score-Wert von < 18 auf der Fugl-Meyer-Skala (0–66) 4 Wochen nach Insult ist gleichfalls prognostisch ungünstig. Der Arm kann so-

wohl vollständig plegisch als auch verstärkt proximal oder seltener distal paretisch sein. Die Therapie muss sich auf diese unterschiedlichen Situationen einstellen, allerdings erreicht bei schlechten prognostischen Voraussetzungen die Therapie meist nicht das eigentlich wünschenswerte Ziel. Nach Hesse et al. (2004) erreichen schwer betroffene Patienten ohne distale Aktivitäten im Fugl-Meyer-Test nur Werte bis maximal 20 Punkte. Für die Prognose ist die Funktion der Hand- und Fingerstrecker entscheidend.

Neben schwerer Parese oder Plegie mit Einbußen von Kraft und Geschicklichkeit zeigen sich im weiteren Verlauf auch Tonuserhöhungen als Teil des sog. Upper-Motor-Neuron-Syndroms (UMNS; ▶ Tab. 4.6).

Tab 4.6: Plus- und Minussymptome des Upper-Motor-Neuron-Syndroms (nach Mayer und Esquenazi 2003; Jackson 1931)

Minussymptome	Plussymptome
• muskuläre Schwäche	• gesteigerte tonische und phasische Streckreflexe
• Verlust der Fingerfertigkeit	• Beuger- und Streckerspasmen
• Verlust der selektiven Bewegung der Extremität	• Kokontraktion
• schnelle Ermüdbarkeit	• assoziierte Reaktionen (Synkinesien)
• verlangsamte Bewegungen	• spastische Dystonie
	• gesteigerte Muskelsteife, kann zu Kontraktur führen

Sehr oft ist das Erscheinungsbild der Triple-Flexionssynergien. Sie treten in Schulter, Ellenbogen und Handgelenk auf, wo sie unabhängige Bewegungen in einzelnen Gelenken behindern.

4.1.1.4.2 Therapieverfahren

Die Rehabilitation stützte sich über viele Jahre auf konventionelle Therapiekonzepte in der Ergotherapie, wie das Bobath- und PNF-Konzept.

Das *Bobath-Konzept* ist eine lösungsorientierte Vorgehensweise bei der Befundaufnahme und Behandlung von Patienten mit funktionellen Störungen, Bewegungsstörungen und Störungen der posturalen Kon-

trolle aufgrund einer Läsion des zentralen Nervensystems (Panturin 2001; Brock et al. 2002; Raine 2006).

Ursprünglich für Kinder mit Zerebralparese bekannt, wurde der Rehabilitationsansatz 50 Jahre weiterentwickelt. Die Behandlung gilt der Optimierung von Funktionen. Grundgedanke der Bobath-Therapie ist die Hemmung pathologischer Bewegungsmuster und das Anbahnen physiologischer Bewegungsmuster. Die praktische Anwendung basiert auf dem aktuellen Wissensstand über motorische Kontrolle, motorisches Lernen, neurale und muskuläre Plastizität sowie über Biomechanik. Im Mittelpunkt steht der Gedanke des 24-Stunden-Managements, womit die konstante Auseinandersetzung mit den funktionellen Einschränkungen im Alltag vom Patienten verlangt wird.

Für ein Training der alltagsrelevanten Bewegungen wird die Wahl einer geeigneten posturalen Kontrolle des Patienten vorausgesetzt. Es handelt sich um die sog. Schlüssel-Kontrollpunkte, von denen die Regulation des Haltungstonus stattfinden kann.

Das *PNF-Konzept* (propriozeptive neuromuskuläre Fazilitation) wurde von Knott und Voss in den 1950er Jahren entwickelt. Der diagonale Verlauf der PNF-Bewegungsmuster wird aufgrund der spiralförmigen Anlage des Muskels zwischen Ursprung und Ansatz erklärt, damit eine optimale Kontraktion der Hauptbewegungskomponenten bewirkt werden kann. Die PNF-Grundprinzipien werden vom Therapeuten zur Stimulation der Motorik des Patienten eingesetzt. Mit verschiedenen Techniken werden gezielte Reize durch den Therapeuten gesetzt, um die gewünschten Muskelketten zu aktivieren.

Die Ziele sind die Verbesserung der Bewegungsmöglichkeiten, Stabilität, Ausdauerfähigkeit und die Führung von aktiven Bewegungen unter Widerstand (Knott und Voss 1968).

Neuere Vorstellungen zu Therapiemethoden betonen die Möglichkeiten, die Plastizität des Gehirns positiv zu beeinflussen und den Umfang der motorischen Rückbildung zu vergrößern (Nelles 2004). Dies beruht auf den Ideen zum motorischen Lernen und dazu besonders auf aufgabenorientierter Bewegungswiederholung (Sterr und Freivogel 2003). Eine möglichst hochfrequente Wiederholung wird oft erreicht durch den Einsatz von mechanischen oder elektronisch gesteuerten Therapiegeräten, bei denen der Therapeut geringe Bewegungsunterstützung gibt.

Jede funktionelle Therapie sollte daher früh beginnen, wenn eine aktive Bewegung der paretischen oberen Extremität vorhanden ist. Es sollten assistive und passive Fazilitationstechniken durchgeführt werden. Unter Berücksichtigung des Restitutionsgrads sollte der sog. erlernte Nichtgebrauch der paretischen Hand unbedingt vermieden werden (s. Constraint-Induced-Movement-Therapie). Dringend vermieden werden sollen Fehlkompensationen. Kompensation bedeutet, dass die Patienten Funktionen ihrer betroffenen Extremität nicht nach dem Schema einer physiologischen Bewegung ausführen, sondern eigene Bewegungsschemata entwickeln. Bei irreversiblem Verlust von Funktionen muss rechtzeitig die Entscheidung getroffen werden, mit einem alltagsrelevanten Einhändertraining zu beginnen.

4.1.1.4.3 Patientenaufnahme in der Ergotherapie – Zielfindung

Jeder Patient hat sein individuelles Rehabilitationsziel. Entsprechend der internationalen Klassifikation der Funktionsfähigkeit, Behinderung und Gesundheit (ICF) werden in der Ergotherapie die Ziele in den Aktivitäten und der Teilhabe mit dem Assessment des Canadian Occupational Performance Measure (COPM) festgelegt. Dabei werden Stärken und Ressourcen identifiziert. Eine Selbsteinschätzungsskala von 1–10 Punkten führt zur Angabe über Zufriedenheit und Performanz der persönlich gewünschten Aktivitäten des Patienten und dient am Ende der Behandlung zum Vergleich.

4.1.1.4.4 Ergotherapeutische Assessments für die obere Extremität

Der Fugl-Meyer-Test

Der Test erfasst die motorischen Funktionen auf der Impairment-Ebene mit einer kumulativen numerischen Bewertung. Weiterhin können das Gleichgewicht, Somatosensibilität und passive Gelenksbeweglichkeit als auch die Schmerzen bei der Überprüfung des passiven Bewegungsausmaßes der Gelenke bei Patienten mit Hemiparese nach Schlaganfall beurteilt werden. Der Fugl-Meyer-Test gliedert sich für die obere Extremität in mehrere Abschnitte:

- Schulter/Ellenbogen/Unterarm/Handgelenk (A, B)
- Hand (C)
- Koordination/Geschwindigkeit (D)
- passive Gelenksbeweglichkeit/Gelenkschmerz (J).

Der Fugl-Meyer-Test basiert auf der Annahme einer hierarchischen Reihenfolge in der Erholung der Fähigkeit zur Willkürbewegung. Er geht davon aus, dass synergistische Bewegungsausführungen bei der Rehabilitation beginnen und in weiterer Folge die selektive Bewegungsfähigkeit zunimmt. Zunächst geschieht die Willkürbewegung innerhalb dynamischer Flexoren- oder Extensorensynergien. Danach soll eine Kombination aus Flexoren- und Extensorensynergien folgen, bis dann am Ende im weiteren Erholungsverlauf Willkürbewegungen unabhängig von Synergien wieder praktikabel seien. Für maximales Leistungsvermögen (A–D) erzielt man 66 Punkte (deutsches Manual; Platz et al. 2005). Die Durchführungsdauer beträgt für die Teile A–D ca. 20–30 min, für den Teil J ca. 5–10 min. Der Teil J ist in je 24 erreichbaren Punkten aufgeteilt und wird besonders bei der schmerzhaften Schulter als Messinstrument genutzt.

Der Action-Research-Arm-Test (ARAT)

Der ARAT misst Greif- und Reichbewegungen auf der Ebene der Fähigkeit. Der Test enthält 19 Aufgaben, die in 4 Untertests (Greifen, Festhalten, Präzisionsgriff, grobe Bewegung) unterteilt sind. Fast alle Aufgaben erfordern das Greifen, Transportieren und Loslassen von Objekten. Erreichbar sind maximal 57 Punkte.

Alle Aufgaben werden einhändig durchgeführt. Die Durchführungsdauer beträgt ca. 8–15 min.

Box-&-Blocks-Test (BBT)

Dieser Test untersucht die manuelle Geschicklichkeit des betroffenen Armes. Maximal 150 Holzwürfel mit einer Kantenlänge von 2 cm sind aus einem Kompartiment über eine Trennwand in das Nachbarsegment zu transportieren. Testwert ist die Zahl der innerhalb 1 min transportierten Würfel. Der BBT ist sehr schnell zu erlernen. Die Durchführung beträgt keine 5 min. Er ist geeignet für Patienten aller Altersgruppen. Für Patienten mit wenig Hand-Arm-Funktion besteht aber ein Bodeneffekt.

Rivermead-Motor-Assessment (RMA)

Das RMA (Lincoln et al. 1979) besteht aus 3 Teilen: »Arm« (15 Aufgaben zur Bewegungskontrolle und -funktion) sowie »Bein und Rumpf« (10 Aufgaben zur Bewegungskontrolle) prüfen Funktionseinschränkungen ab, »Gross Function« (13 funktionelle Aufgaben) beurteilt Aktivitätseinschränkungen. Die Testaufgaben sind nach Schwierigkeitsgraden gesteigert hierarchisch aufgebaut. Bewertet wird jede Aufgabe mit Ja- oder Nein-Antworten. Pro Aufgabe sind 3 Versuche erlaubt. Wenn 3 Aufgaben hintereinander nicht bewältigt werden, wird der jeweiligen Teiltest abgebrochen und die bis dahin vollendeten Aktivitäten bewertet. Maximaler Gesamtscore sind 38 Punkte. Die Höhe des Scores entspricht dem Funktionsstand des Patienten. Der Test für dem Arm kann in ca. 15 min durchgeführt werden.

4.1.1.4.5 Wahl der Therapiemaßnahmen

Die motorische Beeinträchtigung des betroffenen Armes und der im Stationsteam interdisziplinär gewählte Therapieschwerpunkt unter Berücksichtigung des Patientenziels sind Wegweiser in der Ergotherapie für die Auswahl und die Anzahl der Therapien. Hierbei sind zusätzlich Gerätetraining und eventuell besondere Versorgungen wie die Anfertigung von Schienen oder Medi-Taping® eingeschlossen.

4.1.1.4.6 Therapeutische Vorgehensweise für die Behandlung der oberen Extremität

Bei einer schwergradigen Armparese konzentriert sich die Behandlung auf die betroffene Extremität, deren einzelne Muskeln kaum oder gar nicht selektiv innerviert werden. Für die Patienten empfiehlt sich die Anwendung des systematisch repetitiven Arm-BASIS-Trainings, das neben dem Arm-Fähigkeitstraining zu den spezifischen Trainingstechniken für die Armparese gehört. Es wurde von Platz et al. (2005) entwickelt. Dabei werden repetitiv einzelne Bewegungen des Armes in 3 Stufen trainiert:

- Stufe 1: selektive repetitive Bewegungen ohne Halteaktivität
- Stufe 2: selektive isolierte Bewegungen mit statischen Unterstützungkontraktionen
- Stufe 3: komplexe Bewegungen mit posturaler Widerlagerung.

Die Behandlung durch das Arm-BASIS-Training sollte für die Patienten grundsätzlich ein Einzeltherapieangebot sein. Es beinhaltet ein repetitives Training einzelner Bewegungen des Armes in systematischer Vorgehensweise mit dem Ziel, eine Verbesserung aktiver Funktionen zu erhalten. Eine weitere Option ist der Einsatz der Spiegeltherapie, besonders zur Schmerzreduktion mit signifikanten Effekten (Thieme et al. 2012).

In den Ruhezeiten sollte die regelmäßige Lagerung der Schultergürtelmuskulatur in maximal tolerierter Positionierung erfolgen, v. a. zur Kontrakturprophylaxe (Ada et al. 2005; DGNR 2009).

Weitere moderne Behandlungskonzepte – wie repetitives Training motorischer Fertigkeiten – setzen in ihrer Ausführung skeletomuskuläre Gegebenheiten unter biomechanischen Perspektiven voraus. Durch

- die Befunderhebung motorischer Fertigkeiten folgt
- ein störungsspezifisches Training.

Das Training selbst basiert auf:

- posturaler Kontrolle mit posturaler Stabilität und posturaler Orientierung unter Berücksichtigung des Schwerelots auf die Unterstützungsfläche, Alignement der Gelenke und Dynamik, z. B. bei Bewegungsübergängen, Gleichgewicht auch bei unerwarteten Störfaktoren
- Greifen, Loslassen, Manipulation.

Folgende Kernpunkte sind zu berücksichtigen:

- Motivation
- Hands off
- Ziel-/Aufgabenorientierung (alltagsnah)
- Repetition
- Feedback
- Shaping (durch Veränderung der Unterstützungsfläche (Sitzen, Stand), des Bewegungsausmaßes, Arm, Hand in der Aufgabenstellung, Erschwernisse durch geteilte Aufmerksamkeit durch eine 2. Aufgabe, Auslösen plötzlicher Bewegungsimpulse, Richtungswechsel, Geschwindigkeit).

In der Behandlung wird der Therapeut evidenzbasierte Behandlungsmaßnahmen zur Tonusregulation nutzen:

- langsame Muskeldehnungen
- reziprokes Bewegen
- taktile oder propriozeptive Reizgebung
- thermische Reize wie Eistauchbad oder Wärmeapplikation (in manchen Fällen).

Frühzeitig sollte der Therapeut auch die Option einer Spastikbehandlung mit Botulinumtoxin erwägen (▶ Kap. 4.1.5).

Nach den vorbereitenden Behandlungsmaßnahmen durch den Therapeuten und folgenden evidenzbasierten Behandlungsmaßnahmen beginnt der Patient mit der Aufgabenausführung. In den meisten Fällen ist das Ziel, die Erweiterung von Bewe-gungsausmaßen beeinträchtigter Gelenke und gleichzeitig den aktiven Funktionsaufbau zu erarbeiten, wobei auf tonusreduzierte Muskeln oder Muskelgruppen geachtet wird. Die Aufgabenausführung wird nach den Prinzipien des motorischen Lernens (s.o.) durchgeführt. Nach Fitts und Posner (1967) wird das motorische Lernen in 3 Phasen unterschieden (▶ Tab. 4.7).

Tab. 4.7: Motorische Lernphasen nach Fitts und Posner (1967)

Lernstadien	Therapeutisches Vorgehen
kognitive Phase = Erwerb Verstehen einer Aufgabe, Nutzen aller afferenter Informationen in kurzem Zeitabschnitt	Unterstützung essentiell, externe Information auf wichtigste Aspekte beschränken, wenig variieren
assoziative Phase = Retention Fehler erkennen	gezieltes Feedback durch Therapeut, jedoch nicht nach jeder Bewegung, vorsichtig variieren
autonome Phase = Transfer	regelmäßig variieren, Schwierigkeitsgrad steigern

4.1.1.4.7 Therapeutische Praktiken und Interventionen in der Einzel- und Gruppentherapie

Eine Reihe anerkannter Therapiekonzepte steht für die praktische Vorgehensweise zur Verfügung:

Constraint-Induced-Movement-Therapie (CIMT)

Das Constraint-Induced-Movement-Therapie wird auch Taub'sches Training oder Forced-Use-Therapie genannt. Deren Wirksamkeit hat sich in zahlreichen Studien und Reviews bestätigt (Hakkennes und Keating 2005, Wolf et al. 2006). Es ist für die Verbesserung der Handfunktion eines der effizientesten Therapiekonzepte. Um den Gebrauch der behinderten Hand zu erzwingen, wird die nichtbetroffene Hand durch das Tragen von Schiene, Armschlinge oder Handschuh im Alltag blockiert. Neben den ursprünglichen Ansätzen mit Tragen des Handschuhs während über 90 % der Wachzeit konnten auch Studien mit kürzerer Tragezeit in Rehabilitationseinrichtungen statistisch signi-fikante Ergebnisse liefern. Der Erfolg dieses Konzeptes beruht auf der Theorie, dass ein Teil des Funktionsverlustes nach einer neurologischen Hirnschädigung auf den erworbenen Nichtgebrauch der Extremität zurückzuführen ist.

Die Teilnahme an der CIMT setzt eine Einverständniserklärung des Patienten voraus. Kerninhalt der Therapie der betroffenen Extremität ist das Shaping. In kontinuierlicher Steigerung der Schwierigkeitsgrade werden selektive Funktionen von Hand und Arm wiederholt trainiert. Das Training sollte unbedingt Alltagsaktivitäten einschließen.

In unserer Klinik findet die CIMT in Form von Gruppentherapie im Rahmen des sog. A.R.M.-Trainings (Active Repetitives Movement Training) statt. Es wird Wert darauf gelegt, dass der Patient möglichst über mehrere Stunden am Tag einen Spezialhandschuh trägt, der ihn daran hindern soll, seine gesunde Hand bei Alltagshandlungen einzusetzen.

Spiegeltherapie

Ramachandran hatte die Spiegeltherapie 1995 bei Patienten mit Phantomschmerz

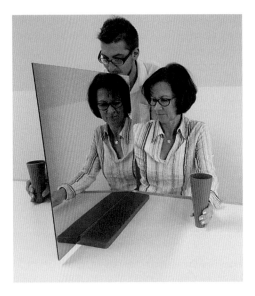

Abb. 4.9: Spiegeltherapie

nach einer Armamputation vielversprechend einsetzen können (Ramachandran et al. 1995). Mit Hilfe eines Spiegels konnten die Patienten im Spiegelbild die nicht vorhandene Extremität wahrnehmen (▶ **Abb. 4.9**). Altschuler und Kollegen zeigten 1999 die erfolgreiche Übertragung auf Schlaganfallpatienten. Vor dem Patienten wird ein Spiegel auf einem Tisch im Bereich der Körpermitte so positioniert, dass das Spiegelbild dem Patienten den nichtbetroffenen Arm zeigt. In der Vorstellung, den Arm sich nun bewegen zu sehen, wird die Aufmerksamkeit auf die betroffene Seite gelenkt. Der betroffene Arm dagegen liegt für den Patienten nicht sichtbar hinter dem Spiegel. Dieser wird nun parallel passiv vom Therapeuten geführt, indem der gesunde Arm in horizontaler Ebene Markierungen ansteuert oder auf dem Tisch platzierte Gegenstände greift.

Die Effektivität der Spiegeltherapie wird in einem Review von Thieme et al. (2012) verdeutlicht. Es zeigen sich signifikant überlegene motorische Verbesserungen und Verbesserungen in den Aktivitäten des täglichen Lebens (ADL), der Schmerzreduktion und bei visuell-räumlichem Neglect.

Viele Patienten profitieren in der Klinik vom Einsatz dieser Therapie in der Einzeltherapie. Häufig muss aufgrund der erhöhten Anforderung an die Aufmerksamkeit des Patienten die Spiegeltherapie nach ungefähr 10 min beendet werden, um mit einer anderen Aktivität, z. B. kleinen Alltagstätigkeit, die Therapie fortzusetzen. Dies bietet die Chance, eine erlernte Bewegung gleich im Alltag umzusetzen.

Bilaterales Training

Der Neurologe Foerster hatte bereits in den 1930er Jahren zu einem bilateralen Therapieansatz in der Rehabilitation nach Schlaganfall geraten (Foerster 1936). Beim bilateralen Training wird eine spiegelbildliche Aktivität des betroffenen Armes angeregt. Mudie und Matyas (2000) untersuchten diesen Effekt bei leicht betroffenen Patienten mit Schlaganfall. Luft et al. (2004) zeigt ähnliche Ergebnisse nach einem 6-wöchigen rhythmisch bilateralen Training mit dem Gerät BATRAC. Die Verbesserungen wurden in Kraft, Beweglichkeit und Funktion erzielt. Inzwischen sind weitere zahlreiche Studien erschienen, die eine Verbesserung der unimanuellen Funktion durch bilaterales Training aufweisen. Zahlreiche Geräte sind auf dem Markt, um diese Trainingsform zu unterstützen:

- Bi-Manu-Track
- Reha Slide Duo (▶ **Abb. 4.10**)
- BATRAC (USA).

In allen Alltagshandlungen sind bilateral-reziproke, bilateral-symmetrische und asymmetrische sowie symmetrisch-reziproke Bewegungen enthalten. Aufgabenorientiertes Training in der Ergotherapie kann wahlweise darauf ausgerichtet sein.

Saebo-Arm-Training

Die SaeboFlex®-Orthese ist eine dynamisch mechanische Handschiene, die durch

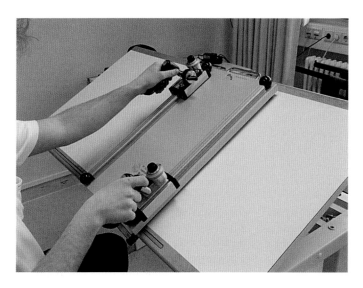

Abb. 4.10:
Reha Slide Duo

einen Federmechanismus die Finger bei der Extension unterstützt (▶ **Abb. 4.11**). Dabei sind die Fingerkuppen in Fingerkappen gelagert.

Als erste Voraussetzung für die Nutzung der Schiene muss der Patient aktiv willkürlich Greifen können. Häufig haben Patienten mit starker Armparese nach Schlaganfall eine leichte aktive Greiffunktion, sind aber nicht in der Lage, willkürlich die Hand wie-

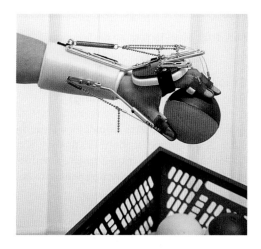

Abb. 4.11: Saebo®-Hand

der zu öffnen, um dann einen Gegenstand abzustellen. Meistens verfügen die Patienten auch über die proximale Armfunktion im Schulter- und Ellenbogengelenk. Dennoch können sie ihren Arm aufgrund der eingeschränkten Handbewegung im Alltag nicht einbringen.

Mit der SaeboFlex®-Orthese wird ein eigenständiges, aktives Training ermöglicht. In ständig alternierendem Greifen und Loslassen von Spezialbällen kann so die Bewegung hochfrequent trainiert werden. Man geht davon aus, dass bis zu 250 Bälle in 45 Therapieminuten genommen und abgelegt werden können. Dabei wird die Kraft des gesamten Armes mit tonusreduzierender Wirksamkeit auf die Handflexoren trainiert. Farrel et al. (2007) zeigen in einer Untersuchung an 13 Schlaganfallpatienten in der chronischen Phase, wie sich durch 6 Stunden tägliches Üben in 5 Tagen Verbesserungen bei der Beweglichkeit in Schulter- und Ellenbogengelenk einstellten.

Untersuchungen von Stuart et al. (2002) zeigen, dass bei einer Aktivität eines Muskels unter Dehnung die Sensibilität des Dehnungsreflexes verringert wird, möglicherweise durch das Resetting der Muskelspindel. Patienten, die den Einschlusskriterien für ein Training mit SaeboFlex® entsprechen, erhalten in der Klinik aus dem speziellen Schienenkit eine nahezu individuell angepasste Orthese. Es hat sich bewährt, in einer Kleingruppe zu üben: möglichst täglich 1 Stunde mit der Orthese über einen Zeitraum von ca. 4 Wochen. Bei einigen Patienten wird die Handfunktion so gut verbessert, dass keine weitere Schienenversorgung für ein Heimtraining nach Entlassung notwendig ist. Das Saebo-Arm-Training ermöglicht vor allen Dingen ein intensives Eigentraining. Heise et al. (2010) zeigten bei Patienten im chronischen Stadium eine Verbesserung im Fugl-Meyer-Test.

Funktionelle Elektrostimulation (FES)

Zahlreiche Studien belegen die Wirksamkeit der funktionellen Elektrostimulation (FES) in der Behandlung bei Patienten nach Schlaganfall, weshalb diese Technik ebenfalls im Repertoire der Ergotherapie gepflegt wird (▸ Kap. 4.1.7)

Schmerzhafte Schulter: Medi-Taping®

Es ist wichtig, die Entwicklung einer schmerzhaften Schulter durch konsequente Lagerung, Verwendung eines Rollstuhltisches etc. zu vermeiden. Durch mangelnde Compliance des Patienten lässt sich die Entwicklung einer schmerzhaften Schulter allerdings nicht immer verhindern (▸ Kap. 5.2). Durch ein speziell entwickeltes Tape, das sog. Medi-Tape®, und eine entsprechende Anlegetechnik ist es möglich, Schmerzen und Bewegungseinschränkungen therapeutisch positiv zu beeinflussen. Das verschiedenfarbige Medi-Tape® hat eine Eigenelastizität von 10 % und kann aufgrund seiner Längsstruktur bis zu 140 % gedehnt werden. Die Dehnbarkeit der Haut wird dadurch nachempfunden. Nach dem Auflegen von Medi-Tape® für 7–10 Tage auf die Haut des schmerzhaften Körperbereichs

soll es zur Druckentlastung des unteren Gewebes mit Wirkung auf das neurologische und zirkulatorische System kommen.

In unserer Klinik wird Medi-Taping® bei schmerzhafter Schulter meist mit Subluxation angewandt, um eine Schmerzreduktion zu bewirken (▸ Abb. 4.12). Eine aktuelle Studie von Pandian (2013) zur Anwendung von Medi-Tapes® der Schulter bei Schlaganfallpatienten im akuten Stadium zeigt eine Tendenz zur Schmerzreduktion und Funktionsverbesserung nach 2 Wochen, was gegenüber der Kontrollgruppe mit konservativer Behandlung jedoch ohne statistische Signifikanz bleibt. In der praktischen Erfahrung jedoch lässt sich der Einsatz einer Steroidmedikation bei schmerzhafter Schulter manchmal vermeiden.

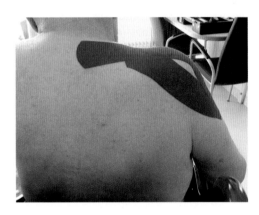

Abb. 4.12: Medi-Taping® an der Schulter

Gruppentherapien: aktives repetitives Arm-Training (A.R.M.-Training)

Es hat sich in unserer Klinik bewährt, in einer Kleingruppe mehrere Elemente von evidenzbasierten Therapieformen anzubieten. Dieses Gruppentherapieangebot beinhaltet ein 3-stufiges Training:

- *Saebo®-Arm-Training* (s. o.)
- *grobes Greifen*: Die Patienten erhalten ein funktionelles Training ohne Schiene,

da ein willkürliches grobes Handöffnen bereits gegeben ist.

- Constraint-Induced–Movement-Therapie (CIMT).

Die Kernpunkte in dieser Gruppe sind: Aufgabenorientierung, Repetition, Shaping, hands off, Lernen am Modell. Die Anwendung in der Praxis ergibt nennenswerte Vorteile bei den Patienten innerhalb der Gruppe, wie Interaktion/Kommunikation oder Erfahrungsaustausch. Auch beobachten die Patienten sich teilweise gegenseitig und geben einander entsprechende Rückmeldung. Bei hoher Therapieintensität herrscht eine positive Atmosphäre unter den Patienten und Therapeuten. Die Therapie gestaltet sich für jeden einzelnen Patienten mit individueller alltagsorientierter ICF-Zielvorgabe. Das Shaping eines zu erlernenden, komplexen Bewegungsablaufs wird durch die Aufteilung einzelner Bewegungskomponenten ermöglicht. Diese werden repetitiv und im Schwierigkeitsgrad gesteigert geübt und dann wieder zur Gesamtbewegung zusammengesetzt.

Eingeschränkte Handfunktion

Schreibanalyse und Schreibtherapie
Schon auf leichte Einschränkungen der Handfunktion können Schreibstörungen folgen. Diese können sich in kontrollierten statt flüssigen und automatisierten Bewegungen, einer verlängerten Schreibzeit sowie Veränderungen des Schriftbildes äußern. Die Methode besteht darin, nach noch vorhandenen Schreibkompetenzen der Patienten zu suchen und darauf aufzubauen. Die zum Schreiben notwendigen Funktionen werden in der Therapie systematisch reaktiviert. In Ergänzung der klinischen Diagnostik können die Schreibbewegungen mittels digitalen Schreibbretts und der computergestützten Bewegungsanalyse mit dem CS-Programm von Mai und Marquardt (1995) quantitativ erfasst und in ihrer kine-

matischen Struktur analysiert werden. Dadurch lässt sich die Qualität einer Schreibbewegung feststellen und im Therapieverlauf kontrollieren (▶ Abb. 4.13).

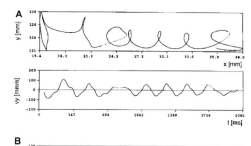

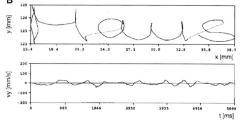

Abb. 4.13: Analyse des Profils einer Schreibbewegung unter automatisierter (A) oder visuell kontrollierter (B) Bewegung (hier wurde das Wort »Maus« geschrieben)

Schienenversorgung
Die Versorgung mit Handschienen kann beispielsweise durch ein interdisziplinäres Expertenteam der Abteilungen Ergotherapie und Physiotherapie in Zusammenarbeit mit einem Sanitätshaus gewährleistet werden. Das Team verantwortet die Versorgung und Anfertigung diverser Hand-/Fingerschienen und der Schulterbandagen.

Indikationen für eine Handlagerungsschiene:

- Kontrakturprophylaxe von Handgelenk und Fingergelenken
- physiologische Lagerung bei Hyper- und Hypotonus
- zur Unterstützung der Wirkung nach Botulinumtoxin-Injektion, z.B. der Handgelenksflexoren

- Immobilisation von Gelenken, z. B. durch Handgelenksmanschette
- Stabilisierung des Handgelenkes
- Tonusregulierung des Handgelenks führt z. T. zu verbesserter, selektiver Greiffunktion.

4.1.1.4.8 S2e-Leitlinien der DGNR

Die S2e-Leitlinien der DGNR (080-001 – motorische Rehabilitation nach Schlaganfall) (Platz 2009) bewerten die therapeutischen Optionen zur motorischen Rehabilitation der oberen Extremität nach ihrer Evidenz und kommen zu folgender Einschätzung:

Aufgabenspezifisches Training

Es besteht kein statistisch abgesicherter Effekt auf die Wiederherstellung der Arm-Hand-Funktion (Evidenz mittel-hoch, Einschätzung der Effekte: hohe Qualität; Empfehlungsgrad 0).

Constraint-Induced-Movement-Therapie (CIMT)

Die Wirksamkeit der Constraint-Induced-Movement-Therapie (CIMT) wurde in einem systematischen Review (Hakkennes und Keating 2005) evaluiert (Evidenz mittel bis hoch, Einschätzung der Effekte: hohe Qualität; Empfehlungsgrad A).

Spiegeltherapie

Evidenz mittel bis hoch, Einschätzung der Effekte: mittlere Qualität; Empfehlungsgrad B.

Arm-Robot-Therapie

Der Einsatz von Robotics kann eine sinnvolle Ergänzung bei schweren Armlähmungen sein (Evidenz mittel bis hoch, Einschätzung der Effekte: mittlere Qualität; Empfehlungsgrad B).

Bilaterales Training

Training mit bilateral ausgerichteten Aktivitäten (Evidenz hoch, Einschätzung der Effekte: mittlere Qualität; Empfehlungsgrad B).

Neuromuskuläre, EMG-getriggerte und funktionelle Elektrostimulation (NMES, EMG-ES und FES)

Patienten mit teilweise erhaltener proximaler Motorik und inkompletter Greiffunktion sollten eine funktionale mehrkanalige Stimulation für das Öffnen und Schließen der betroffenen Hand mit Aktivitäten in Repetition erhalten (Evidenz mittel bis hoch, Einschätzung der Effekte: mittlere Qualität; Empfehlungsgrad B).

4.1.1.5 Hausaufgaben und Einbindung der Angehörigen

Es ist wünschenswert, den Patienten aktiv in den Rehabilitationsprozess einzubinden und durch kleine Hausaufgaben entsprechende Eigenverantwortung zu übertragen. Hierbei gilt hinsichtlich der Übungsanzahl »weniger ist mehr«. Die spezifischen Hausaufgaben sollten mit dem Patienten vorab in der Therapie geübt werden. Ein Foto mit kurzem, erläuterndem Text ist hilfreich. Die Aufgabe des Therapeuten ist die regelmäßige Überprüfung der Durchführung. So können im Bedarfsfall notwendige Korrekturen oder bei erreichter Funktionsverbesserung eine Anpassung der Aufgabenstellung vorgenommen werden. Dies hat einen nicht zu unterschätzenden positiven Aspekt auf die Motivation des Patienten. Auch die Einbindung und Anleitung von Angehörigen sollte ein fester Bestandteil in der Rehabilitation sein. Bedarf der Patient der Hilfestellung im Alltag (Bsp. beim Treppensteigen), so sollte der Angehörige bereits während der Rehabilitation dazu angeleitet werden. Dies gibt allen Beteiligten Sicherheit. Klare Absprachen vermitteln dabei das positive Gefühl, Unterstützung zu geben, ohne zu überfordern.

4.1.2 Querschnittlähmung

Hans Brunner

4.1.2.1 Einleitung

Während der Anteil junger Patienten mit traumatischer Querschnittlähmung eher rückläufig ist, nimmt die Zahl älterer Patienten mit kompletten oder inkompletten Querschnitten aufgrund von Tumoren, zervikaler Myelopathie oder vaskulärer Läsion in der neurologischen Rehabilitation zu. Neben dem Wiedererlangen der motorischen Selbstständigkeit, auch im Rollstuhl, ist die Vermeidung von Sekundärproblemen die wichtigste Aufgabe. Daher sollte jeder Querschnittgelähmte unabhängig vom Alter und der Ursache der Lähmung eine adäquate Rehabilitationsbehandlung erhalten.

4.1.2.2 Vermeidung und Management von Komplikationen

4.1.2.2.1 Atmung

In der Frühphase der Erkrankung sind die therapeutischen Maßnahmen zunächst auf eine Stabilisierung der Funktionen, z. B. Vermeidung und konsequente Behandlung einer autonomen Dysreflexie ausgerichtet. Hierzu gehört das Atemmanagement. Solange Patienten intensivpflichtig sind, erfolgt dieses unter den entsprechenden Bedingungen. Bei hoher Querschnittlähmung mit Beteiligung des Zwerchfells sollte die Implantation eines Phrenikusstimulators bzw. die Etablierung einer Heimbeatmungstherapie erwogen werden. Nach erfolgreichem Weaning und ausreichender Stabilisierung erfolgt die Verlegung auf eine Frührehabilitationsstation mit Expertise in der Behandlung Querschnittgelähmter. Dort wird von ärztlicher Seite die Notwendigkeit und das Ausmaß des Atemmanagements anhand definierter Kriterien (Sauerstoffsättigung, pCO_2 in der arteriellen Blutgasanalyse, Hustenstoß, Atemfrequenz, Vorliegen einer Pneumonie) festgelegt. Je nach Risiko einer Verschlechterung der Atmung und den Möglichkeiten der Patienten, entsprechende Übungen selbst durchzuführen, ist eine Atmungstherapie durch Pflege bzw. Therapeuten oder durch ein spezielles Team von Atmungstherapeuten erforderlich. Neben incentiven Spirometern für das Eigentraining kommen v. a. Inhalogtherapie, EzPAP®, cough assist als apparative und das sog. Bagging und Air-Stacking als manuelle Verfahren zum Einsatz. Ziel ist in erster Linie die Vermeidung von Dys- und Atelektasen und infektiologischen bronchopneumonischen Komplikationen, aber auch die Verbesserung der allgemeinen körperlichen Leistungsfähigkeit, womit eine effektivere physikalische Therapie und eine mögliche frühere Selbstständigkeit erreicht werden kann.

> EzPAP® (gesprochen »Easy-PAP«, steht für »Positive Airway Pressure«) ist ein Atemwegstrainer, der einen positiven endexspiratorischen Druck (PEEP) aufbaut, entsprechend der Wirkungsweise des klassischen CPAP. EzPAP® benötigt lediglich einen Druckluft- oder Sauerstoffanschluss, der einen Flow von 5–15 l/min generieren kann.
> Cough assist dient der mechanischen Hustenunterstützung.

Trotz ausreichender Atmung tagsüber kann es nachts zu Atmungsproblemen kommen, die unentdeckt bleiben können. Insbesondere bei Symptomen wie nicht erholsamer Schlaf und erhöhter Tagesmüdigkeit sollte zunächst eine Polygrafie mit Messung von Atmung und Sauerstoffsättigung erfolgen und v. a. bei Schlaf-Apnoe-Syndrom oder einer nächtlichen Hypoxämie/Hypoventilation eine Polysomnografie ggf. mit Anpassung einer nCPAP-Therapie.

4.1.2.2.2 Blasenmanagement

Neben der Atmung spielen die Ausscheidungsfunktionen eine überaus wichtige Rolle bei der Behandlung Querschnittgelähmter, weshalb frühzeitig eine urologische Konsultation erforderlich ist. Nach der Phase des spinalen Schocks mit schlaffer Blase und Gefahr der Harnretention, welche meist zunächst mit Dauerkatheter und idealerweise dann mit einer suprapubischen Ableitung versorgt werden, entwickelt sich in vielen Fällen eine sog. neurogene Blase mit vorherrschender Detrusor-Sphinkter-Dyssynergie. Diese entwickelt sich nach einer variablen Phase des sog. spinalen Schocks mit schlaffer Harnblasen-, d. h. Detrusorlähmung, im Verlauf

von Tagen bis Monaten. Die folgende zunehmende Schädigung der oberen Harnwege und Nieren war bis zum 2. Weltkrieg der Hauptgrund für die hohe Mortalität unter den Querschnittgelähmten. Bei zunehmender Spastik der Detrusormuskulatur kann es unbehandelt rasch zu Schäden der Harnleiter und Nieren kommen. Falls Patienten noch in der Phase der schlaffen Blase intermittierend kathetern gelernt haben oder fremdkathetert werden, lässt sich klinisch zu diesem Zeitpunkt meist ein sich vermindertes Blasenfüllungsvermögen und Inkontinenz, d. h. Urinabgang, im Intervall feststellen. Spätestens zu diesem Zeitpunkt ist eine urologische Konsultation nötig und es sollte auch eine urodynamische Untersuchung erfolgen. Häufig wird eine blasendämpfende Medikation nötig, wobei aktuell eine Vielzahl von Medikamenten am Markt ist. Wir empfehlen den Beginn der medikamentösen Therapie mit Trospiumchlorid (▶ Tab. 4.8), weil dieses vermutlich die wenigsten zentralnervösen (anticholinergen) Nebenwirkungen aufweist. Sollte keine ausreichende Wirkung erzielbar sein (ca. 400–500 ml Blasenvolumen, Kontinenz im Katheterintervall), können die Konkurrenzprodukte (▶ Tab. 4.8) alternativ zur Anwendung kommen.

Tab. 4.8: Harnblasenspasmolytika und handelsübliche Präparate in optimaler und maximaler Dosierung

Generik	Präparat	Dosierung (optimal)	Dosierung (maximal/d)
Trospiumchlorid	Spasmex	3-mal 5–15 mg	90 mg
Trospiumchlorid	Urives (Ret)	1-mal 60 mg	120 mg
Darifenacin	Emselex	1-mal 7,5 mg	30 mg
Solifenacin	Vesikur	1-mal 5 mg	20 mg
Tolterodin	Detrusitol	1-mal 2–4 mg	8 mg
Fesoterodin	Toviaz	1-mal 4–8 mg	16 mg
Oxybutinin	Dridase	3-mal 2,5 mg	15 mg
Propiverin	Mictonorm	1-mal 30 mg	60 mg
Duloxetin	Yentreve	1-mal 20 mg	60 mg

Lässt sich mittels anticholinerger Therapie o. g. Ziel nicht erreichen, so besteht die Möglichkeit einer transurethralen intravesikalen Injektion von Botulinumtoxin. Aufgrund der Gefahr vegetativer Entgleisungen sollte diese Therapie nur im Rahmen eines kurzen stationären Aufenthaltes erfolgen. Die Wirkung hält meist ca. 9 Monate an, sodass keine häufigen Krankenhausaufenthalte nötig werden, was ebenfalls zur hohen Akzeptanz dieser Therapie beigetragen hat. Operative Verfahren wie Augmentationseingriffe lassen sich dadurch größtenteils vermeiden. Einen Stellenwert hat jedoch die Implantation von neuronalen Stimulatoren (z. B. Brindley), welche eine annähernd physiologische Blasenentleerung ermöglichen können. Voraussetzung für die Durchführung der Operation ist ein intakter sakraler Reflexbogen und ein ausreichend kontraktionsfähiger Detrusor. Bei der Operation werden urodynamisch kontrolliert die Hinterwurzeln (hintere Rhizotomie) durchtrennt und damit der sakrale Reflexbogen unterbrochen. Dadurch wird die Reflexblase in eine »schlaffe« Blase umgewandelt, Druckschädigungen des unteren und oberen Harntrakts werden vermieden. Die Blasenentleerung erfolgt mittels Reizung über Elektroden an den Vorderwurzeln S2–S5. Präoperativ ist eine Urodynamik nötig. Diese Methode kommt für Patienten in Frage, die mit den o. g. Methoden nicht kontinent werden, den Einmalkatheterismus nicht ausführen können, und wenn keine andere geeignete Inkontinenzversorgung (z. B. Sphinkterotomie und Kondomurinal) möglich ist. Der Vorderwurzelstimulator nach Brindley hat sich besonders für Frauen als Behandlungsalternative etabliert.

Andere Verfahren wie die Einlage spezieller Harnröhrenstents haben insbesondere bei Männern nur unzureichende Effekte erzielt, waren fehler- und komplikationsanfällig und wurden daher wieder verworfen.

Während die o. g. physiologischen Entleerungsmechanismen eine Reduktion von Harnwegsinfekten bewirken sollten, steigt deren Rate bei Trägern von Dauerkathetern genauso wie bei suprapubischen Ableitungen stark an, während der intermittierende (Selbst-)Katheterismus wiederum eine deutliche Reduktion der Infektionsgefahr bewirkt. Zusätzlich bewährt, wenngleich wissenschaftlich umstritten ist die Gabe von sog. »ansäuernden Supplementen« wie Vitamin C/Ascorbinsäure, Cranberry-Extrakten und L-Methionin. Wichtig ist in den meisten Fällen auch das Einhalten einer Trinkmenge von 2 l und mehr.

4.1.2.2.3 Sexuelle Funktionsstörungen/ Fertilität ▶ Kap. 5.14

4.1.2.2.4 Darmmanagement

Da fast alle Querschnittgelähmten die Stuhlinkontinenz als das am meisten behindernde und belastendende Problem erleben, muss dem Darmmanagement besondere Aufmerksamkeit gewidmet werden. Zunächst ist eine genaue Erhebung des neurologischen Befundes, insbesondere der entsprechenden Reflexe und des Sphinktertonus nötig. Dann muss zwingend eine Erfassung des Ist-Zustandes erfolgen, d. h.

- spontane Stuhlfrequenz,
- Ernährungsgewohnheiten,
- Ausmaß der bereits erzielten körperlichen Bewegung etc.

Im Weiteren bedarf es einer ausführlichen Schulung der Patienten, wobei auf den Zusammenhang von regelmäßiger Lebensweise und der Darmentleerung hingewiesen werden sollte. Ebenso wichtig ist die Vermittlung von dem Wissen, dass Ernährung und Trinkmenge eine wesentliche Rolle für die Darmtätigkeit spielt. Vor allem in der Anfangszeit kann ein Ernährungstagebuch hilfreich sein.

Abhängig vom Sphinktertonus sollte versucht werden, die jeweilig günstigste Stuhlkonsistenz zu erreichen, d. h. bei spastischem Tonus eine eher weichere und bei schlaffem Tonus eine eher festere Konsistenz. Insbesondere bei letzterem kann es jedoch trotz Beachtung eines strikten Darmmanagements zu Stuhlinkontinenz kommen, sodass nach Ausschöpfung konservativer Methoden (z. B. Vorlagen, Windeln, Analtampons) auch die Möglichkeit der Implantation eines künstlichen Sphinkters erwogen werden kann. Die Stuhlkonsistenz kann durch die Ernährung beeinflusst werden. In vielen Fällen wird die Zugabe von Laxanzien (z. B. Macrogol) nötig. Um ausreichende Freiräume zu lassen und soziale Interaktionen zu ermöglichen bzw. zur Inklusion ganz allgemein sollte eine Darmentleerung alle 2–3 Tage zu möglichst ähnlichen Zeiten (»Erziehung des Darms«) angestrebt werden. Die Stuhlentleerung kann auf verschiedenen Wegen erreicht werden. In manchen Fällen reicht es, den Defäkationsreflex über eine geringe Dehnung des Analsphinkters auszulösen, in anderen sind weitergehende Maßnahmen nötig, z. B. in Form von Suppositorien (z. B. Lecicarbon®, also Natriumdihydrogenphosphat + Natriumhydrogencarbonat), Klistieren, bis hin zur selbstständig durchführbaren Darmirrigation.

4.1.2.2.5 Dekubitusprophylaxe/ -therapie

Aufgrund der veränderten Trophik, fehlenden Sensibilität und Gefahr der längeren statischen Belastung besteht eine stark erhöhte Gefahr, dass Querschnittgelähmte Druckgeschwüre entwickeln. Dieser Prozess kann sehr schnell gehen und es können sich große Dekubiti innerhalb von Stunden entwickeln.

Während in der Frühphase der Erkrankung mit überwiegender Bettlägerigkeit der Schwerpunkt der Dekubitusprophylaxe auf Lagerungstechniken und -materialien (bis hin zum Sandbett) liegt, kommt es bei zunehmender Mobilität und Mobilisierung darauf

an, dass die Patienten Techniken erlernen, um die gefährdeten Stellen zu entlasten und diese zu überwachen (Handspiegel!). Von therapeutischer Seite besteht die Anforderung, Wissen und Informationen, aber auch praktische Techniken zu vermitteln. Idealerweise sollte eine Sitzdruckmessung und evtl. die notwendige Anpassung entsprechender Sitzkissen zum Einsatz kommen.

Ist ein Dekubitus einmal aufgetreten, ist sofort eine komplette Druckentlastung nötig. Die Entstehung von Dekubiti an anderen Stellen wird durch diese Maßnahme verhindert. Durch die Entlastung vermehrt sich aber der Druck in einer anderen Region (z. B. Entstehung bilateraler Dekubiti über den Trochanteren durch Lagerung auf der kontralateralen Seite des Ersten). Das Wundmanagement bei Querschnittgelähmten unterscheidet sich jedoch nicht vom sonstigen Vorgehen, d. h. von konservativer Wundversorgung mit modernen Wundauflagen über Vakuumpumpensysteme bis hin zur Dekubitus-Chirurgie. Nach der Heilung sollten dann verstärkt Maßnahmen zur Vermeidung erneuter Dekubiti ergriffen werden.

4.1.2.2.6 Spastik

Die Extremitätenspastik ist ein häufiges Phänomen bei Querschnittgelähmten. Primärer therapeutischer Ansatz sollte in allen Fällen zunächst eine intensive Physiotherapie – inklusive passiver Bewegung – auch mittels apparativer Methoden und pflegerische Maßnahmen wie Lagerungstechniken sein. In vielen Fällen wird zusätzlich medikamentös behandelt. Baclofen weist meist eine bessere Wirksamkeit als andere Antispastika (z. B. Dantrolen, Tizanidin, Dantamacrin) auf und scheint ebenso bei Patienten mit spinaler Läsion besser verträglich als bei supraspinaler Schädigung. Limitierend sind jedoch die zentralnervösen, v. a. kognitiven Nebenwirkungen. Bei nicht ausreichender oraler Therapie empfiehlt sich eine intrathekale Testinjektion und bei positivem Effekt die Implantation einer Baclofenpumpe. Bei fokaler Spastik (z. B. Adduktoren, Spitzfuß etc.) kann ein Therapieversuch mit Injektion von Botulinumtoxin unternommen werden (▶ Kap. 4.1.5).

4.1.2.2.7 Heterotope Ossifikationen

An den meisten Gelenken können heterotope Ossifikationen auftreten. Die zugrunde liegende Pathophysiologie und damit ein mögliches Verhindern der Veränderungen sind bislang weitgehend ungeklärt. Bei Querschnittgelähmten treten sie häufig pertrochantär auf. Üblicherweise kommt es zu Schmerzen, welche jedoch in vielen Fällen durch die Patienten nicht direkt wahrgenommen werden. Indirekt kann es zu vegetativen Symptomen, ähnlich einer autonomen Dysreflexie kommen (▶ Kap. 5.15).

4.1.2.2.8 Schulter-Arm-Beschwerden

Bei Paraplegikern kommt es fast regelhaft im Lauf der Jahre zu Verschleißerscheinungen im Bereich der Schultern, aber auch an den Ellbogen und Händen. Bei gut 50 % der Betroffenen treten Läsionen wie Rotatorenmanschettenrupturen und Rupturen anderer Muskelsehnen (z. B. lange Bizepssehne) und Karpaltunnelsyndrome auf. Hauptursache scheint die Bewegung des Rollstuhlantreibens selbst zu sein und nicht etwa kurze Belastungen wie bei den Transfers (Akbar et al. 2012). Die therapeutischen Ansätze umfassen neben dem operativen Vorgehen v. a. die Vermeidung der Überlastung der Gelenke und ein gezieltes Muskelaufbautraining. Letzteres ist überaus wichtig, da das Rollstuhlfahren und die Anforderungen des täglichen Lebens – obwohl Paraplegiker häufig durch die dauernde Beanspruchung muskelkräftig sind – zu muskulären Imbalancen v. a. im Bereich der Schultermuskulatur führen. Eine gezielte Kräftigung einzelner Muskelgruppen ist erforderlich. Dabei soll-

ten nicht, wie sonst üblich, die großen, oberflächlichen Muskeln wie Mm. deltoideus, latisimus dorsi, pectoralis major und minor auftrainiert werden. Der Schwerpunkt des Trainings sollte auf Muskeln liegen, die das Gelenk stabilisieren. Die Übungen setzen an folgenden Punkten an:

- Rotatorenmanschette (z. B. am Seilzug oder Thera®-Band, der Oberarm bildet dabei die Drehachse),
- Schulterblattfixatoren (schwerere Gewichte, Bankdrücken, Nackendrücken, Ziehen mit gestreckten Armen) und
- Kaudalisierer (Muskeln wie Mm. latisimus dorsi, teres minor, die den Durchlass für die Supraspinatussehne durch Zug des Oberarms wieder größer machen).

Begonnen wird dieses Training üblicherweise mit Koordinationsübungen mit geringem Gewicht. Dann wird langsam gesteigert bis zum trainingswirksamen Bereich (8–12 Wiederholungen).

4.1.2.2.9 Thrombosen

Die Inzidenz von Venenthrombosen ist bei Querschnittgelähmten nach Eintritt des Ereignisses stark erhöht, sodass in den ersten Wochen und Monaten eine Prophylaxe nach üblichen Standards durchgeführt werden sollte. Bei fortbestehendem Risiko ist ein Wechsel auf eine orale Antikoagulation sinnvoll.

4.1.2.3 Therapien

Wie bei allen neurologischen Erkrankungen liegt das Ziel der Therapien in dem Erreichen der größtmöglichen Selbstständigkeit, der Rückkehr in die gewohnte häusliche Umgebung (▶ Kap. 7.3) und – je nach Alter – in der Wiederaufnahme einer (der bisherigen) beruflichen Tätigkeit in einem angepassten Arbeitsumfeld (▶ Kap. 7.4).

Schwerpunkt der Behandlung bildet in allen Fällen die Physio- und Ergotherapie. Begleitend werden physikalische Therapie wie Lymphdrainage und (wo notwendig) Massage, aber auch Inhalationstherapie, und zur psychischen Stabilisierung, Beratung und Entwicklung von Copingstrategien psychologische bzw. neuropsychologische Therapien angewendet. Je nach der Schädigungshöhe erhalten die Patienten zusätzlich Atem- (s. o.) und Schlucktherapie (z. B. bei Trachealkanülen).

4.1.2.3.1 Schlucktherapie

Eine Schlucktherapie wird bei Patienten mit hohem Querschnitt und einer Schluckstörung (▶ Kap. 4.3.3 und 5.4) nötig.

4.1.2.3.2 Ergotherapie

Tetraparese/-plegie

Der Schwerpunkt der Therapie einer Tetraparese oder einer Tetraplegie liegt auf der Behandlung der oberen Extremitäten inklusive der Evaluation möglicher operativer Eingriffe zur Funktionsverbesserung, der Ausbildung einer Funktionshand, der Ermöglichung einer adäquaten Kommunikation inklusive der Umweltkontrollsteuerung und einer Hilfsmittelanpassung, v. a. im Hinblick auf eine Rückkehr nach Hause.

Neben den klassischen »Hands-on«-Methoden nach Bobath, PNF, Perfetti uvm. kommen immer mehr robotergestützte Therapien wie MIT-Manus®, Armeo-Spring®, Amadeo®, Bi-Manu-Track, Reha-Slide, Biometrics-E-Link® (▶ Kap. 4.1.3) individuell zum Einsatz. Damit lassen sich geringste Funktionen effektiv verbessern und alle Möglichkeiten nutzbar machen.

Ein erster Schritt bei der Vorbereitung für die Nutzung der verbliebenen Handfunktion ist die Ausbildung einer sog. Funktionshand. Hierfür werden die Finger mittels Tape in Beugestellung geklebt, damit

bei noch vorhandener C6-Funktion, d. h. Handgelenksdorsalextension und Daumenadduktion eine Greiffunktion mittels Daumenendglied und proximaler Phalange des Zeigefingers hergestellt werden kann. Diese Funktion kann dann mittels handchirurgischem Eingriff und Transposition von Muskeln und Sehnen (z. B. Sehne des M. brachioradialis auf den M. flexor pollicis longus) so verstärkt werden, dass nach Umlernen der entsprechenden Muskelfunktionen eine Griffkraft bis zu 1 kg und mehr erreicht wird. Ermöglicht wird diese Art von Eingriffen durch die Redundanz der segmentalen Muskelversorgung am Arm, d. h. Funktionen/Gelenkbewegungen werden durch mehrere Muskeln bewirkt. Ein ähnlicher Weg wird für die Stützfunktion des Armes gegangen. Diese ist wichtig, um den selbstständigen Transfer (meist über Rutschbrett) zu ermöglichen, aber auch damit der Patient selbst eine Druckentlastung des Gesäßes im Rollstuhl vornehmen kann. In den meisten Fällen wird die hintere Portion des M. deltoideus mit dem M. trizeps verbunden.

Voraussetzung für diese Operationen ist jedoch ein intensives Krafttraining der noch aktivierbaren Muskeln und der Muskeln, welche für die Transfer-OPs verwendet werden (z. B. Mm. brachioradialis und deltoideus). Zur Einschätzung, ob dieser Eingriff überhaupt möglich ist, hat sich die Einteilung nach McDowell et al. (1986; ▶ Tab. 4.9) bewährt.

Ein weiterer Schwerpunkt ist die Verbesserung der Rumpfkontrolle. Naturgemäß können völlig gelähmte Muskeln bei einer kompletten Querschnittlähmung nicht trainiert werden, was selbstredend auch für die Bauch- und Rückenmuskeln gilt. Die bessere Stabilität wird vielmehr durch ein verbessertes Austarieren des Sitzes erreicht. Dafür sollte der Betroffene lernen, seinen Körper so zu positionieren, dass z. B. eine Bewegung der Arme bis zur Horizontalen möglich wird. Diese benötigen die Patienten, um sich selbstständig im Rollstuhl

110

Tab. 4.9: Internationale Einteilung der Voraussetzungen einer beabsichtigten chirurgischen Rekonstruktion der Arm- und Handfunktion bei Tetraplegie (nach McDowell et al. 1986; * O = Ocular: adäquates Sehvermögen, Augenkontrolle (2-Punkte-Diskrimination am Daumen über 10 mm), Cu = Cutaneous: nützliche sensorische Afferenzen von den Händen vorhanden = kutane Sensibilität (2-Punkte-Diskriminierung an der Daumenkuppe 10 mm oder besser))

Gruppe	Sensibilität	Charakteristika entsprechend der transponierbaren Muskeln	Beschreibung der Funktion
0	O oder Cu *	kein transponierbarer Muskel unterhalb des Ellenbogens	Flexion und Supination des Ellenbogens
1		Brachioradialis (BR)	Flexion des Ellenbogens in Pronation
2		+ Extensor carpi radialis longus (ECRL)	Handgelenksstreckung (schwach oder kräftig)
3		+ Extensor carpi radialis brevis (ECRB)	Handgelenksstreckung
4		+ Pronator teres (PT)	Streckung und Pronation des Handgelenks
5		+ Flexor carpi radialis (FCR)	Handgelenksbeugung
6		+ Extensor digitorum	extrinsische Fingerstreckung (teilweise oder alle Finger)
7		+ Extensor pollicis longus	extrinsische Daumenstreckung
8		+ Flexor digitorum	schwache Fingerbeugung
9		nur Fehlen der intrinsichen Muskulatur	extrinsische Fingerbeugung
10		Ausnahmen	

fortzubewegen. Es sollte in jedem Fall die Nutzung eines Aktivrollstuhls angestrebt werden. Für den Außenbereich ist dann meist ein Elektrorollstuhl nötig. Auch hierfür sind entsprechende Sitztechniken zu vermitteln. Die Rollstuhlanpassung muss entsprechend vorgenommen werden. Neben der gegenüber sonstigen Vorgaben etwas längeren Sitztiefe muss die Rückenlehne mit einem Durchhang ausgestattet sein. Dieser ist meist nur mit einem verstellbaren Rückenteil erreichbar, damit der Patient eine entsprechende Führung des Oberkörpers erhält. Die Sitzposition ist leicht schräg nach hinten geneigt. Die meisten Patienten sitzen mit einem mehr oder weniger ausgeprägten Rundrücken, können aber auf diese Art und Weise eine ausreichende Stabilität erzeugen und sind damit in der Lage, den Rollstuhl selbst anzutreiben. Es sollte jedoch darauf geachtet werden, dass es

u. U. dann zu einem erhöhten Druck auf die Steißbeinregion kommt, was idealerweise mit einer Sitzdruckmessung abgeschätzt werden kann. Die Patienten können dann hinsichtlich maximaler Sitzzeiten beraten werden.

Bei schwerer betroffenen Patienten sind in zunehmendem Maße (computergesteuerte) elektronische Hilfsmittel nötig. Dies beginnt mit einer entsprechend angepassten Steuerung des Elektrorollstuhls (s. a. Video content plus), welcher dann mit dem Kopf, Kinn oder sogar Zunge gesteuert wird und zusätzlich mit einer Umfeldkontrollsteuerung ausgestattet werden kann, mittels derer z. B. die Wohnung oder ein ganzes Haus per Mausklick (welche wiederum durch die Augen gesteuert sein kann), Zungensensor o. ä. gesteuert werden kann. Speziell dieser Bereich hat in letzter Zeit sehr von den raschen Fortschritten der Technik profitiert.

111

Paraparese/-plegie

Ein ergotherapeutischer Schwerpunkt liegt bei Paraplegikern eindeutig auf der Wiederherstellung der Selbstständigkeit in allen Lebensbereichen. In Zusammenarbeit mit den Pflegekräften, Ergo- und Physiotherapeuten sollte rasch der selbstständige intermittierende Katheterismus und das eigenständige Darmmanagement umgesetzt werden. Dazu werden die entsprechenden Techniken, wie das richtige Sitzen im Rollstuhl für das Kathetern oder der Toilettentransfer trainiert. Neben einem Kraft- und Koordinationstraining für die oberen Extremitäten steht die weitere Mobilität im Fokus der therapeutischen Bemühungen. Die Benutzung von öffentlichen Verkehrsmitteln wie Bus, Straßenbahn (wo verfügbar) einschließlich Befahren einer Rolltreppe sollten zum Rehabilitationsprogramm genauso gehören, ebenso wie der Autotransfer und das Verladen des Rollstuhls in das Fahrzeug ohne fremde Hilfe sowie eine Beratung hinsichtlich entsprechender Umbauten am Fahrzeug, um es selbst steuern zu können. Dafür gibt es zahlreiche Firmen am Markt, welche teilweise regional, oft aber überregional agieren und meist sehr kooperativ den Rehabilitationskliniken beratend zur Seite stehen. Auch für Tetraparetiker gibt es inzwischen Systeme auf dem Markt, die ein selbstständiges Führen eines KfZs ermöglichen (z. B. Van mit ferngesteuerter Absenkung zu einer Seite, Öffnen der Seitentür, Herausfahren einer Rampe, Befahren dieser Rampe mit dem Elektrorollstuhl, Einklinken des Rollstuhls an einer Halterung auf der Fahrerseite und Bedienen von Lenkrad, Bremse, Gas etc. über computerunterstützte Bedienelemente).

Der durchgreifende Erfolg von Sir Ludwig Guttmann in der Verbesserung der Prognose einer Querschnittlähmung fußt nicht zuletzt auf der Tatsache, dass er Querschnittgelähmte systematisch an den Sport herangeführt hat. Darunter fallen »klassische« Rollstuhlsportarten wie Basketball oder Bogenschießen, in den letzten Jahren zunehmend das Hand-Biken. Es gibt fast keine Sportart, die nicht von Querschnittgelähmten ausgeübt werden kann, mit Ausnahme von Beachvolleyball, wo kaum umsetzbare technische Finessen am Rollstuhl erforderlich wären. Es empfiehlt sich eine Zusammenarbeit von Rehabilitationsklinik und dem nächstgelegenen Behindertensportverein. Eine Kooperation hätte den Vorteil, dass die Patienten in verschiedene Sportarten von der Klinik aus »hineinschnuppern« könnten. Außerdem kann ein Peercounseling durch erfahrene Sportler des Vereins stattfinden.

4.1.2.3.3 Physiotherapie

Tetraparese/-plegie

In der Frühphase der Erkrankung liegen die Schwerpunkte auf Prophylaxen von Gelenkkontrakturen, Pneumonien und Dekubiti. Dabei spielen vor allem passive Therapieinhalte eine wesentliche Rolle. Im weiteren Verlauf tritt mehr und mehr die Mobilisierung in die Vertikale in den Vordergrund. Bei der häufig vorhandenen autonomen Dysreflexie und vegetativen Regulationsstörung mit Orthostaseproblemen wird die Vertikalisierung langsam über den Kipptisch, das Stehbett o. ä., manchmal gradweise vorgenommen. Wenn der Patient schließlich eine längere Vertikalisierung toleriert, kann der Rollstuhltransfer angegangen werden. Abhängig von der Lähmungshöhe, dem Grad der Komplettheit der Läsion und den damit verbliebenen Funktionen von oberen und unteren Extremitäten und der Rumpfmuskulatur wird versucht, den Patienten schon frühzeitig aktiv in die Therapie einzubinden, um das Ziel der möglichst großen Selbstständigkeit zu erreichen. Dabei verfolgt die Physiotherapie im Wesentlichen gleiche Ziele wie die Ergotherapie. Teilweise wird die Therapie gemeinsam am Patienten durchgeführt. Unterstützt wird die Therapie durch eine Vielzahl von apparativen Trainingsgeräten zur mediko-mechanischen Bewegungstherapie. Darunter fallen Kraftgeräte wie Beinpresse, Kniecurler, Zugapparat und OE-Stütz-/DIP-Gerät, genauso wie Laufband- und Lokomattherapie. Zum sicheren Üben des Gehens eignet sich auch eine sog. Laufkatze, ein Gerät, in das ein Haltegeschirr eingehängt werden kann und in dem an einer Schiene an der Decke Bewegungen von mehreren 10 Metern erlaubt sind. Die Erigo®-Therapie ermöglicht eine frühe Vertikalisierung bei gleichzeitiger Aktivierung der Beine von schwerbetroffenen Patienten, v. a. mit starken orthostatischen Problemen. Die funktionelle Elektrostimulation wird bei Patienten mit inkompletter Querschnittlähmung von der Physiotherapie und der physikalischen Therapie durchgeführt. Die Patienten werden nach Möglichkeit so angelernt, dass sie später ein Eigentraining mit der FES durchführen können. Die FES wird in Kombination mit Motomed®-Training (Sitzfahrrad) angeboten und kann an einem speziellen Sitzfahrrad, das mit einer Schnittstelle für FES-Geräte ausgerüstet ist, fortgeführt werden.

Zukunftsmusik stellen Therapien oder die prothetische Versorgung mit Gangrobotern dar, die als sog. Exoskelett wie eine Orthese angezogen und per tragbarem Akku mit Energie gespeist werden. Es sind bereits mehrere Firmen aus Israel, Japan und USA am Markt, wobei die kommerzielle Verfügbarkeit erst beginnt.

Paraparese/-plegie

Ein physiotherapeutischer Schwerpunkt liegt in dem Erreichen der Selbstständigkeit. Dies bedeutet zunächst die unabhängige Mobilität im Bett, d. h. eigenständiges Umdrehen und Aufsetzen sowie eine ausreichende Beherrschung des Transfers vom Bett zum Rollstuhl. Als nächstes Ziel sollte die sichere Beherrschung des Rollstuhls angestrebt werden. Dies geschieht im ersten Schritt auf dem meist glatten und ebenen Boden innerhalb der Klinik, sollte aber rasch erweitert werden hinsichtlich des Überwindens von Steigungen, einzelnen Stufen bis hin zum Überwinden von mehreren Stufen. Begleitet wird diese Therapie von Krafttraining für den Oberkörper, u. U. die bereits genannten mediko-mechanischen Therapieverfahren. Im Gegensatz zu den Möglichkeiten einer operativen Versorgung an den oberen Extremitäten existieren für die unteren Extremitäten keine solchen Optionen. Um eine Steh- und Gehfähigkeit zu ermöglichen, ist eine Stabilisierung der Beine nötig. In manchen Fällen reicht evtl. die Spastik aus, meist bedarf es jedoch zumindest einer dorsalen Stabilisierung (Backslaps aus Gips), um eine ausreichende Gelenkfixierung zu erreichen. Wenn damit Stehen und Gehen erfolgreich erprobt werden konnten, können in einem nächsten Schritt Orthesen angepasst werden, die von verschiedenen Firmen angeboten oder ganz individuell angepasst und orthopädisch-handwerklich gefertigt werden. Neben den Vorteilen des Stehens und Gehens, wie leichteres Überwinden von Stufen, Erreichen von höher gelegenen Gegenständen gibt es auch gravierende Nachteile. Falls keine Aktivität der unteren Extremitäten vorhanden ist, kann es leicht zur Überlastung von Sehnen und Gelenken der oberen Extremitäten bei der dann notwendigen Nutzung von Unterarmgehstöcken kommen. Die Fortbewegung wird meist langsam sein und längere Strecken können stark erschöpfend wirken, sodass in vielen Fällen der Rollstuhl die praktikablere Fortbewegung darstellen wird. Dennoch sollte man zumindest im Rahmen einer Beratung auf diesen Aspekt eingehen. Systeme, die mittels funktioneller Muskelstimulation Steh- und Gehfunktionen herstellen, befinden sich praktisch ohne Ausnahme im Stadium der wissenschaftlichen Untersuchung und können nur im Rahmen von Studien therapeutisch genutzt werden.

4.1.3   Roboter- und gerätegestützte Verfahren

Silke Heller und Friedemann Müller

Die Entwicklung von Geräten zur Unterstützung der Therapeuten hat sich v. a. durch den Fortschritt in der elektronischen Steuerungstechnik beschleunigt. Kontinuierlich kommen neue Geräte auf den Markt, die die obere Extremität trainieren oder beim Gangtraining Unterstützung für die untere Extremität bzw. die posturale Kontrolle und Beinfunktion liefern. Grundsätzliche Unterscheidungsmerkmale sind:

* Führung der gesamten Extremität(en) durch ein Exoskelett oder Unterstützung der endständigen Glieder (End-Effektor-System),
* Umfang der Steuerung oder Beschränkung auf Unterstützung und
* Einsatz von visuellen Präsentationstechniken, um Übungssituationen realitätsnäher oder motivierender zu gestalten.

Diese Techniken zum Einsatz von virtueller Realität können in Verbindung mit Führung der Extremitäten aber auch ohne Geräte-Unterstützung erfolgen.

Ein Roboter wird oft als ein Gerät definiert, das die Bewegung unterstützen kann für therapeutische Zwecke.

Ziel ist es, Anzahl und Frequenz der Übungsbewegungen innerhalb einer Therapiesitzung zu steigern und durch maschinelle Unterstützung die limitierten Therapeutenressourcen besser zu nutzen.

Während sich die Hoffnungen auf eine deutlich effizientere Therapie v. a. bzgl. des Gangtrainings nicht durchgehend bestätigt haben, wird für die obere Extremität der Einsatz positiver gewertet. Gegenüber gleich intensiver manueller Therapie dürfte keine Überlegenheit vorliegen. Allerdings dürfte die höhere Therapieintensität außerhalb kontrollierter Studien doch einen gegenüber der Regelversorgung günstigeren Effekt zeigen (Lo et al. 2010).

4.1.3.1   Gangtraining

Klinische Studien konnten zeigen, dass ein Laufbandtraining unter partieller Gewichtsentlastung die Gehfähigkeit von Schlaganfallpatienten verbessert (Moseley et al. 2005). Beim Training motorisch schwerer betroffener Patienten bedarf es dabei häufig bis zu 2 Therapeuten: um das paretische Bein nach vorn zu setzen und zur Unterstützung der Körperschwerpunktverlagerung bei gleichzeitiger Stabilisierung des Rumpfes.

Die elektromechanisch unterstützenden Trainingsgeräte ermöglichen den automatisierten Bewegungsablauf beim Gehtraining und fördern die Therapieintensität für den Patienten. Gleichzeitig entlasten sie die Therapeuten von der schweren monotonen körperlichen Arbeit und der damit einhergehenden unergonomischen Haltung (Werner et al. 2002). Es werden im Wesentlichen 2 elektromechanische Gerätetypen unterschieden:

* Exoskeleton-System: Hüft- und Kniegelenke werden während des Gangzyklus mittels Beinorthesen und integrierter Elektromotoren bewegt (Bsp. Lokomat®, LOPES; Colombo et al. 2000; Venemann et al. 2005)
* End-Effektor-System: die Füße der Patienten stehen auf Fußplatten, deren Bewegungsbahn die Schwung- und Standphase während des Gangtrainings simulieren (Bsp. Gangtrainer, G-EO-System, Lokohelp; Hesse et al. 1999; Hesse et al. 2010; Freivogel et al. 2009).

Ein Cochrane-Review belegt, dass ein maschinengestütztes Gangtraining in Kombination mit Physiotherapie die Wahrscheinlichkeit für freies Gehen zum Zeitpunkt des Follow-up erhöht (Mehrholz et al. 2010). Eine Überlegenheit eines Gerätes ist bisher nicht gezeigt worden (Mehrholz et al. 2012).

4.1.3.1.1 Lokomat

Der Lokomat® (▶ Abb. 4.14) ist eine robotergestützte Gangorthese mit einem Gewichtsentlastungssystem und einem Laufband. Durch die maschinengestützte Führung der Beine in einer annähernd physiologischen Bewegung und Geschwindigkeit ist er für Patienten mit Querschnitt und Hemiparese verwendbar. Der Lokomat ermöglicht den Patienten repetitives Üben unter bestmöglicher Nutzung der Eigenaktivität durch eine computergestützte Anpassung der Führungskraft. Das Exoskelett und die Trainingsparameter sind individuell an die Größe und die motorischen Fähigkeiten des Patienten einstellbar. Patienten erreichen hier längere Gehstrecken als auf dem Laufband. Bereits im Frühstadium können schwer betroffene Patienten intensiv therapiert werden.

- Der Einsatz von »Virtual Reality« hat hohen motivationalen Charakter. Patienten benötigen weniger verbale, taktile Hilfestellungen und zeigen längeres Durchhaltevermögen.
- Die Beckenfixierung erlaubt primär vertikales Discplacement beim Gehen, dadurch ist die Gleichgewichtsanforderung des Patienten eingeschränkt.
- Die hohen Anschaffungskosten limitieren den Einsatz auf den stationären Bereich.

Nach unserer Erfahrung sind Voraussetzungen, die der Patient erfüllen sollte:

- ausreichende Vigilanz und
- Stehfähigkeit im Standing über mindestens 30 min.

4.1.3.1.2 Elektro-mechanischer Gangtrainer

Der elektro-mechanische Gangtrainer (▶ Abb. 4.15) wurde zur Therapie von Hemiplegiepatienten entwickelt. Der Patient wird mit einem Gurtsystem entlastet. Beide Füße stehen auf Fußplatten, deren Bewegung die Stand- und Schwungbeinphase simulieren. Die Kadenz und die Schrittlänge sind einstellbar. Zusätzlich zu anderen Gangtrainingsgeräten kann eine Verlagerung des Körperschwerpunktes nach vertikal und lateral trainiert werden. Damit sind die Anforderungen an den Gleichgewichtsausgleich durch den Patienten anspruchsvoller. Er wird so auf den Alltag vorbereitet. Weiterhin sind die Freiheitsgrade der Kniegelenke nicht limitiert, was die eigenständige Kontrolle der Kniestreckung ermöglicht und fordert. Bei mangelnder Muskelkraft ist die Hilfestellung durch den Therapeuten notwendig und möglich.

4.1.3.1.3 Lokohelp

Der Lokohelp ist ein Add-on-Modul für Woodway®-Laufbänder mit Entlastungssystem (= LokoStation). Der Patient wird mit seinen Füßen in vorhandene Orthesen fixiert. Dies ermöglicht das automatisierte, rhythmische Vorbringen der Füße. In der Standbeinphase werden die korrekte Belastung und der gangtypische Abrollvorgang trainiert. Auf die korrekte Schwerpunkt(vor)verlagerung und auf die Kniebeuge-Streckachsen ist therapeutisch beim Training zu achten. Schrittlänge und Spurbreite sind nicht beeinflussbar.

4.1.3.1.4 Wesentliche Aspekte der Gangmaschinen

Bezüglich der Lokomotion lässt sich der Einsatz von Gangmaschinen so zusammenfassen. Sie:

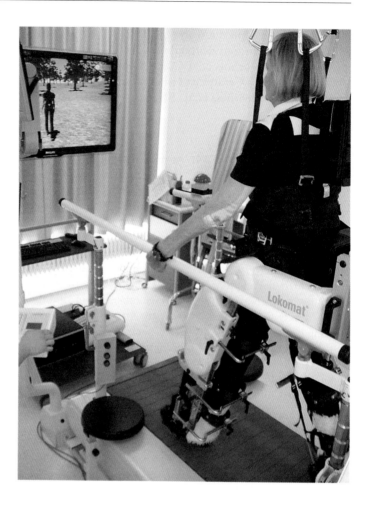

Abb. 4.14:
Lokomat®

- fördern die Wiederherstellung der Gehfähigkeit,
- ermöglichen ein Herz-Kreislauf-Training und den Muskelaufbau und
- entlasten den Therapeuten.

4.1.3.1.5 Laufkatze

Die Laufkatze (► Abb. 4.16) ermöglicht durch eine Gurtaufhängung, die sich in einer an der Decke angebrachten Führungsschiene bewegt, ein sicheres und kontrolliertes Gehtraining in der Ebene ohne eine Entlastung des Körpergewichts. Nicht stehfähige bis schwer beeinträchtigt gehfähige

Patienten können bei gleichzeitigem Einsatz eines Hilfsmittels (z.B. Unterarmrollator) längere Gehstrecken ohne Sturzrisiko trainieren.

- Das Gehen erfolgt vom Patienten selbstständig und erfordert die aktive Körperschwerpunktverlagerung. Damit wird eine anspruchsvollere Gleichgewichtsaktivität durch den Patienten erbracht.
- Gleichzeitig ist der Hilfsmitteleinsatz möglich.
- *Nachteil*: Das Gangtempo wird durch die motorischen Fähigkeiten des Patienten begrenzt und ist meist sehr langsam.

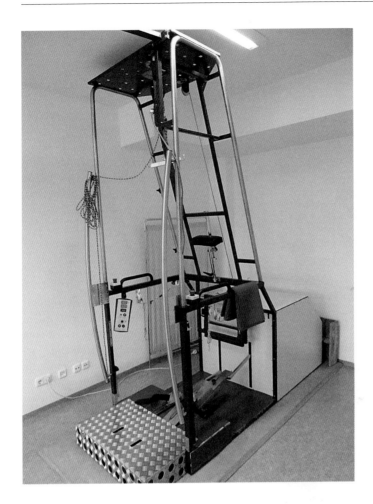

Abb. 4.15:
Gangtrainer

- Die Repetitionsanzahl der Schritte ist gering und die Gehstrecke dadurch limitiert.

4.1.3.1.6 THERA-Trainer

Der THERA-Trainer e-go (▶ Abb. 4.17) ist ein mit Elektromotor betriebenes mobiles Gerät zum Gangtraining. Der Patient ist durch einen Beckengurt an einem stabilen Halterrahmen gesichert. Der Oberkörper wird dabei nicht beeinflusst. Eine stufenlose Geschwindigkeitsregulierung des Gerätes (bis 3,5 km/h) ist durch den Therapeuten oder den Patienten möglich. Ebenso ist ein Richtungswechsel möglich. Dadurch wird die Eigenaktivität des Patienten gefordert. Während des Gehtrainings ist durch eine regulierbare Balance-Einheit ein Anpassen an die Gleichgewichtsfähigkeit des Patienten gegeben. Im Vergleich zur Laufkatze bietet das Trainingsgerät einen weiteren Bewegungsradius bei gleichzeitiger Förderung der Gehgeschwindigkeit.

4.1.3.1.7 Ausblicke zum Gangtraining

Trotz der positiven Trainingsergebnisse wie beispielsweise

117

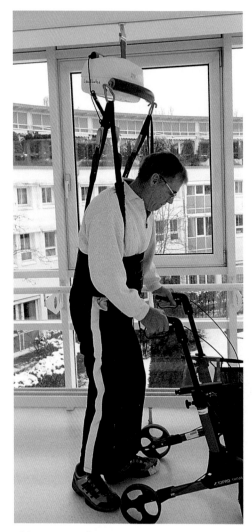

Abb. 4.16: Laufkatze

- Verbesserung selbstgewählter Gehgeschwindigkeit und
- Zunahme der Gangsymmetrie

zeigt das Lokomotionstraining in Form der robotergestützten Therapie bisher keine signifikante Überlegenheit zur manuellen Laufbandtherapie (Westlake und Patten 2009). Sie stellt auch keinen Ersatz zur Physiotherapie dar, ermöglicht aber das Training der Gehfähigkeit von schwerer beeinträch-

tigter Patienten im akuten und subakuten Stadium mit einer deutlichen körperlichen Entlastung der Therapeuten. Angesichts der Kosten und stetigen Weiterentwicklung ist es jedoch notwendig, für die jeweilige Therapieform die Charakteristika besonders profitierender Patienten herauszufinden. Ebenso ist das Erarbeiten von erforderlicher Anzahl der Therapiestunden und einem effektiven Zeitplan, auch in Bezug auf die Anpassung der kinematischen Trainingsparameter weiterhin nötig (Hornby et al. 2008).

4.1.3.2 Obere Extremität

Auch für das Training der oberen Extremität sind zahlreiche Geräte entwickelt worden. Einige davon unterstützen oder assistieren einfache Bewegungen auf vorgegebenen geraden oder Rotations- Bahnen, einseitig oder bilateral, in Phase oder Antiphase (Reha-Slide, Bi-Manu-Track). Komplexere Geräte trainieren als Exoskelett oder mit Endeffektortechnik.

4.1.3.2.1 MIT-Manus

Der MIT-Manus® (▶ Abb. 4.18) ist ein Roboterarm, der eine ungehinderte Schulter-Ellenbogen-Bewegung in der horizontalen Ebene gestattet. Vollständige Eigenbewegungen des Patienten, durch den Motor veranlasste Bewegungen sowie Servo-unterstützte Bewegungen simulieren die »Hands-on-Therapie« des erfahrenen Therapeuten. Lo et al. (2010) zeigten eine Überlegenheit gegenüber »normaler Versorgung«, aber nicht gegen gleich intensive Therapie mit 1.000 Bewegungen pro Therapiestunde.

4.1.3.2.2 Armeo

Der Armeo® (▶ Abb. 4.19) ist eine Armorthese mit Bewegungssensor. Ein Federmechanismus gewährleistet eine regulierbare

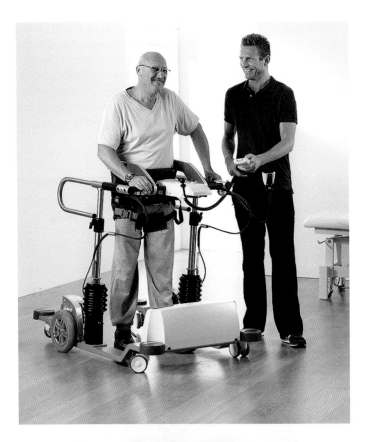

Abb. 4.17:
THERA-Trainer e-go

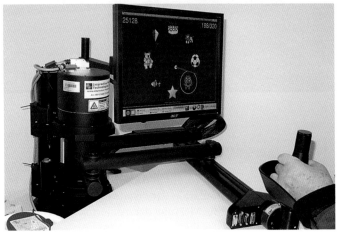

Abb. 4.18:
MIT-Manus

Gewichtsentlastung des zu therapierenden Arms und unterstützt dadurch die Durchführung von funktionellen Armbewegungen. Mit einem drucksensitiven Handgriff kann über vielfältige Softwareeinstellungen eine Vielzahl von Aufgaben, intensiv und repetitiv geübt werden. Der Einsatz des Armeo liegt in der Unterstützung der funktionellen Therapie von Patienten mit weitgehender Funktionseinschränkung der oberen Extremität. Eine Therapiestudie von Housman und Kollegen (2009) zeigte einen Funktionsgewinn von bis zu 3 Fugl-Meyer-Punkten gegenüber der Vergleichsgruppe.

Eine aufwändige Weiterentwicklung zum Armeo-Power-Gerät mit einem An-

trieb in 7 Freiheitsgraden lässt ein Training einer kompletten Armbewegung zu. Ob die Übung der Gesamtbewegung einem weniger aufwendigen Training von Teilbewegungen an verschiedenen Geräten überlegen ist, müssen klinische Studien noch zeigen, um entsprechende Anschaffungen bewerten zu können.

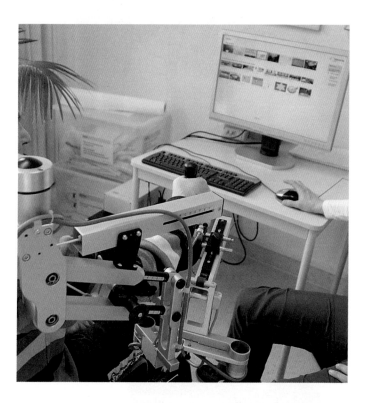

Abb. 4.19:
Armeo

4.1.3.2.3 Amadeo

Das Amadeo®-System (▶**Abb. 4.20**) ist ein mechatronisches Finger-Hand-Gerät für die Rehabilitation von distalen motorischen Funktionsstörungen. Der Amadeo bewegt die Finger und den Daumen nach vorgegebenen Mustern. Die Fingerschlitten können einzeln, nacheinander oder gemeinsam Flexions- und Extensionsbewegungen durchführen. Der Patient kann entweder rein passiv trainiert werden oder aktiv in die Thera-

pie eingebunden sein. Das Amadeo-System ermöglicht:

- die kontinuierliche und ergonomische Simulation der distalen Greifbewegung,
- die Messung der isometrischen Kraft und des Bewegungsraumes,
- ein integriertes Bio- Feedback in Echtzeit und
- eine hohe Flexibilität bei einer gleichzeitig einfachen Anwendung an verschiedenen Patienten.

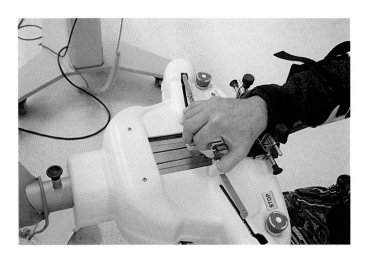

Abb. 4.20:
Amadeo

4.1.4 Bewegungsstörungen

Ingo Keller, Jürgen Dressnandt und Friedemann Müller

4.1.4.1 Morbus Parkinson und Parkinson-Syndrome

Der Morbus Parkinson als Prototyp der hypokinetischen Syndrome lässt sich über Jahre in der Regel mit Medikamenten gut kontrollieren (► Kap. 3.7). Mit dem Fortschreiten des Nervenzelluntergangs sind die motorischen und nichtmotorischen Funktionsstörungen weniger zuverlässig medikamentös zu bessern und zusätzliche übende Verfahren erlangen einen größeren Stellenwert. Die Aufgabe der neurologischen Rehabilitation ist es dann, in einer Kombination aus Optimierung der Medikation unter stationären Bedingungen dem Patienten durch übende Verfahren Zugang zu motorischen Verbesserungen zu verschaffen und mit der Erarbeitung von Kompensationsmöglichkeiten die Lebensqualität zu erhalten. In der Phase der Medikationsanpassung bewähren sich besonders Beweglichkeitsprotokolle über den Tag.

Lange Zeit war unsicher, ob mit Ergotherapie und Physiotherapie bleibende Verbesserungen zu erzielen sind. Zahlreiche Studien der letzten Zeit konnten hier Effekte zeigen. Meist sind Symptome das Ziel der Therapie, die in der Anfangsphase auch medikamentös behandelbar sind, wie die klassischen Symptome von Brady- und Hypokinese, Rigor, Starthemmung, kleine tippelnde Schritte, Gleichgewicht, Sprechen. In der Physiotherapie scheint die repetitive Anwendung rhythmischer Bewegungen von Rumpf und Extremitäten eine Bewegungsverbesserung zu ermöglichen. Da Parkinson-Patienten interne Taktgeber schlechter einsetzen, wird die Bewegung häufig unterstützt durch die Verwendung visueller (Struktur auf Boden) und akustischer (Takt, Walkman, Metronom) Stimuli. Sowohl diese externen Stimuli als auch die gezielte Lenkung der Aufmerksamkeit auf das Ziel größerer Schritte können eine Normalisierung der Schrittlänge bewirken. Bei symptomatischen Parkinson-Syndromen werden vergleichbare Techniken eingesetzt, allerdings liegen nur vereinzelte Erfahrungsberichte vor.

4.1.4.1.1 Laufbandtraining

Ein Laufbandtraining bewirkt auch bei Parkinson-Patienten größere Schrittlängen, und zeigt kurzfristige und anhaltende Effekte. In einer Studie mit einzelnen Einheiten von Laufbandtherapien konnten Pohl et al. 2003 zeigen, dass sowohl eine Therapie mit forcierter Geschwindigkeitssteigerung, als auch eine Einheit, in der Patienten mit selbstgewählter Ganggeschwindigkeit 30 min Laufbandtraining absolvierten, die Geschwindigkeit und Schrittlänge steigerten. Entspannung oder Übungen nach dem PNF-Konzept waren ohne Effekt. Dabei war keine Gewichtsentlastung notwendig. Der Gurt diente lediglich zur Sturzsicherung. Miyai et al. zeigten 2002 mit einem 4-wöchigen Laufband-Training mit Gewichtsentlastung ebenfalls einen bereits kurzfristig sichtbaren Effekt, der normaler Physiotherapie mit Gangtraining überlegen und auch 4 Monate später noch nachweisbar war. Kurtais et al. 2008 belegten, dass neben den klassischen Parametern einer Ganganalyse auch Alltagsaufgaben wie Aufstehen, um ein Hindernis gehen oder Treppensteigen gebessert wurden.

Deutlich weniger belegt ist der Effekt von Vibrationsplattformen, bei denen der Patient auf einem mit unterschiedlicher Amplitude und Frequenz schwingenden Untergrund steht. Während eine Besserung des Rigors häufig berichtet wird, scheinen keine anhaltenden oder kurzfristigen Effekte auf Gangparameter belegt.

4.1.4.2 Freezing

Sekunden dauernde Blockaden beim Gehen oder Durchqueren eines Türrahmens werden als Freezing bezeichnet. Freezing in Off-Phasen (während unzureichender Medikamentenwirkung) können anfangs medikamentös manchmal gebessert werden, während in On-Phasen physiotherapeutische Hilfen notwendig werden.

Unterschieden werden (Schroeteler et al. 2009):

- kleiner werdende schlurfende Schritte – evtl. mit Beschleunigung (Festination) –,
- Trippeln auf der Stelle und
- Fehlen jeglicher Beinbewegung.

Freezing kann unvorhergesehen auftreten, aber auch durch Körperdrehungen ausgelöst werden, bei räumlicher Enge und im offenen Raum auftreten. Bei atypischen und vaskulären Parkinson-Syndromen sind die Episoden eher häufiger.

Die erhebliche Bedeutung des Freezings für die Lebensqualität und die Sturzgefährdung hat zu mehreren Trainingsansätzen geführt.

4.1.4.2.1 Münchner Anti-Freezing-Training (MAFT)

Von einer Münchner Arbeitsgruppe (Schroeteler et al. 2009) wurde ein standardisierter Ansatz mit 2-wöchigem Training erarbeitet, der gezielt die Freezing-Problematik angeht (▶ Tab. 4.10).

4.1.4.2.2 LSVT: Lee Silverman Voice Treatment

Dieser behaviorale Therapieansatz zielt auf die Sprechmotorikstörung bei Morbus Parkinson durch gezieltes Training von Lautheit, Tonhaltevermögen und Modulation der Stimme. Als Effekte werden Verbesserungen bei Inspirationstiefe, Stimmqualität und Artikulation erzielt (Sapir et al. 2007; ▶ Kap. 4.3.2).

4.1.4.2.3 LSVT BIG

Das LSVT BIG greift ebenfalls das Freezing-Problem auf. Es ist die Weiterentwicklung des LSVT für Extremitätenbewegungen. Die Übungen zielen auf große, weite Bewegungen der Extremitäten und dadurch eine

Tab. 4.10: Elemente des MAFT nach Schroeteler et al. 2009

Therapieelement	Beispiele
Freezing-Auslöser beherrschen	Gehen durch enge Türen, Drehungen, Starten, Stoppen etc. werden gezielt trainiert
Einsatz von Cues (Hinweisreizen)	Patient lernt, geeignete Cues selbst einzusetzen: Laserpointer, Klapphebelstock, Metronom, Rollator
Einüben von Bewegungsstrategien	individuell erarbeitete Strategien werden eingeübt
Automatisierung	Steigerung des Schwierigkeitsgrades durch Tragen von Objekten, dual-task Aufgaben

Neuskalierung der Bewegungswahrnehmung. In einer Studie von Ebersbach et al. 2010 erhielten 60 Parkinson-Patienten in Einzelbetreuung 16 Stunden Therapie mit dem Ziel, bewusst große Bewegungen zu erzeugen. Zu 50 % werden standardisierte Bewegungen des ganzen Körpers mit maximaler Amplitude und repetitive multidirektionale Bewegungen (Schritte, Greif- und Streckbewegungen) ausgeführt. In der 2. Hälfte werden große Bewegungen bei ADL-Übungen mit gleicher Zielsetzung trainiert. Es zeigte sich eine hochsignifikante Verbesserung im Motorik-Score des UPDRS wie auch in Gangtests. Die Vergleichsgruppen mit Nordic-Walking-Übungen und Eigentraining zeigten dagegen eine leichte Verschlechterung.

4.1.4.2.4 Psychologisch-verhaltensmedizinische Betreuung

Neben den primär auf motorische Variablen zielenden systematischen Betreuungsansätzen liegen auch wenige Studien vor, die primär psychologisch-verhaltensmedizinisch arbeiteten (Gage und Storey 2004). In einer eigenen Arbeit mit ambulant betreuten Patienten im mittleren Stadium zeigte sich eine Verbesserung motorischer (Körperhaltung, Bewegungsinitiierung) und psychologischer Parameter (Rückgang der Depression) durch ein 10-wöchiges Training (Müller et al. 1997). Die Patienten wurden nach einer verhaltenspsychologischen Analyse zu mehr Selbststeuerung, kognitiver Umstrukturierung und motorischem Training angeleitet. Die Nutzung externer Reize in der Bewegungsanbahnung, Entspannung und Feedback waren Elemente des Kleingruppentrainings.

4.1.4.3 Apraxie

Apraxien treten in der Regel nach Gewebsschädigungen im Parietalkortex der dominanten Hirnhälfte (Area 40) auf. Je nach Läsionsort sind auch Sonderformen der Apraxie zu beobachten. Bei frontalen Schädigungen ist beispielsweise oft die Nachahmung des Gesichtsausdrucks gestört; bei parietalen Schädigungen sind hauptsächlich Armbewegungen betroffen und nach Läsionen im Bereich des Corpus callosum kommt es zu so genannten Balkenapraxien (intermanueller Konflikt). Unterschieden werden können nach Liepmann (1905) ideatorische von ideomotorischen Apraxien. Ideatorische Apraxien kennzeichnen sich durch den Verlust des Handlungsplans aus. Der Patient verfügt zwar über einzelne motorische Programme (motorische Engramme), um einzelne Schritte einer mehrteiligen Handlung auszuführen, er hat jedoch die »Idee« der Handlungsausführung verloren. Patienten mit ideatorischer Apraxie haben typischerweise Schwierigkeiten mit der Sequenzierung von Teilhandlungen und können beispielsweise Bilder, die Teilschritte einer Handlungsabfolge (z. B. Zähne putzen) darstellen, nicht in die richtige Reihenfolge bringen (Lehmkuhl und Poeck, 1981). Eine ideatorische Apraxie zeichnet sich auch durch die Unfähigkeit aus, den Gebrauch von Objekten auf Aufforderung pantomimisch darzustellen. Wird die Bewegung jedoch vorgemacht, können Patienten mit einer ideatorischen Apraxie die Bewegung fehlerfrei nachahmen. Im Gegensatz dazu scheitern derartige Nachahmungsversuche bei Patienten mit einer ideomotorischen Apraxie (De Renzi et al. 1980). Bei der ideomotorischen Apraxie kann die Idee einer Handlungsabfolge durchaus erhalten sein. Der Patient ist jedoch nicht in der Lage, einzelne Schritte wie etwa das Befüllen des Kaffeefilters beim Kaffeekochen richtig auszuführen. Meistens scheitert der Patient bereits daran, dass er nicht die richtigen Werkzeuge auswählen kann und beispielsweise ein Messer als Löffel einsetzt.

Apraktische Störungen wirken sich vor allem auch negativ auf alle Selbsthilfeleistungen aus. Je nach Schwere der Störung können einfache Handlungen wie das Eingießen eines Getränks, komplexere Handlungsfolgen wie Ankleiden oder der Objektgebrauch gestört sein. Da eine Apraxie als Folge einer linkshirnigen Schädigung auftritt, ist sie meist mit einer Aphasie verbunden. Als zusätzliches Handicap haben die meisten Patienten außerdem Lähmungen der rechten, in den überwiegenden Fällen dominanten, Hand. Der Schweregrad der Apraxie bestimmt häufig auch das Ausmaß an Abhängigkeit von Pflege (Foundas et al. 1995; Hanna-Pladdy et al. 2003).

4.1.4.3.1 Therapeutische Verfahren

Das wichtigste Therapieziel ist die weitgehende Wiederherstellung von Handlungsabläufen. Dabei steht die Durchführung wichtiger Alltagsaktivitäten im Mittelpunkt. Um dies zu gewährleisten, muss insbesondere die Anzahl sog. fataler Fehler auf ein Minimum gesenkt werden (Goldenberg und Daumüller 2002). Bei linkshemisphärisch geschädigten Patienten ist eine Verhaltensbeobachtung und standardisierte Testung auf Apraxie notwendig (Gesten auf Kommando und Imitation ausführen, Werkzeuggebrauch). Differenzialdiagnostisch sind Apraxien von Aphasien, Gedächtnisdefiziten (Abruf motorischer Programme), räumlich-konstruktiven Störungen und allgemeinen Planungsstörungen abzugrenzen. Zur Behandlung der Apraxie stehen verschiedene Therapieansätze zur Verfügung (▶ Tab. 4.11).

Tab. 4.11: Therapien zur Behandlung von Apraxien

Methode	Erläuterung/Beispiel
Therapeutisches Führen	Der Therapeut führt die Hand des Patienten so lange, bis dieser die Handlung übernehmen kann. Beispiel: Therapeut führt die Hand des Patienten beim Brotschneiden. Sobald der Patient die Handlung übernehmen kann, wird die Führung langsam ausgeblendet und der Therapeut greift erst wieder ein, wenn es zu einem Fehler kommt.
Lernen am Modell	Der Therapeut dient als Modell für den Patienten und führt eine Handlung (z. B. Blatt lochen und abheften) aus. Der Patient schaut zu und macht die Handlung anschließend nach. Um Verwechslungen des Gebrauchs der linken und rechten Hand vorzubeugen, sollten Therapeut und Patient nebeneinander sitzen. In Einzelfällen kann es sinnvoll sein, den Patient als Modell für eine fehlerhafte Handlungsausführung zu filmen.

Tab. 4.11: Therapien zur Behandlung von Apraxien – Fortsetzung

Methode	Erläuterung/Beispiel
»Chaining«-Technik	Der Therapeut hilft dem Patienten bei der Durchführung einer mehrteiligen Handlung (z. B. Pullover anziehen) und versucht, den Patienten dazu zu bringen, den letzten Handlungsschritt selbstständig auszuführen. Beherrscht der Patient den letzten Teilschritt, wird zusätzlich der vorletzte Teilschritt aufgebaut, bis schließlich die komplette Handlungskette selbstständig ausgeführt werden kann.
Üben schwieriger Teilschritte komplexer Handlungen	Scheitert eine komplexe Handlungsabfolge immer wieder an der Durchführung eines bestimmten Teilschrittes, so kann dieser Teilschritt isoliert geübt werden (z. B. Eingeben der Ziffern beim Telefonieren).

Wichtig bei der Durchführung aller Therapiemaßnahmen ist, dass der Patient lernt, Fehler zu erkennen und sich zu korrigieren. Durch eine zu enge Führung kann es passieren, dass

- der Patient passiv wird,
- seine Aufmerksamkeit zu wenig auf das eigene Handeln fokussiert und schließlich
- nicht in der Lage ist, Umwegstrategien zu erlernen.

Andererseits sollte der Therapeut bei auftretenden Fehlern auch nicht zu lange mit dem Eingreifen warten, da einzelne Fehler durch Wiederholung eingeschliffen werden können und einen längerfristigen Therapieerfolg verhindern.

In der fortgeschrittenen Therapie ist es sinnvoll, die Bedingungen der Handlungsausführung zu variieren. So sollte beispielsweise das Schälen von Obst und Gemüse mit möglichst vielen verschiedenen Sorten geübt werden. Des Weiteren ist es sinnvoll, die in der Einzeltherapie trainierten Handlungen auf Gruppensitzungen (z. B. Kochgruppe, Haushaltsgruppe) zu übertragen und einzelne Tätigkeiten, wie Brot bestreichen, in einen Gesamtkontext (z. B. Frühstückszubereitung) zu integrieren. Therapieziel ist in den meisten Fällen keine Rekonstruktion der ursprünglichen Handlungsausführung. Ein apraktischer Patient wird jedoch auch nach Beendigung der Therapie bei der Ausführung der meisten Handlungsabläufe auffällig bleiben. Durch eine weitgehende Beseitigung fataler Fehler sollte er jedoch in der Lage sein, ein bestimmtes Ziel auf Umwegen und mit erhöhtem Zeitbedarf zu erreichen. Zu berücksichtigen ist immer, dass kein Transfer einer eingeübten Handlung auf eine ähnliche Handlung zu erwarten ist. So kann beispielsweise die Verwendung einer neuen Kaffeemaschine dazu führen, dass der bereits durchführbare Ablauf »Kaffeekochen« den Patienten erneut vor unüberwindliche Schwierigkeiten stellt.

4.1.4.4 Ataxie

Ataxie meint eine Bewegungsstörung, die nicht durch eine Lähmung bedingt ist, sondern durch eine Störung der Bewegungsabläufe und des Gleichgewichts infolge gestörter funktioneller Abstimmung der entsprechenden Muskelgruppen (»ungeordnete Bewegung«). Die Koordinationsstörung der Bewegungselemente ist meist die Folge einer Schädigung des Kleinhirns, seiner afferenten oder efferenten Bahnen oder einer gestörten Tiefensibilität bei Polyneuropathie oder spinaler Läsion bis hin zu Läsionen des Thalamus. Daneben wird der Begriff verwendet für eine uneinheitliche Gruppe von Erkrankungen, meist auf genetischer Basis, deren Hauptsymptom eine chronisch progrediente Ataxie darstellt.

Kleinhirnschädigungen führen je nach betroffenem Areal zu Stand-, Gang- oder Extremitätenataxie. Die *Extremitätenataxie* zeigt sich als Plumpheit, Ungeschicklichkeit, Schwerfälligkeit, ungenaue, meist überschießende Bewegungen von Hand und Finger (Dysmetrie). In der klinischen Untersuchung finden sich gestörte Zeigebewegungen (Finger-Nase-Versuch, rasche Folgebewegungen) und eine Störung rascher Wechselbewegungen (Dysdiadochokinese). Bei schwereren Läsionen tritt neben dem Zielerreichungstremor (»Intentionstremor«) auch ein Ruhetremor, posturaler Tremor oder Haltetremor auf. Eine Sonderform stellen Titubationen dar. Diese zeigen sich als niederfrequenter proximaler Wackeltremor von Rumpf und Kopf.

Insbesondere Störungen der *Stand- und Gangstabilität* können für die Betroffenen massivste Einschränkungen ihrer motorischen Möglichkeiten zur Folge haben. Schädigungen der afferenten oder efferenten Verbindungen des Kleinhirns sind auch bei kleinen Läsionen wie z. B. bei Infarkten (Pons-Infarkte) oder multipler Sklerose mögliche Ursachen schwerer motorischer Symptome.

Gangunsicherheit erleiden etwa 75 % der Patienten mit Infarkt im Gebiet der PICA oder SCA.

Rein zerebelläre Läsionen haben in der Regel eine gute Prognose oder können sogar klinisch stumm verlaufen. Im Gegensatz dazu sind als Folge multipler ischämischer Marklagerläsionen oder Hirnstammläsionen die Behinderungen ausgeprägter und auch das Ergebnis der Neurorehabilitation ungünstiger (Gialanelli et al. 2005). Eine Übersicht der verschiedenen Ataxieformen gibt ▶ Tab. 4.12.

Tab. 4.12: Häufige Ursachen von Ataxie

Häufige Ursachen von Ataxie	Art der Bewegungsstörung
Infarkt von Kleinhirn/Hirnstamm	Extremitäten- und Stand-/Gangataxie
multiple Sklerose	Stand-, Gang-, Extremitätenataxie, meist mit Spastik kombiniert
hereditäre Ataxien	generalisierte progrediente Ataxie
sensible Ataxie	Stand- und Gangataxie bei Polyneuropathie oder spinaler Läsion

4.1.4.4.1 Messung der Ataxie

Objektive Verfahren

Die Erfassung der Ataxie kann sich auf objektive Messverfahren stützen, die anhand von Bewegungsaufzeichnungen den Ordnungsgrad einer Bewegung erfassen. Eine Fülle von Systemen, die auf optischen (Vicon, Optotrak, Simi, Motion-Monitor etc.) oder akustischen Techniken (Zebris) basieren, stehen zur Verfügung. Durch die Koordination zwischen

Bewegungssegmenten wie Oberarm/Unterarm/Handgelenk und die zugrunde liegenden Bewegungsprofile lassen sich quantitative Parameter erheben. Aufgrund des Zeitbedarfs und der komplexen Auswertetechnik haben sich die Systeme für wissenschaftliche Untersuchungen, aber nicht für die klinische Routine durchgesetzt. Einfacher ist die Verwendung eines Schreibtabletts zur Analyse von Schreib- oder Zeichenbewegungen. Mit Hilfe kommerziell verfügbarer Software (Mai und Marquardt 1995) lassen sich die Zahl und die

Ausprägung der Geschwindigkeitsgipfel der Bewegung analysieren. Während normale Bewegungen einen klaren Geschwindigkeitsgipfel pro Bewegungsrichtung zeigen, liegt bei Patienten mit Ataxie eine kontrollierte Bewegung mit vielen niedrigen Geschwindigkeitsgipfeln vor (▶ Abb. 4.13). Diese einfache Messmethode lässt sich auch zur Analyse von Tremor, z. B. beim Zeichnen einer Spirale, verwenden und hilft somit auch zur Therapiekontrolle bei akinetischen Störungen wie dem Parkinson-Syndrom.

Für die objektive Erhebung der Standsicherheit sind seit Jahren Posturografie-Plattformen verfügbar. Diese messen auch leichte Schwankungen der Standstabilität durch Bewegungen des Schwerkraftvektors des Körpers: Kennwerte sind z. B.

- die Gesamtstrecke der Bewegung des Vektors,
- maximale Abweichungen in a/p oder lateraler Richtung oder auch
- die Verteilung über die Kreissegmente.

Skalen

Für die Einstufung der generalisierten progredienten Ataxien hat sich die »International Cooperative Ataxia Rating Scale« (Haltung, Gleichgewicht, Extremitätenbewegungen, Sprache, Augenbewegungen) durchgesetzt. Daneben wird häufig auch die »Scale for Assessment and Rating of Ataxia« (SARA) verwendet. Es existieren auch kürzere Versionen mit ähnlichen Items.

Die gebräuchlichsten Tests zur Stand- und Gangataxie sind die Berg-Balance-Scale, der Functional-Reach-Test, der Timed-Up-&-Go-Test und der Tinetti-Test (▶ Kap. 4.1.1).

Wie bei der Gangataxie sind auch Scores zur Extremitätenataxie nicht spezifisch und erfassen auch paresebedingte Störungen (z. B. Box-&-Blocks-Test oder der Nine-Hole-Peg-Test, als Bestandteil des SARA).

4.1.4.4.2 Therapie

Physio- und Ergotherapie

Schwere Ataxien beeinträchtigen die Patienten erheblich und zwingen Patienten auch ohne wesentliche Parese in den Rollstuhl. Eine medikamentöse Therapie hat bisher keinen belegten Stellenwert in der Behandlung der Ataxie, daher sind übende Verfahren die einzigen Möglichkeiten, um den Betroffenen zu helfen.

Wenige Studien haben sich spezifisch mit der Ataxie beschäftigt, häufig lagen kombinierte Störungen vor. Einige Studien untersuchten die Ataxie z. B. bei MS (in der Regel kombiniert mit Spastik), selten wurde Ataxie bei Schlaganfällen untersucht. Jüngere Arbeiten belegen den Effekt der Übungsbehandlung bei Heredoataxien. Ilg et al. (2010) und Miyai et al. (2012) zeigten jeweils in einem 4-wöchigen Koordinationstraining eine anhaltende Besserung von Gang- und Ataxie-Scores. Gemeinsame Trainingselemente bei den Untersuchungen von Ilg et al. und Miyai et al. waren:

- Training der allgemeinen körperlichen Belastbarkeit und muskuläre Kräftigung
- Training des Bewegungsumfangs der Extremitäten
- Statisches und dynamisches Gleichgewicht mit Bewegungsübungen im Stand, Knien, Sitzen und Vierfüßlerstand
- Gangübungen inkl. Treppensteigen und Übungen zur Sturzprophylaxe.

Im Training bei Miyai et al. (2012) wurden auch intensiv Koordinationsübungen im Sinne von ergotherapeutischen ADL-Tätigkeiten trainiert. Da die Patientengruppe bei Ilg et al. (2010) zusätzlich zu Eigenübungen angehalten wurde, erklärt sich auch, warum Ilg et al. im Gegensatz zu Miyai et al. noch nach 1 Jahr eine Wirksamkeit des Trainings zeigen konnten (Anleitungen für Patienten sind zu finden unter http://www.broetz-physiotherapie.de/ata¬ xia_coordi-native_physiotherapy_broetz.¬ pdf).

Die zunehmende Verfügbarkeit video-basierter Computerspiele legt nahe, diese zum Eigentraining von Ataxie-Patienten einzusetzen. Ilg et al. (2012) zeigten bei 10 Kindern mit degenerativer Ataxie, dass ein Koordinationstraining mit Hilfe der Xbox Kinect und kommerzieller Spiel-software (virtuelles Tischtennisspielen etc.) mit einer 2-wöchigen Anleitung und weiterem 6-wöchigem Eigentraining wirksam ist.

Die therapeutischen Übungsprogramme müssen sich an die besondere Situation des Patienten anpassen. Bei sensibler Ataxie liegt der Schwerpunkt auf Verbesserung der Propriozeption oder Kompensation durch die Einbeziehung zusätzlicher visueller Informationen.

Die Übungen zur Verbesserung der Rumpfstabilität basieren auf den Mattenprogrammen der PNF-Technik. Der Patient übt zunächst mit Verbreiterung der Unterstützungsfläche, z. B. mittels Vierfüßlerstand oder Kniestand. Die Patienten üben davon ausgehend Krabbeln und später sich auf die Knie aufzurichten. Im Weiteren wird die Rumpfstabilität durch leichte Erschwernisse wie sitzen auf Hocker, Pezziball u. ä. weiter gefördert. Später werden

- dynamische Übungen,
- aktive Gewichtsverlagerung,
- zusätzliche Armbewegungen bis hin zu
- Störreizen wie Ziehen oder Schieben

hinzugenommen (Armutlu 2013).

Da die Patienten oft mit ängstlicher Verspannung und muskulärer Fixierung durch Kokontraktionen reagieren, sind auch Entspannungsübungen sinnvoll. Überforderung und Ermüdungsfolgen sollten vermieden werden.

Die Verwendung von Posturografieplattformen ermöglicht auch durch Rückmeldung der Schwankungsparameter ein Biofeedbacktraining. Eine überlegene Wirkung konnte bei MS-Patienten nicht belegt werden. Bei Schlaganfall-Patienten kann das Trainieren des Gleichgewichts als eigenständiges Ziel verfolgt werden, da es auch eine Voraussetzung für sicheres Gehen darstellt. Posturografietraining mit akustischem oder visuellem Feedbacksignal verbessert nach dem Ergebnis einer Cochrane-Analyse (Barclay-Goddard 2004) bei Schlaganfall-Patienten hochsignifikant die Standsymmetrie, aber nicht weitere Gleichgewichtsparameter. Es spielt daher gegenwärtig keine bedeutende Rolle.

4.1.4.5 Extremitätenataxie

Die Grundlage einer gezielten Behandlung der Armbewegungen ist die Sicherstellung der posturalen Kontrolle (Armutlu et al. 2001). Darauf aufbauend wird der Therapeut gezielte Übungen einsetzen, bei denen die Anforderungen an die Zielgenauigkeit eher gering sind, da der Abgleich zwischen Bewegung und visuellem Feedback die Ataxie eher verstärkt. Basierend auf den Überlegungen von Mai (Mai und Marquardt 1995) werden grobmotorische Übungen wie Armschwung, Werfen eines Jonglierballs u. ä ohne Genauigkeitsanspruch eingesetzt.

4.1.4.5.1 Physikalische Reize

Gewichte: Zur Dämpfung der Dysmetrie wird auch mit Gewichtsmanschetten gearbeitet. Es lassen sich allenfalls kurzfristige Effekte erzielen, da langfristig eine Adaptation des Bewegungssystems eintritt.

Eisapplikation: Ein Eintauchen in Eiswasser oder eine lokale Eisapplikation helfen kurzzeitig, die Dysmetrie zu dämpfen. Die Wirkung kann bis zu 45 min anhalten. Ein langfristiger Effekt ist nicht zu erwarten.

4.1.4.5.2 Pharmaka

Von zahlreichen Medikamenten ist in Einzelfallberichten eine Verbesserung der Ataxie berichtet worden. Bestätigte kontrollierte Studien liegen meist nicht vor. In den Publikationen wurden meist nur Heredoataxie-Patienten untersucht. Die meisten Einzelfallberichte postulieren einen Effekt von Buspiron, allerdings oft in Dosen deutlich über der zugelassenen Höchstdosis. Eine randomisierte kontrollierte Studie von Assadi et al. (2007) konnte mit einer Normaldosierung keine Wirkung finden. Zuletzt berichteten Ristori et al. (2010) bei einer randomisierten kontrollierten Studie an 40 Patienten eine Besserung durch Riluzol (100 mg) in mehreren Ataxie-Scores. Eigene Erfahrungen sind noch uneinheitlich. Eine generelle Empfehlung kann nicht gegeben werden.

Gewisse Hoffnungen geweckt hat eine Publikation von Schniepp et al (2011), die mit 4-Aminopyridin an 2 Heredoataxie-Patienten eine Verbesserung subjektiver und objektiver Gangparameter zeigen konnten, obwohl sich die globalen Ataxie-Scores nicht gebessert haben. Eigene Erfahrungen an einzelnen Patienten deuten ebenfalls darauf hin, dass sich mit diesem für die Gangstörung bei MS zugelassenen Medikament in Einzelfällen eine klinisch relevante Besserung verschiedener ataktischer Symptome erzielen lässt.

4.1.4.6 Dystonie

Dystone Bewegungsstörungen resultieren u. a. aus einer reduzierten intrakortikalen Inhibition. Die motorische Aktivierung z. B. einzelner Finger gelingt nicht mehr fokal. Es wird ein größeres kortikales Feld aktiviert, was zu einem weniger selektiven Einsatz der Finger führt. Ursache können die genetische Anlage, metabolische, pharmakologische, hypoxische, immunologische,

entzündliche oder ischämische kortikale Schäden sowie periphere Nervenläsionen sein. Aber auch ein Übertrainieren (Verkrampfung beim Musizieren) kann eine Dystonie auslösen. Vermutet wird ein geändertes sensibles rezeptives Feld, das wiederum zu einer gestörten motorischen Steuerung führt. Ist eine behandelbare Ursache eruierbar (Morbus Wilson, Poststreptokokken-Erkrankung, Nebenwirkung von Pharmaka), sind entsprechende Therapien einzuleiten.

Fokale Dystonien (z. B. Blepharospasmus, Torticollis, Schreibkrampf) können durch die lokale Injektion von Botulinumtoxin in die überaktiven Muskeln behandelt werden. Da die Wirkung nach 2 Monaten abklingt, ist eine regelmäßige Wiederholung dieser Therapie erforderlich.

Bei generalisierter Dystonie, die bereits in der Kindheit oder der Jugend auftrat, ist ein ausreichend hoch dosierter Therapieversuch mit L-Dopa zusammen mit einem Decarboxylase-Hemmer auf jeden Fall sinnvoll (100–750 mg/d, eventuell höher). Bei Erfolg der Medikation ist eine lebenslange Substitution erforderlich. Peak-Dose-Dyskinesien, wie sie bei Parkinson-Erkrankten nach langjähriger L-Dopa-Therapie auftreten, werden bei der L-Dopa-responsiven Dystonie (Segawa-Variante) nicht beobachtet.

4.1.4.6.1 Pharmaka

Weitere *Pharmaka* die zur symptomatischen Therapie bei Dystonie versucht werden können:

- L-Dopa/Carbidopa oder L-Dopa/Benserazid, Trihexyphenidyl (T. einschleichen und in 1-mg-Schritten wöchentlich erhöhen, Wirkung meist erst in höheren Dosierungen ab 12–20 mg zu erwarten)
- Tetrabenazin, Baclofen (eventuell intrathekal bei spasmenartigen dystonen Bewegungsstörungen).

Bei den posthypoxisch induzierten Dystonien ist aus eigener Erfahrung ein Therapieversuch mit Clonidin zu empfehlen (4-mal 75 µg, eventuell höher), sofern der Blutdruck nicht zu niedrig ist.

Ist pharmakologisch eine generalisierte oder mehrsegmentale Dystonie nicht beherrschbar, kommen auch Tiefenhirnelektroden zur Stimulation v.a. des Globus pallidus internus in Betracht (Albanese 2011). Häufig ist nur eine Abmilderung der dystonen Bewegungsstörung möglich. In der Rehabilitationsklinik sind gelegentlich Umprogrammierungen der Elektroden nach Implantation erforderlich, da einige Wochen nach der Implantation das perioperativ entstandene Ödem abklingt und andere Reizparameter erforderlich werden können.

4.1.4.6.2 Therapeutische Ansätze

Bei Übergebrauchsdystonie hilft manchmal ein sensorisches Diskriminationstraining wie Erlernen der Brailleschrift (Byl und McKenzie 2000) kombiniert mit einer Spiegeltherapie, in der motorische Bewegungen mit der nichtbetroffenen Hand durchgeführt werden. Zusätzlich mit vorübergehendem Pausieren der Tätigkeit, die zu einer dystonen Bewegung führt, ermöglicht dieser Ansatz nach einigen Wochen eine verbesserte sensorische Diskrimination und Verringerung der dystonen Störung. Diese Therapie basiert auf der Erkenntnis, dass die Übergebrauchsdystonie durch eine Änderung der sensorischen rezeptiven Felder mit Überlappungen zwischen den Fingern herrührt (Byl et al. 1997). Diese Störung trat nicht auf bei repetitiven Tätigkeiten aus der Schultermuskulatur, wohl aber bei Finger- und Handbewegungen. Ein Dekonditionierungstraining, bei der distale Fingerbewegungen gemieden und automatisierte Bewegungen des Schreibens aus der Schultermuskulatur heraus geübt werden, führen zu einer Verbesserung bei Betroffenen mit Schreibkrampf. Ergotherapeutisch kann ein Schreibtraining nach Mai bei Patienten mit einem Schreibkrampf erfolgen (Schenk et al. 2004; Mai und Marquardt 2011).

Boyce et al. (2013) untersuchten bei einer fokalen Dystonie (Torticollis) den Effekt gezielter Physiotherapie und Entspannung im Vergleich zu einer Gruppe mit alleiniger Entspannung. Es konnte kein signifikanter Unterschied festgestellt werden, nur ein Trend zu einer Verbesserung in der aktiven Therapiegruppe. Durch eine Veränderung im Halten der Schreibstifte zwischen Zeige- und Mittelfinger und durch das Verwenden dicker, mit wenig Druck schreibender Stifte können Schreibkrämpfe vermieden oder abgemildert werden. Die Verabreichung von TENS auf die Unterarmflexoren kann auch zu einer Verbesserung der Schreibschrift und der Schreibgeschwindigkeit bei Schreibkrampf Patienten führen (Tinazzi 2005).

Für fokale Musiker-Dystonien scheinen Behandlungen mit temporärer Immobilisation durch das Schienen einzelner Finger Erfolg zu haben (Candia et al. 2003).

Wichtig ist es, den Patienten hinsichtlich der weiteren Versorgung zu Hause und der Berufswahl zu beraten bzw. im Beruf eine Arbeitsplatzanpassung und eine Modifikation der Handlungsabläufe vorzunehmen. Gegebenenfalls ist eine Umschulung erforderlich.

4.1.5 Behandlung der Spastik

Jürgen Dressnandt

4.1.5.1 Definition

Als Folge einer Läsion im Bereich der kortikospinalen Bahnen entwickelt sich nach einer unterschiedlich langen Latenz eine zur Dehnungsgeschwindigkeit korrelierende Muskeltonuserhöhung (Lance 1980); die Graduierung erfolgt häufig nach einer Skala nach Ashworth (▶ Tab. 4.13). Begleitende Symptome neben der Spastik sind eine Steigerung der Muskeldehnungsreflexe, ein positives Zeichen nach Babinski und eine zentrale Parese unterhalb der Läsionshöhe. Ferner treten durch unspezifische äußere oder innere Reize Massenbeuge- oder Streckbewegungen als Spasmen auf. Als Folge einer geänderten Beanspruchung kann es zu Umbau der Muskulatur und des Bindegewebes kommen, die eine Erhöhung der Muskelsteifigkeit hervorruft, die unabhängig von der Dehnungsgeschwindigkeit ist.

Tab. 4.13: Skalierung des Muskeltonus nach Ashworth (1964) und modifiziert (nach Bohannon und Smith 1987)

Grad nach Ashworth-Skala (Ashworth 1964)	Grad nach modifizierter Ashworth-Skala (Bohannon und Smith 1987)	Beschreibung
0	0	kein erhöhter Muskeltonus
	1	geringer Widerstand mit raschem Nachlassen zu Beginn oder am Ende einer passiven Bewegung
1	1+	gering erhöhter Muskeltonus mit leichtem Widerstand zu Beginn der Bewegung und nachfolgend weniger als die Hälfte des Bewegungsbereichs anhaltend
2	2	leicht erhöhter Muskeltonus über mehr als die Hälfte des Bewegungsbereichs anhaltend
3	3	deutlich erhöhter Muskeltonus, passive Bewegung erschwert
4	4	Kontraktur

Die Ashworth-Skala misst eher den erhöhten Muskeltonus (bzw. Muskelsteifheit), die sich aus zentralen Mechanismen, der Spastik und peripheren Umbauvorgängen und thixometrischen Prozessen zusammensetzt (Vattanasilp et al. 2000). Die Tardieu-Skala (Tardieu et al. 1954, Boyd et al. 1998) ist wahrscheinlich besser geeignet, die zentrale spastische Tonuserhöhung zu messen, weil verschiedene Geschwindigkeiten zur Messung des Muskeltonus verwendet werden. In letzter Zeit wird eine Erweiterung der Ashworth-Skala als REPAS (Resistance to passive movement Scale) in Studien häufig eingesetzt (Platz 2008). Sie stellt einen Summen-Score durch Aufsummierung der Widerstandsmessung verschiedener passiver Gelenkbewegungen an Arm und Bein dar.

4.1.5.2 Formen der Spastik

Je nach Läsionshöhe entsteht eine überwiegend spinale Spastik (z. B. nach Querschnittverletzungen) oder eine supraspinale Spastik. Die spinale Spastik ist häufig mit Beugetonuserhöhung und Beugespasmen im Bein assoziiert, während bei der supraspinalen Spastik im Bein eine Streckspastik und im Arm eine Beugespastik überwiegt.

Die Tonuserhöhung führt dazu, dass die davon betroffenen Extremitäten in der passiven und soweit noch vorhanden auch der aktiven Beweglichkeit beeinträchtigt sind und zunehmend in eine Fehlstellung gezogen werden. An der oberen Extremität tritt in der Regel eine Fehlstellung in Adduktion, Innenrotation, Ellenbogenbeugung sowie eine Hand- und Fingerflexion auf. An der unteren Extremität entwickelt sich in der Regel eine Streckstellung im Kniegelenk und eine Plantarflexion und Supination im Fußgelenk sowie eine Zehenbeugung. Es entsteht das allgemein bekannte Muster nach Wernicke-Mann. Die konstant anhaltende Tonuserhöhung führt zu morphologischen Änderungen der Muskelfasern (Olsson et al. 2006). Ferner treten infolge der Fehlhaltung Umbauvorgänge auf, die zu Muskel- und Sehnenverkürzungen, Kapselschrumpfungen und Ossifikationen und somit zu Gelenkversteifungen führen.

Bei einer aktiven Bewegung der betroffenen Extremität kommt es häufig zur unphysiologischen Koaktivierung antagonistisch wirkender Muskelgruppen (Conrad et al. 1984). Häufig kommt es auch zu assoziierter Tonuserhöhung weiter entfernter Muskelgruppen, z. B. Beugehaltung des Armes und Faustschluss beim Gehen.

4.1.5.3 Epidemiologie

Verschiedenartige Läsionen, hervorgerufen durch Entzündung, Durchblutungsstörung, Kompression durch Raumforderung oder metabolisch-toxische Schädigung des 1. Motoneurons können Ursache sein. Die spastische Tonuserhöhung entwickelt sich innerhalb der ersten Wochen nach der Schädigung. Nach einem Schlaganfall haben in den ersten 10 Tagen 4 %, nach 1 Monat 27 % und nach 6 Monaten 23 % eine spastische Tonuserhöhung (Lundström et al. 2010). Andere Studien berichten über eine Häufigkeit einer Spastik nach einem Schlaganfall von bis zu 42 % (Wissel et al. 2013). Nach spinaler Verletzung entwickeln bis zu 78 % innerhalb des 1. Jahres nach dem Trauma eine Spastik (Maynard et al. 1990). Bei MS entwickeln im Verlauf 40–70 % (Crayton et al. 2004) eine Spastik. Gelegentlich bildet sich die Spastik im Verlauf auch wieder zurück (Dressnandt und Conrad 1996).

4.1.5.4 Pathophysiologie

Als Folge von Reorganisationsvorgängen im ZNS mit veränderter Exzitabilität entsteht die typische geschwindigkeitsabhängige Tonuszunahme. Zusätzlich treten auch sekundäre Adaptationsvorgänge in der peripheren Muskulatur und Umbauvorgänge im Sehnen- und Kapselapparat auf, häufig als Folge der Fehlhaltung und der geänderten Beanspruchung. Ferner besteht bei spinaler Spastik ein stärkeres Vorherrschen phasisch ablaufender Spasmen (Beuge- und Adduktorenspasmen in den Beinen), ausgelöst durch periphere sensible und intrinsische Stimuli, die nicht mehr einer supraspinalen Modulierung unterliegen. Bei supraspinaler Spastik sind dagegen häufig dyston-spastische Bilder (Wernicke-Mann-Haltungsmuster) vorherrschend. Im aktiven Bewegungsmuster überlappen die Agonisten und Antagonisten länger in ihrer Aktivität (Conrad et al. 1984). Unter Experten herrscht Uneinigkeit, welche Mechanismen schließlich zum muskulären Hypertonus führen. Im Grunde genommen ist die

Gewichtung der muskulären Adaptationsvorgänge gegenüber reflektorischen spinalen Reaktionen auf äußere oder innere Reize unterschiedlich. Die klinische Erfahrung zeigt, dass es sich um ein Nebeneinander verschiedener Vorgänge handelt, die sich je nach Vollständigkeit der Unterbrechung des kortikospinalen Traktes und der Höhe der Läsion unterscheiden.

4.1.5.5 Diagnostik

Bei neu diagnostizierter spastischer Tonuserhöhung ist eine Abklärung der zugrunde liegenden Ursache wichtig, weil es behandelbare Ursachen gibt. Wichtige auszuschließende Ursachen sind:

- spinale Raumforderung, z. B. Meningeom
- zervikale Myelopathie
- metabolische Ursachen wie ein Vitamin-B12-Mangel
- ferner posttraumatisches chronisches Subduralhämatom u. a.

Ein in der Rehabilitation manchmal erst auftretendes Bild eines Unterdrucksyndroms ist bei Patienten mit partieller Kraniektomie in Orthostase zu beobachten. Dabei senkt sich die Kopfhaut nach intrakranial in die Knochenlücke infolge einer Volumenverschiebung, bei der es zu Einklemmungserscheinungen mit einer Zunahme der spastisch-dystonen Bewegungsstörung kommen kann, die sich nach horizontaler Lagerung wieder zurückbildet (eigene Beobachtung).

4.1.5.6 Abgrenzung zu anderen Muskeltonuserhöhungen

Gegenhalten: Ein Widerstand gegen passive Bewegung durch Gegenhalten tritt häufig beim Übergang vom Coma zum minimal responsiven Status vor allem nach SHT sowie bei diffusen degenerativen oder vaskulären Enzephalopathien auf. Wegen einer scheinbar ebenfalls geschwindigkeitsabhängigen Zunahme des Gegenhaltens ist gelegentlich eine wiederholte Testung erforderlich.

Dystonie: Kennzeichen ist eine andauernde Aktivität motorischer Einheiten im EMG mit fortwährender Tonuserhöhung. Es kommen auch Mischbilder vor, sodass gleichzeitig eine Dystonie und eine Spastik vorliegen.

Rigor: Die Tonuserhöhung ist unabhängig von der passiven Dehnungsgeschwindigkeit. Ein Zahnradphänomen kann die Diagnose gelegentlich erleichtern.

Muskelanspannung bei Coma: Gelegentlich kommt bei ausgeprägter vegetativer Stimulation eine starke Tonuserhöhung vor.

Zeichen der Einklemmung: Bei rasch ansteigendem intrakraniellen Druck kann als Zeichen einer oberen oder unteren Einklemmung ein typisches Muster mit Tonuserhöhung auftreten.

Seltene andere Ursachen: Tetanus, epileptischer Anfall, Stiff-Man-Syndrom.

4.1.5.7 Behandlung

Eine Beeinträchtigung der Willkürbewegung durch einen erhöhten Muskeltonus erfordert eine suffiziente Tonusreduktion, um rechtzeitig morphologischen Veränderungen entgegenzuwirken. Im Falle einer Funktionsverbesserung durch einen erhöhten Muskeltonus, z. B. Streckertonus im paretischen Bein, ist die generelle Tonusreduktion nicht günstig. Gelegentlich sind nur fokale tonusreduzierende Maßnahmen sinnvoll. Therapeutisch ist ein multidisziplinäres Therapiekonzept erforderlich (► Tab. 4.14). Sekundärschäden wie Muskelverkürzungen, Kapselschrumpfung, Arthrose, Hautmazeration, Behinderung der Beweglichkeit, der Mobilisation und der Pflege sowie Schmerzen sollten vermieden werden.

Tab. 4.14: Therapie der Spastik

Bereich	Maßnahme	Spezifische Beispiele
medikamentös behandelbare Ursachen	Vitamin-B12-Substitution	Vitamin-B12-Mangel
chirurgisch behandelbare Ursache	rasche Operation	spinales Meningeom, Spinalkanalstenose
pflegerisch	Vermeiden einer zu langen Lagerung am Rücken	Lagerung nach Bobath
Physiotherapie	Mobilisierung in die Vertikale	Sitz, Stand, z. B. in Kotherapie, Bewegung
physikalische Therapie	Elektrostimulation	Mesh-Glove, TENS, FES
Ergo- und Physiotherapie	redressierendes Gipsen, Drop-out-Gips	mit leichtem Plastik
operativ	Muskelverlängerung	nach Strayer
medikamentös	zentral angreifend oder peripher angreifend (▸ **Tab. 4.15**)	lokal oder systemisch
seltene, kaum noch verwendete Verfahren	Sehnenverlängerung, longitudinale Myelon-Durchschneidung, partielle operative Hinterwurzel-Durchtrennung, intranerval: Phenol	

4.1.5.7.1 Kausale Behandlung der Spastik

Bei funikulärer Myelose ist eine sofortige Vitamin-B12-Substitution von 1.000 µg s. c. wichtig, da jede Verzögerung zu einer weiteren Zunahme der Symptome und u. U. zu bleibenden Schäden führen kann. Gelegentlich sind spinale Bildgebungsverfahren nach Polytrauma auch in der Rehabilitation erforderlich, sofern die Klinik hierfür Anlass gibt und die Voruntersuchung Lücken aufweist. Bei spinaler Raumforderung sollte diese nach Möglichkeit beseitigt werden. Sofern die Spastik nur durch einen Leitungsblock durch Kompression verursacht wurde, bildet sich nach der OP der Leitungsblock zurück und die Spastik bildet sich u. U. ebenfalls schrittweise wieder zurück. Dies trifft nur dann zu, wenn keine persistierenden Leitungsunterbrechungen im kortikospinalen Trakt vorliegen. Bei Harnwegsinfekten kann die Spastik verstärkt werden, bei Unterdrucksyndrom s. o. Bei Obstipation können vegetative Reize die Spastik erhöhen. Gelegentlich haben psychische Faktoren einen Einfluss auf den Muskeltonus, v. a. bei inkompletter Querschnittsverletzung oder bei Spastik aufgrund einer supraspinalen Schädigung des kortikospinalen Traktes.

4.1.5.7.2 Pflegerische Behandlung

Die Behandlung u. a. nach Bobath zur Beeinflussung des Muskeltonus ist das erste Mittel der Wahl. Durch spezifische Lagerungen wird eine zunehmende Muskeltonuserhöhung reduziert. Die Mobilisierung in den Sitz reduziert den Tonus, aber es besteht die Gefahr einer Verkürzung ischiocruraler Muskeln mit Einschränkung der Kniestreckung durch langfristiges Sitzen im Rollstuhl. Durch Betreuungskonstanz von Pflege und Therapeuten können innere Stressoren, die zu einer Zunahme der spastischen Tonuserhöhung beitragen, reduziert werden. Eine stabile Unterlage ist günstiger als eine zu weiche. Gelegentlich kann eine Flachlagerung auf einer Matratze auf dem Boden eine Reduktion innerer Stressoren und damit eine Reduktion des Muskeltonus bewirken.

4.1.5.7.3 Physiotherapeutische Behandlung

Mobilisieren und Vertikalisieren verringern den erhöhten Muskeltonus. Es gibt verschiedene technische Hilfsmittel, die eine Vertikalisierung auch mit gestreckten Beinen zur Vermeidung von Spitzfuß und Kniebeugekontrakturen ermöglichen. Durch die Gurtsicherung am Bett und die Vertikalisierung des Spezialbettes kann auch ein komatöser Patient vertikalisiert werden. Stehen ist auch mittels eines Stehbrettes/Pultes möglich und hilft, Fehlhaltungen der Arme in Beugestellung vorzubeugen. Der Druck auf die Fußsohle aktiviert andere Stellreflexe als beim Liegen. Gelegentlich müssen die Knie stabilisiert werden. Eine Bewegungstherapie, sei es passiv oder partiell aktiv geführt durch den Therapeuten auf dem Laufband oder geführt durch maschinelle Hilfen mit oder ohne Gewichtsentlastung, vermindert die Muskeltonuserhöhung.

4.1.5.7.4 Physikalische Therapie

Die physikalische Therapie mittels Elektrotherapie, sei es mittels TENS (Chung und Cheng 2010), funktioneller Elektrostimulation, Elektrostimulation oder durch Biofeedback-Triggerung reduzieren den Muskeltonus.

4.1.5.7.5 Schienung und Redression durch Physio- und Ergotherapie

Eine Behandlung mittels Lagerungsschienen versucht, eine Fehlhaltung zu verringern. Sind Fehlhaltungen bereits eingetre-ten, so können redressierende Kunststoffgipsverbände (= Gips-/Castbehandlungen) erfolgen, wenn die Fehlstellung noch nicht zu stark ist, d. h. der Ellenbogen noch über die 90° Beugestellung gestreckt werden kann oder die Plantarflexion des Fußes noch kein Defizit über 20° zur Nullstellung anzeigt. Der zirkuläre Cast wird in wöchentlichen Abständen mit jeweils wenigen Winkelgrad Veränderung in einem günstigeren Winkel erneuert. Hierdurch werden die Winkelgrade der aktiven wie passiven Bewegung im Gelenk verbessert (▶ Abb. 4.21 a–c). Engmaschige Kontrollen zur Vermeidung einer Druckläsion sind erforderlich, eine vorherige Botulinumtoxin-Injektion ist meist hilfreich. Ist die gewünschte Winkelstellung erreicht, wird zur Aufrechterhaltung dieser Position ein abnehmbarer Cast angefertigt, der nur stundenweise angelegt wird. Auch zur Prophylaxe werden überwiegend abnehmbare zirkuläre Gipse verwendet, angepasst in der bestmöglichen Gelenkstellung. Dadurch können die spezifischen Einzeltherapien und pflegerischen Maßnahmen weiterhin durchgeführt werden. Ein abnehmbarer *Drop-out-Cast* (▶ Abb. 4.22 b), mit Bewegungsbehinderung nur in einer Richtung ermöglicht es dem Patienten aktiv eine Dehnung durch Tätigkeit auszuführen.

4.1.5.7.6 Operativ ▶ Kap. 4.1.8

4.1.5.7.7 Medikamentöse Therapie ▶ Tab. 4.15

4.1.5.7.8 Spastiktherapie mit Botulinumtoxin

Bei fokalen Problemen empfiehlt sich der Einsatz lokaler Injektionen von Botulinumtoxin, zumal hierdurch keine Beeinträchtigung des Vigilanzniveaus zu erwarten ist. Aufgrund einer Dosisobergrenze können allerdings nur einige Muskelgruppen behandelt werden.

Tab. 4.15: Medikamentöse Therapie bei Spastik

Wirkstoff	Wirkungsort	Dosierung	Hinweise
Baclofen	zentral angreifend, oral systemisch; Testbolus: intrathekal	2-mal 2,5 mg bis 4-mal 25 mg (selten bis 150 mg/d) oral oder 30–600 µg/d intrathekal als Dauerinfusion über implantierte Pumpe; Testbolus: 50 µg	langsame Eindosierung schrittweise Reduktion, Nebenwirkungen: Müdigkeit, Schwäche bei Steigerung; Delir bei zu raschem Absetzen (ab 30 mg/d)
Tizanidin	oral	1-mal 2 mg/d – 3-mal 6 mg/d	langsame Eindosierung; Nebenwirkungen: Müdigkeit, Schwäche
Benzodiazepine z. B. Diazepam	oral oder i. v. oder als Rektiole	5–10 mg	bei Notwendigkeit rascher Tonusreduktion; in höheren Dosierungen Atemantrieb überwachen
Tolperison	oral, systemisch	3-mal 50–150 mg	nur bei Spastik nach Schlaganfällen zugelassen
Dantrolen	oral, wirkt nur peripher	bis 4-mal 50 mg	einschleichen, Leberwerte kontrollieren
Botulinumtoxin	lokal, i.m.	je nach Präparat	Dosisbegrenzung , Applikation EMG oder Ultraschall gesteuert, lässt nach 2–6 Monaten an Wirkung nach
Fampridin	oral, systemisch	2-mal 100 mg	Nebenwirkungen: Parästhesien, Zulassungsbeschränkung (nur bei MS und erhaltener Gehfähigkeit)

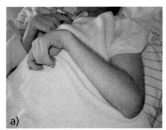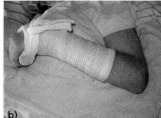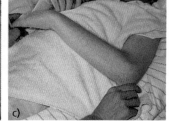

Abb. 4.21: a) vor , b) mit und c) nach Cast

Botulinumtoxin muss intramuskulär injiziert werden, um in niedrigen Dosierungen seine Wirkung an der neuromuskulären Endplatte zu erzeugen. Bei Hochdosisbehandlungen sind nur vereinzelt leichte grippeähnliche Allgemeinsymptome für einige Tage und eine leichte Erschöpfbarkeit von Patienten berichtet worden. Elektrophysiologisch lässt sich ein Jitter auch in von der Injektionsstelle weiter entfernten Muskeln im EMG nachweisen, was für eine geringe systemische Wirkung auch bei loka-

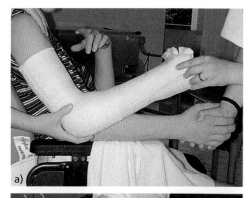

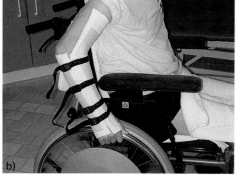

Abb. 4.22: a) Drop-out-Cast, b) abnehmbarer Gips

ler Applikation spricht. Klinisch hat dies allerding keine Bedeutung. Erst Dosierungen, die etwa dem Doppelten der maximal empfohlenen Dosis entsprechen, führen gelegentlich zu klinisch fassbaren Nebenwirkungen, wie einer Blasenentleerungsstörung. In den empfohlenen Dosierungen ist Botulinumtoxin sehr sicher. Die klinisch sichtbare Wirkung setzt nach 2–5 Tagen ein, erreicht ihr Maximum nach 2 Wochen und klingt nach 2–3 Monaten wieder ab. Botulinumtoxin ist sinnvoll bei fokalen, mit einer Muskeltonuserhöhung einhergehenden, Störungen oder bei fokalen Spasmen (Konstanzer et al. 1993). Bei Patienten mit Hemiparese stellt weniger die Streckspastik im Kniegelenk als die übermäßige Plantarflexion und Inversion im Fußgelenk eine Behinderung dar. Wesentlich

ist hierbei, dass eine ausreichende Restkraft in der antagonistischen Muskulatur (z. B. im M. tib. ant. bei Behandlung eines Spitzfußes) vorhanden ist, um einen günstigen Therapieerfolg zu haben, da sonst eher eine Instabilität im Gelenk resultieren kann. Aber auch pflegerische Probleme wie z. B. Druckulzera bei ausgeprägter Fingerflexion und -adduktion stellen eine Indikation zur lokalen Botulinumtoxin-Injektion dar. Aus der klinischen Erfahrung an eigenen Patienten sind die am häufigsten zu behandelnden Muskelgruppen neben den Plantarflexoren, die Adduktoren, Knieflexoren, Armbeuger, Fingerflexoren und die Fingeradduktoren. Im Einzelfall sind andere Muskelgruppen zu behandeln. Vor jeder Injektion muss die jeweilig zu behandelnde Muskulatur erneut geprüft und anhand der Merkmale (spastische Tonuserhöhung, Muskelatrophie, -hypertrophie, drohende Gelenkinstabilität etc.) ausgewählt werden.

4.1.5.7.9 Intrathekale Baclofen-Therapie

Indikation: Die kontinuierliche intrathekale Baclofen-Infusion in den lumbo-thorakalen Intrathekalraum ist zur Behandlung einer durch multiple Sklerose oder durch spinale Läsionen verursachten Para- oder Tetraspastik zugelassen. Darüber hinaus wird sie in Einzelfällen auch bei zerebral verursachter Spastik (Albright et al. 1993), Tetanus (Dressnandt et al. 1997), Stiff-Man-Syndrom (Stayer et al. 1997) und generalisierter Dystonie (Narayan et al. 1991) angewendet.

Die lokale Infusion in den kaudalen Spinalraum erfolgt über ein subkutan am Abdomen implantiertes Pumpensystem, von dem Baclofen kontinuierlich über einen subkutan in den Intraspinalraum ziehenden Katheter verabreicht wird. Die Spitze des Spinalkatheters sollte bei

- einer Paraspastik in Höhe BWK 10–12,
- bei einer Tetraspastik in Höhe BWK 7–10

positioniert werden.

Testphase: Bevor eine Medikamentenpumpe implantiert wird, muss vorher eine Testuntersuchung mittels eines Baclofen-Bolus erfolgen. Dabei werden durch eine Lumbalpunktion 50 µg Baclofen in den Liquor injiziert. Der Effekt der Spasmolyse ist 1–3 h danach klinisch überprüfbar. Bei Erfolg kann vom Neurochirurgen eine Medikamentenpumpe implantiert werden.

Der Vorteil einer lumbo-thorakalen intrathekalen Baclofen-Infusion ist, dass Baclofen eine ausreichende Wirkung im lumbalen Myelon erzielt und zerebrale Nebenwirkungen aufgrund einer nach kranial abnehmenden Konzentration (Kroin et al. 1993) umgangen werden können.

Zur Spastikreduktion reichen Dosierungen von 50–500 µg/d. Gelegentlich ist eine wechselnde Dosierung zu verschiedenen Tageszeiten erforderlich. Daher lassen sich programmierbare Pumpen besser steuern als mit Gasdruck betriebene, bei denen eine Dosisänderung nur durch eine Variation der Konzentration möglich ist.

4.1.6 Physikalische Verfahren

Silke Heller und Christian Blechschmidt

Unter der physikalischen Therapie werden medizinische Behandlungsformen zusammengefasst, die auf der Anwendung physikalischer Reize (mechanisch, chemisch, thermisch) beruhen. Beispiele dafür sind

- mechanische Behandlungen in Form von diversen Massagen,
- Wärme-/Kälteanwendungen,
- Elektrostimulationen und
- Wasseranwendungen.

Das Wirkprinzip basiert auf dem Setzen von Reizen, die bestimmte Antworten des Organismus in Form physiologischer Reaktionen, hervorrufen. Beispielsweise kommt es bei lokalen kurzfristigen Kälteanwendungen zur Durchblutungsminderung und Schmerzdämpfung. Bei längerfristiger, serieller Anwendung werden Regulationsvorgänge und Adaptationsvorgänge wie dauerhafte Trophikverbesserung sowie Schmerz- und Tonusminderung bewirkt. Primär stammen die Erkenntnisse der Wirkungsweise aus jahrhundertealtem Erfahrungswissen der Naturheilverfahren. Die genaue Wirkungsweise einzelner Methoden ist häufig noch nicht endgültig erforscht. Der Einsatz dieser physikalisch-medizinischen Methoden erfolgt im Wesentlichen symptomorientiert. Die primären Ziele sind:

- Schmerzen zu reduzieren,
- Mobilität und Lebensqualität zu verbessern.

Aus dem großen Repertoire der physikalischen Therapie werden bei uns in der Klinik unten genannte Therapieformen am häufigsten eingesetzt.

4.1.6.1 Klassische Massage

Mit Hilfe spezifischer Grifftechniken in unterschiedlicher Intensität werden Haut, Unterhaut, Bindegewebe und Muskulatur mechanisch gegeneinander verschoben. Das führt zu:

- einem Dehnungsreiz von Muskelspindel und Golgi-Sehnenapparat mit nachfolgender lokaler Muskelentspannung,
- verstärkter Durchblutung mit Anregung des Stoffwechsels und
- einer Änderung der Viskoelastizität des Gewebes.

Die klassische Massage ist eine passiv angewandte Therapieform, die von den Patienten mit spastischer oder rigider Tonuserhöhung und einhergehender eingeschränkter motorischer Eigenaktivität, subjektiv als wohltuend, lokal entspannend und auch schmerzlindernd wahrgenommen wird. Ein anhaltender Wirkungsnachweis ist nicht gegeben, deshalb wird sie häufig als unterstützende Therapiemaßnahme eingesetzt.

4.1.6.2 Lymphdrainage

Durch die Lymphangiomotorik wird die Lyphme aus dem Gewebe transportiert. Unterstützt wird dieser Abtransport durch die Gelenk- und Muskelpumpe bei Aktivität. Entfällt letzteres durch eine eingetretene Plegie/Parese, besteht bereits ein vorgeschädigtes Lymphsystem oder insuffizientes venöses System, kommt es zur Dekompensation in Form einer Ödembildung. Die sog. manuelle Lymphdrainange:

- unterstützt den Abtransport gestauter Gewebsflüssigkeit über die Lymphbahnen,
- hat zum Ziel, das zu behandelnde Gewebe zu entlasten,
- hat einen standardisierten Behandlungsablauf (mit sanften, rhythmischen, kreisförmigen oder auch pumpenden Bewegungen von distal nach proximal) und
- wird bei ausgeprägten Stauungen mit einer massiven Extremitätenschwellung alle 2 Tage mit einem Kompressionsverband durchgeführt.

Hat der Umfang der betroffenen Extremität sich annähernd der gesunden Seite angeglichen, empfiehlt sich eine Kompressionsstrumpfversorgung nach Maß, um den Status zu halten. Die kombinierte Anwendung von Kompressionsverbänden (▶ Abb. 4.23) mit spezieller Bewegungstherapie wird unter dem Begriff »komplexe physikalische Entstauungstherapie nach Földi (Földi und Kubik 2005) zusammengefasst.

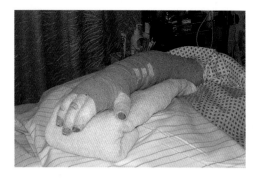

Abb. 4.23: Arm gewickelt nach Lymphdrainage

Angesichts der schwierigen Evidenzlage sind die von der Fachgesellschaft DGNR entwickelten Leitlinien auf einer systematischen Literaturrecherche beruhend relevant (Platz et al. 2009). Daraus stammen die nachfolgenden Empfehlungen.

Die manuelle Lymphdrainage und die intermittierende pneumatische Kompression (IPK) sollen als singuläre Maßnahmen (ohne andauernde Kompression) für Patienten mit einem Handödem im subakuten Stadium nach einem Schlaganfall nicht durchgeführt werden (Empfehlungsgrad B).

Bei der IPK werden aufblasbare Manschetten mit bis zu 3 Luftkammern um die Beine des Patienten gelegt. Sie werden nacheinander aufgepumpt, sodass das Blut aktiv aus den Beinvenen von unten nach oben in den Körper gepresst wird. Dadurch entstehen wiederkehrende Druckwellen, die eine vollständige Leerung der tiefen Beinvenen fördern. Diese Imitation der natürlichen Muskelpumpe sorgt für einen effektiven Abtransport des Blutes zum Herzen.

Beide Methoden können in Kombination mit andauernder Kompression durchgeführt werden (Empfehlungsgrad 0).

Eine dauerhafte Kompression kann mit einem konfektionierten oder nach Maß angefertigten Kompressionsstrumpf bei einem Handödem eingesetzt werden (Empfehlungsgrad 0; Conrad und Hermann 2009).

4.1.6.3 Colonmassage (nach Vogler und Krauss)

Hierbei handelt es sich um eine besondere Massageform des Bauchraumes mit dem Ziel, die Peristaltik des Darmes anzuregen. Dazu werden an den 5 definierten Punkten nach Vogler und Krauss (1980) im Uhrzeigersinn jeweils 2–4 min lang kreisende Bewegungen in die Tiefe ausgeführt. Es ist eine sehr ruhige Massage, deren Tempo sich am Atemrhythmus des Patienten orientiert. Sie wirkt besonders auf den Dickdarm ein. Anwendung findet sie vor allem bei:

- chronischer Verstopfung infolge einer Darmperistaltikatonie,
- schmerzhafter reflektorischer Bauchmuskulaturerhöhung infolge anhaltender Darmperistaltikstörung und zur Unterstützung von eingeleiteten pflegerischen oder medikamentösen Maßnahmen oder
- der Anleitung des Betroffenen als »Selbsthilfemaßnahme«.

Die Colonmassage erfolgt in unserer Klinik vorrangig bei bettlägrigen, immobilen Patienten mit oben erwähnten Symptomen. Nachfolgende ▶ Tab. 4.16 gibt einen Gesamtüberblick über die erwähnten Methoden hinsichtlich Indikation, Kontraindikation und Therapieempfehlungen.

4.1.6.4 Elektrotherapie als Stimulationsbehandlung

Elektrotherapie ist die Bezeichnung für therapeutische Anwendungen von elektrischem Strom in der physikalischen Therapie. Während der Anwendung durchfließt den Körper oder die zu therapierenden Körperteile Gleich- oder Wechselstrom. Durch mit der Hautoberfläche verbundene Elektroden bzw. über Elektroden in einem Wasserbad wird die entsprechende Spannung angelegt. Dabei kommt es zur neuromuskulären Elektrostimulation (▶ Kap. 4.17).

Bei peripheren Läsionen kommt es zur Atrophie des unversorgten Muskels. Um der Atrophie entgegenzuwirken, erfolgt eine Reizstrombehandlung (geringe Stromimpulse) zur Muskelaktivierung. Je nach Dauer der Denervierung reagieren die Muskeln auf verschiedene Impulsarten unterschiedlicher Länge. Bei länger bestehenden Denervationen werden die besten Ergebnisse erzielt. Im Allgemeinen ist das bei Exponentialströmen mit relativ langen Dreieckimpulsen. Auch Rechteckstrom kommt zum Einsatz. Im akuten und subakuten Stadium wirken Rechteckimpulse zur Auslösung einer Muskelkontraktion am effektivsten. Konstanter Gleichstrom kann keine Kontraktion auslösen.

4.1.6.5 Elektrotherapie zur Schmerzbehandlung

Bei der transkutanen elektrischen Nervenstimulation (TENS) werden mit Hilfe des Gerätes elektrische Impulse erzeugt und durch die Haut auf das Nervensystem übertragen. Durch die Elektroimpulse werden die körpereigenen Schmerz hemmenden Systeme angeregt. Bei hoher Impulsfrequenz und richtiger Elektrodenlage ist eine Weiterleitung der Schmerzimpulse an das

Tab. 4.16: Übersicht über Methoden, Indikation, Kontraindikation und Therapieempfehlungen der physikalischen Maßnahmen

Methode	Wirkung	Technik	Dosierung	Indikation	Kontraindikation	Spezielle Hinweise
klassische Massage	• schmerzlindernd • je nach Grifftechnik detonisierend/tonisierend • durchblutungsfördernd	manuell ausgeführte Streichung, Klopfung, Knetung, Reibung und Vibrationen	2–3-mal pro Woche je nach Haut- und Weichteilirritation	• Muskelverspannungen • Myogelosen • haltungsbedingte Beschwerden • Tonuserhöhung	• Thrombose, • Phlebitis • frische Verletzung • Entzündung • starke Blutungsneigung • offene Hautverletzung	Spastik- und Depressionstherapie (Slow-stroke-Massage)
Lymphdrainage, komplexe physikalische Entstauungstherapie nach Földi und Vodder	• Vergrößerung der Reabsorptionsfläche • mechanische Flüssigkeitsverschiebung • Förderung des lymphatischen Rückflusses	Handgriffe nach Földi und Vodder, stehender Kreis, Dreh-, Pump-, Schöpfgriff, Kompressionstherapie	akut: 1-mal täglich oder chronisch: 2–3-mal pro Woche	• Inaktivitätsödem • M. Sudeck • Lymph-/Lipidödeme • CVI • posttraumatische Ödeme	• Thrombose • Erysipel • Infektionen mit pathogenen Keimen • Herz- und Niereninsuffizienz	Kombination Lymphdrainage Kompression Unterstützung durch abflussfördernde Lagerung und Bewegungstherapie
Colonmassage	• mechanische Unterstützung der Darmtätigkeit • Anregung der Darmperistaltik	5-Punkte-Friktionstechnik im Atemrhythmus	täglich	• Darmatonie lagerungs- und medikamenteninduziert	• Ileus • Colitis • bösartige Prozesse im Bauchbereich • Gravidität	

Gehirn über die schmerzleitenden Nerven nicht mehr gegeben.

Bei der niederfrequenten Anwendung wird die Ausschüttung der körpereigenen Schmerzmittel, der Endorphine, angeregt. Das überreizte Nervensystem kann sich dadurch harmonisieren. Es kommt zu einer Reduktion der Schmerzen. Angewendet wird die transkutane elektrische Nervenstimulation bei Nervenreizungen und schmerzhaften Muskelverspannungen. Elektroden auf der Hautoberfläche übertragen den elektrischen Impuls. Die Anlage der Elektroden richtet sich hauptsächlich nach der Schmerzlokalisation, der segmentalen Schmerzausstrahlung, dem Verlauf betroffener Nerven oder der Lage von Trigger- bzw. Akkupunkturpunkten. Zu beachten ist, dass die Elektroden dabei nicht direkt auf erkrankte oder verletzte Hautpartien angebracht werden. Der Reiz selbst ist nicht schmerzhaft, allenfalls als Kribbeln auf der Haut zu spüren.

Die Stimulation erfolgt also unterhalb der motorischen Reizschwelle. Gewöhnlich werden Frequenzen zwischen 1 und 100 Hz verwendet. Das TENS-Gerät ist gefahrlos anzuwenden und kann nach einer Einweisung in dessen Handhabung selbstständig vom Patienten im notwendigen Umfang eingesetzt werden.

Cave: Die TENS-Therapie zählt zur Elektrotherapie. Deshalb wird bei Patienten mit Herzschrittmachern eine TENS-Anwendung nicht empfohlen. Auch Patienten mit Epilepsie sollten vorsichtig sein.

Vierzellenbad

Das Vierzellenbad ist eine Anwendungsform der hydroelektrischen Therapie. Durch den kombinierten Einsatz von galvanischem Reizstrom mit einer warmen Teilbadanwendung kommt es zu einer Vergrößerung der Stromwirkungsfläche an den zu behandelnden Extremitäten.

Das entsprechende Gerät besteht aus 4 Teilbadwannen (2 Arm-, 2 Fußwannen), die mit je 1 (evtl. auch 2) Elektrode ausgestattet sind. Die indikationsabhängigen Pole werden auf die einzelnen Wannen verteilt. Die Wirkung auf die Extremitäten kann dämpfend oder anregend sein. Die Behandlung beider Arme, beider Beine oder aller 4 Extremitäten gleichzeitig ist möglich. Der Körper oder Körperteile werden mit therapeutisch wirkendem Strom durchflossen (galvanischer Gleichstrom), wobei der Patient leichtes Prickeln auf der Haut spürt. Der elektrische Reiz ist intensiv und sensibel stimulierend. Als Nebeneffekt kann gleichzeitig die thermische Wirkung (Hyperämie) des Teilbades genutzt werden.

4.1.6.6 CO_2-Bäder

CO_2-Bäder können nur bei Wassertemperaturen zwischen 30 und 33 °C verabreicht werden, da bei höheren Temperaturen zu viel Kohlensäure entweicht. Durch das Eindringen von CO_2 in die Haut erhöht sich der CO_2-Gehalt im Gewebe, welches der Körper durch die Erweiterung der arteriellen Kapillaren auszugleichen sucht. Reaktiv kommt es deshalb zu einer lokalen arteriellen Hyperämie und einem subjektiv wahrnehmbaren Kribbeln.

Nachfolgende ▸ Tab. 4.17 gibt einen Gesamtüberblick über die erwähnten Methoden hinsichtlich von Indikation, Kontraindikation und Therapieempfehlungen.

Tab. 4.17: Überblick über gängige Stimulationsmethoden der physikalischen Therapie

Methode	Wirkung	Technik	Dosierung	Indikation	Kontraindikation	Spezielle Hinweise
Elektrostimulation bei zentralen* und peripheren** Paresen	Stimulation der Muskulatur, Kontraktur- und Atrophieprophylaxe, Förderung des Bio-Feedback	niederfrequente Stimulation mit Impulsketten (Impulsdauer* 250 μs) oder Einzelimpulsen (Impulsdauer ** 200 ms) durch Oberflächenelektroden	1–3-mal täglich	• Paresen zentraler und peripherer Genese • Kontraktur- und Atrophieprophylaxe • Förderung der Eigenaktivität	• Metallimplantate im Behandlungsgebiet • Schrittmacher • offene Wunden im Behandlungsgebiet	bei beginnender Funktion: Stimulation EMG-getriggert
Vierzellenbad	Einflussnahme auf Sensibilität (dämpfend/anregend) durch galvanischen Gleichstrom	hydroelektrische Anwendung mit galvanischem Gleichstrom	täglich	• Sensibilitätsstörung • Trophikstörung • Durchblutungsstörung	• offene Wunden • Thrombosen • Phlebitis • Metallimplantate • Herzschrittmacher	Durchblutungsanregung als Nebenwirkung
• CO_2-Bäder der Arme und/oder Beine	• Förderung der Hautdurchblutung • Trophik verbessernd • schmerzlindernd • sensibilitätsfördernd	Teilbad mit CO_2-angereichertem Wasser	täglich	• M. Sudeck • Trophikstörung • Sensibilitätsstörung • Durchblutungsstörung	• offene Wunden • Thrombose • Phlebitis	

4.1.7 Funktionelle Elektrostimulation

Carmen Krewer und Jochen Quintern

4.1.7.1 Begriffsbestimmung und Rehabilitationsbedarf

Als therapeutische Intervention kann die elektrische Stimulation paretischer Muskulatur genutzt werden, um eine muskuläre Kontraktion zu erzielen und so willkürmotorische Aktivitäten zu ermöglichen oder zu verbessern. Unter *funktioneller Elektrostimulation* (FES) versteht man dabei, dass der Anwender eine Verbesserung seiner körperlichen Funktionen und damit auch der Aktivitäten des täglichen Lebens (ADL) als Resultat der elektrischen Stimulation erfährt. Der Begriff FES umfasst damit eine Vielzahl therapeutischer Elektrostimulations-Interventionen. Der Schwerpunkt des Kapitels wird auf neurorehabilitativen *motorischen* Therapieverfahren liegen, die das Ziel einer Verbesserung *motorischer* Funktionen und damit auch eine Verbesserung motorischer Fertigkeiten verfolgen. Diese Unterform der FES wird auch als FNS (funktionelle Neurostimulation), NMS (neuromuskuläre Stimulation) oder NMES (neuromuskuläre Elektrostimulation) bezeichnet.

Weitere wichtige Verfahren und Anwendungsbereiche der Neurorehabilitation sind:

- die TENS (transkutane elektrische Nervenstimulation), die in der Schmerzbehandlung zur Anwendung kommt (▶ Kap. 4.1.6)
- die sensorische Stimulation, bei der ausgefallene sensorische Funktionen durch eine Stimulation afferenter Nervenfasern verbessert wird; Beispiel hierfür ist das Cochlea-Implantat oder auch die Unterstützung des Schluckaktes durch eine Elektrostimulation

- die direkte elektrische Stimulation denervierter peripherer Muskulatur bei Erkrankungen wie Guillain-Barré-Syndrom (GBS) oder Fazialisparese. Die Stimulation denervierter Muskulatur zielt dabei auf den Erhalt bzw. den Aufbau motorischer Strukturen (Kern et al. 2010). Bis diese wieder für willkürmotorische Aktivitäten eingesetzt werden können, also bis zur Reinnervation, sollte stimuliert werden. Wenn auch kontrovers diskutiert, so zeigen neuere Studien keinen negativen Einfluss auf die Reinnervation (Willand et al. 2011).

4.1.7.2 Physiologisches Wirkungsprinzip

4.1.7.2.1 Muskelkontraktion

Durch niederfrequente Reizung (12–50 Hz) mit kurzen Impulsen (Pulsbreite ca. 250 µsek) über Oberflächenelektroden, epimysiale oder epineurale Elektroden oder Nerv-/Manschettenelektroden wird im peripheren Nerven oder dessen Endigungen ein Aktionspotential ausgelöst, das den Muskel zur Kontraktion bringt. Damit dies gelingt, muss das untere motorische Neuron intakt sein (▶ Abb. 4.24).

Liegt eine periphere Nervenschädigung des zu stimulierenden Muskels vor, kann dieser zwar elektrisch zur Kontraktion gebracht werden, allerdings unter Verwendung anderer Stimulationsparameter. Diese sind zu Behandlungsbeginn meist Einzelpulse (0,5 Hz), die 120 ms und breiter sind. Sie werden nicht im funktionellen Kontext angewendet, sondern dienen dem Erhalt oder dem Aufbau von Muskelsubstanz, um die Zeit bis zur möglichen Reinnervation zu überbrücken.

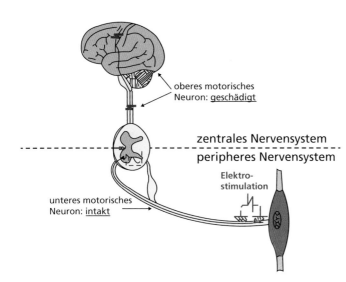

oberes motorisches
Neuron: <u>geschädigt</u>

zentrales Nervensystem
- -
peripheres Nervensystem

Elektro-
stimulation

unteres motorisches
Neuron: <u>intakt</u>

Abb. 4.24:
Bei zentralen Schädigungen
führt eine niederfrequen-
te elektrische Reizung des intakten Nerven zur Auslösung
eines oder mehrerer Aktions-
potentiale, welche dann eine
Muskelkontraktion auslösen

4.1.7.2.2 Kraftentwicklung

Die Kraftentwicklung in einem gesunden Nervensystem beruht auf zwei Prinzipien: *Frequenzierung*, die Erhöhung der Entladungsfrequenz pro motorischer Einheit, und *Rekrutierung*, d. h. die Erhöhung der Anzahl der aktiven motorischen Einheiten. Beide Prinzipien werden auch mittels FNS genutzt. Mit der Stimulationsfrequenz beeinflusst man die muskuläre Frequenzierung, mit der Stromintensität die Rekrutierung. Zu beachten ist allerdings, dass die Reihenfolge der Rekrutierung unter FNS in umgekehrter Reihenfolge stattfindet. Die dicksten Nervenfasern besitzen die niedrigste elektrische Reizschwelle und – anders als in einem gesunden Muskel – erfolgt daher erst die Erregung der großen, rasch ermüdenden motorischen Einheiten. Ein zusätzlicher Faktor, der zu einer rascheren Ermüdung der Muskulatur führt, entsteht durch die Aktivierung immer der gleichen motorischen Einheiten. Bei anhaltenden willkürlichen Kontraktionen erfolgt im nicht geschädigten System zur Vermeidung der Ermüdung eine asynchrone Aktivierung einzelner motorischer Einheiten.

4.1.7.3 Praktische Durchführung in der Übungsbehandlung

Verschiedene spezifische Störungsbilder können mit FES behandelt werden. Grundlage der Auswahl der Zielorgane erfolgt über eine Differenzierung der an einer Bewegung beteiligten geschädigten motorischen Strukturen. D. h., die Entscheidung für die konkrete Stimulationsform und das Behandlungsziel sollte symptomorientiert getroffen werden.

Ziele der Übungsbehandlung

Eine Verbesserung der alltäglichen motorischen Funktion und Fertigkeiten kann auf zwei Behandlungseffekten beruhen:

- direkter *neuroprothetischer* Effekt: die induzierten Muskelkontraktionen verbessern die Bewegungsausführung oder ermöglichen erst bestimmte Bewegungen *während* der FES-Anwendung
- *therapeutischer* oder auch Carry-over-Effekt: eine Verbesserung von Willkürbewegungen nach einer oder mehreren FES-Anwendungen erfolgt auch *ohne* Stimulation.

145

Welcher Therapieeffekt erzielt werden kann, hängt von der Art der Schädigung ab (▶ **Abb. 4.25**). *Therapeutische Effekte* sind immer nur dann zu erwarten, wenn die strukturellen Voraussetzungen eine willkür-motorische Ansteuerung zulassen (Beispiele: Schlaganfall, inkomplette Querschnittslähmung oder Multiple Sklerose).

Neuroprothetische Effekte können nur dann eintreten, wenn das untere motorische Neuron intakt ist. D. h., bei Störungsbildern wie dem GBS, bei peripheren Läsionen der Extremitäten oder der peripheren Fazialisparese sind v. a. bei schwer betroffenen Patienten im frühen Stadium der Erkrankung keine neuroprothetischen Effekte zu erwarten. Zu beachten ist, dass die verschiedenen Störungsbilder auch gemeinsam auftreten können.

Eine Verbesserung der primär willkürmotorischen Fertigkeiten (neuroprothetisch oder therapeutisch) kann sekundär therapeutisch weitere medizinische Vorteile haben. Zu diesen gehören z. B.

- die Reduktion bzw. die Modulation einer Spastik,
- die Verhinderung einer inaktivitätsbedingten Osteoporose,
- die Vermeidung von Kontrakturen oder auch
- die Steigerung des Selbstwertgefühls.

4.1.7.4 Technische Möglichkeiten und Anwendungsfelder

Abhängig von der Anzahl der Muskeln bzw. Muskelgruppen, die durch die Elektrostimulation unterstützt werden sollen, kann man nur einen Stimulationskanal nutzen oder

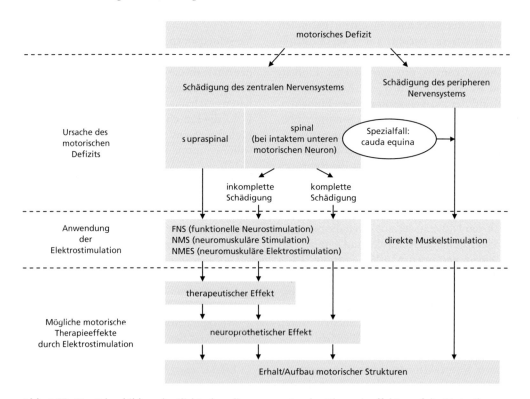

Abb. 4.25: Das Schaubild verdeutlicht, dass die zu erwartenden Therapieeffekte auf die Motorik von der Ursache des motorischen Defizits abhängen

eine Mehr-Kanal-Stimulation durchführen. Momentan sind Stimulatoren erhältlich, die bis zu 8 Stimulationskanäle ansteuern. Stimulationselektroden:

- Am häufigsten werden selbstklebende, aus leitfähigem Textilgewebe gefertigte Elektroden verwendet (pro Stimulationskanal 1 Paar).
- Verschiedene Größen ermöglichen selektivere Stimulation: kleine Muskeln der Hand oder des Gesichts sind gut mit 2 cm großen Rundelektroden stimulierbar, große Oberschenkelmuskeln mit flächigen, ca. 9 cm mal 5 cm großen Elektroden.
- Schwammelektroden kommen nur noch ganz selten zum Einsatz.

Im Folgenden werden einige typische Anwendungsbeispiele genannt. Die jeweilige Stimulation lässt sich – je nach Stimulator – über ein zeitlich vordefiniertes Programm, individuell über Hand- bzw. Fußschalter oder andere Arten von technischen Sensoren auslösen.

4.1.7.4.1 Ein-Kanal-Stimulation

Einkanalige Stimulationen werden sowohl zur Unterstützung selektiver Bewegungen als auch im fertigkeitsspezifischen funktionellen Kontext eingesetzt.

Fußheber-Stimulation (Peronaeus-Stimulation)

Ein häufiges Problem in der neurologischen Rehabilitationsbehandlung ist eine unzureichende Funktion der Fußhebermuskulatur. Bezogen auf die Fußheber-Stimulation kann diese einerseits (selektiv) im Sitzen und andererseits auch während des Gehens, also im funktionellen Kontext, angewendet werden. Bei implantierbaren Systemen wird der elektrische Impuls über eine subkutan implantierte Nervenmanschette appliziert.

Flexorreflex-Stimulation

Oft ist neben der unzureichenden Fußhebung auch eine unzureichende Hüft- und Kniebeugung die Ursache der beeinträchtigten Gehleistung. Der für die Hüftbeugung zuständige M. illiopsoas ist allerdings nur schlecht bzw. gar nicht stimulierbar. Diese Hürde kann umgangen werden, wenn es gelingt, den Flexorreflex (Fluchtreflex; bewirkt gleichzeitig eine Beugung in Hüfte, Knie und Fuß) durch eine Reizung kutaner Afferenzen an Fußsohle, Fußrücken oder in Höhe des Knies auszulösen. So kann bei dieser besonderen Form der elektrischen Stimulation mit nur einem Reizkanal eine motorische Reaktion in 3 Gelenken erzielt werden. In der Praxis hat es sich bewährt, zuerst am Knie zu beginnen. Eine Elektrode wird dabei über dem Fibulaköpfchen angebracht, die andere am medialen Kniegelenkspalt oder auch über dem M. peroneaus. Kann so kein Flexorreflex ausgelöst werden, sollten unbedingt die beiden anderen Reizorte noch ausgetestet werden. Auch eine Erhöhung der Stimulationsfrequenz bis 50 Hz hat sich bewährt. Positiv anzumerken ist, dass nicht nur die Schwungphase positiv beeinflusst werden kann. Durch die muskuläre Vorspannung wirkt sich die Flexorreflex-Stimulation auch positiv auf die Standphase des stimulierten Beines aus.

4.1.7.4.2 Mehrkanal-Stimulation

Greifen

Für viele funktionelle Bewegungen ist eine zeitlich gut koordinierte Aktivität mehrerer Muskeln notwendig. Die Stimulation der Fingerstrecker als Ein-Kanal-Stimulation kann im funktionellen Kontext bei Bedarf auch erweitert werden durch eine zusätzliche Stimulation der Fingerbeuger und eine Stimulation der Beugung und Streckung im Ellenbogen. Individuell angepasst kann so das Greifen und Transportieren von Gegenständen geübt werden.

Kombination mit anderen Therapiegeräten

Eine Möglichkeit der FES-Anwendung besteht in der Kombination mit anderen in der Rehabilitation etablierten Therapiegeräten. Ein bereits kommerziell erhältliches Produkt ist die Kombination eines 8-Kanal-Stimulators mit einem Sitzfahrrad-Ergometer (▶ **Abb. 4.26**).

In Abhängigkeit der Pedalstellung sendet der Stimulator entsprechende Stimulationsimpulse. So können bereits bei schwer betroffenen Patienten in einer sicheren Therapieumgebung gangähnliche Muskelketten aktiviert werden.

Ähnliches gilt für die Kombination von FES und Erigo®, einem Kipptisch mit integriertem Beinantrieb (▶ **Kap. 4.1.1**).

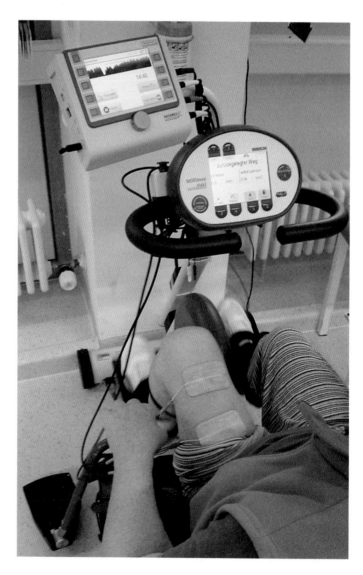

Abb. 4.26:
Sitzergometer

4.1.7.4.3 EMG-getriggerte Elektrostimulation

Eine besondere Form die Elektrostimulation zu initiieren ist es, die Eigenbewegung bzw. die muskuläre Aktivität über eine elektromyografische (EMG) Ableitung zu nutzen und diese mit der Elektrostimulation zu verbinden (▶ **Abb. 4.27**).

Eigentriggerung

Bei einer Eigentriggerung erfolgt sowohl die Ableitung der Muskelaktivität als auch die Stimulation über dem gleichen Muskel. Voraussetzung hierfür ist eine minimale, mit Oberflächenelektroden ableitbare Muskelaktivität. Diese Methode gibt dem Patienten die Rückmeldung über eine korrekte Ansteuerung, obwohl ggf. noch keine Bewegung erkennbar ist. Der minimale Impuls wird dann durch die Elektrostimulation verstärkt und führt zu einer Komplettierung der Bewegungsausführung.

Vor allem chronische Patienten, bei denen eine Muskelatrophie der zu stimulierenden Muskulatur bereits stark fortgeschritten ist und deren Antagonisten eine

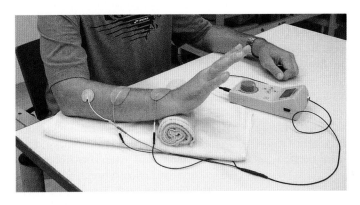

Abb. 4.27:
EMG-getriggerte Elektrostimulation (Handheber)

Spastik aufweisen, können Probleme in der Umsetzung der EMG-getriggerten Elektrostimulation haben. Hier kann es zu einem sogenannten »Crosstalk« kommen. In diesem Fall wird nicht die Aktivität der Agonisten, sondern die Aktivität der Antagonisten gemessen und als Triggersignal verwendet. Verfolgt man einen therapeutischen Lerneffekt, sollte diese Kopplung vermieden werden. Alternativ bietet sich in einem solchen Fall z. B. die Möglichkeit einer Fremdtriggerung an. Die EMG-Ableitung und die Stimulation erfolgen bei den meisten Stimulatoren über die gleichen Elektroden/Kanäle. Es gibt aber mittlerweile auch neuere Geräte, die hierfür 2 separate Kanäle verwenden.

Fremdtriggerung

Bei stark erhöhtem Muskeltonus kann mit Stimulatoren, die separat das EMG ableiten, alternativ auch bewusst die Antagonisten-Aktivität abgeleitet werden. Ziel ist es, hier nicht die Aktivität der Muskulatur zu steigern, bis diese über einen definierten Schwellenwert gebracht wird, sondern die Aktivität zu senken. Erst wenn die Aktivität der Antagonisten unter einen definierten Schwellenwert gelangt ist, werden die Agonisten stimuliert.

Mit dieser technischen Voraussetzung ist es möglich, die Stimulation über jeden beliebigen Muskel im Körper zu triggern. Hier bleibt nur die Frage nach der therapeutischen

Sinnhaftigkeit offen. In Anlehnung an ein in der neurologischen Rehabilitationsbehandlung verwendetes Verfahren, die Spiegeltherapie (Altschuler et al. 1999; ▶Kap. 4.1.1), kann z. B. über dem nichtparetischen (oder weniger paretischen) Handheber das EMG abgeleitet werden, um die Stimulation der Handhebermuskulatur der anderen Körperhälfte zu triggern (Krewer et al. 2008).

Für FES-Einsteiger empfiehlt es sich, erst einmal mit Ein-Kanal-Stimulationen oder mit Mehr-Kanal-Stimulationen mit vordefiniertem Programm zu beginnen. Mit etwas Vorerfahrung lassen sich dann komplexere Mehr-Kanal-Stimulationen mit selbst zu programmierender Ablauffolge der einzelnen Stimulationskanäle leichter anwenden.

Für Patienten – unter Beachtung der kognitiven Fähigkeiten – sollte auch die Möglichkeit eines Eigentrainings in Erwägung gezogen werden.

Zur Empfehlung der jeweiligen Anwendungsformen sei hier auf die aktuellen Leitlinien der Deutschen Gesellschaft für Neurorehabilitation oder Deutschen Gesellschaft für Neurologie sowie auf themenspezifische Reviews verwiesen.

4.1.7.5 Kontraindikationen und Komplikationen

In Vorbereitung der FES-Therapie sollten mögliche Kontraindikationen abgefragt und Schwierigkeiten in der Erzielung eines guten Stimulationsergebnisses berücksichtigt werden. Potenzielle Komplikationen (s. u.) sollten möglichst zu Beginn der Intervention mit dem Patienten besprochen werden.

4.1.7.5.1 Absolute Kontraindikationen

Nach Angaben der Hersteller sind häufig genannte Kontraindikationen für die Elektrostimulation: Schwangerschaft, Herzschrittmacher (aktive Implantate). Es sind jeweils die Herstellerempfehlungen zu beachten.

4.1.7.5.2 Relative Kontraindikationen

- *Periphere Nervenschädigungen* werden, wenn sie nicht direkt zum Krankheitsbild gehören und erst später im Krankheitsverlauf auftreten, nicht immer gleich erkannt. Diese können durch diabetisch bedingte neurodegenerative Veränderungen bedingt sein oder auch vereinzelt durch Druckstellen aufgrund falscher Lagerung auftreten. Bei dem Verdacht auf eine periphere Schädigung sollte dies diagnostisch abgesichert werden.
- *Wunden* im Stimulationsgebiet
- *Wassereinlagerungen oder ausgeprägtes Unterhautfettgewebe* erschweren/verhindern die Muskelstimulation. Die Leitfähigkeit des Gewebes ist reduziert, sodass der Impuls nicht den Nerv erreicht.

4.1.7.5.3 Komplikationen während und nach der Therapie

- *Hautrötungen*: Unter den Elektroden kommt es häufig zu Hautrötungen. Diese sind meist auf eine Durchblutungssteigerung zurückzuführen und treten in Abhängigkeit von Stromdichte, Stimulationsdauer oder auch vom Hauttyp unterschiedlich stark auf. Sie bilden sich innerhalb 1 h zurück. Hautrötungen sind von allergischen Reaktionen abzugrenzen. Alternativ können hier besonders hautverträgliche, dermatologisch getestete Elektroden verwendet werden oder ggf. auch Schwammelektroden.
- *Zunahme der Spastik*: Durch die FES kann es zu einer Kräftigung der Muskulatur kommen, die dann die Intensität einer Spastik negativ beeinflussen kann. Eine Erhöhung der Spastik-Frequenz wird dagegen eher seltener berichtet. In der Regel wirkt die FES mit einer reziproken Agonisten-/Antagonisten-Innervation die Spastik reduzierend. Auch für alternierende Beinbewegungen konnte eine Reduktion nachgewiesen werden.

- *Schmerzen* können durch die Reizung sensorischer Nervenendigungen auftreten, bevor eine effektive Muskelaktivität erzielt werden kann. Patienten mit Hypästhesie sind hiervon nur sehr selten betroffen. Allerdings unterliegt die Sensibilität bei vielen Krankheitsbildern tagesabhängigen Schwankungen. Eine Kontrolle mit einer Anpassung der Stimulationsintensität sollte daher unbedingt durchgeführt werden. Wichtig für die Entscheidung der richtigen Stromstärke ist: die Intensität einer Stimulation wird im funktionellen Kontext weniger stark wahrgenommen als bei einer selektiven Stimulation; 4–5 Wiederholungen wirken oft desensibilisierend.

- *Reflexaktivierung* kommt häufig vor und gehört zum neurologischen Krankheitsbild. Durch eine fehlende kortikale Hemmung kommt es zu einer Steigerung des peripheren Reflexniveaus. Eine Stimulation der Oberschenkel-Strecker (M. quadriceps femoris, vastuus medial/lateralis) führt demnach nicht zu einer Extension des Kniegelenks, sondern bewirkt eine der gewünschten Bewegungsrichtung entgegenwirkenden Aktivierung der o. a. Flexionssynergie.

- *Verbrennungen*: treten nur äußerst selten auf und dies auch nur unter Verwendung von Gleichstrom. Jeder konventionelle Stimulator ist mittlerweile mit einer Sicherheitsschaltung (Hautwiderstandsprüfung) ausgerüstet.

4.1.8 Neuroorthopädische Operationsverfahren

Michael Poschmann

Spastik geht mit strukturellen Veränderungen der Muskulatur einher und führt oft zu einer Verkürzung der Funktionseinheit Muskel und Sehne. Hieraus resultieren teilweise groteske Fehlstellungen im Bereich der Arme und Beine – in einigen Fällen auch des Rumpfes. Nicht nur die Beeinträchtigung der Funktion stellt ein Problem für die Patienten dar, häufig entwickeln sich auch starke Schmerzzustände und es entstehen Probleme bei der Körperpflege und Lagerung des Patienten.

Eine frühe intensive konservative Behandlung (▶ Kap. 4.1.5) ist wichtig. Trotzdem sind die Fehlstellungen manchmal nicht zu vermeiden oder später nicht mehr durch eine konservative Behandlung zu beheben. Oft können nur operative Maßnahmen eine ausreichende Korrektur erzielen, die dann häufig mit einem funktionellen Zugewinn einhergeht. Operative Maßnahmen sind jedoch nur zielführend, wenn eine konsequente und intensive Nachbehandlung, häufig über mehrere Monate möglich ist. Diese beinhaltet in der Regel eine passagere Kunststoffgips/Orthesenversorgung und eine rasche frühfunktionelle, möglichst vollbelastende krankengymnastische Übungsbehandlung. Manchmal muss auch medikamentös weiter behandelt werden, z. B. durch Gabe von Antispastika.

Bei den meisten Patienten bietet sich an, eine stationäre Rehabilitationsmaßnahme im Anschluss an die Operation zu planen oder eine Rehabilitationsmaßnahme für die Operation zu unterbrechen. Die Unterbrechung einer Rehabilitationsmaßnahme ist insbesondere dann sinnvoll, wenn ein Status idem erreicht ist. Insbesondere sollte daran gedacht werden, wenn Injektionen mit Botulinumtoxin keine Verbesserung bringen oder trotz intensiver Übungstherapie bei spastisch veränderter Anatomie keine Fortschritte zu erzielen sind.

Eine Vielzahl von operativen Techniken steht zur Verfügung. Es ist jedoch wichtig darauf hinzuweisen, dass die Operationsmethode gewählt werden sollte, die eine frühfunktionelle, vollbelastende Nachbehandlung für den Patienten ermöglicht. Dies ist auch deshalb wichtig, da so eine zusätzliche Schwächung der Muskulatur oder ein Verlust mühsam trainierter Funktionen durch eine lange Immobilisationszeit, z. B. im Gips ohne Belastung, vermieden werden kann.

Zur Festlegung des genauen operativen Behandlungsalgorithmus ist eine entsprechende Expertise des Operateurs obligatorisch.

4.1.8.1 Muskelverkürzungen

Die klinische Praxis zeigt unterschiedliche Verteilungsmuster von durch Spastik bedingten Extremitätenfehlstellungen. Bei den meisten Patienten liegt entweder eine Hemiparese oder eine Tetraparese vor. Die Muskelverkürzung und daraus resultierende Extremitätenfehlstellungen zeigen meist eine Kombination von Streck- und Beugefehlstellung, wobei die Beugefehlstellungen prozentual deutlich dominieren.

4.1.8.1.1 Muskelverkürzungen und daraus resultierende Fehlstellungen im Armbereich

Beginnend an der Schulter sind im Bereich der Arme folgende Muskeln häufig verkürzt:

- M. pectoralis und M. latissimus dorsi
- M. bizeps und M. brachioradialis, selten auch M. trizeps
- M. pronator teres und M. pronator quadratus
- M. flexor carpi radialis und ulnaris sowie M. palmaris
- die tiefen und oberflächlichen Fingerflexoren

- M. adductor pollicis, aber auch die kurzen Fingerbeuger
- selten auch die Hand- und Fingerextensoren.

Eine typische kombinierte Fehlstellung zeigt ► Abb. 4.28.

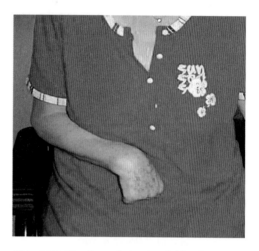

Abb. 4.28: Hemiparetische Armfehlstellung

4.1.8.1.2 Muskelverkürzungen und daraus resultierende Fehlstellungen im Beinbereich

Beginnend an der Hüfte sind im Bereich der Beine folgende Muskeln häufig verkürzt:

- M. iliopsoas und M. rectus femoris
- die Adduktoren
- die medialen und lateralen Kniebeuger, selten auch die Kniestrecker
- M. gastrocnemius und M. soleus (= Wadenmuskulatur) mit Spitzfußstellung
- wenn zusätzlich der M. tibialis posterior, dann mit Spitz-Klumpfußstellung
- die Zehenflexoren und die Plantaraponeurose.

Ein Beispiel für eine schwerwiegende Fehlstellung mit Beteiligung fast aller Beinmuskeln zeigt ► Abb. 4.29.

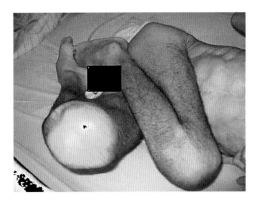

Abb. 4.29: Tetraparese

Fälle durch ein auf die Weichteile (= Sehnen, Faszien und Muskeln) begrenztes operatives Vorgehen eine gute Korrektur der Fehlstellung, auch mit einem entsprechenden Funktionsgewinn, erzielt werden. Knöcherne Korrekturen sind selten erforderlich, insbesondere wenn frühzeitig der operativ erfahrene Neuroorthopäde in das Behandlungskonzept integriert wird.

Bestehen die Fehlstellungen über Jahre können auch Operationen der knöchernen Strukturen nötig werden, um die gewünschte Korrektur zu erzielen.

4.1.8.1.3 Indikationsstellung

Die Indikationsstellung zur Operation beruht insbesondere auf dem aktuellen klinischen, ggf. auch radiologischen Befund und dem bisherigen Heilverlauf und daraus zu erhoffender Zielsetzung.

Häufig stellt bereits ein einseitiger *Spitzfuß* (durch Verkürzung der Wadenmuskulatur) eine große und teilweise immobilisierende Einschränkung für den Patienten dar und sollte zur Funktionsverbesserung für das Gehen operiert werden. Wenn weitere Muskelverkürzungen im Bereich der Beine dazu kommen, können die Folgen Gehunfähigkeit und Rollstuhlabhängigkeit sein.

Die Erfahrung aus dem Alltag zeigt, dass eine interdisziplinäre Entscheidungsfindung zu bevorzugen ist, da hier sowohl die Patienten und Angehörigen, aber auch die Therapeuten und Ärzte unterschiedlicher Fachrichtung aus breiterer Kenntnis des Patienten und der nichtoperativen Therapiemöglichkeiten das weitere Vorgehen festlegen.

Wichtig ist es, ein Therapieziel zu definieren, welches durch die Operation erreicht werden kann.

4.1.8.1.4 Operationen

Bei Patienten, die sich zur Operation entschieden haben, kann in weit über 90 % der

4.1.8.2 Muskelverlängerungen

Verkürzte Muskeln können auf verschiedene Weisen verlängert werden. Jeder Muskel entspringt an einem Knochen (Ursprung), hat einen Muskelbauch und eine Sehne und setzt damit an einem 2. Knochen an (Ansatz).

Zur Korrektur der Verkürzung ist eine Verlängerung des Muskelbauchs selbst am sinnvollsten. Hierzu wird die Sehne, die sich mit einer breiten und dünnen Membran (Aponeurose) bis in den Muskelbauch hineinzieht, ein- oder mehrfach angeritzt (= intramuskuläre Verlängerung). Der Muskel lässt sich danach bis auf die notwendige Länge dehnen, das System Muskel und Sehne bleibt aber in sich stabil, weil der Muskel an dieser Stelle bereits eine ausreichende Dicke aufweist und so gut gedehnt werden kann, ohne abzureißen. In den so geschaffenen Zwischenräumen bildet sich nach einer Ausheilungszeit von 8–12 Wochen eine bindegewebige, stabile Narbe, die von der Qualität und Stabilität dann wieder der ehemaligen Aponeurose entspricht, jedoch mit dem gewünschten Längengewinn.

Dieses Vorgehen sollte favorisiert werden, da der Muskel oder die Muskeln nicht lange ruhiggestellt werden müssen, sodass eine frühfunktionelle und vollbelastende Nachbehandlung möglich ist. Die Operation kann entweder mittels kleinen Hautschnitts oder perkutan, also durch die Haut, in der »Ulzibat-Methode« erfolgen.

Die Ulzibat-Methode (Synonym: Myofasziotomie oder perkutane Fasziomyotomie)

Bei den operativen Eingriffen hat sich in den vergangenen Jahren die sogenannte Ulzibat-Methode (Ulzibat und Shishov 1995) als erfolgreiche Alternative zu den bereits etablierten Operationstechniken herausgebildet. Sie wird speziell bei Muskelerkrankungen und myofaszialen Schmerz-Syndromen angewandt.

Bei der Ulzibat-Methode handelt es sich um eine minimal-invasive Operationstechnik, mit der verkürzte Sehnen, Aponeurosen, Muskeln und Faszien (Weichteil-Komponenten des Bindegewebes) verlängert werden können. Diese Technik erfolgt unter möglichst kleiner Verletzung von Haut (Stichinzision) und Weichteilen und ist daher viel schonender als die übliche offene Technik. Durch die sehr kleinen Einstiche mit einem Spezialmesser werden unter Anspannung des Muskels die verkürzten Fasern selektiv durchtrennt. Gesundes, nicht zu verlängerndes Sehnen-Muskel- und Fasziengewebe weicht dabei dem Messer aus und wird nicht verletzt, gleiches gilt für Nerven und Gefäße. Die zu verlängernden Muskeln werden zuvor durch die klinische Untersuchung und mittels besonders exakter Palpation identifiziert. Es bleiben dabei kaum sichtbare Narben übrig. Die Einstichstellen sind viel weniger schmerzhaft als die üblichen Narben bei offenen OPs. Durch die Ulzibat-Methode werden in einer Operation möglichst viele, oder in der Regel so viele Muskeln wie notwendig, gleichzeitig entspannt. Ein weiterer Vorteil ist die Möglichkeit zur frühfunktionellen Nachbehandlung mit in der Regel erlaubter Vollbelastung, sodass die Patienten rasch auch funktionell von der Operation profitieren können.

Ein wesentlicher Vorteil dieser Technik ist, dass

- die Operationswundhöhle wesentlich kleiner ist,
- es zu einem geringen Blutverlust kommt und
- die Patienten nach der OP deutlich weniger Schmerzen haben.

Entsprechend ist auch die Akzeptanz der Patienten gegenüber diesem Verfahren sehr groß. Der Eingriff ist kürzer. Es können mehr verkürzte Muskeln in einer Sitzung behandelt werden.

Je größer und adipöser Patienten sind, umso schwerer wird es, mit dem kurzen Spezialmesser bis an den Muskel zu kommen und ihn allein anzuritzen. Infolgedessen sind auch die Komplikationsmöglichkeiten größer. Lassen sich die einzelnen Muskeln nicht sicher tasten, kann die Methode nicht durchgeführt werden. Das betrifft auch Patienten mit Gerinnungsstörungen. Selten kommt es zu größerem Blutverlust infolge Durchtrennung eines Gefäßes.

4.1.8.3 Sehnenverlängerung

Sollte durch die rein intramuskuläre Verlängerung (offen oder perkutan) keine ausreichende Korrektur möglich sein, muss eine sog. Z-förmige Verlängerung der Sehnen erfolgen oder im Notfall gar eine Ablösung der selbigen am Knochen. Diese Maßnahmen können entweder durch eine offene Operation oder auch perkutan erfolgen.

Nachteil von diesem Vorgehen ist eine längere Ruhigstellung und Entlastung.

4.1.8.4 Muskeltransfer

Nicht selten ziehen verkürzte Muskeln die Gelenke in eine funktionslose Fehlstellung, die durch eine einfache Verlängerungsoperation nicht ausreichend korrigiert werden kann. Dann sollte in Ergänzung zu einer Muskelverlängerung, insbesondere unter dem Aspekt Funktionsgewinn, über einen Muskeltransfer nachgedacht werden.

Muskeltransfers können im Übrigen auch bei Patienten mit schlaffer Lähmung (z. B. Querschnittverletzung) sinnvoll sein.

4.1.8.4.1 Hälftiger M. tibialis posterior Transfer

Der M. tibialis posterior (hinterer Schienbeinmuskel) zieht zum Fußinnenrand und stützt das Fußlängsgewölbe. Zieht dieser Muskel aufgrund von Spastik zu stark, kippt der Fuß nach außen und wird nur noch am Außenrand belastet. Dies tritt in der Regel in Kombination mit einer Verkürzung der Wadenmuskulatur auf. Die Fehlstellung nennt man Spitz-Klumpfuß. Untersuchungen bei Kindern haben gezeigt, dass eine hälftige Verlagerung des Muskels zur Fußaußenseite die besten Korrekturergebnisse bringt (▶ Abb. 4.30).

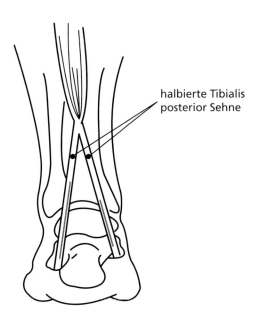

halbierte Tibialis posterior Sehne

Abb. 4.30: Hälftiger Tibialis posterior-Transfer

Manchmal ist bei Erwachsenen jedoch auch ein 2/3 oder gar kompletter Transfer nötig (je nach Ausprägung der Fehlstellung). Dabei wird der überaktive und verkürzte Muskel in gewünschter Dosierung am Fußinnenrand abgelöst. Die Sehne wird bis zur Mitte des Unterschenkels nach oben und anschließend zum Fußaußenrand gezogen und dort an den schwachen Fußaußenrandhebemuskeln (M. peronaeus brevis) festgenäht. Danach ist ein Verkippen des Fußes nicht mehr möglich. Prä- und postoperativer Zustand mit entsprechenden Röntgenaufnahmen einer Korrekturoperation zeigen ▶ Abb. 4.31 und Abb. 4.32.

4.1.8.4.2 Transfer des M. flexor carpi ulnaris um die Ulnakante auf den M. extensor carpi radialis

Flexionsfehlstellungen im Handgelenk sind meist schmerzhaft und verhindern häufig eine adäquate Fingerfunktion. Aus diesem Grund ist oft auch ein Transfer des M. flexor carpi ulnaris in Kombination zur Verlängerung verkürzter Unterarmmuskeln sinnvoll (▶ Abb. 4.33).

Ziel des Muskeltransfers ist die Balancierung des Handgelenkes in der Neutralstellung, im Sinne einer Tenodese, mit einem entsprechenden Funktionsgewinn. Gelingt dies nicht, kann alternativ auch eine Arthrodese des Handgelenkes die gewünschte Stellung erzielen.

Die beschriebenen Operationen stellen nur einen kleinen Teil der zur Verfügung stehenden Maßnahmen dar und können sowohl in der Frührehabilitationsphase als auch zu einem späteren Zeitpunkt zum Einsatz kommen.

Zu den Operationen zur Verbesserung irreversiblen Funktionsverlusts der Muskulatur gehören unter anderem bei Querschnittpatienten mit Tetraplegie:

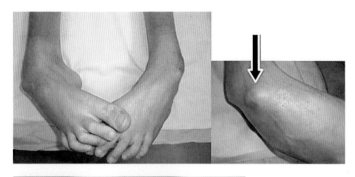

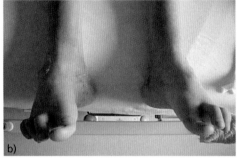

Abb. 4.31:
a und b: Klumpfüße

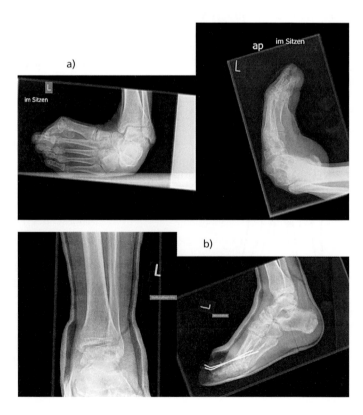

Abb. 4.32:
a und b: Röntgenbild
Klumpfüße

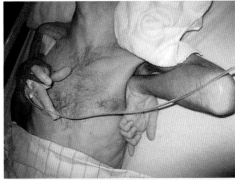

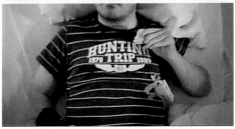

Abb. 4.33: Patient vor OP und nach Muskelverlängerung und Handgelenksflexoren-Transfer beim Frühstück unter Einsatz beider Hände

- der hintere Transfer des M. deltoideus,
- die OP nach Moberg (zur Verbesserung des Pinzettengriffes) und
- der Transfer des M. trapezius (detaillierte Beschreibung bei Leclercq et al. 2005).

4.1.8.4.3 Kriterien der Indikationsstellung

Neuroorthopädische Operationsverfahren können in der Frühphase, im Intervall, aber auch zu einem späteren Zeitpunkt eingesetzt werden.

Die Erfahrung aus der neuroorthopädischen Praxis zeigt, dass die meisten Patienten ausgesprochen von der »richtigen Operation« profitieren, insbesondere wenn diese bei erfolgloser oder aussichtsloser konservativer Behandlung frühzeitig erfolgt. Häufig kann der betroffene Patient durch die Operation eine »bessere« oder »höhere« Ausgangsstufe für die Rehabilitation erreichen, was sich langfristig in einer besseren Funktion und mehr Lebensqualität widerspiegeln kann.

Neue, wenig invasive Operationsmethoden mit kurzen Operations- und Narkosezeiten rechtfertigen bei vorliegender Indikation, auch bei Patienten mit schweren Allgemeinerkrankungen, das Operationsrisiko einzugehen. Obligatorisch ist eine entsprechende Vorbereitung des Patienten. Ein multimodales und interdisziplinäres Therapiekonzept in der Zusammenarbeit konservativ und operativ tätiger ärztlicher Fachbereiche ist notwendig.

4.2 Neuropsychologie

Ingo Keller

4.2.1 Kognitive Funktionsstörungen

Unter kognitiven Funktionsstörungen versteht man im Wesentlichen Einschränkungen der Aufmerksamkeit, der Wahrnehmung, des Gedächtnisses und der Exekutivfunktionen. Jeder dieser Bereiche kann wiederum in weitere Subfunktionen unterteilt werden. Eine neuropsychologische Diagnostik sollte hypothesengeleitet aufgebaut werden. Dabei spielt die Kenntnis der Lokalisation der Schädigung eine wichtige Rolle (▶ **Tab. 4.18**). Außerdem ist es notwendig, die assoziierten Defizite bei der Interpretation der Testergebnisse zu berücksichtigen. So haben beispielsweise Patienten mit Wortfindungsstörungen – bei erhaltenem Figuralgedächtnis – in der Regel ein selektiv reduziertes Verbalgedächtnis.

Tab. 4.18: Typische Beispiele neuropsychologischer Störungen und Syndrome bei fokalen Hirnschädigungen

Läsionsort	Zu erwartende neuropsychologische Störungen und Syndrome
linkshirnige Läsionen, vorwiegend in der 3. Stirnhirnwindung (Broca-Areal), hintere Schläfenlappenwindung (Wernicke-Areal)	Broca-Aphasie, Wernicke-Aphasie, globale Aphasie oder amnestische Aphasie
rechtshirnige Läsionen, vorwiegend parietal (Gyrus supramarginalis/Gyrus angularis/Lobulus parietalis superior)	visuospatialer Neglect, visuell-räumliche Störungen, Aufmerksamkeitsstörungen und reduzierter Antrieb
Läsionen im occipito-parieto-frontalem Marklager (Fasciculus occipito-frontalis superior)	ideomotorische und/oder ideatorische Apraxie
Läsionen in der Area striata oder im occipito-temporalen Marklager	zur Läsion kontralaterale Hemianopsie
Läsionen im Hippocampus, Gyrus parahippocampalis, Fornix, Septalregion, anterioer oder medialer Thalamus, dorsolaterales Frontalhirn	modalitätsspezifische Lern- und Gedächtnisstörungen
unilaterale oder bilaterale Frontalhirnläsionen	Störungen der Exekutivfunktionen, des problemlösenden Denkens, Verhaltensauffälligkeiten

Ohne Kenntnis derartiger Zusammenhänge besteht die Gefahr, Testergebnisse falsch zu interpretieren. Ähnliche Wechselbeziehungen bestehen auch zwischen Sehstörungen und visueller Wahrnehmung, gestörter Selbstwahrnehmung und Verhalten oder Wahrnehmung und Aufmerksamkeit. Darüber hinaus interagieren auch eine Reihe psychischer Faktoren mit den neuropsychologischen Störungsbildern. Die schwierige Differenzialdiagnose zwischen einer Pseudodemenz bei Depression und einem hirnorganischen Degenerationsprozess ist hierfür ein typisches Beispiel. In diesem Kapitel werden vor allem die psychopathologischen Mechanismen neuropsychologischer Defizite sowie die nach dem derzeitigen Kenntnisstand wirksamen Behandlungsmethoden dargestellt. Diagnostische Aspekte neuropsychologischer Störungen sowie Testverfahren können in Standardwerken zur neuropsychologischen Diagnostik nachgelesen werden (Schellig et al. 2009).

4.2.1.1 Aufmerksamkeitsstörungen

Aufmerksamkeit besteht aus mehreren Subfunktionen. Unterschieden werden können weitgehend automatisierte Prozesse auf Hirnstamm- und Mittelhirnebene von kortikalen Prozessen zur Steuerung und Aufrechterhaltung der nach außen und innen gerichteten Aufmerksamkeit. Unter neuroanatomischen Gesichtspunkten sind insbesondere der frontale und parietale Kortex, bestimmte Bereiche des Thalamus sowie die wechselseitigen Verbindungen zwischen den 3 genannten Strukturen von Bedeutung. Eine Übersicht über die verschiedenen Subkomponenten der Aufmerksamkeit gibt ► Tab. 4.19.

Therapeutische Verfahren

In der Frühphase nach einer Hirnschädigung werden kaum Anforderungen an die Aufmerksamkeit der Patienten gestellt.

Tab. 4.19: Einteilung der Aufmerksamkeit nach Subkomponenten und neuroanatomischer Zuordnung

Dimension	Bereich	Anatomische Areale
Intensität	• Alertness (tonisch/phasisch) • Daueraufmerksamkeit • Vigilanz	• Formatio reticularis • lateraler präfrontaler und inferiorer Kortex der rechten Hemisphäre • Thalamus • anterior Gyrus cinguli • Cerebellum
Selektivität	• selektive Aufmerksamkeit • geteilte Aufmerksamkeit • Informationsverarbeitungsgeschwindigkeit	• inferiorer frontaler Kortex • Thalamus • vordere Abschnitte des Cingulum • präfrontaler Kortex (bilateral) • vordere Abschnitte des Cingulum

Ein gezieltes Aufmerksamkeitstraining am Computer im Sinne einer Stimulation der Konzentrationsfähigkeit erscheint daher sinnvoll. Andererseits kann man derzeit nicht davon ausgehen, dass erzielte Leistungsverbesserungen der Aufmerksamkeit zwangsläufig auf andere Anforderungen oder Funktionen generalisieren. Obwohl ein Trainingsprogramm spielerisch und leistungsmotivierend sein sollte, sind kommerziell vertriebene Spielprogramme aufgrund des unspezifischen Trainingseffektes als therapeutisches Hilfsmittel nur bedingt geeignet (Keller 1999). Einige Autoren berichten von Verbesserungen nach einem computergestützten Aufmerksamkeitstraining, während andere Untersuchungen keine signifikanten Unterschiede vor und nach einem Training finden. Ein Training spezifischer Aufmerksamkeitskomponenten dürfte jedoch einem unspezifischen Training vorzuziehen sein (Sturm et al. 2003). Geeignete Trainingsmodule zur Behandlung von Aufmerksamkeitsstörungen findet man in den Programmen RehaCom®, CogPack®, Rigling® und Aixtent®. Da manche Patienten eine Behandlung am Computer ablehnen, ist es ratsam, wahlweise auch Papier-Bleistift-Aufgaben anbieten zu können (Zusammenstellung bei Kuhlke 2007).

Eine weitere Möglichkeit zur Behandlung von Aufmerksamkeitsstörungen bietet das Neurofeedback. Die Anwendung von Biofeedback hat sich bei der Behandlung verschiedener neurologischer Erkrankungen bewährt. Patienten mit erworbener Hirnschädigung weisen Veränderungen im EEG auf (Wiegand und Keller 2009). Als Folge der diffusen axonalen Schädigung treten vor allem eine erhöhte Kohärenz zwischen weiter entfernten Hirnarealen sowie eine verminderte Kohärenz zwischen benachbarten Hirnregionen auf. Die verminderte Kohärenz zwischen Elektrodenabständen, die kleiner als 7 cm sind, korreliert dabei mit dem Ausmaß kognitiver Beeinträchtigungen (Thatcher et al. 1998). Darüber hinaus gibt es Hinweise darauf, dass Läsionen im Marklager zu einer teilweisen Deafferentierung des Kortex führen, die sich vor allem in einer Erhöhung langsamer EEG-Frequenzen ausdrücken (Schaul 1998).

In einer Studie mit akuten Schädel-Hirn-Traumatikern konnte gezeigt werden, dass ein Training, bei dem selektiv die Amplitude der Beta-Frequenzen rückgemeldet wurde, die Konzentrationsleistungen verbessert (Keller 2001). Der Vergleich zwischen Patienten, die ein konventionelles computergestütztes Training erhielten und Patienten, die mit Neurofeedback behandelt wurden, zeigte, dass die mit Neurofeedback trainierten Patienten bereits nach 10 Therapiesitzungen bessere Testleistungen erreichten als Patienten der Kontrollgruppe. Die Ergebnisse waren auf der Leistungsebene deutlicher ausgeprägt als auf der Ebene des subjektiven Erlebens. Zur Durchführung eines Neurofeedbacktrainings reicht bereits eine monopolare Ableitung des EEG. Das Training kann wie folgt gestaltet werden:

- Ableitung über Fz oder Cz nach 10/20-System, Referenz: verbundene Mastoiden
- Feedback: Beta-Frequenz (13–20 Hz) oder Theta-Beta-Ratio
- vor Beginn des Trainings eine Minute Baseline-Messung unter Ruhebedingungen
- Schwelle: gemittelte Beta-Frequenz bzw. Theta-Beta-Ratio aus der Baseline-Messung
- Feedback: vorzugsweise visuell aber auch akustisch möglich.

Um die Konzentrationsfähigkeit anzuregen, können verschiedene Aufgaben wie Kopfrechnen oder das Erkennen von Wörtern in akustisch dargebotenen Texten als Hilfe gegeben werden. Es sollten mindestens 10 Trainingseinheiten à 30 min durchgeführt werden. Erste Steigerungen der Beta-Aktivität sind bei einigen Patienten bereits nach der 4. Therapiesitzung zu beobachten. Die meisten Geräte berechnen den Mittelwert der Beta-Amplitude automatisch und bieten zusätzlich die Möglichkeit, Animationen wie sich öffnende Blüten darzubieten oder die Amplitude des Beta-EEG mit einem Videospiel zu verknüpfen (je höher die Beta-Amplitude ist, desto schneller läuft eine Schnecke im Wettlauf mit anderen). Als Alternative bieten einige Geräte sogar eine Fast-Fourier-Transformation des EEG in Echtzeit. Statistisch signifikante Korrelationen zwischen der Theta-Beta-Ratio und der Anzahl richtiger und falscher Reaktionen zeigen, dass der Quotient aus Theta- und Beta-Aktivität ein geeigneter Parameter für Neurofeedback ist.

4.2.1.2 Störungen der Lern- und Gedächtnisfunktionen

Obwohl bekannt ist, dass Gedächtnisinhalte nicht in einzelnen Hirngebieten oder gar einzelnen Nervenzellen abgespeichert werden, treten Gedächtnisstörungen insbesondere nach Schädigungen bestimmter Hirnareale auf. Man kann daher davon ausgehen, dass einige Hirnregionen eine Schlüsselfunktion für Gedächtnisprozesse haben. Die wichtigste Struktur in diesem Zusammenhang ist der Hippocampus, der zusammen mit dem Gyrus parahippocampalis eine Art »Torwächterfunktion« für das Gedächtnis ausübt. Schädigungen dieser Strukturen können nach einem Schädel-Hirn-Trauma mit Kontusionen im Bereich des medialen Temporallappens oder auch nach einem Schlaganfall der Arteria cer. posterior mit Verschluss der Arteria temporo-occipitalis auftreten und führen sowohl zu Störungen bei der Enkodierung neuer Informationen als auch zu Störungen beim Abruf bereits gespeicherten Wissens.

Es ist wichtig, zwischen Kurzzeit-, Langzeit- und Altgedächtnis zu unterscheiden. Je nachdem, welche Komponenten des Gedächtnisses beeinträchtigt sind, ergeben sich unterschiedliche Auswirkungen auf den Alltag. Das Kurzzeitgedächtnis nutzen wir zum Beispiel, um uns eine Telefonnummer kurzfristig einzuprägen. Häufig werden Informationen unmittelbar wieder daraus benötigt, wenn beispielsweise die Frage eines Gesprächspartners »mental« gehalten werden muss, um eine Antwort auf diese Frage zu formulieren. In diesen Fällen spricht man auch von einem Arbeitsgedächtnis. Das Arbeitsgedächtnis führt Operationen innerhalb des Kurzzeitgedächtnisses aus und hat eine begrenzte Kapazität. Meist treten Störungen des Kurzzeitgedächtnisses in Kombination mit Konzentrationsschwächen auf, die dazu führen, dass Informationen unzureichend aufgenommen werden. Betroffene sind leicht ablenkbar und können sich nur schlecht auf eine Aufgabe oder ein Gespräch konzentrieren. Da bereits die Aufnahme von Informationen in das Kurzzeitgedächtnis gestört ist, findet auch keine Übertragung der Lerninhalte auf das Langzeitgedächtnis statt. Das Kurzzeitgedächtnis kann nur wenige Inhalte über einen kurzen Zeitraum speichern. Deshalb müssen alle Informationen, die längerfristig behalten werden sollen, ins Langzeitgedächtnis übertragen werden. Dort können sie viele Jahre verbleiben (z. B. Kindheitserinnerungen). Bei einer Störung des Langzeitgedächtnisses ist die Fähigkeit eingeschränkt, neue Informationen nach einer Hirnschädigung aufzunehmen und zu behalten. Das Aneignen neuen Wissens gelingt nur mühsam oder im schlimmsten Fall gar nicht. Die Patienten haben im Alltag Schwierigkeiten, sich neue Namen, Gesprächsinhalte oder Fernsehnachrichten über einen längeren Zeitraum zu merken, vergessen Termine oder den Ort, an dem sie die Brille abgelegt haben. Im Altgedächtnis sind Ereignisse vor der Krankheit, die Monate oder Jahre zurückliegen, abgelegt. Wichtige Aspekte sind das biografische Gedächtnis (Kenntnisse der eigenen Lebensgeschichte) sowie allgemeines und fachliches Wissen eines Menschen (z. B. Schul- oder Berufswissen). Treten Störungen des Altgedächtnisses auf, müssen nicht alle alten Erinnerungen betroffen sein. In der Regel sind am stärksten die Gedächtnisinhalte beeinträchtigt, die kürzer zurückliegen. Kindheitserinnerungen hingegen können meist gut erinnert werden.

Häufig sind nach einem Unfall Erinnerungslücken vorhanden, die sich auf den Zeitraum von einigen Minuten, Stunden oder Tagen vor dem Unfallereignis erstrecken. Man spricht in diesen Fällen von einer retrograden Amnesie. Auch nach dem Unfall, insbesondere wenn der Patient längere Zeit ohne Bewusstsein war, setzt das Gedächtnis nicht sofort wieder ein. Der Zeitraum, der nach einem Schädel-Hirn-Trauma nicht erinnert werden kann, wird als anterograde Amnesie bezeichnet. Im Verlauf der Genesung können verloren geglaubte Erinnerungen zurückkommen. In der Regel bleiben jedoch die letzten Sekunden vor einem Unfall sowie die Tage, die der Patient im Koma verbracht hat, unwiederbringlich verloren.

Einige Patienten haben auch Probleme, sich an weiter zurückliegende Ereignisse zu erinnern. In schweren Fällen können die Patienten selbst Namen von Familienmitgliedern vergessen. Sie scheinen in der Vergangenheit zu leben, was Angehörige als sehr belastend empfinden. Emotional bedeutsame Ereignisse wie die eigene Hochzeit oder die Geburt eines Kindes können jedoch bisweilen mit Hilfe von Fotografien wieder in Erinnerung gebracht werden.

Das Gedächtnis für Ereignisse und Weltwissen wird üblicherweise auch als deklaratives Gedächtnis bezeichnet. Davon abgegrenzt werden kann das sog. implizite Gedächtnis. Hier handelt es sich um die unbewusste Speicherung von Informationen. Glisky et al. (1986) konnten beispielsweise durch allmählichen Abbau von Abrufhilfen (»Vanishing Cues« genannt) sowie häufiges Wiederholen der einzelnen Teilschritte einem schwerst amnestischen Patienten mehrere Fachbegriffe aus dem Computerbereich beibringen.

Therapeutische Verfahren

Das Gedächtnis funktioniert nicht wie ein Muskel, der durch häufiges Üben trainiert werden kann. Deshalb ist es nicht sinnvoll, das Gedächtnis durch reines Auswendiglernen und Merkübungen verbessern zu wollen. Eine sinnvolle Therapie ist daher im Wesentlichen darauf ausgerichtet, die Auswirkungen der Gedächtnisstörungen im Alltag und Berufsleben so gering wie möglich zu halten. Das Ziel einer Therapie ist es, Ersatzstrategien zu erlernen und anzuwenden (Keller und Kerkhoff 1996). Das Vermitteln sog. Mnemotechniken zielt dabei in erster Linie darauf ab, die Speicherung und den Abruf von Informationen zu verbessern (▶ Tab. 4.20).

Mnemotechniken führen zu einer Steigerung der Verarbeitungstiefe (Levels-of-processing, Ansatz nach Craik und Lockhart 1972). Hierbei lernt der Patient, Informationen besonders intensiv zu verarbeiten. Dies kann durch semantische Verknüpfungen, die Strukturierung von Informationen oder die Anwendung bestimmter Arbeitstechniken erreicht werden.

Tab. 4.20: Übersicht Mnemotechniken

Mnemotechnik	Erläuterung/Beispiel
bildhaftes Vorstellen	Verknüpfen von Informationen wie Namen mit einem Bild, z. B. um sich den Namen Kaminski zu merken stellt man sich Skier im Kamin vor
Strukturieren von Informationen	Informationen werden nach Oberbegriffen sortiert; Nachrichten können beispielsweise besser erinnert werden, wenn man sie nach Kategorien wie Politik, Wirtschaft, Sport etc. abspeichert und erinnert
Texte merken nach der PQRST-Technik	mit Hilfe der PQRST-Technik werden Textinformationen intensiver verarbeit und gespeichert; die Methode umfasst eine Vorschau (was weiß ich bereits über das Thema, was erwarte ich), ein strukturiertes Lesen des Textes mit Markierung von Schlüsselwörtern und eine Zusammenfassung
»Vanishing Cues«	Hinweise, die den Abruf einer Information erleichtern, werden schrittweise ausgeblendet
Geschichtentechnik	Verknüpfen von Einzelinformationen zu einprägsamen Geschichten
semantisches Verknüpfen	neue Informationen werden mit bereits bekannten Informationen verknüpft; der Name Benz kann besser gespeichert werden, weil er an die Automarke Mercedes Benz erinnert
Strategien zum Merken von Zahlen	Erkennen von Merkwürdigkeiten von Zahlenkombinationen als Gedächtnisstütze, z. B. aufsteigende oder absteigende Zahlenreihen

Wie auch in anderen psychotherapeutischen Bereichen hat es sich in der Neuropsychologie bewährt, Einzel- und Gruppentherapien zu kombinieren. Die Möglichkeit, Patienten mit den gleichen Schwierigkeiten kennen zu lernen und Erfahrungen auszutauschen, ist für die Verarbeitung der Defizite von großer Bedeutung und führt zu einer psychischen Stabilisierung des Patienten (Keller und Metsch 1999). Bei der Durchführung eines kognitiven Gruppentrainings kommt es vor allem auf den Alltagsbezug an. Das verwendete Übungsmaterial sollte daher an die Alltagsanforderungen der Patienten angepasst sein. Eine tiefe Verarbeitung von Informationen wird auch durch eine emotionale Färbung des zu Lernenden erreicht. Es schadet daher nicht, wenn man in der Therapie Beispiele und Übungen verwendet, die humorvoll und witzig sind. Zusammenstellungen geeigneten Übungsmaterials und Hinweise für eine alltagsbezogene Therapie findet man bei Schuri und Schneider (2002) sowie Finauer und Keller (2007). Bei Patienten, die mit technischen Geräten wie einem Handy, Organizer oder Computer umgehen können, lohnt es sich, den Gebrauch dieser Geräte in die Therapie einzubeziehen. So konnten Wilson et al. (1997) in einer randomisierten Studie an 143 Patienten die Wirksamkeit des Gebrauchs von Pagern nachweisen. Patienten, die nicht vertraut mit technischen Geräten sind oder den Gebrauch solcher Geräte ablehnen, können ein individuell zusammengestelltes Gedächtnisbuch nutzen, in das sie alle für sie relevanten Informationen stichwortartig eintragen. Ein solches Buch ist einem Terminkalender ähnlich, in das je nach Schwere der Gedächtnisstörung auch Informationen über die Erkrankung oder den Unfall, ein Lebenslauf sowie Fotos und Namen wichtiger Bezugspersonen abgeheftet werden. Das Gedächtnisbuch sollte auch außerhalb der Therapie fortgeführt werden und alle Eintragungen sollten nach Möglichkeit vom Patienten selbstständig und aus eigenem Interesse erfolgen.

Tab. 4.21: Übersicht Therapiemaßnahmen

Schweregrad der Gedächtnis-störung	Therapiemaßnahmen
Patient ist desorientiert, schwere Störung des kurz- und längerfristigen Behaltens, lückenhaftes Altgedächtnis	• Gestaltung der Umwelt mit Kalender und Beschriftungen von Schränken und Schubladen • bei gegebener Krankheitswahrnehmung kann der Gebrauch eines Gedächtnisbuchs eingeübt werden • Erarbeiten des Lebenslaufes • für den Patienten relevante aktuelle Informationen zu Verfügung stellen (»Wie hat mein Fußballverein am Wochenende gespielt?«) • eine gehäufte Konfrontation mit dem Gedächtnisdefizit sollte vermieden und Angehörige im Umgang mit dem Patienten angeleitet werden
Patient ist teilweise oder ganz orientiert, hat aber noch mittlere Beeinträchtigungen des kurz- und längerfristigen Behaltens	• bei gegebener Krankheitswahrnehmung den Gebrauch eines Gedächtnisbuchs einüben • Mnemotechniken nach dem Prinzip »drill and practice« vermitteln und anhand von relevanten Alltagsanforderungen üben
Patient ist orientiert, hat aber noch leichte Beeinträchtigungen des kurz- und längerfristigen Behaltens	• Mnemotechniken in Bezug auf alltagsrelevante Anforderungen einüben • dabei auch den theoretischen Hintergrund der Gedächtnisstrategien vermitteln und den Zusammenhang zwischen Gedächtnisstörung und Hirnschädigung erläutern • gegebenenfalls Gedächtnisstützen (Gedächtnisbuch, Handy, Organizer) als zusätzliche Hilfe implementieren
Patient kommt im Alltag gut zurecht, im Vergleich zum prämorbiden Niveau besteht noch eine Leistungsminderung, Probleme bestehen vor allem unter Zeitdruck	• Mnemotechniken in Bezug auf alltagsrelevante Anforderungen einüben • den theoretischen Hintergrund der Gedächtnisstrategien vermitteln und den Zusammenhang zwischen Gedächtnisstörung und Hirnschädigung erläutern • die Anwendung von Lern- und Arbeitstechniken einüben

Zur Erleichterung des Alltags ist es sinnvoll, die Umgebung an den Patienten anzupassen. Dazu können Schilder und Beschriftungen angebracht werden, die es dem Patienten erleichtern, sich zu orientieren (z. B. Toilettentür kennzeichnen) und Gegenstände zu finden. Auch ein Kalender oder eine Pinnwand an einem zentralen Ort mit wichtigen aktuellen Informationen, wie Verabredungen und Telefonnummern, können hilfreich sein. Um Patienten mit schweren Gedächtnisstörungen die Orientierung zu erleichtern, müssen wichtige Wege wiederholt eingeübt werden. Die Auswahl der zu treffenden Therapiemaßnahmen hängt im Wesentlichen vom Schweregrad der Störung sowie den Alltagsanforderungen des Patienten ab. ▶ Tab. 4.21 gibt eine Übersicht, welche Maßnahmen je nach Schwere der Gedächtnisstörung sinnvoll sind. Vor einer Entlassung sollte zusammen mit den Angehörigen die Zukunft des Patienten geplant werden. Amnestische Patienten können nur in die häusliche Umgebung zurückkehren, wenn eine ständige Betreuung gewährleistet ist. Angehörige benötigen Anleitung im Umgang mit den amnestischen Patienten. Um Überlastungen der Angehörigen vorzubeugen, sollte bereits vor der Entlassung des Patienten aus der Rehabilitation ein Betreuungsnetz aus Familienmitgliedern und sozialen Einrichtungen wie Tagesstätten eingerichtet werden. Erscheint eine berufliche Wiedereingliederung möglich, empfiehlt es sich, diese zusammen mit dem Patienten und seinem Arbeitgeber gemeinsam vorzubereiten. Für Patienten, die sich noch in der Ausbildung befinden, ist es oft sinnvoll, das bereits begonnene Ausbildungsjahr zu wiederholen.

4.2.1.3 Exekutive Störungen

Der Anteil von Patienten mit Störungen der exekutiven Funktionen liegt bei 20–25 %. Die häufigsten Diagnosen sind das Schädel-Hirn-Trauma mit ungefähr 15 %, gefolgt von zerebrovaskulären Schädigungen im Bereich der Arteria cerebri media rechts, dementiellen Erkrankungen und globalen Hypoxien. Vereinzelt treten Planungs- und Problemlösestörungen auch nach zerebro-vaskulären Ereignissen im Bereich der Arteria cerebri anterior, Herpes-Simplex-Enzephalitis, multipler Sklerose und nach Tumoren bzw. Tumorentfernungen im vorderen Hirnbereich auf.

Störungen der exekutiven Funktionen stellen insofern eine nicht zu unterschätzende Beeinträchtigung des täglichen Lebens dar, weil wichtige Alltagshandlungen, wie die Planung von Geldgeschäften, Arbeitsabläufen oder die Bewältigung von alltäglichen Problemsituationen nicht mehr funktionieren. Dies führt dazu, dass die Aktivitäten des täglichen Lebens, angefangen von einfachen Tätigkeiten wie Körperpflege, die Organisation eines Tages bis hin zu komplexen Anforderungen im Beruf nicht mehr im üblichen Tempo und mit der notwendigen Sorgfalt erledigt werden können. Darüber hinaus ergeben sich im Kontakt mit Angehörigen, Kollegen und fremden Personen Schwierigkeiten durch ungewohnte, meist schwer nachvollziehbare Verhaltensweisen. Dies ergibt sich aus der Tatsache, dass Störungen der exekutiven Funktionen sehr oft mit einer erhöhten Tendenz zu Risikobereitschaft und Regelverletzung einhergehen und das Gespür für soziale Situationen verloren gegangen ist. Für ein erfolgreiches Problemlösen sind mehrere Komponenten notwendig, von denen einzelne oder mehrere betroffen sein können (▶ Tab. 4.22).

Tab. 4.22: Komponenten der Exekutivfunktionen

Komponente	Erläuterung/Beispiel
Aufmerksamkeit und Inhibition	Fokussierung der Aufmerksamkeit auf handlungsrelevante Prozesse sowie Hemmung irrelevanter Informationen
Ablauforganisation, »Task Management«	Erstellung von Ablaufprotokollen für komplexe Handlungen, die einen raschen Wechsel zwischen verschiedenen Umweltreizen erfordern
Planung	Planung des Ablaufs von Handlungsschritten zur Zielerreichung
Überwachung, »Monitoring«	fortlaufende Prüfung und Aktualisierung der Inhalte im Arbeitsgedächtnis zur Bestimmung des jeweils nächsten Schritts einer Handlungsfolge
Kodierung/Sequenzierung »Coding«	Kodierung von Repräsentationen im Arbeitsgedächtnis nach der Zeit und dem Ort des Auftretens

Um die individuell richtige Behandlung durchführen zu können, ist es notwendig herauszufinden, welche Komponenten gestört sind, insbesondere durch eine Verhaltensbeobachtung. Patienten mit Störungen der exekutiven Funktionen haben häufig Schwierigkeiten beim Entwickeln und Bewerten von Lösungsheurismen und kommen direkt vom Wünschen zum Handeln. Für den Beobachter erscheint das Verhalten des Patienten vorschnell und von Versuch und Irrtum geprägt. Aber auch die übrigen Prozesse des Problemlösens können gestört sein. So sind beispielsweise Patienten mit Antriebsminderungen oft gar nicht in der Lage, genügend Motivation und Initiative zu entwickeln. Beeinträchtigungen des Monitorings führen dazu, dass Lösungen nicht auf Fehler und Plausibilität kontrolliert werden. Patienten präsentieren dann eine vorschnell erstellte und wenig überdachte Lösung und prüfen nicht deren Umsetzbarkeit. Begleitet wird das dysexekutive Syndrom oft von gemindertem Abstraktionsvermögen und reduziertem konkretem Denken. Störungen der exekutiven Funktionen werden vom Patienten meistens nicht wahrgenommen und können im klinischen Setting leicht übersehen werden. Die Ausführung von Routinehandlungen ist oft ohne größere Schwierigkeiten möglich und erst die Konfrontation mit neuen und ungewohnten Situationen macht Defizite sichtbar.

Therapeutische Verfahren

Die Behandlung exekutiver Störungen erfordert in jedem Fall eine individuelle Betreuung. Gruppentherapeutische Angebote können die Therapie jedoch sinnvoll ergänzen. Gleichzeitig ist es in der Regel immer notwendig, auch die »Awareness« für die Störung zu verbessern. Letzteres kann am besten durch eine systematische Konfrontation mit den Defiziten erreicht werden. Dabei hat es sich bewährt, den Patienten zu-

nächst selbst einschätzen zu lassen, inwieweit er in der Lage ist, ein bestimmtes Problem zu lösen oder einen Plan zu erstellen und umzusetzen. Die Selbsteinschätzung sollte so konkret wie möglich sein und Angaben zur Zeitdauer und zum Lösungsverhalten beinhalten. Im Anschluss wird die tatsächliche Leistung mit der vom Patienten getroffenen Vorhersage verglichen. Die vom Patienten gemachten Fehler werden gemeinsam analysiert und ein Plan zur richtigen Lösung der Aufgabe entwickelt. Je alltagsnäher die gestellten Anforderungen sind, umso eher wird der Patient seine Probleme akzeptieren können und motiviert sein, daran zu arbeiten. Geeignete Übungsmaterialien für die Einzel- und Gruppentherapie findet man bei Müller et al. (2004) und Genal (2007). Die Manuale beinhalten Übungen zu einzelnen Subkomponenten wie kognitive Flexibilität, divergentes und induktives Denken, Arbeitsgedächtnisprozessen und Handlungsplanung. Zusätzliche In-vivo-Übungen wie etwa die Erstellung und die Umsetzung eines Planes für den Wochenendeinkauf können in die Behandlung integriert werden. Dabei sollten das Ziel sowie die Mittel zur Zielerreichung vorher festgelegt werden. Eine anschließende Nachbesprechung und Rückmeldung durch den Therapeuten ist unbedingt erforderlich. Je nachdem, welche Komponenten der exekutiven Funktionen gestört sind, müssen diese gezielt behandelt werden. Verliert der Patient beispielsweise leicht den Überblick und kontrolliert seine Lösungen nicht auf Fehler und Plausibilität, muss der Therapeut gerade hier immer wieder Hilfen anbieten. Im weiteren Therapieverlauf können die Hilfestellungen schrittweise zurückgenommen werden, bis der Patient im Idealfall die Aufgabe selbstständig lösen kann. Bei der Aufgabenbearbeitung kann zusätzlich eine Selbstinstruktion des Patienten eingeübt werden. Da im Alltag niemand von sich aus Selbstinstruktionen gibt, muss diese Form der Interaktion intensiv und mit verhaltenstherapeutischen Techniken eingeübt werden. Eine andere Form der Unterstützung besteht darin, den Patienten aufzufordern sich zu erinnern, wie er Alltagsprobleme in der Vergangenheit gelöst hat, um dieses Wissen auf die Lösung des aktuellen Alltagsproblems zu übertragen. Hewitt et al. (2006) konnten zeigen, dass diese Form der Behandlung dysexekutiver Störungen einem Training, bei dem Lösungen ohne den Zugriff auf das Altgedächtnis erstellt

werden sollten, überlegen war. Patienten mit dysexekutiven Störungen benötigen darüber hinaus eine feste Tagesstruktur, an der sie sich orientieren können. Außerhalb einer stationären Rehabilitation ist in Zusammenarbeit mit den Angehörigen dafür zu sorgen, dass auch im häuslichen Umfeld eine feste Tagesstruktur etabliert wird. So sollte bereits vor der Entlassung der spätere Tagesablauf erstellt und realistische Aktivitäten des Patienten in den Tagesplan integriert werden.

4.2.2 Störungen der Wahrnehmung

4.2.2.1 Störungen der visuellen Funktionen und Raumwahrnehmung

Nach Hirnläsionen kann es zu unterschiedlichen Defiziten wie

- Verringerung der Sehschärfe,
- veränderter Kontrastempfindlichkeit,
- gestörter Hell-Dunkel-Adaptation,
- unzureichender Stereopsie,
- geminderter binokularer Fusion,
- Gesichtsfeldeinschränkungen sowie
- Störungen der Augenbeweglichkeit

kommen. Hinzu kommen Störungen der höheren visuellen Wahrnehmungsfunktionen wie das

- Neglect-Syndrom,
- Balint-Syndrom oder
- Objekt- und Gesichtsagnosien.

Eine Übersicht über die wichtigsten Sehstörungen, Ätiologien sowie Therapiemöglichkeiten gibt ▶ Tab. 4.23. Sehstörungen treten in etwa 30–40 % aller Schlaganfallpatienten und etwa ebenso häufig bei Patienten mit einem Schädel-Hirn-Trauma auf. Die häufigsten Sehstörungen sind Gesichtsfeldausfälle und dadurch bedingte Probleme beim

visuellen Absuchen der Umwelt (visuelle Explorationsstörungen). Infolge von Mittelhirnschädigungen können auch supranukleare oder nukleare Augenbewegungsstörungen sowie aufgrund von peripheren Augenmuskelparesen Doppelbilder auftreten. Um die richtige Therapie anwenden zu können, ist vor dem Beginn der Behandlung in jedem Fall eine ausführliche orthoptische Untersuchung notwendig. Die meisten Therapieverfahren haben den Nachteil, dass ihre Wirksamkeit nur unzureichend nachgewiesen wurde und meist auf Einzelfallbeobachtungen beruht. Hinsichtlich ihrer Wirksamkeit gut evaluiert sind hingegen Therapieverfahren zur Behandlung von Gesichtsfeldausfällen. Unter räumlichperzeptiven Störungen versteht man verschiedene Wahrnehmungsleistungen, die es dem gesunden Menschen ermöglichen, sich in seiner Umwelt räumlich zurechtzufinden. Unterschieden werden können Störungen der subjektiven Horizontalen und Vertikalen, Störungen der Längen-, Distanzund Positionsschätzung sowie Beeinträchtigungen der Winkelschätzung. Patienten mit visuell-räumlichen Defiziten werden dadurch auffällig, dass sie an Hindernisse anstoßen, Schwierigkeiten beim Ergreifen von Objekten wie Türklinken oder Gläsern haben oder infolge einer gestörten Winkel-

Tab. 4.23: Übersicht über die wichtigsten Störungen des Sehens und der Raumwahrnehmung sowie ihre Behandlungsmöglichkeiten

Störung	Ätiologie	Behandlungsmöglichkeiten
Sehschärfe	bilaterale oder unilaterale postchiasmatische Läsionen, Hypoxie	Es existieren keine Studien zur direkten Verbesserung der Sehschärfe. Zur Behandlung können optische Hilfen zur Vergrößerung eingesetzt werden. In manchen Fällen hilft auch eine erhöhte Leuchtdichte (>1500 Lux). Ein Training der Augenbewegung kann die dynamische Sehschärfe verbessern (Gur und Ron 1992).
Kontrastempfindlichkeit	bilaterale oder unilaterale temporo-parietale Läsionen	Erkennen räumlicher Frequenzmuster mit abnehmendem Kontrast. Ein Trainingseffekt wurde in Einzelfällen nachgewiesen (Rentschler et al. 1982).
Adaptation	Läsionen im Bereich des posterioren Thalamus oder Okzipitallappens, Hypoxie, seltener nach einem SHT.	Es sind keine Therapiemethoden zur Restitution bekannt. Bei erhöhter Lichtempfindlichkeit können lichtabsorbierende Brillengläser getragen werden. Sonnenbrillen eignen sich nur im Freien bei starker Lichteinstrahlung.
Stereopsie und binokulare Fusion	Läsionen in der Area V2 sowie nach temporo-parietalen Schädigungen	Dichoptisches Training mit Hilfe von orthoptischen Hilfsmitteln wie Fusionstrainer oder Prismenleiste (Kerkhoff und Stögerer 1994).
Gesichtsfeld/visuelle Exploration	Hirninfarkte oder Blutungen im Versorgungsgebiet der A. cerebri posterior, Hypoxie	Sakkaden- und Explorationstraining (Zihl und von Cramon 1985; Kerkhoff et al. 1992b; 1994; Pambakian et al. 2004; Bolognini et al. 2005). Lesetraining (Kerkhoff et al. 1992a). Alltagsorientiertes Training (Verkehr, Einkaufen im Supermarkt etc.).
Raumwahrnehmung	Läsionen im Bereich der dorsalen Route nach Hirninfarkten der A. cerebri media, überwiegend nach rechtshemisphärischen Läsionen	Bei schwerem Neglect Bottom-up-Therapien wie Prismentraining (Rossetti et al. 1998; Frassinetti et al., 2002), Vibration der posterioren Nackenmuskulatur (Schindler et al. 2002), Aktivierung der kontraläsionalen Extremitäten (Robertson et al. 1998) oder optokinetische Stimulation (Keller et al. 2003; Kerkhoff et al. 2006). Bei weniger stark ausgeprägtem Neglect visuelles Explorationstraining (Kerkhoff und Heldmann 1997). Tangram-Training bei Störungen der subjektiven Achsen und Winkelschätzung (Münßinger und Kerkhoff 1993).
Objekt- und Gesichtererkennung	meist bilaterale Läsionen im Bereich der ventralen Route nach Hirninfarkten der A. cerebri posterior, Hypoxie	Es existieren keine Studien zur direkten Verbesserung der Objekt- und Gesichtererkennung. Bei rein visuellen Agnosien können Objekte oft taktil oder akustisch identifiziert werden. Die Identifikation von Personen kann alternativ durch Stimme und/oder spezifische Merkmale wie Haarfarbe, Brille erleichtert werden.
Balint-Syndrom	bilaterale Schädigungen der frontalen oder parietalen Versorgungsgebiete der A. cerebri media, diffuse bilaterale Schädigungen nach Hypoxie, Enzephalitis, SHT oder degenerativen Erkrankungen	Visuelles Explorationstraining in Kombination mit einem taktilen Training, Explorationstraining und Lesetraining. Eine Kompensation der Störung ist vor allem durch taktile Interaktion mit der Umwelt möglich (Kerkhoff und Keller 1996).
Augenbewegung	unilaterale temporo-parietale Läsionen nach Hirninfarkten der A. cerebri media, nach traumatischen Schädigungen des Hirnstamms	Es existieren keine Studien zur direkten Verbesserung der Augenbeweglichkeit. Sinnvoll ist das Einüben von Augenfolgebewegungen bei bewegten Objekten und ein Sakkadentraining.

schätzung Analoguhren nicht korrekt ablesen können. Darüber hinaus sind auch Probleme beim Schreiben (Zeilen halten) sowie beim schriftlichen Rechnen (falsche Anordnung von Ziffern) zu beobachten. In der Therapie ist es sinnvoll, problematische Alltagshandlungen wie Rollstuhlfahren, Ankleiden oder Wäschezusammenlegen direkt zu üben (Kerkhoff et al. 2007). Ergänzend können Übungen zur Verbesserung räumlicher Basisleistungen wie Winkel- und Größenschätzung durchgeführt werden.

4.2.2.2 Therapeutische Verfahren bei Gesichtsfeldeinschränkungen

Methoden, die eine Restitution des Gesichtsfeldausfalles anstreben (Sabel et al. 2004), und Methoden, die darauf abzielen, den Gesichtsfeldausfall zu kompensieren, stehen hier gegenüber. Eine Untersuchung von Schreiber et al. (2006) zeigte in Bezug auf den restitutiven Therapieansatz nur geringe Erfolge. So erweiterte sich das Gesichtfeld nach einem intensiven Training über 6 Monate lediglich bei 2 von insgesamt 16 Patienten. Die durchschnittliche Erweiterung des Gesichtsfeldes der Gesamtgruppe betrug weniger als 2° und lag damit unterhalb der subjektiven Wahrnehmungsschwelle. Therapieansätze, die eine Kompensation des Gesichtsfeldausfalls als Ziel haben, erscheinen insbesondere in Bezug auf Alltagsfähigkeiten wie dem sich Zurechtfinden in der Wohnung, im Supermarkt oder auch im Straßenverkehr Erfolg versprechender. In einer Untersuchung von Wolbers et al. (2000) konnte beispielsweise gezeigt werden, dass Patienten, die trotz Gesichtsfeldeinschränkungen ein unauffälliges Explorationsverhalten aufwiesen, in einem Fahrsimulator genauso schnell reagierten wie gesunde Kontrollpersonen.

Geeignete Therapiematerialen sind im Handel erhältlich (Münßinger und Kerk-

hoff 1995; Paul 1995; Kerkhoff und Marquardt 2009 (Eye Move); Trauzettel-Klosinski 2012), können aber auch selbst erstellt werden (z. B. Zeitungstexte, Fahrpläne oder Suchaufgaben, die mit Hilfe von PowerPoint erstellt und dargeboten werden). Zu Beginn des Trainings sollten vor allem schnelle Sakkaden in den blinden Gesichtsfeldbereich eingeübt werden (Kerkhoff et al. 1994). Dazu eignen sich Übungen, die zum Beispiel das Aufsuchen aufsteigender Zahlen oder Buchstaben erfordern. Als nächsten Schritt können Suchvorlagen, die Ziel- und Distraktorreize enthalten, eingeführt werden. Dabei sollte der Komplexitätsgrad der Aufgaben kontinuierlich gesteigert werden. Ergänzt werden sollte ein visuelles Explorationstraining durch alltagsnahe Aufgaben wie Leseübungen, Umgang mit Fahrplänen, Speisekarten und auch In-vivo-Übungen wie beispielsweise das Einkaufen im Supermarkt oder Kaufhaus.

Ein neuer und vielversprechender Therapieansatz besteht darin, multisensorische Neurone zu stimulieren, die im Colliculus superior und Kortex identifiziert werden konnten. Bolognini et al. (2005) präsentierten Patienten mit chronischen Gesichtsfeldeinschränkungen akustische und optische Reize in unterschiedlichen Zeitintervallen. Dabei waren die Lautsprecher und Leuchtdioden direkt übereinander auf einem Horopter von insgesamt 112° angebracht. Nach einem 2-wöchigen Training zeigte sich bei unverändertem Gesichtsfeld eine deutliche Verbesserung der visuellen Exploration, die unter anderem auch zu einer verbesserten Leistung in verschiedenen Alltagsanforderungen wie Lesen, Auffinden von Objekten im Supermarkt oder Orientierung im Straßenverkehr führte. Die Therapieeffekte waren stabil und auch nach 1 Monat noch nachweisbar. In einer weiteren Studie von Keller und Lefin-Rank (2010) konnte zudem gezeigt werden, dass auch Patienten nach einem akuten Schlaganfall stärker von einem audio-visuellen Training profitieren als von einem reinen visuellen Explorationstraining.

4.2.2.3 Therapeutische Verfahren bei Neglect

Eines der komplexesten Phänomene innerhalb der Neuropsychologie ist das der unilateralen Vernachlässigung, des Neglects. Damit ist gemeint, dass der Patient die der Hirnschädigung gegenüberliegende Seite des eigenen Körpers sowie des ihn umgebenden Raumes trotz intakten Gesichtsfeldes nicht beachtet. Am ehesten evident wird ein Neglect in aller Regel in der visuellen Modalität, er kommt jedoch auch in der auditiven, der motorischen, der somatosensiblen Modalität oder in mehreren Modalitäten zugleich vor. Patienten mit einem Neglect erholen sich im Vergleich zu Patienten ohne einen Neglect von ihrer Hemiparese langsamer und sind in vielen Aktivitäten des täglichen Lebens beeinträchtigt.

Die zur Behandlung des Neglect-Syndroms zur Verfügung stehenden Verfahren können in sog. »Top-down«- und Bottom-up-Methoden unterteilt werden. Top-down-Verfahren zielen darauf ab, die Aufmerksamkeit des Patienten auf die vernachlässigte Raumseite zu richten. Seitdem Diller und Weinberg (1977) das erste visuelle Explorationstraining entwickelten, haben mehrere Studien zeigen können, dass ein solches Top-down-Training den visuellen Neglect verringert (Antonucci et al. 1995). Nachteile des Top-down-Ansatzes sind jedoch ein geringer Transfer des Trainingseffektes auf Aktivitäten des täglichen Lebens sowie den Neglect in Bezug auf andere Modalitäten. Des Weiteren erfordert ein visuelles Explorationstraining mit Neglect-Patienten im Gegensatz zu Patienten mit einem Gesichtsfeldausfall eine größere Anzahl von Trainingssitzungen und

nicht alle Patienten sind aufgrund der fehlenden Krankheitswahrnehmung in der Lage, die visuellen Suchstrategien zu erlernen und umzusetzen. Bottom-up-Therapien haben den Vorteil, dass keine Störungswahrnehmung erforderlich ist und bereits wenige Therapiesitzungen zu spürbaren Verbesserungen der Symptome führen. In den letzten 10 Jahren sind mehrere sensorische Stimulationstechniken zur Behandlung des Neglects entwickelt worden. Die Grundidee dieser Methoden besteht in der Annahme, dass durch eine gezielte Manipulation der proprioceptiven Informationen der Fehler im räumlichen Referenzsystem wenigstens teilweise korrigiert werden kann.

Mehrere Studien konnten eine Verbesserung der visuellen Explorationsleistung bei Neglect-Patienten feststellen, wenn die zur Läsion kontralateral gelegene Nackenmuskulatur durch Vibration stimuliert wird (Karnath et al. 1996). Dieser Effekt basiert darauf, dass durch die Vibration Dehnungsrezeptoren in Muskeln und Sehnen des Halses gereizt werden, was zu einer scheinbaren Drehung des Kopfes um die Vertikalachse führt. Dabei wird insbesondere die Repräsentation der Körpermitte verändert. Wie Karnath (1994) zeigen konnte, stimmt bei Patienten mit einem Neglect die subjektiv wahrgenommene Körpermitte, nicht mehr mit der objektiven Körpermitte überein, sondern ist zur ipsiläsionalen Seite verlagert. Als Folge dieser Verschiebung findet eine bevorzugte räumliche Orientierung zur ipsiläsionalen Seite statt. Unter Vibration der linken Nackenmuskulatur verlagert sich die subjektiv wahrgenommene Körpermitte wieder zurück in Richtung tatsächlicher Körpermitte, was zu einer verbesserten Orientierung zur kontraläsionalen Seite führt. Von entscheidender Bedeutung ist, dass die Nackenvibration an einer Stelle ausgeführt wird, die eine scheinbare Drehung des Kopfes suggeriert. Hierzu ist es notwendig, in einem abgedunkelten Raum verschiedene Positionen im Bereich der kontraläsionalen, posterioren Nackenmuskulatur zu stimulieren. Während der Stimulation wird der Patient aufgefordert, einen stationären Lichtpunkt (z. B. Projektion eines Lichtpunktes mit einem Laserpointer) zu fixieren. Sobald der Patient eine ipsiläsionale Scheinbewegung des Lichtpunktes wahrnimmt, hat man den richtigen Vibrationspunkt getroffen und sollte diesen mit einem Markierungsstift kennzeichnen. Sollte ein Patient auch nach längerem Probieren keine Scheinbewegung des Lichtpunktes wahrnehmen, empfiehlt es sich, die Vibrationsstärke zu erhöhen. Da ein Neglect in der Mehrzahl nach rechtshemisphärischen Schädigungen auftritt, stimuliert man also in der Regel die linke Nackenmuskulatur und erwartet eine Scheinbewegung des Lichtpunktes nach rechts (bei linkshemisphärischen Schädigungen ist es umgekehrt). Eine Therapiesitzung dauert je nach Durchhaltevermögen des Patienten 30–40 min. Insgesamt sind mindestens 15 Therapiesitzungen notwendig, um einen blei

benden Effekt zu erzielen. Für das Explorationstraining benötigt man Suchvorlagen. Alternativ können auch Texte oder selbst erstellte Vorlagen, bei denen der Patient ein Symbol, verschiedene Buchstaben oder Wörter suchen muss, eingesetzt werden.

Eine weitere, effektive Methode zur Behandlung des Neglects ist der Einsatz einer Prismenbrille, die den Blick um ca. 10° zur ipsiläsionalen Seite lenkt (Rode et al. 2006). Eine einfache Trainingsmethode hierzu wurde von Frassinetti et al. (2002) beschrieben. Der Patient setzt eine Prismenbrille auf und führt nach einer kurzen Adaptationsphase zur Beseitigung des Zeigefehlers (▶ Abb. 4.34), 20 min lang schnelle Zeigebewegungen zu Objekten in der Körpermitte sowie Objekten jeweils 20° links und rechts von der Körpermitte durch. Dabei sollte die Startposition des Arms vor jeder Zeigebewegung verdeckt sein. Um einen bleibenden Therapieeffekt zu erzielen, sind mindestens 20 Sitzungen erforderlich.

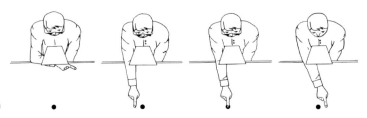

Abb. 4.34:
Visomotorische Adaptation

Ebenfalls einfach in der Durchführung ist ein sog. optokinetisches Training. Mehrere Studien haben übereinstimmend gezeigt, dass die aktive Aufmerksamkeitszuwendung auf Bewegungsreize, die sich in Richtung des vernachlässigten Halbfeldes bewegen, das Ausmaß des Neglects verringert (Kerkhoff 2000 a, b). In Studien von Keller et al. (2003) und Kerkhoff et al. (2006) konnten außerdem dauerhafte positive Effekte nach der wiederholten Anwendung eines optokinetischen Trainings nachgewiesen werden. Das Trainingsprinzip be

steht darin, dass ein Muster oder auch einzelne Objekte, die sich bei einem linksseitigen Neglect kontinuierlich von rechts nach links bewegen, vom Patienten mit den Augen verfolgt werden. Die Geschwindigkeit des Musters sollte zwischen 5–10/s liegen. Wichtig ist, dass der Patient seine Aufmerksamkeit auf die Bewegungsreize lenkt und Augenfolgebewegungen durchführt. So konnten Pizzamiglio et al. (2004) zeigen, dass eine Kombination aus optokinetischer Stimulation und Explorationstraining im Vergleich zu Explorationstraining ohne optokinetische Stimulation keinen zusätzlichen Therapieeffekt hat. Um die Zuwendung auf das Bewegungsmuster zu fördern, können jedoch zusätzlich Aufgaben wie das Erkennen von Veränderungen des Musters (z.B. Farbe oder Geschwindigkeit der Bewegung) gegeben werden.

Eine gleichzeitige Kombination der sogenannten Bottom-up-Methoden führt nicht zu einer Summation der Therapieeffekte (Keller et al. 2009). Eine konsekutive Kombination (z.B. 15 min optokinetsiche Stimulation, danach 15 min Prismentraining) wird jedoch empfohlen.

Neben den ausführlich beschriebenen Behandlungsmethoden existieren weitere Therapiemöglichkeiten (▶ Tab. 4.24). Wichtig ist vor allem, dass zusätzlich zu einem Stimulationstraining auch Alltagsaktivitäten eingeübt werden und der Patient immer wieder gezwungen wird, die Neglect-Symptome im Alltag zu erleben.

Tab. 4.24: Übersicht über weitere Behandlungsmethoden bei Neglect

Methode	Erläuterung
visuelles Explorationstraining	Ein Sakkaden- und Explorationstraining führt auch bei Patienten mit Neglect zu Verbesserungen (Schindler et al. 2002; Pizzamiglio et al. 2004). Eignet sich besonders für Patienten mit erhaltenen kognitiven Kompetenzen.
computergestütztes Aufmerksamkeitstraining	Ein zusätzliches »Alertness-Training« verbessert den Outcome des räumlichen Trainings (Sturm et al. 2006)
Aktivierung der kontraläsionalen Extremitäten	Der aktive, aber auch passive Gebrauch der kontraläsionalen Extremitäten verringert Neglect-Symptome (Robertson und Manly 2002; Rode et al. 2003). Bei Patienten mit Hemiparese nur eingeschränkt anwendbar.
galvanisch-vestibuläre Stimulation	Es wird eine kurzfristige Verbesserung des Neglects erreicht (Utz et al. 2011). Therapiestudien stehen noch aus.
transkranielle Magnetstimulation	Führt zu einer Verbesserung der Neglect-Symptome (Fierro et al. 2006). Es gibt bisher noch keine systematischen Therapiestudien.
transkutane elektrische Nervenstimulation	Führt zu einer Verbesserung der Neglect-Symptome (Guariglia et al. 2000). Es gibt bisher noch keine systematischen Therapiestudien.
Gestaltung der Umwelt	Das Patientenzimmer so einrichten, dass der Patient gezwungen ist, seine Aufmerksamkeit auf die vernachlässigte Seite zu richten (z.B. Nachtkasten auf die linke Seite stellen).
Training von Alltagsanforderungen	Einüben relevanter Alltagsaktivitäten wie Lesen, Ausfüllen von Kreuzworträtseln, Lesen der Speisekarte, Gesellschaftsspiele etc.
Förderung der »Awareness«	Systematische Konfrontation mit Defiziten (z.B. auch mit Hilfe von Videoaufnahmen). Dabei Selbsteinschätzung vor Durchführung einer Handlung einfordern.

4.2.3 Störungen des Affekts und Verhaltens

Häufig zu beobachtende affektiv-motivationale Beeinträchtigungen sind Antriebsstörungen (Apathie, Hypobulie), Angst sowie infolge frontaler Enthemmung beobachtbare euphorische Zustände und Aggressionen. Außerdem können subklinische und manifeste depressive Störungen auftreten. Eine Beurteilung emotionaler Störungen sollte neben einer Anamnese auch eine Fremdanamnese und nach Möglichkeit zusätzliche Beobachtungen in Alltagssituationen umfassen. Klassische psychodiagnostische Verfahren, die speziell im Kontext emotional-affektiver Störungen bei hirnorganischen Erkrankungen psychometrisch evaluiert sein sollten, können ergänzend eingesetzt werden. Bei der Diagnose einer affektiv-emotionalen Störung ist immer die prämorbide Persönlichkeit, die psychische Reaktion auf die Behinderung sowie die hirnorganischen Veränderungen zu berücksichtigen (Judd 2003).

Bei der Behandlung können sowohl einsichtsorientierte Ansätze wie auch kognitiv-verhaltenstherapeutische Verfahren angewendet werden. Erschwert wird eine psychotherapeutische Behandlung psychischer Beeinträchtigungen, wenn zusätzlich kognitive Defizite wie Störungen des Gedächtnisses oder der Aufmerksamkeit vorliegen. Das therapeutische Vorgehen muss in solchen Fällen an die verminderte Aufmerksamkeitsspanne und das eingeschränkte Wiedererinnern früherer Therapieinhalte adaptiert werden. Ziel der Therapie ist vor allem die Nutzung von Ressourcen, die Stärkung von adaptiven Coping-Strategien und die Entwicklung neuer Bewältigungsformen. Die Behandlung affektiv-motivationaler Störungen erfolgt insbesondere in der Frühphase der Erkrankung auf der Basis pharmakotherapeutischer Interventionen. Hier ist eine enge Absprache und Koordination zwischen Arzt und behandelndem Neuropsychologen wichtig, da Psycho- und Neuropharmaka oft unerwünschte Nebenwirkungen haben, die mit den kognitiven Leistungen der Patienten interagieren. Hirnorganische Verhaltensstörungen sind nach ICD-10 als hirnorganische Persönlichkeitsstörung (F07.0) bzw. als sonstige hirnorganische Persönlichkeits- oder Verhaltensstörung (F07.8) zu diagnostizieren. Differenzialdiagnostisch sind hirnorganisch bedingte psychische Störungen von Depressionen, Anpassungsstörungen oder Akzentuierungen prämorbider Persönlichkeitsstörungen abzugrenzen. Einige der genannten Veränderungen können auch im Rahmen eines Durchgangssyndroms auftreten. Eine Übersicht über die wichtigsten organischen Persönlichkeitsstörungen und Syndrome gibt ▶ Tab. 4.25.

Tab. 4.25: Merkmale ausgewählter Persönlichkeitsstörungen und Syndrome

Organische Persönlichkeitsstörung und Syndrome	Erläuterung/Beispiel
affektive Instabilität	• übermäßig starke Reaktion auf emotionale Auslöser oder Anpassung der emotionalen Gestimmtheit an die Umgebung aufgrund mangelnder interner Impulssteuerung (z. B. nach Schädigung des Frontalhirns) • Abgrenzung zu pathologischem Lachen und Weinen, das im Gegensatz zur affektiven Instabilität schablonenhaft und ohne Kongruenz zum tatsächlichen emotionalen Erleben abläuft, ist oft schwierig
Apathie und Gleichgültigkeit	• Störung der Intentions- oder Willensbildung, die sich in einer deutlichen Minderung an Eigeninitiative und selbstgenerierten Verhalten äußert • verwendet werden auch die Begriffe »Abulie« und »Hypobulie« • zusätzlich können emotionale Indifferenz (mangelnde emotionale Anteilnahme) oder Affektarmut (Reduktion der emotionalen Ausdrucksmittel) auftreten
Minderung des sozialen Urteilsvermögens	• Mangel an Feinfühligkeit, Takt und Nichtbeachten sozialer Konventionen • reduzierte Kritik- und Urteilsfähigkeit
paranoides Denken	• z. B. Füllen von Gedächtnislücken mit Konfabulationen oder auftretende Wahnideen

172

Tab. 4.25: Merkmale ausgewählter Persönlichkeitsstörungen und Syndrome – Fortsetzung

Organische Persönlichkeitsstörung und Syndrome	Erläuterung/Beispiel
verändertes Sexualverhalten	• verminderte oder gesteigerte Sexualität oder Wechsel in der sexuellen Präferenz
orbito-frontales Syndrom	• gekennzeichnet durch Enthemmung und gesteigerte Impulsivität • meistens besteht eine schlechte Selbstwahrnehmung, emotionale Labilität und inadäquate Einschätzung sozialer Situationen • Patienten können neurologisch und kognitiv unauffällig sein
medio-frontales Syndrom	• ausgeprägte Antriebslosigkeit (Lethargie und Apathie) • Patienten sind kaum motivierbar und wirken oft depressiv (Pseudo-Depression) oder sogar dement (Pseudo-Demenz)
fronto-laterales Syndrom	• es stehen kaum affektive Ausdrucksmittel zur Verfügung • Patienten zeichnen sich durch eine schlechte Planungsfähigkeit und geminderte Selbstkontrolle aus • meistens bestehen zusätzlich kognitive Einschränkungen, wie eine erhöhte Ablenkbarkeit und schlechtes Abstraktionsvermögen • oft sind stereotype und rigide Verhaltensmuster zu beobachten
postkontusionelles Syndrom	• Syndrom, welches sich aus einer Reihe verschiedener Symptome wie Schwindel, Kopfschmerzen, geminderte Konzentrationsfähigkeit, geringe Belastbarkeit und erhöhte Reizbarkeit zusammensetzt
postenzephalitisches Syndrom	• es dominiert allgemeines Unwohlsein, Apathie oder erhöhte Reizbarkeit • zusätzlich können weitere neuropsychologische Störungen wie Gedächtniseinbußen, Aphasie oder Veränderungen des Sexualverhaltens auftreten

Therapeutische Verfahren

Therapieansätze arbeiten mit lerntheoretischen Techniken und können in Verfahren zur Modifikation der Umwelt (Vermeiden auslösender Stimuli), Verfahren zur Verhaltensmodifikation und Verfahren zur Selbstmodifikation unterteilt werden (▶ **Tab. 4.26**).

Tab. 4.26: Therapieverfahren zur Behandlung affektiv-motivationaler Störungen und Verhaltensstörungen

Methode	Erläuterung/Beispiel
Modifikation der Umwelt	nach ausgeführter Verhaltensanalyse auslösende Bedingungen und Situationen identifizieren und verändern (z. B. Gereiztheit bei Überforderung des Patienten vermeiden, in dem das Anforderungsniveau in der Therapie gesenkt wird)
Verfahren zur Verhaltensmodifikation	Time-out, Token-Systeme, Response-cost-Verfahren, Etablieren von Routinen
Verfahren zur Selbstmodifikation	Verhaltensverträge, Protokollierungssysteme, selbstgesetztes Time-out, Strukturierungssysteme wie beispielsweise Antriebskalender, Reaktionsverhinderung durch Erlernen einer inkompatiblen Reaktion, Selbstinstruktionen, kognitive Umstrukturierung

Tab. 4.27: Beispiele einer Verhaltensanalyse nach dem SORK-Schema

S: Auslösende Situation	O: Organismusvariable	R: Verhalten	C: Konsequenz
Patient kann eine Aufgabe nicht ausführen, ist überfordert	Schädel-Hirn-Trauma mit postkontusionellem Syndrom und erhöhter Reizbarkeit	Patient wird aggressiv, verweigert die Weiterführung der Aufgabe	kurzfristig: Spannungsabfuhr, längerfristig: Probleme bei der sozialen Reintegration
Gespräche in Gruppen und in der Familie	Frontalhirnschädigung mit Distanzlosigkeit und erhöhtem Redefluss	Patient verletzt soziale Regeln, redet ohne Unterlass, kann nicht beim Thema bleiben	kurzfristig: Zuwendung durch die Gesprächspartner, längerfristig: Zurückweisung, soziale Isolation

Ein Gruppentraining kann ebenfalls wichtiger Bestandteil der Gesamtbehandlung sein. Insbesondere holistische, milieubasierte Therapieprogramme eignen sich, um neben den funktionellen Defiziten auch emotionale Probleme, Störungen der Awareness und der Persönlichkeit zu behandeln (Prigatano, 2004). Die Wirksamkeit der holistischen Therapie für die soziale und berufliche Reintegration ist in mehreren Studien nachgewiesen (Cicerone et al. 2002; Fries und Wendel 2005). Zur Behandlung affektiver Störungen und Verhaltensprobleme eignen sich auch Gruppenprogramme wie das von Kühne (2007) entwickelte soziale Kompetenztraining. Hier haben Patienten die Möglichkeit, ihre sozialen Fähigkeiten zu erweitern, den positiven Umgang mit Gefühlen wie Angst oder Aggressionen zu erlernen, Techniken zum Selbstmanagement einzuüben und persönliche Stärken zu erkennen.

Da Wesens- und Verhaltensänderung oft zu Irritationen der Angehörigen führen, sollten diese in die Therapie einbezogen werden. Bei schweren Störungen des Antriebs oder der Impulskontrolle hat sich eine Kombinationstherapie aus lerntheoretisch fundierten Therapieansätzen und Pharmakotherapie bewährt. Die Behandlung von Verhaltensstörungen ist eine interdisziplinäre Aufgabe, die in der Regel unter Leitung eines Neuropsychologen durchgeführt werden sollte. Die meisten Therapie-verfahren sind ohne ein kotherapeutisch geschultes Pflegepersonal nicht einsetzbar. Innerhalb der stationären und teilstationären neuropsychologischen Rehabilitation werden insbesondere verhaltenstherapeutische Methoden angewendet, um unerwünschte Verhaltensweisen zu beeinflussen. Dabei stehen verschiedene, an die besonderen Bedingungen der neurologischen Rehabilitation adaptierte Verfahren zur Verfügung (Wood 1990; Matthes-von Cramon et al. 1994; Heubrock und Petermann 1997). Vor Beginn einer Therapie sollte in jedem Fall eine systematische Verhaltensanalyse nach dem SORK-Schema durchgeführt werden (▸ Tab. 4.27).

Je nach Problemstellung kann therapeutisch an unterschiedlichen Punkten angesetzt werden. Meistens wird man versuchen, die auslösenden Bedingungen zu verändern, was jedoch nicht immer möglich ist oder nur zu einem Teilerfolg führt. Es ist daher oft notwendig, das Verhalten direkt oder indirekt über die Verhaltenskonsequenzen zu beeinflussen. Eine oft verwendete Methode ist dabei das sog. »Time-out«-Verfahren (Wood und Burgess 1988), bei dem direkt bei Auftreten des unerwünschten Verhaltens die Behandlung des Patienten unterbrochen und erst nach Beendigung des Verhaltens wieder aufgenommen wird. Ein solches Schema kann in der Praxis jedoch nur selten erfolgreich angewendet werden, da eine Behandlungsunterbrechung für viele neurologische Patienten einen belohnenden Charakter hat. Eine weitere Methode der Verhaltensmodifikation ist die diskriminative Belohnung (Alderman 2003), bei der versucht wird, die Auftretenshäufigkeit des unerwünschten Verhaltens durch Auslösen und Belohnen einer alternativen Verhaltensweise zu reduzieren. Ein derartiges Vorgehen kann kurzfristig zum gewünschten Ziel führen. Falls bestimmte äußere Auslöser eines Verhaltens ausgemacht werden können, ist es auch möglich, über einfache Veränderungen der Umgebungsreize das Verhalten des Patienten zu ändern. Häufig sind die Auslöser des Verhaltens jedoch intrinsisch oder es bestehen komplexe Wechselwirkungen zwischen intrinsischen Faktoren und äußeren Stimulusbedingungen, die keine Vorhersage des Verhaltens erlauben. Die sogenannte »Response-cost«-Methode (Alderman und Burgess 1990), bei der Verstärker nach Auftreten des Zielverhaltens entzogen werden, ist bei geeigneter Auswahl der Verstärker ein erfolgversprechender Ansatz. Aus ethischen Gründen ist es jedoch selten und nur kurzzeitig zu vertreten, persönlich relevante Ereignisse wie

etwa den Besuch von Angehörigen vorzuenthalten.

Stereotype und sozial inadäquate Verhaltensweisen treten in der Regel als Folge eines Kontrollverlustes nach einer Schädigung des Frontalhirns auf. Therapieansätze, die eine Erhöhung der Selbstwahrnehmung und Verhaltenskontrolle bewirken, sind möglicherweise deshalb ein vielversprechender Ansatz, weil sie nicht allein die Auftretenshäufigkeit eines bestimmten Verhaltens verändern, sondern auch die gestörten Kontrollmechanismen teilweise oder ganz reaktivieren können. Patienten mit Frontalhirnschädigungen lernen dabei vor allem durch systematisches Feedback. Unmittelbare Rückmeldungen über Erfolge und Misserfolge führen dabei nicht nur zu einer besseren Selbstwahrnehmung, sondern auch zu realistischen emotionalen Reaktionen. Neben den sozialen Fertigkeiten, sind die emotionale Verarbeitung und Selbstwahrnehmung wichtige Voraussetzungen für eine erfolgreiche Wiedereingliederung in das private und berufliche Umfeld. Oftmals führen Therapieansätze zur Verbesserung der Selbstwahrnehmung, jedoch nur bei Patienten mit leichten bis mittelgradigen Störungen zum Erfolg (Keller 2001).

4.2.4 Krankheitsverarbeitung

Eine der grundlegendsten psychotherapeutischen Maßnahmen in der Neurorehabilitation ist die Begleitung und Unterstützung des Patienten und seiner Angehörigen bei der psychischen Verarbeitung der Erkrankung. Im Sinne eines dynamischen Ablaufes von Verarbeitungsprozessen (Kübler-Ross 1996) ist es wichtig, dass der Erkrankte und seine Angehörigen wissen, dass ein Ansprechpartner da ist, der »nur« zuhört, wenn sie es möchten. Häufig wollen Patienten in der ersten Zeit nach einer Körper und Seele traumatisierenden Veränderung die Erkrankung nicht wahrha

ben oder können noch nicht darüber reden. Die Anwendung klientenzentrierter therapeutischer Methoden (Rogers 1994) kann dann für eine emotionale Entlastung und psychische Stabilisierung sorgen. Dies kann sich wiederum positiv auf den Gesamtrehabilitationsverlauf auswirken. Dabei sollte vor allem der Aufbau einer vertrauensvollen Beziehung zwischen Patient und Therapeut beziehungsweise zwischen Angehörigen und Therapeut erreicht werden.

Im weiteren Verlauf der Rehabilitation werden bleibende Defizite zunehmend be wusst. Hier besteht die Aufgabe des Therapeuten darin, die Betroffenen über die Erkrankung und deren möglichen Verlauf zu informieren und sie darin zu unterstützen, auftretende Emotionen wie Wut, Zorn oder Trauer auszudrücken. Der Therapeut kann dazu ermuntern, Gedanken zu Ende zu denken und Ängste auszudrücken. Sind bleibende Funktionsverluste zu befürchten, die eine Wiedereingliederung in den Beruf oder gar häuslichen Alltag unmöglich machen, kann es manchmal zu massiven Ängsten, Depressionen oder sogar zu krisenhaften suizidalen Entwicklungen kommen. Bei solchen Veränderungen werden Methoden zur Krisenintervention und kognitiv verhaltenstherapeutische Methoden zur Behandlung von Depressionen und zur Therapie bei Suizidgefährdung eingesetzt.

Therapeutische Verfahren

Oft entwickeln sich depressive Reaktionen des Patienten dadurch, dass sie unrealistische Ziele verfolgen oder in zu kurzer Zeit erwarten, dass sich Funktionseinschränkungen zurückbilden. Hier ist es die Aufgabe des Therapeuten, die Aufmerksamkeit des Patienten auf die tatsächlich erreichbaren Ziele zu fokussieren. So ist beispielsweise für den noch nicht mobilisierbaren Hemiparetiker das Ziel, wieder laufen zu können, zunächst unwichtig. Seine Motivation und sein Ehrgeiz sollten darauf abzielen, seine Rumpfstabilität wiederherzustellen, sodass er im Rollstuhl sitzen kann. Erst später können dann Ziele wie das Stehen mit therapeutischer Unterstützung oder erste Schritte mit einem Gehwagen angestrebt werden. Das Erreichen solcher realistischer Teilziele führt zu Erfolgserlebnissen, die den Patienten psychisch stabilisieren und für die weitere Therapie motivieren.

In manchen Fällen entwickeln sich auch Ambivalenzkonflikte. So kann die Wahlmöglichkeit, bei Restdefiziten entweder eine vorzeitige Berentung zu beantragen oder eine berufliche Wiedereingliederung zu versuchen, eine ernstzunehmende Belastung darstellen. Bei derartigen Problemen sollte unter Einbeziehung des Partners und seiner Familie der Versuch unternommen werden, Hilfe zur Selbstklärung zu geben (Thoman und Schulz von Thun 1994). Parallel hierzu können im Rahmen therapeutischer Gespräche alternative Lebensziele erarbeitet werden, wobei auf vorhandene Ressourcen fokussiert werden sollte. Die schweren Belastungen durch eine neurologische Erkrankung und ihre potenziellen Auswirkungen auf Selbstbild, Identität und Selbstbewusstsein zeigen in einem primär defizitorientiert arbeitenden Gesundheitssystem die Notwendigkeit einer mehr ressourcenorientierten Sichtweise auf. Dabei sollte darauf geachtet werden, welche Aktivitäten trotz bestehender Defizite schon wieder ausgeführt werden können. Auf diese Weise können Hoffnungen für die Zukunft geweckt werden, die den Patienten für die weitere Rehabilitation motivieren. Bei der Lösung spezifischer Probleme können, sofern das Vorgehen vom Patienten akzeptiert wird, lösungsorientierte Vorgehensweisen eine nützliche Ergänzung darstellen.

Besondere therapeutische Effekte können sich auch aus der Teilnahme an einer Gruppe zur Krankheitsverarbeitung ergeben. Dabei wird durch eine entsprechende Gruppenleitung ein Austausch von Erfahrungen zwischen verschiedenen Patienten in unterschiedlichen Rehabilitationsphasen ermöglicht, der vor allem von Betroffenen, die am Beginn einer Behandlung stehen, als sehr hilfreich erlebt wird. Durch den sozialen Vergleich sehen sie, dass Mitpatienten ähnliche Probleme haben und sie mit ihrem Leiden nicht allein sind. Zusätzlich bekommen sie durch Patienten, die sich bereits weitgehend an die Folgen der Erkrankung angepasst haben, den erfolgreichen Umgang mit Behinderungen, Bewältigungsverhalten und Geduld modelliert.

4.3   Sprache und Schlucken

4.3.1   Aphasie – Ursachen, Symptome, Folgen

Gudrun Klingenberg

Als Aphasie bezeichnet man solche sprachlichen Auffälligkeiten, die aufgrund von Schädigungen im Versorgungsgebiet der Arteria cerebri media, der sprachverarbeitenden Gebiete der sprachdominanten Hemisphäre entstehen (vgl. Tesak 1999; Glindemann 2004; Huber et al. 2006). Ursächlich sind hier typischerweise Schlaganfälle der linken Hirnhälfte. Darüber hinaus können Schädel-Hirn-Verletzungen,

Tumore, Atrophien, Hirnentzündungen und auch Demenzen zu einer Aphasie führen.

Die Sprache von Patienten mit einer Aphasie kann je nach Art und Ausmaß der Schädigung auf unterschiedliche Weise beeinträchtigt sein. Da es sich bei einer Aphasie um eine Störung der zentralen Sprachverarbeitung handelt, treten Beeinträchtigungen multimodal auf, das heißt beim Pro-

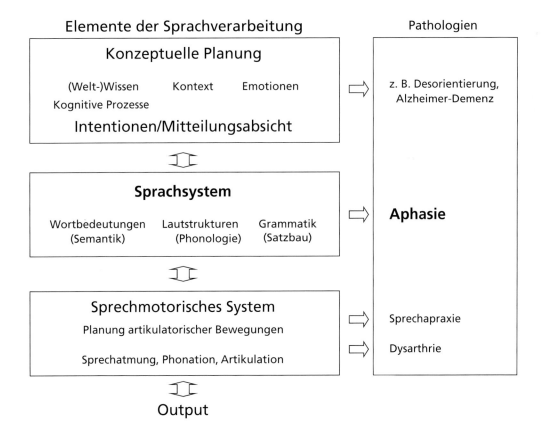

Abb 4.35: Elemente der Sprachverarbeitung

177

duzieren und Verstehen von Sprache sowie beim Lesen und Schreiben.

Beeinträchtigungen im konzeptuellen System finden sich z. B. bei desorientierten Personen, bei Demenzerkrankungen oder psychiatrischen Störungen. Menschen mit Aphasie haben in der Regel keine Störung des Weltwissens; sie wissen, wie man ein Gespräch führt, dass auf eine Frage eine Antwort erwartet wird usw. Sie haben auch keine Beeinträchtigungen in der Interpretation von situativen Kontexten und ihr emotionaler Zustand wirkt sich in gleicher Weise auf die Form der sprachlichen Äußerungen aus wie bei Sprachgesunden. Erst bei der Verarbeitung im Sprachsystem kommt es zu Beeinträchtigungen, z. B. beim Abruf des passenden Wortes und/oder des korrekten Satzbaus. Je nach Lokalisation der Läsion treten verschiedene Symptome in unterschiedlicher Kombination auf, die als die verschiedenen Aphasiesyndrome beschrieben werden:

- globale Aphasie
- Broca-Aphasie
- Wernicke-Aphasie
- amnestische Aphasie.

Allerdings können nicht alle Aphasien einem Syndrom zugeordnet werden, sodass es eine Vielzahl an nichtklassifizierbaren Aphasien gibt. Darüber hinaus ist auch das Klassifizieren von Aphasien im akuten Stadium (in den ersten 6 Wochen nach Ereignis) nicht sinnvoll, da aufgrund der Spontanremission erfahrungsgemäß noch viele Veränderungen in der Symptomatik auftreten.

Für eine erste Einordnung eignet sich daher die Differenzierung in 2 große Gruppen:

- flüssige Spontansprache: Wernicke-Aphasie, amnestische Aphasie und
- nichtflüssige Spontansprache: globale Aphasie, Broca-Aphasie.

Auf Satzebene kommt es bei nichtflüssigen Aphasien meist zu Ein- und Zweiwort-

äußerungen (Telegrammstil). Dabei werden Funktionswörter und Flexionsformen häufig falsch verwendet oder ganz ausgelassen (Agrammatismus). Bei flüssig sprechenden Patienten mit Aphasie treten dagegen typischerweise lange, komplex angelegte Sätze auf, bei denen häufig die grammatischen und/oder inhaltlichen Bezüge falsch sind (Paragrammatismus). In allen Fällen kommt es zu Schwierigkeiten bei der Wortfindung. Diese können sich entweder in deutlichem Suchverhalten zeigen, das häufig zu Satzabbrüchen führt. Oder es treten mehr oder weniger gut passende Ersatzwörter (Paraphasien) sowie Umschreibungen auf:

- semantische Paraphasien: bedeutungsähnliche Wörter (Fuß statt Bein, Auto statt Werkstatt, Tasse statt Glas),
- phonematische Paraphasien: klangähnliche Wörter (Hund statt Mund; Spritte statt Spritze) und
- Neologismen: Wortneuschöpfungen mit Hinweis auf das Zielwort (Milchtier statt Kuh; Rauschsaft statt Wein) oder Neubildungen ohne Hinweis auf das Zielwort (terretine; backenein).

Bei schweren Formen von Aphasien sind auch häufige, zum Teil ständige Wiederholungen von bereits Gesagtem zu beobachten (Recurring Utterances). In Gesprächen kann es zu Wiederholungen von Äußerungen des Gesprächspartners kommen (Echolalien).

Die mitunter starken Beeinträchtigungen im Sprachsystem und damit in der Informationsübermittlung führen oft zu massiven kommunikativen Einschränkungen mit weitreichenden psycho-sozialen Folgen: Häufig kann der Beruf nicht mehr ausgeübt werden, die bisherige Rolle als Partner, Vater oder Mutter kann nicht mehr so wie vor der Erkrankung ausgefüllt werden. Dadurch müssen auch die Angehörigen von Aphasikern als Betroffene gelten.

Aufgrund ihrer Lokalisation treten Aphasien oft gemeinsam mit Störungen auf, die differentialdiagnostisch abzugrenzen sind; dies sind vor allem Störungen im sprechmotorischen System (▶ Abb. 4.35) wie Dysarthrien und Sprechapraxien, die für Störungen bei der Planung, der Koordination und der Durchführung von Sprechatmung, Phonation und Artikulation verantwortlich sind.

- Dysarthrie: sprechmotorische Störung bei Lähmungen der an der Artikulation beteiligten Strukturen
- Sprechapraxie: Störung der Planung von Sprechbewegungen.

Ebenso kann es beim Lesen und Schreiben zu Beeinträchtigungen kommen, ohne dass eine Aphasie vorliegt. Man spricht von einer reinen Alexie oder reinen Agraphie. Darüber hinaus gibt es:

- Beeinträchtigungen des Schreibens ohne Aphasie: durch Apraxien oder Lähmungen
- Beeinträchtigungen des Lesens ohne Aphasie: durch Neglect, Hemianopsie.

Über Verlauf und Prognose einer Aphasie können keine konkreten Aussagen getroffen werden, aber es gibt Prädiktoren, die einen günstigeren oder weniger günstigen Verlauf wahrscheinlich machen (s. Übersicht in Tesak 1999). Als günstig für den weiteren Verlauf gelten zum Beispiel:

- deutliche Verbesserungen in den ersten 6 Wochen,
- wenige zusätzliche neuropsychologische Probleme,
- eine gute Sprachkontrolle sowie eine gute Eigenwahrnehmung,
- eine kleine Läsion,
- ein geringes Alter,
- eine hohe Therapiemotivation sowie
- eine gute soziale Einbindung.

Reorganisation und Normalisierung neuronaler Prozesse können zur spontanen Verbesserung bis hin zur völligen Wiederherstellung betroffener Funktionen führen. Auch die betroffenen Sprachfunktionen können sich unter Einfluss dieser Selbstorganisation des Gehirns deutlich verbessern (Spontanremission), besonders in den ersten Tagen und Wochen nach dem Ereignis. Man unterteilt hier die akute Phase (6 Wochen), die frühe postakute Phase (bis zu 6 Monaten) und die späte postakute Phase (bis zu 12 Monaten). Danach spricht man von der chronischen Phase. Unterschiedliche Aktivierungsprozesse nach einem Schlaganfall ließen sich in fMRT Untersuchungen nachweisen (Zahn 2004; Saur 2010; Saur und Hartwigsen 2012). In den ersten Tagen nach dem Schlaganfall war eine sehr geringe Aktivierung des linkshemisphärischen Sprachgebiets sichtbar. Danach folgte eine erhöhte Aktivierung in den homologen anterioren Spacharealen für ca. 2 Wochen. Mit einer Abnahme dieser rechtshemisphärischen Aktivierung kam es zu einer erhöhten linkshemisphärischen Aktivierung nichtbetroffener Spachareale.

4.3.1.1 Diagnostik

Für eine systematische Untersuchung der aphasischen Störungen liegen eine Vielzahl unterschiedlicher Test- und Untersuchungsverfahren vor. Für die Diagnostik von akuten Aphasien sind besondere Bedingungen zu berücksichtigen. Der Test sollte am Bett des Patienten durchführbar sein und darf nur eine kurze Zeit beanspruchen, da die Patienten häufig noch nicht lange belastbar sind und die Konzentration oft schnell abnimmt.

Der Aachener Aphasie-Bedside-Test eignet sich zur Ermittlung des Schweregrades und der Stimulierbarkeit des Patienten. In 8 Untertests wird die Spontansprache, das Verstehen und Umsetzen von Körperaufträ-

Auflistung der gebräuchlichsten Tests und Untersuchungsverfahren

Tests für die Akutphase (0–6 Wochen post onset)

- Aachener Aphasie-Beside-Test (AABT, Biniek 1993; Nobis-Bosch et al. 2013)
- Bielefelder Aphasie-Screening (BIAS, Richter et al. 2006)
- Aphasie-Schnell-Test (AST, Kroker 2000)
- Kurze Aphasieprüfung (KAP, Lang et al. 1999)
- Aphasie-Check-Liste (Kalbe et al. 2002).

Tests für die postakute (ab 6 Wochen post onset) und chronische Phase (ab 6 Monate post onset)
Erfassung der Leistung mehrerer Modalitäten auf Wort- und Satzebene:

- Aachener Aphasie Test (AAT, Huber et al. 1983; auch in italienischer, niederländischer, englischer Version).

Erfassung der Leistung in einzelnen Modalitäten:

- Lexikon modellorientiert (LEMO, DeBleser et al. 2004)
- Auditives Sprachverständnis: Wortbedeutungen, visuelles Sprachverständnis: Wortbedeutungen (Blanken 1996)Auditives Sprachverständnis: Wortformen (Blanken 1999)
- Wortproduktionsprüfung (Blanken et al. 1999)
- Everyday Language Ability (ELA-Satzverstehenstest, Stark 1997)
- Textverständnis (Claros Salinas 1993)
- Bogenhausener Semantik-Untersuchung (BOSU, Glindemann et al. 2002).

Erfassung der kommunikativen Fähigkeiten:

- Amsterdam Nijmegen Everyday Language Test (ANELT, Blomert 1997; deutsche und niederländische Version, Normierung für niederländische Version)
- Communicative Effectiveness Index (CETI, Lomas et al. 1989; deutsche und englische Version)
- Promoting Aphasics Communicative Effectiveness (PACE, Davis und Wilcox 1985; deutsche und englische Version).

gen, automatisierte Sprache sowie das Erkennen und Benennen von Objekten überprüft. Der Test dauert 15–30 min. Für den Test liegen Normwerte für sieben Messzeitpunkte vor, sodass Veränderungen im Verlauf erhoben werden können. Der Test kann in den ersten 3 Wochen nach dem Ereignis also bis zu 7-mal durchgeführt werden. Hierfür gibt es festgelegte Intervalle: zu Beginn an jedem 2. Tag, später nach einem Intervall von 5 Tagen. Jede Aufgabenstellung ist mit einer schrittweisen Stimulierung gekoppelt, sodass die notwendigen Hilfestellungen direkte Rückschlüsse für therapeutische Ansätze zulassen.

Andere für die Akutphase normierte und am Bett des Patienten durchführbare Tests sind der Aphasie-Schnell-Test (AST), die Aphasie-Check-Liste (ACL) und die Kurze Aphasieprüfung (KAP). Für diese Tests liegen keine Normdaten für die Akutphase vor. Der AST ermöglicht eine Schweregradeinschätzung; geprüft werden die mündliche und schriftliche Wort- und Satzproduktion sowie das Wort- und Satzverstehen anhand von je 5–6 Aufgaben. Die KAP überprüft mit je 10 Aufgaben neben dem Token Test auch das Nachsprechen, laute Lesen, Diktatschreiben, Benennen und auditives Verstehen sowie Lesesinnverstehen. Der Schweregrad einer Aphasie lässt sich mit Hilfe des Gesamttestwertes bestimmen.

Der in Deutschland am häufigsten eingesetzte Aphasie Test ist der Aachener Aphasie-Test (AAT). Der AAT ist standardisiert und normiert für Untersuchungen ab der postakuten Phase. Mit dem AAT lassen sich das Vorliegen einer Aphasie, der Schweregrad und die Syndromzuordnung bestimmen. Mit einem halbstandardisierten Interview wird die Spontansprache nach bestimmten Kriterien bewertet, der Token Test dient zur Auslese einer Aphasie. Des Weiteren werden das Nachsprechen, Lautes Lesen, Schreiben und Zusammensetzen nach Diktat, das Benennen sowie das auditive Verstehen und Lesesinnverständnis auf Wort- und Satzebene überprüft. Für jede Aufgabengruppe liegen Prozentrangnormen vor, sodass eine Schweregradeinschätzung für jede Modalität und damit auch das Feststellen von Leistungsunterschieden zwischen Modalitäten möglich ist. Mögliche Leistungsdissoziationen sind für das Vorgehen in der Therapie wichtig, da die besser erhaltene Modalität möglicherweise einen Zugang auch zu stärker betroffenen Modalitäten eröffnet.

Für die Leistungsüberprüfung in einzelnen Modalitäten liegen noch eine Reihe weiterer psycholinguistischer Tests vor. Der umfassendste ist das LEMO, das in 33 verschiedenen Aufgabenstellungen und über 1.000 Stimuli die Leistungen bei der Wortverarbeitung erfasst. Grundlage dieser Testbatterie ist das Logogen-Modell (Patterson 1988). Für LEMO liegt ein Auswertungsprogramm für den PC vor, das eine genaue Einordnung der Störung im Logogenmodell möglich macht. Im Logogenmodell sind die Speichereinheiten sowie die Verarbeitungsrouten zwischen diesen Lexika dargestellt, wie es aufgrund von Evidenzen aus verschiedenen Studien für das Verarbeiten von einsilbigen Wörtern angenommen wird. Dieser Test ist insbesondere für eine detaillierte Einzelfalldiagnostik geeignet.

Ein weiteres pyscholinguistisches Untersuchungsverfahren ist die Wortproduktionsprüfung, ein Test mit 120 Items (60 Pseudowörter und 60 Nomina) und den Anforderungen Nachsprechen, lautes Lesen, Schreiben nach Diktat und Benennen. Des Weiteren liegen die Materialien zur neurolinguistischen Aphasiediagnostik vor, die das Sprachverständnis getrennt nach Wortformen und Wortbedeutungen untersuchen.

Grundlegend für die sprachliche Verarbeitung ist eine intakte nichtsprachliche semantische Verarbeitung. Die nichtsprachliche Verarbeitung semantischen Wissens kann mit der Bogenhausener Semantik-Untersuchung (BOSU) anhand von 4 nichtsprachlichen und 1 sprachlichen Untertest über das Aussortieren von Bildern eingeschätzt werden. Jeder Untertest enthält 10 Aufgaben. Der Test wurde normiert, für jede Aufgabengruppe liegt ein Cut-off-Wert vor.

Für die Überprüfung des Verstehens und der Produktion von Sätzen kann die Fotosammlung ELA (Everyday Life Activity) dienen. Die Fotos zeigen die alltäglichen Aktivitäten einer Familie, die mit Sätzen beschreibbar sind. Dabei sind die Fotos nach linguistischen Prinzipien der Verben ausgewählt: 1-, 2- und 3-wertige Verben. Außerdem sind die thematischen Rollen veränderbar (der Sohn, der Vater, die Mutter, die Tochter). Für diese Materialsammlung liegt keine Fehleranalyse und keine Bewertungsskala vor.

Das Verarbeiten von Texten ist bei Aphasie insbesondere auf der sprachlichen Oberfläche beeinträchtigt. Hier kann es z.B. zu Schwierigkeiten bei der sprachlichen Realisierung von Kohäsionsmitteln kommen, wodurch dann Zusammenhänge nicht deutlich gemacht werden können. Auch beim Nacherzählen von Texten produzieren Aphasiker signifikant weniger relevante Äußerungen als Sprachgesunde. Das eigentliche Textwissen, beispielsweise über den Aufbau von Texten oder über verschiedene Textsorten ist dagegen in der Regel unbeeinträchtigt (Klingenberg 1997). Bislang liegt ein Untersuchungsverfahren zum Textverstehen mit 2 Parallelversionen vor (Claros Salinas 1993). Hierbei soll je ein expositorischer Text zuerst gelesen und anschließend in Multiple-Choice-Aufgaben beantwortet werden. Auch hier gibt es keine Bewertungsskala.

So wie bei Aphasie das Wissen über Texte erhalten ist, so ist in der Regel auch das Wissen über kommunikative Strukturen verfügbar. Aphasiker wissen, dass auf Fragen Antworten folgen, dass Gespräche in unterschiedlichen Situationen und je nach Teilnehmern sprachlich verschieden gestaltet werden. Dennoch haben die sprachlichen Beeinträchtigungen deutliche Auswirkungen auf die kommunikativen Fähigkeiten. In kommunikationsorientierten Untersuchungen wird eine Äußerung hinsichtlich ihres kommunikativen Erfolges betrachtet, die sprachliche Korrektheit ist dabei nicht von Belang. Der Amsterdam Nijmegen Everyday Language Test (ANELT) untersucht in 10 verschiedenen Rollenspielsequenzen die Fähigkeit zur Alltagskommunikation. Vom Patienten wird eine sprachliche Reaktion innerhalb einer vorgegebenen Alltagssituation gefordert. Er erhält reale Gegenstände wie beispielsweise einen kaputten Schuh und hat die Aufgabe, seinen Wunsch, den Schuh reparieren zu lassen, dem Schuster zu vermitteln. Weitere Situationen sind: dem Friseur die gewünschte Frisur zu erklären, einen Arzttermin vereinbaren, einen Fernseher kaufen. Es liegen 2 Parallelversionen vor, sodass eine Therapiesequenz von Vor- und Nachuntersuchung eingebettet sein kann. Jede Aufgabe wird hinsichtlich ihrer inhaltlichen und

akustischen Verständlichkeit bewertet. Eine andere Methode, die kommunikative Kompetenz einzuschätzen, ist die Fremdeinschätzung. Der Communicative Effectiveness Index (CETI) lässt mit 16 Fragen die Angehörigen eines Aphasikers die kommunikativen Fähigkeiten im Vergleich zum Zeitpunkt vor dem Ereignis einschätzen. Allerdings ist dieses Verfahren nicht auf Wiederholungszuverlässigkeit und Beurteilerübereinstimmung untersucht.

PACE (Promoting Aphasics Communicative Effectiveness, Davis und Wilcox 1985) ist sowohl ein therapeutischer Ansatz als auch als Diagnostikmaterial einsetzbar. Der Patient wird aufgefordert, den Inhalt einer Bildkarte mit sprachlichen oder nichtsprachlichen Mitteln zu vermitteln. Der Untersucher kennt dabei die Abb. nicht. Mit dem PACE-Protokoll wird auf einer 6-stufigen Skala der kommunikative Erfolg bewertet. Außerdem werden die verbalen und nichtverbalen Mittel festgehalten, die der Patient spontan einsetzt. Normierte Werte liegen nicht vor.

4.3.1.2 Therapie

Das therapeutische Vorgehen bei der Behandlung von Aphasien richtet sich zum einen nach den sprachlichen Symptomen sowie den zugrunde liegenden sprachlichen Verarbeitungsmechanismen und zum anderen nach der Dauer und der Schwere der Erkrankung. Ziel der Therapie ist eine Steigerung der sprachlich-kommunikativen Fähigkeiten, damit der Patient aktiv am sozialen Leben teilnehmen kann (ICF, Grötzbach und Iven 2009). Dazu müssen soweit möglich gemeinsam mit dem Patienten spezifische und individuelle Therapieziele definiert werden. Das Erreichen dieser Therapieziele soll entweder psychometrisch quantifizierbar oder durch Beschreibung beobachtbarer Leistungen belegbar sein (Glindemann et al. 2004).

4.3.1.2.1 Therapieansätze in der akuten Phase

In der akuten Phase kommen bei schwer betroffenen Patienten in der Regel entweder sprachaktivierende oder sprachhemmende Ansätze zum Einsatz.

Sprachaktivierung

Zu Beginn einer Behandlung wird im Allgemeinen eine Aktivierung durch *multimodale Stimulierung* der verbliebenen und sich restituierenden Sprachfunktionen der Schwerpunkt der Behandlung sein. Hier wird je nach Schweregrad der Aphasie die Arbeit an der Verbesserung des Sprachverstehens und einfacher expressiver Leistungen im Vordergrund stehen. Beispielsweise werden Begrüßungsfloskeln oder hochvertraute sprachliche Elemente wie Wochentage, Monatsnamen oder Zahlen miteinander oder nacheinander gesprochen. Um das Sprachverstehen zu reaktivieren, können Objektabbildungen oder reale Gegenstände vom Therapeuten benannt werden, der Patient soll dann auf den genannten Gegenstand zeigen. Bei der multimodalen Stimulierung werden möglichst alltagsrelevante und vertraute Objektbenennungen in verschiedenen Modalitäten erarbeitet:

• Sprachverstehen
• Nachsprechen
• Lesen
• Schreiben
• Benennen.

Diese Vorgehensweisen sind z. B. als Stimulationsansatz nach Schuell und in der Weiterentwicklung von Lutz als Modalitätenaktivierung (MODAK; Lutz 1997) bekannt. Nach dem MODAK-Ansatz wird eine Verbesserung der sprachlichen Leistungen durch eine systematische Stimulierung aller Modalitäten angestrebt. Diese Therapiemethode ist nicht nur in der ersten akuten Phase einsetzbar. Sie eignet sich generell für schwer bis mittelschwer betroffene Aphasiker, da das speziell zusammengestellte Material unterschiedliche Schwierigkeitsstufen möglich macht. Die Deblockierungsmethode nach Weigl ist ebenfalls über die Akutphase hinaus einsetzbar. Bei dieser Methode wird eine intakte Leistung vor einer nicht intakten Leistung mit dem Ziel durchgeführt, diese zu deblockieren, z. B. Mitsprechen vor Nachsprechen.

Sprachkontrolle

Neben den aktivierenden Ansätzen kommen auch *sprachhemmende* Übungen zum Einsatz. Kommt es bei Patienten zu überschießender und unverständlicher Sprachproduktion (Jargon) oder zu ständig wiederkehrenden Sprachäußerungen (Automatismen), ist das Ziel der Therapie eine Verbesserung der Sprachkontrolle mit der Folge der Verringerung der stereotypen oder überschießenden Produktion. Da das Kontrollieren von Automatismen den Patienten oft sehr schwer fällt, ist es besser, die Automatismen in einem ersten Schritt zu reduzieren, indem nicht oder nur wenig an der expressiven Sprache gearbeitet wird. Hier können gestisch-mimische Übungen oder die Arbeit am Sprachverstehen in den Vordergrund rücken. Überschießende Produktion (Logorrhoe) kann u. a. durch kontrolliertes Mitsprechen oder gemeinsames Lesen reduziert werden. Es kann auch die Silbenzahl eines Wortes gemeinsam geklopft werden, um die Länge einer Äußerung deutlich zu machen.

4.3.1.2.2 Sprachsystematisches störungsspezifisches Üben

Grundvoraussetzung für eine sprachsystematische Therapie ist eine modellorientierte Diagnostik, die eine genaue Beschreibung der Symptome sowie eine Hypothesenbildung über die Lokalisation der Störung im

Sprachverarbeitungsmodell möglich macht. Je nach Störungsschwerpunkt können rezeptive und produktive Übungen auf Laut-, Wort-, Satz- oder Textebene im Vordergrund stehen, bei denen eine Verbesserung der phonologischen, der semantischen oder syntaktischen Fähigkeiten angestrebt wird.

Therapie auf Wortebene

Für die Arbeit auf Wortebene liegt eine Vielzahl an Übungen vor, weil die Wortfindungsstörung bei allen Aphasieformen in starker Ausprägung vorkommt. Hier muss zwischen einer semantisch-lexikalischen (Wortbedeutungen betreffend, z.B. Katze statt Maus, Tante statt Frau) und/oder einer phonematisch-phonologischen (Lautstrukturen betreffend, z.B. Hut statt Mut, Kemd statt Hemd) Ursache unterschieden werden. Um diesen Unterschied in der Diagnostik herausarbeiten zu können, eignet sich das LEMO (s.o.).

Wenn der Störungsschwerpunkt in der Speichereinheit für Wortbedeutungen (semantisches Lexikon) anzusiedeln ist, dann müssen Übungen ausgewählt werden, die eine semantische Verarbeitung aktivieren. Als basale Übungen gelten semantische Sortieraufgaben, bei denen der Patient verschiedene Bildkarten aus unterschiedlichen semantischen Feldern (z.B. Obst, Kleidung, Körperteile, Tiere) nach ihrer Zugehörigkeit zu einer Kategorie sortieren soll. Benennübungen in semantischen Feldern eignen sich ebenfalls, um die semantische Verarbeitung zu fördern. Die Benennübungen können wiederum ganz verschiedener Art sein (z.B. Benennen von Bildkarten oder Benennen nach Umschreibungen) und mit unterschiedlichen Hilfestellungen kombiniert werden (Satzvervollständigung/Lückensätze, Nennen semantischer Merkmale des Zielobjekts, Nachsprechen). Neben den gleichgeordneten Items innerhalb eines semantischen Feldes sind auch andere semantische Relationen wichtig, wie

Ober-, Unterordnungen, Teil-Ganzes-Beziehungen. Zusätzlich gibt es aber auch semantische Relationen zwischen Wörtern, wie Eigenschaften (Koffer – schwer) oder Handlungen (Buch – lesen), die mit den Objekten verbunden sind. Wenn der Störungsschwerpunkt im Differenzieren von bedeutungsähnlichen Wörtern liegt, wird mit Bildkarten gearbeitet, die z.B. aus einer Auswahlmenge einem mündlichen oder schriftlichen Stimulus zugeordnet werden sollen. Der Schwierigkeitsgrad von Übungen wird variiert über:

* Größe der Auswahlmenge
* Vertrautheit
* Frequenz
* Silbenanzahl.

Darüber hinaus sollten auch die unterschiedlichen Wortarten verschieden eingebettet werden. In der Regel werden Nomina zuerst erarbeitet. Danach sollten Verben einbezogen werden, hier können feststehende Nomen-Verb-Verbindungen wie Kaffeekochen, Brief-schreiben als Einstieg benutzt werden. Funktionswörter wie Artikel, Präpositionen, Pronomen sind dann wiederum schwieriger zu verarbeiten als Verben.

In neueren Forschungsergebnissen konnte gezeigt werden, dass intensives und repetitives Training (Constrained-Induced Therapy, vgl. dazu Meinzer et al. 2012) eine wirksame Methode bei Wortabrufstörungen sein kann. In einer Studie mit 5 Patienten mit chronischer Aphasie wurden 50 Objektbenennungen an 2-mal 10 Tagen mit täglich 4-stündiger Übungsphase trainiert (Schonmacher et al. 2006). Dabei waren die Hilfestellungen klar definiert. Der unmittelbare Trainingserfolg nach dem 1. Durchgang (10 Tage) lag bei 50–90 % korrekten Benennungen, nach dem 2. Durchgang zeigten sich sowohl für die trainierten als auch für nichttrainierte Items signifikante Verbesserungen. Selbst 6 Monate nach dem Training waren die Effekte noch stabil.

Bei der Therapie phonologischer Verarbeitungsstörungen wird das Material nach phonologischen Kriterien zusammengestellt:

- lautlich ähnliche Wörter (Minimalpaare: Haus – Maus, laufen – kaufen)
- Wortlänge
- Silbenanzahl.

Als Übungen bieten sich an:

- Nachsprechen
- Benennen oder freies Assoziieren nach vorgegebenem Anlaut
- Bestimmen der Position eines Lautes in einem Wort
- Klangähnlichkeit entscheiden
- Erkennen und Isolieren des Kernvokals.

Eine wichtige Rolle in der Therapie phonologischer Störungen übernimmt die Schriftsprache. Durch die richtige Aneinanderreihung von Lauten beim Schreiben oder Lesen kann das Übertragen eines Lautes in geschriebenen Buchstaben unterstützend verdeutlicht werden. Durch das Einsetzen von Schrift bieten sich weitere unterschiedliche Übungsmöglichkeiten an, beispielsweise fehlende Buchstaben ergänzen, Buchstaben zu einem vorgegebenen Wort sortieren, Fehler identifizieren (s. u.).

Therapie auf Satzebene

Die klassische Therapie von Satzstörungen beginnt mit dem Erarbeiten thematischer Rollen und einfacher Subjekt-Prädikat- (Das Kind lacht.) bzw. Subjekt-Prädikat-Objekt-Verbindungen (Der Mann füttert den Hund.). Diese Strukturen werden dann sukzessive um weitere Satzglieder erweitert. Um sie zu festigen, stehen verschiedene Übungen zur Verfügung:

- Bildkarten mit entsprechenden Abbildungen beschreiben,

- vorgegebene Sätze umformulieren,
- Lückensätze ergänzen,
- Sätze nach Vorgabe bilden oder
- Fragen beantworten.

Wenn deutlich wird, dass die Störung des Patienten einen Wiedererwerb syntaktischer Strukturen (Artikel zuordnen, Flexionsformen und Funktionswörter einsetzen) nicht möglich macht, kann der Therapieansatz REST (Reduzierte-Syntax-Therapie; Schlenck et al. 1995) eingesetzt werden.

Im Therapieansatz REST werden reduzierte Strukturen in festgelegten Stufen erweitert. Ziel ist es, den Patienten die Strategie zu vermitteln, dass rudimentäre Äußerungen, die die entscheidenden Inhalte eines Satzes transportieren, kommunikativ erfolgreich sein können, z. B.: Kind gelacht, Mann Hund gefüttert.

Therapie auf Textebene

Da bei Aphasie das Wissen um Texte und deren Strukturen erhalten ist (Klingenberg 1997), kommt es bei der Arbeit im Umgang mit Texten vor allem darauf an, sprachliche Elemente zu üben, wie beispielsweise Kohäsionsmittel, die aus einer Aneinanderreihung von Sätzen einen zusammenhängenden Text entstehen lassen. Hierfür werden die entsprechenden Wortarten (Konjunktionen, Pronomen u. a.) zuerst in kleinen Satzsequenzen eingeübt und schließlich erweitert. Um thematische Zusammenhänge im Text deutlich zu machen, können Zwischenüberschriften gesucht, Absätze gebildet oder Zusammenfassungen erstellt werden. Besonderes Augenmerk sollte auf die Auswahl der Textsorte und damit verbunden auf die Komplexität eines Textes gelegt werden.

Therapie des Lesens und Schreibens

Häufig treten Störungen der Schriftsprache innerhalb des Symptomkomplexes einer

Aphasie auf. Dann handelt es sich um eine zentrale Störung der Schriftsprache. Die Vorgehensweise in der Therapie basiert auch hier auf modelltheoretischen Annahmen. Man geht bei Sprachgesunden davon aus, dass die Schriftsprache einerseits einzelheitlich verarbeitet wird, ein Buchstabe wird einem Laut bzw. ein Laut wird einem Buchstaben zugeordnet (Graphem-Phonem – Phonem-Graphem-Korrespondenz). Andererseits können wir Wörter auch ganzheitlich erfassen. Die Schriftspracheverarbeitung ist mit der Verarbeitung gesprochener Sprache verschaltet, daher gibt es beim Lesen und Schreiben in gleicher Weise wie beim Sprechen und Verstehen eine semantische und eine phonologische Route. Für die Therapie ist es wichtig, den Störungsschwerpunkt herauszufinden: einzelheitlich, ganzheitlich, semantisch, phonologisch. Für diese Diagnostik eignen sich zum Beispiel ausgewählte Untertests des LEMO. Übungen zur Unterstützung von einzelheitlichem Verarbeiten sind

- das Einsetzen einzelner Grapheme,
- Anagramme legen,
- Fehler in Wörtern finden u. a.

Für das ganzheitliche Erfassen eignen sich als Material einsilbige hochfrequente Wörter, die nur kurz dargeboten werden. Der Patient wird dann aufgefordert, das gesehene Wort aus einer Auswahlmenge von geschriebenen Wörtern oder Bildern herauszufinden. Aber auch das Entscheiden, ob 2 Wörter gleich klingen oder einem semantischen Feld angehören, fördert die ganzheitliche Verarbeitung.

Periphere Schriftsprachestörungen

Von den Schriftsprachestörungen im Rahmen einer Aphasie werden die Formen der peripheren Schriftsprachestörungen unterschieden, die reine Alexie sowie die reine Agraphie. Das Lesen und/oder das Schreiben sind dann in ihrer Erscheinungsform

oder im Schweregrad deutlich von der Aphasie unterschieden. Man spricht von einer Dyslexie oder Alexie (gestörtes Lesen) bzw. Dysgraphie oder Agraphie (gestörtes Schreiben). Die Begriffe werden in der Literatur parallel verwendet.

Bei der reinen Alexie handelt es sich um eine isolierte Lesestörung, die durch eine Unterbrechung der kortikalen Bahnen zwischen visuellem und sprachverarbeitendem Kortex zustande kommt. Die Übertragung des visuell wahrgenommenen Buchstabens kann nicht zum Sprachkortex übertragen und deshalb nicht benannt, d. h. nicht gelesen werden. Wird der Buchstabe über einen anderen Kanal, zum Beispiel taktil dargeboten (Nachfahren des Buchstabens mit dem Finger), kann er benannt werden. In der Therapie werden durch die Unterstützung des taktilen Kanals die Buchstaben erneut angebahnt. Bei der reinen Agraphie sind die Patienten in der Lage zu lesen, aber sie können die Buchstaben nicht mehr schreiben. Außerdem sind sie oft nicht mehr in der Lage, verschiedene Schrifttypen einander zuzuordnen, was aphasischen Patienten sehr gut gelingt.

4.3.1.2.3 Kommunikationsorientierte Verfahren

Der PACE-Ansatz (Promoting Aphasics Communicative Effectiveness, Davis und Wilcox 1985) ist aus der Kritik entstanden, dass Therapiesitzungen meist keiner natürlichen Kommunikationssituation entsprechen und daher der Transfereffekt oft nicht im gewünschten Maße erreicht wird. PACE berücksichtigt in seiner ursprünglichen Form die Kommunikationsprinzipien natürlicher Kommunikationssituationen:

- gleichberechtigte Sprecher,
- Vermitteln von neuen Inhalten,
- freie Wahl des Kommunikationskanals und
- natürliches Feedback.

Das Einhalten dieser Prinzipien soll dadurch erreicht werden, dass Patient und Therapeut abwechselnd den Inhalt von Bildkarten übermitteln, den der jeweils andere nicht kennt. Dieses Vorgehen wurde von Glindemann und Springer (1989) modifiziert. Unter Beibehaltung der PACE-Prinzipien wird das Therapiematerial nach sprachsystematischen Kriterien ausgewählt. Patient und Therapeut haben das gleiche Material vor sich, können aber durch eine Sichtblende auf dem Tisch jeweils nur das eigene Material einsehen. Nun können wechselweise Aufgaben mit dem Material, z. B. semantische Sortieraufgaben oder Legen von Bildergeschichten, erfüllt werden. Damit findet ein störungsspezifisches Üben in relativ natürlicher Kommunikationssituation statt.

Weitere kommunikationsorientierte Verfahren sind

- Rollenspiele,
- Gruppentherapie oder auch
- In-vivo-Training.

In Rollenspielen werden in alltagsrelevanten kurzen Szenen sprachliche Äußerungen erprobt, die zuvor systematisch vorbereitet sein sollten. Das Rollenspiel dient auch dazu, einen Transfereffekt zu erarbeiten. Die Patienten sollen üben, das Gelernte in möglichst realen Situationen einzusetzen. Eine weitere Annäherung an reale Situationen bietet das In-vivo-Training. Hier werden sprachlich vorbereitete Szenen unter Supervision des Therapeuten in realen Situationen eingesetzt. In Gruppentherapien werden Personen mit vergleichbarem Schweregrad der Aphasie gemeinsam therapiert. Der Therapeut moderiert die Sitzung, verteilt die Redebeiträge und achtet darauf, dass jeder Teilnehmer profitiert. Gruppentherapien haben den Vorteil, dass neben den sprachlich-kommunikativen Inhalten auch zwischenmenschliche Belange zum Tragen kommen. Es können Kontak-

te geknüpft und Erfahrungen ausgetauscht werden. Oft haben Gruppenstunden einen guten Einfluss auf die Motivation.

4.3.1.2.4 Kompensatorische Ansätze

Wenn absehbar wird, dass sich die Leistungen des Patienten trotz intensiver Therapie nicht mehr verbessern, werden kompensatorische Behandlungsansätze den Schwerpunkt der therapeutischen Bemühungen bilden. Allerdings können kompensatorische Verfahren auch sinnvoll mit sprachsystematischen Ansätzen kombiniert werden.

So kann beispielsweise das Erarbeiten eines Kommunikationsbuches das Resultat einer störungsspezifischen Therapie im Bereich der semantischen Wortverarbeitung sein. Dabei werden einzelne alltagsrelevante Wörter mit dem Patienten erarbeitet und in ein Heft oder eine Mappe geklebt, sodass der Patient bei Bedarf die jeweiligen Abbildungen heraussuchen und dem Gesprächspartner zeigen kann, um seine Mitteilungsabsicht auszudrücken.

Daneben gibt es auch Kommunikationsgeräte, mit denen eine basale Kommunikation ermöglicht wird. Diese Geräte sollten über eine Sprach- und/oder Schriftsprachausgabe sowie eine Auswahl an Abbildungen verfügen. Geräte, die ausschließlich über Schrift aktiviert werden können, sind für Aphasiker meist nicht geeignet, da Kommunikationsgeräte häufig bei schweren Störungen eingesetzt werden und die Patienten dann nicht über ausreichende schriftsprachliche Fähigkeiten verfügen. Die Einsetzbarkeit und die Handhabung dieser Geräte sollten in der Sprachtherapie erarbeitet werden.

4.3.1.2.5 Computergestützte Therapieansätze

Seit einigen Jahren werden in der Therapie von Aphasie vermehrt speziell entwickelte Computerprogramme mit Sprachausgabe eingesetzt. Die umfangreichsten Programme sind Lingware 5.6 (Phoenix Software) und das Integrierte Therapiesystem aphasi@ware (ITS; NCSys). Sie umfassen mündliche und schriftliche Übungen mit sprachsystematisch kontrolliertem Material für die Laut-, Wort-, Satz- und Textebene. Bei beiden Programmen kann die Anzahl richtiger Antworten gespeichert werden, sodass ein individuelles Leistungsprofil erstellt werden kann. Darüber hinaus gibt es viele Programme, mit denen Einzelanforderungen geübt werden können. Es ist wichtig darauf zu achten, dass die Programme auch jeweils über eine Sprachausgabe verfügen, die für Aphasiker als Kontrollimpuls sehr wichtig ist. Außerdem sollten keine Programme aus der Lerntherapie für Kinder direkt übernommen werden, da die kindgerechte Darstellung und die Formen der Belohnungssysteme dieser Programme für Erwachsene oft nicht angemessen sind. Ein Computerprogramm kann die Sprachtherapie sinnvoll ergänzen. Der Sprachtherapeut sollte hierbei die Übungen und die häuslichen selbstständigen Übungen vorbereiten, auswählen und besprechen, sodass sie möglichst didaktisch und konzeptuell sinnvoll in das therapeutische Arbeiten eingebettet sind.

4.3.1.2.6 Pharmakotherapeutische Ansätze

Es gibt verschiedene Medikamente, deren Wirksamkeit zur Steigerung von Therapieeffekten in Studien untersucht wurden, u. a. Piracetam (Huber et al. 1997), Dextro-Amphetamin (Walker-Batson et al. 2001) und Bromocriptin (Ashtary et al. 2006). In plazebokontrollierten Doppelblindstudien haben Probanden nach Gabe von Piracetam oder Dextro-Amphetamin größere Leistungssteigerungen während einer Phase intensiver Sprachtherapie erzielt als unter Einnahme eines Plazebo. Für Bromocriptin konnte keine Steigerung gezeigt werden.

4.3.2 Sprechmotorische Störungen

Christian Ledl

Dysarthrien sind erworbene Sprechstörungen nach Schädigung des zentralen oder peripheren Nervensystems einschließlich des neuromuskulären Übergangs. Sie betreffen die motorische und prosodische Realisierung eines Sprechakts und mindern die Verständlichkeit aufgrund von Lähmungen oder Koordinationsstörungen im Bereich der Atmung, Stimmgebung (Phonation) oder Artikulation sowie aufgrund von prosodischen Veränderungen etwa der Sprechgeschwindigkeit oder der Betonung. Isolierte prosodische Störungen werden als Dys- oder Aprosodie bezeichnet. Dysarthrien sind abzugrenzen gegenüber sprachsystematischen Störungen (Aphasien) und den Sprechapraxien. Letzteren liegt eine Planungs- bzw. Programmierungsstörung der Sprechbewegungsabläufe zugrunde. Dysarthrien sind die häufigsten erworbenen neurogenen Kommunikationsstörungen (Verteilung nach Duffy 1995: Dysarthrie: 46,3 %, Aphasie: 27,1 %; Sprechapraxie: 4,6 %; kognitiv-linguistische Störungen: 13,0 %; andere neurogene Sprechstörungen: 9,0 %).

4.3.2.1 Klassifikation der Dysarthrien

Gemäß der pathophysiologisch orientierten Klassifikation nach Darley et al. (1975) werden die Dysarthrien in schlaffe, straffe, ataktische, hyper- und hypokinetische Formen eingeteilt. Mischformen sind häufig. Die Diagnostik der Dysarthrien umfasst drei Teile:

1. neurophysiologischer Untersuchungsteil zur Bewertung der sprechmotorischen Basisfunktionen,
2. ohrenphonetischer Untersuchungsteil mit Analyse der sprechsprachlichen Defizite und
3. Verständlichkeitsprüfung zur Bestimmung des Schweregrads der kommunikativen Beeinträchtigung. Für das Deutsche liegt ein standardisierter computergestützter Verständlichkeitstest nach Ziegler et al. (1992) vor.

4.3.2.1.1 Schlaffe Dysarthrien

Schlaffe Dysarthrien resultieren nach Schädigung des 2. Motoneurons, der kaudalen Hirnnervenkerne oder des neuromuskulären Übergangs (muskuläre Atrophie mit Ausfall der willkürlichen, automatisierten und reflektorischen Leistungen). Klinisch kommen sie auch in der frühen Verlaufsphase nach Schädigung des 1. Motoneurons vor. Charakteristika sind:

- flache Atmung
- Kurzatmigkeit
- raue und behauchte Stimmqualität bei nivellierter Tonhöhe und Lautstärke
- angestrengte, verlangsamte und ungenaue Artikulation
- hypernasaler Stimmklang bei Vorliegen einer Gaumensegelinsuffizienz.

4.3.2.1.2 Straffe oder spastische Dysarthrien

Straffe oder spastische Dysarthrien entstehen nach Läsionen des 1. Motoneurons mit Beteiligung des extrapyramidalen und pyramidalen Systems.
Ätiologie:

- kortikale Läsionen
- Läsionen von Corona radiata
- Centrum ovale
- Capsula interna

- periventrikuläre weiße Substanz
- Basalganglien, Thalamus
- Pons
- Kleinhirn paravermal.

Die Spastizität wird evident durch einen erhöhten muskulären Widerstand bei Palpation oder bei passiven Bewegungen. Die Muskulatur ist steif (Mundöffnungsstörung, zigarrenförmige Zunge, velares Kulissenphänomen). Willkürliche Bewegungen sind in Amplitude, Kraft oder Geschwindigkeit reduziert. Reflexe der kaudalen Hirnnerven (Kornealreflex, Masseterreflex, reflektorische Gaumensegelhebung, glottaler Schließreflex, Hustenreflex) sind erhalten oder gesteigert. Die ursünglich von Darley formulierte Auffassung, supranukleär bedingte Dysarthrien entstünden lediglich nach beidseitigen Läsionen, wurde von Duffy & Folger (1996) revidiert. Sie fanden bei 50 % der Untersuchten nach einseitigen Läsionen des 1. Motoneurons eine Dysarthrie. Diese Variabilität der dysarthrischen Affektion nach monohemisphärischen Läsionen wird auf eine interindividuell verschieden ausgeprägte Verfügbarkeit nichtkreuzender motorischer Nervenfasern der unbetroffenen Hemisphäre zurückgeführt.

4.3.2.1.3 Ataktische Dysarthrien

Ataktische Dysarthrien werden evident durch ungenaue und überschießende Sprechbewegungen mit inadäquater Kraftdosierung. Häufig treten auch auf:

- artikulatorische Asynergie
- Koordinationsstörung mit skandierendem Sprechen
- artikulatorischer Intentionstremor
- prosodische Auffälligkeiten (keine Verkürzung unbetonter Silben; übersteigerte Betonung; montone, unpassende und gleichzeitig übertriebene Intonationsverläufe, Tonhöhen- und Lautstärkeentgleisungen).

189

Ätiologie:
Läsionen des Kleinhirns (Kleinhirnwurm wie auch paramediane und laterale Regionen der Kleinhirnhemisphären, Nucleus dentatus) und dessen Verbindungen sowie Läsionen des frontalen Kortex (Brodmann-Areal 10) bzw. dessen Verbindung zum Kleinhirn (Tractus frontopontocerebellaris).

4.3.2.1.4 Hyperkinetische Dysarthrien

Hyperkinetische Dysarthrien entstehen nach Schädigung des extrapyramidalen Systems bei Chorea Huntington, Gilles-de-la-Tourette-Syndrom, Ballismus, Athetose, Dystonie, Dyskinesie, nach Schlaganfall oder infolge von Tumorerkrankungen. Es wird nach schnellen und langsamen Formen unterschieden.

Die schnelle Form ist charakterisiert durch kurzzeitige, unwillkürliche Bewegungen vor allem der Extremitätenmuskulatur. Dadurch kommt es zu

- einer Unterbrechung des Redeflusses sowie
- abrupten Veränderungen der Stimmqualität und der Artikulation.

Myoklonien bzw. Tremor von Gaumensegel, Lippen, Rachenwand, Stimmlippen oder Abdominalwand treten nach extrapyramidalen Schädigungen und nach Läsion des Guillain-Mollaret-Dreiecks (Nucleus ruber – Tractus tegmentalis centralis – Olive – Kleinhirn – Nucleus ruber) im Bereich von Hirnstamm und Kleinhirn mit einer Frequenz von 1–4 Hz auf. Bei Affektion des Larynx und der Abdominalwand kommt es zu periodischen Lautstärke- und Tonhöhenschwankungen, ein palataler Myoklonus führt zu gemischter Hypo-/Hypernasalität.

Athetosen, Dyskinesien und Dystonien zählen zu den langsamen Formen. Symptome sind: unwillkürliche, anhaltende, wurm-

oder schraubenförmige Muskelkontraktionen und Bewegungen, die den normalen Sprechablauf stören. Daraus resultieren

- unwillkürliche irreguläre Atemmuster,
- gepresste Stimmqualität,
- unangemessene Sprechpausen und
- variable Artikulationsgenauigkeit.

Oromandibular-linguale Dystonien oder Dyskinesien basieren auf einer Störung der Artikulation mit Vokal- und Konsonantdistorsionen und unregelmäßigem, artikulatorischem Zusammenbruch.

4.3.2.1.5 Hypokinetische Dysarthrien

Hypokinetische Dysarthrien werden meist in Verbindung mit Morbus Parkinson beschrieben, treten aber auch bei progressiver supranukleärer Lähmung und Multisystematrophie auf. Symptome sind Ruhetremor oder Rigidität der relevanten Muskulatur mit mimischer Hypokinesie. In der Folge sind:

- Sprechbewegungen in ihrer Amplitude und Kraft reduziert, in ihrer Geschwindigkeit aber oft erhöht, sodass es nach initialen Fehlstarts zu Akzelerationen kommt.
- Die Lautstärke ist gleichbleibend leise,
- die Tonhöhenvariabilität stark eingeschränkt und
- prosodische Ausdruckmittel wie Intonationsverläufe und Betonung verflachen.

4.3.2.1.6 Auditive Charakteristika

Auditive Charakteristika wie reduzierte Artikulationsschärfe und raue Stimmqualität (nach Darley et al. 1975; Ziegler und Vogel 2010) finden sich bei allen Formen von Dysarthrie. Verkürzte Exspiration, reduzierte Lautstärke oder montone Intonation treten jeweils bei den straffen, schlaffen und rigid-hypokinetischen Formen auf.

Auditive Alleinstellungsmerkmale der verschiedenen Formen von Dysarthrie sind:

- schlaff: erniedrigte Sprechstimmlage und vorverlagerte Artikulationsbasis
- straff: rückverlagerte Artikulationsbasis
- rigid-hypokinetisch: erhöhte Sprechstimmlage, Akzelerationen und Iterationen
- ataktisch: paradoxer Atemtyp, inadäquate Einatmungspausen, inspiratorisches Sprechen, Fluktuation von Tonhöhe und Lautstärke, Stimmzittern, gemischte Hypo- und Hypernasalität, »explosive« Artikulation, skandierender Rhythmus.

4.3.2.2 Therapie der Dysarthrien

Allgemeine Prinzipien

Therapieziele sind die Verbesserung von Effizienz und Natürlichkeit der Kommunikation. Als Einflussfaktoren gelten medizinische Diagnose und Prognose, Schweregrad des Handicaps, Umfeld und Kommunikationspartner des Patienten, Begleiterkrankungen (z. B. kognitive Defizite oder Antriebsstörungen). Der Therapieaufbau orientiert sich an folgendem Schema:

1. kognitive Phase: Bewusstmachung spezifischer Störungsursachen
2. assoziative Phase: Feedback
3. autonome Phase: Rücknahme des Feedbacks
4. Automatisierung: Zunahme autonomer Funktionen.

Die Therapiemethodik wird in kausale und kompensatorische Verfahren eingeteilt. Möglichkeiten und Grenzen fazio-oraler und Kräftigungsübungen aus dem Bereich der kausalen Techniken gelten analog zu den Ausführungen im ▶ Kap. 4.3.3. Kräfti-

gungsübungen sind insbesondere sinnvoll bei der Affektion des 2. Motoneurons, ggf. bei inital schlaffen supranukleären Paresen. Fazio-orale Bewegungsübungen führen zu keiner Kräftigung und sind damit zur Behandlung peripherer Paresen ungeeignet. Ihre Wertigkeit bei supranukleären Paresen wird kontrovers diskutiert (Folkins et al. 1995; Ziegler 2003).

4.3.2.3 Therapie respiratorischer Störungen

Evidenzbasierte Übungen

Die Steigerung des subglottischen Drucks kann durch Widerstandsübungen erreicht werden, z. B. mit Wasserglasmanometer, Pneumotachometer mit Imitation vorgegebener Veränderungsmuster oder Atemtrainingsgeräten. Baker et al. (2005) berichten von einer Steigerung des maximalen exspiratorischen Drucks nach einem 4-wöchigen Trainingsprogramm bei Gesunden (Ausatmung gegen angepassten Widerstand), Gosselink et al. (2000) von einer Steigerung um 35 % bei Patienten mit multipler Sklerose. Eine Verbesserung der Atemmuster durch die Steigerung von Lautstärke und Äußerungslänge wird von Ramig et al. (2001) beschrieben. Ebenso geeignet sind Zug-, Stoß- und Druckübungen mit Kraftaufbau und Biofeedback abdominaler oder kostaler Bewegungen. Die Ausatmung kann durch abdominale Binden/Korsette unterstützt werden, sofern eine ausreichende Funktion des Diaphragmas vorhanden ist (Watson und Hixon 2001). Diese Maßnahmen eignen sich bei Patienten mit Wirbelsäulenfrakturen unterhalb C5.

Cave: Abdominale Binden verringern die Inspirationstiefe und dürfen aufgrund der Pneumoniegefahr nur intermittierend angewendet werden. Sie sind kontraindiziert bei Patienten mit deutlich reduzierter Inspirationstiefe.

Sinnvolle Übungen zur Steigerung der willkürlichen Kontrolle der Sprechatmung laut Expertenmeinung (Spencer et al. 2003) sind:

- maximale Ein- und Ausatmung
- Übungen zur Willkürkontrolle der Ausatmung mit Erhöhung und Verringerung des Atemdrucks
- Ausatmung gegen Lippenwiderstand, wobei das Feedback des Luftdrucks über Luftdruckabnehmer oder Voltmesser erfolgt.

Bei kompensatorischen Übungen sollte die Klavikularatmung vermieden werden (Ausnahme: Patienten mit hohen Querschnittsläsionen/ Phrenicusparesen). Haltungsänderungen in eine aufrechte Sitzposition oder Übungen im Stehen erleichtern die Einatmung; die Ausatmung wird erleichtert durch Rücklagerung. Eine verlängerte oder tiefere Ausatmung durch Druck auf das Abdomen, händisch oder mit kleinem Brett, ist indiziert zur Bewusstmachung und Unterstützung der Abdominalfunktion. Ein Transfer kann nicht erwartet werden. Idealerweise werden In- und Exspiration nicht isoliert, sondern in Kombination mit Sprechaufgaben geübt.

Bei behavioralen Ansätzen wie dem »Inspiratory Checking« mit einer Einatmung bis ca. 50 % der Vitalkapazität, sollte auf eine adäquat dosierte Luftabgabe geachtet werden. Das Überziehen der Atemmittellage ist zu vermeiden, indem eine Silbenzahl bestimmt wird, die komfortabel geäußert werden kann. Atem-/Stimmkopplung können über Biofeedback der Adbominal- und Kostalatmung in Kombination mit akustischem Feedback (z.B. Schalldruckpegel) trainiert werden.

Es existiert kein Effizienznachweis für nichtsprachliche Blase- und Saugübungen, nichtsprachliche Vibrationsübungen am Abdomen oder Brustkorb, Eisanwendungen und Elektrostimulation der Atemmuskulatur.

4.3.2.4 Therapie phonatorischer Störungen

Generell besteht ein hoher Einfluss von Körperhaltung und -tonus, psychischer Verfassung, respiratorischer und artikulatorischer Parameter auf die Stimme. Angesichts der zahlreichen stimmtherapeutischen Ansätze sollen hier nur Verfahren zur Behandlung der Hypo- oder Hyperadduktion diskutiert werden. Eine Hypoadduktion der Stimmlippen resultiert häufig bei schlaffer oder hypokinetischer Dysarthrie, Hyperadduktion bei straffer oder hyperkinetischer Form.

4.3.2.4.1 Hypoadduktion

Die Stimmlippenadduktion wird durch ganzkörperliche Kraftanstrengung verbessert, z.B. bei maximalem Druck der Handflächen gegeneinander, dem Auseinanderziehen ineinander verschränkter Hände, Druck der Handflächen auf die seitlichen Sitzflächen eines Stuhls unter Aufbau von Körperspannung oder mit Anheben des Gesäßes sowie Druck gegen eine Oberfläche. Kompensatorisch kann durch Kopfrotation häufig die Stimmqualität verbessert werden (Tonisierung der paretischen Stimmlippe). Die Medialisierung der paretischen Stimmlippe geschieht durch das manuelle Verschieben des Larynx (seitlicher Druck auf den Schildknorpel). Diese Techniken dienen im initialen Behandlungsverlauf der Unterstützung der Phonation und deren Anbahnung, ein funktioneller Transfer wird nicht erreicht.

4.3.2.4.2 LSVT: Lee Silverman Voice Treatment

Das LVST ist ein behavioraler Therapieansatz bei Patienten mit Morbus Parkinson (Ramig et al. 2001). Die Prinzipien sind:

1. Fokussierung: nur Training von Lautstärke, Tonhaltevermögen und Modulation der Stimme

2. hoher Kraftaufwand zur Überwindung der Akinese
3. Intensität: hohe Übungsfrequenz
4. Förderung der Eigenwahrnehmung von Lautstärke und Anstrengung
5. Quantifizierung über kontinuierliche Messung von Lautstärke, Tonhöhe und -haltedauer.

Nach einem vierwöchigen Trainingsprogramm lassen sich Verbesserungen bei der Inspirationstiefe, Stimmqualität und Artikulation (Sapir et al. 2007) nachweisen.

4.3.2.4.3 Hyperadduktion

Eine Hyperadduktion kann organische (Spastizität, Ataxie, Hyperkinese, Rigor, Dystonie), kompensatorische, wie auch psychogene Ursachen haben. Eine einseitige Adduktionsschwäche kann zu einer Hyperadduktion der kontralateralen Seite führen, aber auch als Kompensation einer Veluminsuffizienz oder eines insuffizienten Atemmusters auftreten.

Manuelle Therapieansätze: Über Entspannungstechniken und die muskuläre Dehnung (Massage und Dehnung des Larynx und der umgebenden Muskulatur, Gähnen) mit Einbeziehen auch der Kiefer,- Schulter- und Halsmuskulatur kann die Hyperadduktion gemildert werden. Durch manuelles Kippen des Schildknorpels nach dorsal werden die Stimmlippen verkürzt und die Sprechstimmlage abgesenkt. Ein Transfer kann nicht erwartet werden.

Stimmtherapeutische Ansätze: Mit der Kauphonation nach Fröschels soll die Adduktionsspannung durch phonetisch kontrollierte Lautauswahl (ungespannter Laute wie /m, n, w, j, l, a, o/) in Kombination mit muskulärer Dehnung reduziert werden. Die Nasalierungsmethode nach Pahn entspannt das Gaumensegel, trainiert Intonationsverläufe mit nasalierten Vokalen und ungespannten Phonemen.

Biofeedback-Verfahren: Darüber hinaus wurden Biofeedback-Verfahren vorgeschlagen, die akustisch den stimmlosen Luftstrom, elektromyographisch (Oberflächen-EMG) die Tonisierung der laryngealen Muskulatur oder videoendoskopisch die Stimmlippenbeweglichkeit widerspiegeln sollen.

Als Ursache hyperfunktioneller Störungen kommt auch eine pathologische Atemtätigkeit in Betracht. Durch verbesserte Abdominalatmung und die Technik des Abspannens können phonatorische Verbesserungen erzielt werden. Die Verbindung von Atmung, Phonation und Artikulation wird realisiert im Rahmen der Akzentmethode nach Smith oder der reflektorischen Atemergänzung nach Coblenzer/Muhar. Als Entspannungstechniken kommen auch Vorstellungshilfen bzw. die progressive Muskelrelaxation nach Jakobson zur Anwendung.

4.3.2.5 Therapie artikulatorischer Störungen

Kräftigungsübungen für Zunge, Lippen oder Kiefer sind nur bei schweren Funktionsminderungen erforderlich. Zunge und Lippen benötigen beim Sprechen 10–30% ihrer maximalen Kraft, die Kiefermuskulatur nur 2%. Funktionelle Beeinträchtigung der Artikulatoren treten erst nach Untergang von mindestens einem Drittel der relevanten Nervenfasern auf. Die Komplexität der Artikulation erfordert ein Training der interartikulatorischen Koordination und deren Geschwindigkeit, wie es nur im Sprechvorgang möglich ist (Yorkston et al. 2002; Clark 2003).

Ein klassisches Verfahren der Artikulationstherapie ist die Imitation und Korrelation von Mundbild und Akustik. Das phonetische Placement arbeitet über die Bewusstmachung und die Fazilitation von Artikulationsstellungen und -bewegungen. Durch die taktile Reizung von artikulierendem Organ und Artikulationsstelle kann die erwünschte Bewegungsrichtung für die Lautbildung verdeutlicht werden (auch: Taktkin nach Birner-Janusch 2001).

Bei der phonetischen Derivation werden nichtsprachliche und sprachliche Gesten zum Aufbau und zur Erweiterung des Lautinventars genutzt (z. B. Lippenrundung kann durch die Geste des Blasens erreicht werden). »Überartikulation« kann als therapeutischer Schritt die Artikulationspräzision steigern, bedarf aber einer erhöhten Anstrengung und führt zur Verlangsamung der Sprechgeschwindigkeit. Das Übungsmaterial sollte nach phonetischer Komplexität gesteigert werden: Plosive (/p, b, t, d, k, g/) und Nasale (/m, n, ng, jn/) sind leichter zu artikulieren als Frikative (/f, w, s, sch, ich-Laut, Ach-Laut/) und diese wiederum leichter als Affrikaten (z. B. /ts, pf/). Alveolare Konsonanten (/t, d, s, sch, n, l, r/) erfordern den Kontakt zwischen Zungenspitze und Gaumen und sind leichter zu artikulieren in Verbindung mit hohen Vokalen (/i, u, y/). Häufige Wechsel nasaler und oraler Laute erhöhen die artikulatorische Komplexität. Angesichts der koartikulatorischen Erfordernisse sollte baldmöglichst auf Silbenebene trainiert werden. Kontrastierungsübungen mit Minimalpaaren auf Wortebene (»bieten« vs. »bitten«) dienen der artikulatorischen Feindifferenzierung.

4.3.2.5.1 Biofeedback der Artikulation

Netsell & Cleeland (1973) benutzten Oberflächen-EMG-Biofeedback zur Behandlung labialer Spastik. Biofeedback lingualer Sprechbewegungen kann über die Elektropalatografie vermittelt werden. Dabei wird dem Patienten ein künstlicher Gaumen mit eingearbeiteten Elektroden angepasst, die bei Zungen-/Gaumenkontakt aktiviert werden (▶ Abb. 4.36). Das Verfahren wird eingesetzt zur Imitation vorgegebener Artikulationsstellungen und -bewegungen

sowie zum Biofeedback der eigenen Artikulation (McAuliffe und Ward 2006).

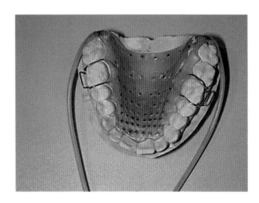

Abb. 4.36: EPG-Gaumen

Mit der elektromagnetischen Artikulografie können in Echtzeit Kiefer-, Lippen-, Zungen- und Velumbewegungen dargestellt werden. In einem elektromagnetischen Feld registrieren kleine Sensoren, die auf die Artikulatoren geklebt werden, Frequenz- und Intensitätsänderungen entsprechend ihrer Entfernung zu den elektromagnetischen Spulen (Schönle et al. 1987).

4.3.2.5.2 Prothetische Verfahren

Die Anpassung von Gaumenprothesen, Aufbissschienen mit Beißblock und Gaumensegelprothesen sind prothetische Verfahren. Gaumenprothesen werden analog den Angaben im ▶ Kap. 4.3.3 angepasst. Durch die Auskleidung der Konkavität des Gaumens wird der Zungen-Gaumen-Kontakt bei reduzierter lingualer Motilität erleichtert.

Aufbissschienen mit Erhöhung an den Molaren immobilisieren den Kiefer; dadurch werden Koartikulationsanforderungen des Kiefers mit Lippen und Zunge reduziert. Aufbißschienen sind bei Koordinationsstörungen indiziert, also insbesondere bei ataktischen und hyperkinetischen Dysarthrien, zur Verbesserung der Mundöffnung auch bei spastischen Formen.

4.3.2.5.3 Therapie der Gaumensegel-dysfunktion

Bei peripheren (initial auch supranukleären) Gaumensegelparesen können Kräftigungs-/Widerstandsübungen in einem ersten Therapieschritt zur Tonisierung beitragen, relevante Aspekte wie das Timing und Geschwindigkeit von Artikulationsbewegungen können jedoch dadurch nicht trainiert werden. Evidenznachweise für nicht-sprachliche Gaumensegelübungen wie Blasen, Saugen, Pfeifen, Icing oder Desensibilisierung liegen nicht vor (Academy of Neurologic Communication Disorders and Sciences). Kuehn (1997) gelang der Nachweis einer Verbesserung der Velumfunktion durch Sprechen gegen einströmenden Luftstrom unter CPAP (continuous positive airway pressure). Biofeedback des Luftstroms wird über Nasal/Oral Luftstrommessungen etwa mittels der Rothenberg Maske (▶Abb. 4.37) erreicht. Diese ist unterteilt in einen Mund- und Nasenraum, wo durch zwei Druckaufnehmer nasaler und oraler Luftstrom separat gemessen und deren Veränderung beim Sprechen am Monitor dargestellt wird (Rothenberg 1973; Ledl et al. 1998).

Gaumensegelprothesen heben mechanisch das Gaumensegel zur Verringerung der Hypernasalität an. Die Prothese ist herausnehmbar und wird mit Klammern an den oberen Backenzähnen befestigt (▶Abb. 4.38). Ein nach dorsal gerichteter Stahlstift wird mit einem Silikonplättchen umgeben und so ausgerichtet, dass das Gaumensegel angehoben, aber der Nasenraum nicht komplett verschlossen wird (Vogel 2001). Die Anpassung ist meist nur bei beidseitiger Veluminsuffizienz indiziert und ist erfolgreicher, wenn ein schlaffes Velum, gute Beweglichkeit der Pharynxhinterwand, gute labio-linguale Artikulationsfähigkeit und gute Sprechatmung vorliegen. Es kommt zu verbesserter pulmonaler Funktion, Artikulation und Verständlichkeit und zur Abnahme der Hypernasalität. Komplikationen können eine nicht ausreichende Toleranz (Würgereflex), Hypersalivation bis hin zur Abnahme der Verständlichkeit sein. Schleimhautläsionen können meist durch graduelle Steigerung der Tragezeiten vermieden werden (Duffy 1995; Yorkston et al. 1999).

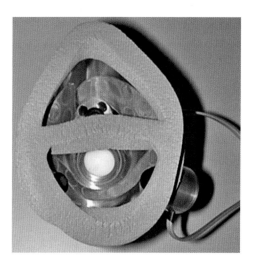

Abb. 4.37: Rothenberg-Maske

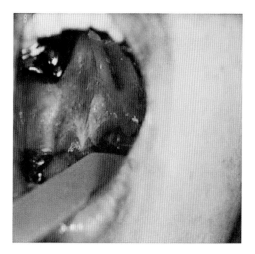

Abb. 4.38: Gaumensegelprothese

4.3.2.6 Therapie prosodischer Störungen

Phonetische Ansätze zur Therapie prosodischer Störungen sind die Gliederung der Exspirationsphasen in natürliche syntaktische Einheiten sowie Übungen zur kontrastiven Betonung, um Betonungsmuster zu verdeutlichen. Die Analyse der Betonungstechniken und Modifikation erfolgt entsprechend den Fähigkeiten des Patienten. Kann z. B. die Tonhöhe nicht verändert werden, ist ein kompensatorisches Anzeigen des Wortakzents durch Silbenlängung bzw. eine Veränderung der Lautstärke möglich. Durch Tonbandaufnahmen können die Eigenwahrnehmung und Selbsteinschätzung, insbesondere bei Patienten mit rechtshemisphärischen oder thalamischen Läsionen (häufig eingeschränkte Störungseinsicht), verbessert werden.

Prothetische Verfahren zur Reduzierung der Sprechgeschwindigkeit werden überwiegend bei atakischen und hypokinetischen Dysarthrien, bei Dysprosodien und in der Stottertherapie angewendet. In diesen Fällen kommt es häufig zur Erhöhung der Sprechgeschwindigkeit und Akzelerationen bis zur Unverständlichkeit. Relevanteste Techniken sind das verzögerte auditive Feedback, Pacing-Techniken und »Alphabet Board Supplementation«(ABS, van Nuffelen et al. 2010).

Beim ABS zeigt der Sprecher den ersten Buchstaben jedes Wortes auf einer Buchstabentafel an. Effekte sind eine Verbesserung der Verständlichkeit und der Sprechgenauigkeit bei deutlicher Verlangsamung des Sprechtempos.

Beim verzögerten auditiven Feedback werden Äußerungen über Mikrophon aufgenommen und mit einer Verzögerung von ca. 50–150 ms über Kopfhörer wiedergegeben. Dadurch wird die auditive Propriozeption gestört. Effekte sind Abnahme der Sprechgeschwindigkeit und der phonetischen Fehler, Erhöhung der Lautstärke, der Amplitude der Artikulationsbewegungen und der Verständlichkeit (Yorkston et al. 1999). Aufgrund der gestörten Sprecher-Hörer-Interaktion sollte dieses Verfahren nur bei Therapieversagen der anderen Techniken angewendet werden.

Bei Gebrauch eines Tastbretts fährt der Sprecher mit dem Finger über einzelne Kompartiments eines Bretts und artikuliert je eine Silbe oder ein Wort pro Einteilung. Analog zum ABS-Prinzip wird der Sprechfluss durch die motorische Aktion gebremst und es kommt zu einer deutlichen Reduzierung der Sprechgeschwindigkeit, aber auch zu einer skandierenden Sprechweise und einem weitgehenden Verlust der Sprechnatürlichkeit. Deshalb sollte das Pacen möglichst auf Wort- und nur in Ausnahmefällen auf Silbenebene beübt werden. Tastbretter (► Abb. 4.39) werden an die finger- oder handmotorischen Fähigkeiten der Patienten angepasst und können zur Verbesserung der Akzeptanz auch Alltagsgegenstände sein. Kommt es zu keiner Beschleunigung bei sequentiellen Fingerbewegungen können auch diese zur rhythmischen Steuerung benützt werden.

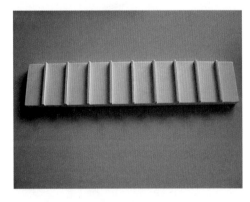

Abb. 4.39: Tastbrett (Pacing-Board)

4.3.3 Schluckstörungen

Christian Ledl

4.3.3.1 Prävalenz

Die Prävalenz von Schluckstörungen nach akutem Schlaganfall wird grob mit ca. 50 % angegeben. Nach Hirnstammläsionen wird eine deutlich höhere Inzidenz erwartet (laut Meng et al. 2000: 81 %). Smith (1999) fand bei 1.001 Akutpatienten eine Aspirationshäufigkeit von 43 %. Von den als dysphagisch diagnostizierten Patienten aspirierten 59 % still, d. h. ohne Auslösung eines Hustenstoßes nach Aspiration. Im klinischen Alltag ist nach einer groben Faustregel von einer pulmonalen Gefährdung durch Aspiration bei jedem 2. akuten Schlaganfall auszugehen, bei jedem 4. Patienten erfolgt die Aspiration ohne klinische Zeichen eines Hustenstoßes (silent).

4.3.3.2 Physiologie des Schluckaktes

Der Schluckakt wird auf kortikaler, subkortikaler und auf Hirnstammebene gesteuert und integriert willkürliche und reflektorische Abläufe. Die präorale und die orale Phase unterliegen einer hochautomatisierten kortikalen Steuerung, die pharyngeale und die ösophageale Phase werden überwiegend reflektorisch gesteuert.

In Studien zur funktionellen Bildgebung wurden der sensomotorische Kortex, die vordere Inselregion (Brodmann-Areal 16), das anteriore (BA 32, 33) und posteriore Cingulum (BA 23, 31), der supplementärmotorische Kortex (SMA, BA6), die Basalganglien, Praecuneus und Cuneus, der orbito-frontale Kortex, das Kleinhirn und der Hirnstamm als schluckrelevante Areale identifiziert (Hamdy 2006). Das willkürliche Schlucken ist auf kortikaler Ebene bilateral organisiert, für zahlreiche schluckrelevante Areale (Gyrus post- und praecentralis (BA 1–4), SMA, Insel, Operkulum, Gyrus cingulus, Capsula interna) wurde jedoch eine asymmetrische Aktivierung nachgewiesen (Hamdy et al. 1997) und als Hemisphärendominanz interpretiert. Im Gegensatz zur sprachlichen Hemisphärendominanz erscheint die des Schluckens weniger eindeutig lateralisiert. Kortikale Läsionen verursachen neben Veränderungen der oralen Phase auch Beeinträchtigungen der hauptsächlich reflektorisch gesteuerten pharyngealen und ösophagealen Phase (verzögerte Triggerung der pharyngealen Phase, reduzierte ösophageale Peristaltik, erhöhte pharyngeale Transit-Zeit). Eine unilaterale Läsion der schluckdominanten Hemisphäre kann also zur Ausprägung einer oropharyngealen Dysphagie führen, ohne dass eine bilaterale kortikale oder eine Läsion des Hirnstamms vorliegen muss.

Im Hirnstamm wird der Schluckakt gesteuert über die zunächst im Tierexperiment nachgewiesenen ventralen und dorsalen »Pattern Generators«, die mit dem Nucleus ambiguus als motorischem und dem Nucleus tractus solitarii (NTS) als sensorischem Integrationskern interagieren sowie efferente und afferente Abläufe über die kaudalen Hirnnervenkerne steuern. Der dorsale »Pattern Generator« liegt im NTS und regelt Triggerung, Timing und die Adaptation des Schluckakts. Der ventrale Generator liegt in der ventrolateralen Medulla.

4.3.3.3 Phaseneinteilung des Schluckakts (Logeman 1983)

1. Die *präorale Phase* dient der Nahrungszerkleinerung, dem Einspeicheln und der Formung eines schluckbereiten Bolus. Erforderlich ist ein Zusammenspiel der Lippen- und Wangenmuskulatur,

der Zunge, des Gaumensegels und des Kiefers. Gaumensegel (Velum) und Zungenrücken bilden dabei einen Verschluss zum Rachenraum, um einen vorzeitigen Nahrungsübertritt nach pharyngeal zu verhindern.

2. In der *oralen Phase* erfolgt die Austreibung der Nahrung aus der Mundhöhle. Der Bolus wird in einer Zungenschüssel gesammelt und durch eine wellenförmige Hebung zunächst der Zungenspitze, dann des Zungenrückens gegen den Gaumen in den Oropharynx gedrückt. Das Gaumensegel wird angehoben und verschließt den Nasenraum, um eine nasale Regurgitation zu verhindern. Der Zungenrücken wird gegen die Pharynxhinterwand gedrückt und verhindert einen Rücklauf des Bolus in den Mundraum. Die Auslösung des Schluckreflexes erfolgt durch eine Reizsummation von Berührungs- und Dehnungsreizen sowie von Geschmacks-, Chemo-, Druck- und Flüssigkeitsrezeptoren mit Triggerung an den vorderen Gaumenbögen. Als tiefer liegende Triggerareale gelten auch Zungengrund, Pharynxhinterwand, Valleculae, Sinus piriformes sowie Aditus laryngis.

3. In der *pharyngealen Phase* muss der Bolus durch den Rachen transportiert, ein Einlauf in die Luftröhre verhindert und ein Einschlucken in die Speiseröhre erreicht werden. Der Eingang zur Speiseröhre liegt dorsal des Larynx und wird durch den oberen Ösophagus-Sphinkter (OÖS) verschlossen. Der Schutz der Luftwege erfolgt einerseits durch den Schluss der Stimmlippen und der Taschenfalten (glottaler Schließreflex), andererseits durch die Absenkung des Kehldeckels (Epiglottis) über den Luftröhreneingang (Glottis). Die Absenkung der Epiglottis erfolgt weitgehend passiv durch den Bolusdruck und infolge aerodynamischer Prozesse, initiiert durch die Anhebung und Ventralisation des Zungenbeins (Hyoid). Durch diese Bewegung wird der Kehlkopf unter den Zungengrund und letztlich aus der Fließrichtung des Bolus gezogen, der Rachen wird weitergestellt und verkürzt. Der Bolustransport im Rachen wird durch den Zungendruck nach dorsal, die Aktivität der Schlundschnürer und durch einen Sogeffekt bewirkt. Ein relativer Druckanstieg pharyngeal geschieht durch die Dorsalbewegung der Zunge in einem geschlossenen System (Verschluss des Mundraums durch Lippen-, Kiefer- und Zungenstellung, des Nasenraums durch Velumhebung, der Luftröhre durch Adduktion der Stimmlippen). Mit Öffnung des OÖS erfolgt ein Druckausgleich und der Bolus wird in den Ösophagus gesogen. Zunächst erfolgt die Tonussenkung des OÖS durch parasympathische Impulse, danach ein mechanisches Aufziehen des OÖS durch die Hoch- und Vorwärtsbewegung des Hyoids (Zungenbein). Die komplex gesteuerte Öffnung des OÖS unterliegt dem Zusammenspiel zahlreicher motorischer und sensorischer Nerven des Hirnstamms (N. trigeminus, N. facialis, N. glossopharyngeus, N. accessorius, N. hypoglossus) und der Zervikalnerven C1–C3 (Lang 2006). Die Beteiligung des N. vagus wird konträr diskutiert.

4. *Ösophageale Phase*: Die Speiseröhre ist begrenzt durch den oberen und unteren ösophagealen Sphinkter und ist umgeben von quer- und längsgestreifter Muskulatur. Nach Öffnung des OÖS wird der Bolus durch eine primäre peristaltische Welle mit einer Geschwindigkeit von 2–3,5 cm/s in den Magen transportiert. Der untere Ösophagussphinkter relaxiert wenige Sekunden nach Schlucktriggerung, wird durch den ankommenden Bolus aufgedrückt und rekontrahiert nach der Boluspassage in den Magen. Die ösophageale Konstriktionskraft und -geschwindigkeit werden an das Bolusvolumen, die -konsistenz und -temperatur angepasst. Die Triggerung einer

sekundären peristaltischen Welle wird als Normvariante angesehen und erfolgt zur Reinigung des Ösophagus von Residuen.

4.3.3.3.1 Funktionale Störungen der präoralen und der oralen Phase

Muskuläre Schwäche (schlaff oder spastisch) sowie Dyskoordination (Ataxie, Hypo- und Hyperkinese) der Kiefer-, Lippen- Zungen- oder Gaumensegelfunktion schränken Bolustransport und -kontrolle ein. Der bilaterale Ausfall der orofazialen Willkürmotorik bewirkt einen Rückgriff auf subkortikal gesteuerte primitive Schablonen und Reflexe des frühkindlichen Schluckens (Saugautomatismen, Schnauz-, Such- und Beißreflex). Labialer Bolusaustritt erfolgt durch abgeschwächten Kiefer- und Lippenschluss. Eine Mundöffnungsstörung (Trismus, Bruximus) resultiert nach bilateraler Spastik der Kieferschließer. Abgeschwächter Stempeldruck der Zunge führt zu oralen Residuen. Velumparesen bewirken einen frühzeitigen Nahrungs- und Flüssigkeitsübertritt nach pharyngeal (Leaking) und eine nasale Regurgitation. Zu einer verzögerten bzw. erschwerten Triggerung kommt es bei oro-lingualer Hypästhesie, beidseitiger lingualer Schwäche, Schluckapraxie oder Antriebsmangel. Orale Residuen entstehen nach muskulärer Schwäche, intraoraler Hypästhesie, Neglekt, Schluckapraxie.

4.3.3.3.2 Funktionale Störungen der pharyngealen Phase

Funktionsminderungen im Bereich des Zungengrunds, der pharyngealen Konstriktoren und Elevatoren führen zu Bolusretentionen in den Valleculae und den Sinus piriformes. Motorisches Hauptelement der pharyngealen Phase ist die Hebung und Ventralisierung des Hyoids, bei deren Abschwä-

chung die Epiglottisabsenkung (Schutz des Kehlkopfeingangs) und die Öffnung des OÖS inadäquat sind. Im schwersten Fall verbleibt der Bolus auf dem OÖS bzw. der geschlossenen Glottis und wird mit der Einatmung nach dem Schluckakt in die Luftröhre gesogen. Neben der Epiglottisabsenkung und dem glottalen Schließreflex ist der reflektorische Hustenstoß ein wichtiger Schutzmechanismus. Schwere Sensibilitätsminderungen verringern die Wahrscheinlichkeit einer korrekten Auslösung dieser Schutzreflexe. Periphere Stimmlippenparesen führen zu einem inkompletten glottalen Schluss mit Aspiration und einem verminderten reflektorischen Hustenstoß.

4.3.3.4 Penetration und Aspiration

Als *Penetration* wird das Eindringen eines Bolus oder von Speichel in den Aditus laryngis bezeichnet. *Aspiration* beschreibt das Vordringen dieser Materialien in den subglottischen Bereich. Aspiration und Penetration werden nach Schweregraden differenziert, wobei die silente Aspiration – Aspiration ohne Auslösung eines Hustenstoßes – die schwerste, aber auch häufigste Form darstellt. Weitreichende Verbreitung hat die Aspirations-/Penetrationsskala nach Rosenbek et al. (1996) gefunden (►Tab. 4.28).

Man unterscheidet diese Aspirationstypen:

- *prädeglutitiv*: unkontrollierter Bolusübertritt von oral nach pharyngeal (Leaking), verspätete Triggerung des Schluckakts, verzögerter Beginn der pharyngealen Phase; Aspiration bei nicht vollständig gebildetem Glottisschluss
- *intradeglutitiv*: insuffizienter oder dyskoordinierter glottaler Schließreflex oft in Verbindung mit unkontrolliertem Bolusübertritt und verspäteter Triggerung. Nach peripheren Stimmlippenparesen,

Tab. 4.28: Penetrations-Aspirationsskala nach Rosenbek et al. (1996)

Kategorie	Grad	Beschreibung
keine Penetration oder Aspiration	1	No material enters the airway
Penetration	2	Material enters the airway, does not touch the vocal volds, and is completely ejected
	3	Material enters the airway, does not touch the vocal volds, but is not ejected
	4	Material enters the airway, contacts the vocal volds, but is ejected
	5	Material enters the airway, contacts the vocal volds, but is not ejected
Aspiration	6	Material enters the airway, passes below the vocal volds, and is ejected
	7	Material passes below the vocal volds, is not ejected, but there is effort made to expel material
	8	Material passes below the vocal volds, and there is no attempt to eject it

bei laryngealem Tremor oder schwerster pharyngo-laryngealer Hypästhesie; Dyskoordination am häufigsten bei ataktischen Patienten.

- *postdeglutitiv*: begünstigt durch unkontrollierten Abgang oropharyngealer oder oraler Retentionen nach dem Schluckakt oder durch Mobilisation von Retentionen im Hypopharynx.

Aspiration ist ein wesentlicher Grund für die Entwicklung pulmonaler Komplikationen. Bei gleichzeitig abgeschwächtem reflektorischem Hustenstoß besteht durch feste Boli Erstickungsgefahr. Weitere Pneumonie-Risiken sind: schlechte Mundhygiene sowie nichtselbstständige Mundpflege, Sondenernährung, nichtselbstständige Nahrungsaufnahme, Multimorbidität und eingeschränktes Aktivitätslevel (Langmore et al. 1998).

4.3.3.5 Klinische Diagnostik

Screeningverfahren

Das Ziel von Screeningverfahren ist es, eine Aspirationsgefährdung schnell zu erkennen und die Patienten zur Fachdiagnostik zu überweisen. Screeningverfahren sollten von geschulten Pflegetherapeuten durchgeführt werden.

Daniels-Test (Daniels et al. 1998): Wasserschlucke mit einem Volumen von 5, 10 und 20 ml werden je 2-mal aus einer Tasse angeboten. Nach jedem Schluck wird eine Phonationsprobe durchgeführt. Der Test ist positiv, wenn 2 von 6 Kriterien erfüllt sind:

- Dysarthrie
- Dysphonie
- reduzierter willkürlicher Hustenstoß
- reduzierter Würgreflex
- Husten nach dem Schluck
- Stimmveränderung nach dem Schluck.

Validiert wurde der Test an 59 Personen (Sensitivität = 92 %, Spezifität = 67 %).

90-ml-Wassertest (Suiter und Leder 2008): 90 ml Wasser werden ohne Unterbrechung aus einem Glas getrunken. Der Test ist positiv, wenn

- das Volumen nicht ohne Unterbrechung bewältigt wird,
- die Stimmqualität sich verändert oder
- der Patient hustet/sich räuspert.

Validiert wurde der Test an 3.000 Personen (Sensitivität = 96,5 %, Spezifität = 48,7 %), d. h. dieses Verfahren generiert eine hohe Rate falsch Positiver; daher wird in der Praxis meist nur ein negatives Testergebnis zum klinischen Ausschluss einer Schluckstörung verwendet. Angesichts des großen Wasservolumens ist ein Vortest erforderlich.

Fachdiagnostik

Angesichts der hohen Rate falsch positiver Screeningergebnisse sowie schneller Veränderungen des neurologischen Status bei Akutpatienten sollte vor instrumenteller Diagnostik nach positivem Screening eine klinische Fachdiagnostik mit Überprüfung des Hirnnervenstatus, des willkürlichen und reflektorischen Hustenstoßes sowie Schluckversuchen mit mehreren Konsistenzen und Kompensationsstrategien stattfinden.

4.3.3.6 Instrumentelle Diagnostik

Das Ziel der instrumentellen Diagnostik ist es, die Gefährdung eines Patienten durch Aspiration zu bestimmen, den Pathomechanismus zu beschreiben, Kompensationsstrategien direkt zu überpüfen und Voraussetzungen für die Therapieplanung zu schaffen. Die pharyngeale Manometrie zur Beurteilung des Tonus im OÖS gewinnt zunehmend an Bedeutung.

Bei der *Videofluoroskopie* (Videoaufzeichnung, 25 Bilder/s) oder der *Röntgenkinematografie* (Aufzeichnung mit Arri-Filmkamera, höhere Bildfrequenz, Logeman 1983) werden Mund-, Rachenraum und Ösophagus dynamisch durchleuchtet. Flüssige, breiige und feste Konsistenzen (mit Kontrastmittel angereichert) werden zum Abschlucken verabreicht und die orale, pharyngeale und ösophageale Passage beurteilt. Der Strahlengang verläuft zuerst lateral, je nach Indikation auch anterior-posterior.

Die *endoskopische Schluckuntersuchung* (FEES: Flexible endoscopic evaluation of swallowing, Langmore 1988) wird bevorzugt transnasal mit flexibler Optik durchgeführt. Ein Endoskop wird über den unteren Nasengang bis zu dessen knöchernem Ende vorgeschoben, um die willkürliche und reflektorische Velumfunktion bei Phonation und beim Schlucken zu beurteilen. Anschließend wird das Endoskop ca. 1 cm oberhalb des Epiglottisrands positioniert. Phonatorische und respiratorische Aufgaben zur Beurteilung der Stimmlippenfunktion sowie Schluckversuche – mit verschiedenen Konsistenzen – werden unternommen. Die Konsistenzen werden zur besseren Visualisierung gefärbt.

Videofluoroskopie (▸ **Abb. 4.40**) und FEES (▸ **Abb. 4.41**) sind komplementär. Einen Überblick der jeweiligen Untersuchungsmerkmale und -anforderungen gibt ▸ **Tab. 4.29**.

Tab. 4.29: Vergleich instrumenteller Untersuchungstechniken

	FEES	Videofluoroskopie
Patienten	alle, auch unkoorperativ, ICU, bedside	Rumpfkontrolle, kooperativ, Schluckakt auf Kommando
Konsistenzen	alle	kein Speichel
Schluckphasen	pharyngeal, z. T. durch Überblendung eingeschränkt	oral, pharyngeal, ösophageal
Aspirationstypen	prä- und postdeglutitiv	prä-, intra- und postdeglutitiv
motorische Steuerung	+ Paresenbeurteilung (Velum, Stimmlippen)	+ pharyngeale Konstriktion, + Larynx- und Hyoidmotilität

Tab. 4.29: Vergleich instrumenteller Untersuchungstechniken – Fortsetzung

	FEES	Videofluoroskopie
Sensibilität	direkte Prüfung	indirekt
Beeinträchtigung des Patienten	Gefahr vasovagale Reaktion, Laryngospasmus	Strahlenbelastung

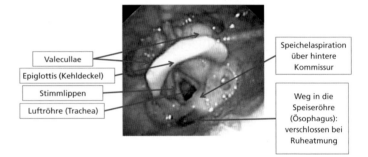

Videofluoroskopie: Was sieht man?
(seitlicher Strahlengang)

Abb. 4.40:
Videofluoroskopie

Abb. 4.41:
FEES

4.3.3.7 Therapieverfahren

4.3.3.7.1 Kausale Therapieverfahren

Ziel der kausalen Verfahren ist die Wiederherstellung sensomotorischer Funktionen.

Motorik

Motorische Übungen unterliegen folgenden Prinzipien: *muskuläre Kräftigung* wird erreicht durch Übungen mit hohem Widerstand; Übungen mit geringem Widerstand fördern die Ausdauer. Beim Muskelaufbau wird folgendes Schema vorgeschlagen:

- Kräftigung
- Wiederholungen der Bewegung steigern
- Kraft und Wiederholung steigern
- Kontraktionsgeschwindigkeit der Muskulatur steigern.

Ausreichende Übungshäufigkeit sowie Erholungszeit sind zu beachten. Spezifische Daten zum Training der orofazialen Muskulatur liegen jedoch nicht vor.

Stretching, also die Dehnung von Muskulatur, führt zur Tonusveränderung. Schnelles Stretching tonisiert die Muskulatur über die Auslösung eines Dehnungsreflexes, langsames Stretching wirkt detonisierend durch die Hemmung des Dehnungsreflexes. Langsame Dehnungsübungen wie auch passive Bewegungsübungen werden im Bereich der Physiotherapie zur Vermeidung von Kontrakturen, zur Förderung der muskulären Elastizität, der Durchblutung und des sensorischen Inputs angewandt. Ein direkter Übertrag der Stretch-Techniken auf die fazio-oro-pharyngeale Muskulatur ist im Allgemeinen nicht möglich, da lediglich in der Kiefermuskulatur Dehnungsrezeptoren nachgewiesen wurden, nicht aber in der restlichen fazio-oralen Muskulatur.

Streichungen dienen der Tonusreduzierung. Sullivan et al. (1997) berichten von verringerter laryngealer Muskelspannung und verbesserter Stimmqualität nach Massage, andere Autoren fanden keine Veränderung der laryngealen Spastizität (Gangale 2001). *Wärmeanwendungen* können muskuläre Spastik reduzieren und die Beweglichkeit durch Absenken der Schmerzschwelle fördern. *Kälteanwendungen* verringern die Nervenleitgeschwindigkeit und wirken temporär antispastisch, kurzes »Icing« soll jedoch tonussteigernd wirken (Clark 2003). Hochfrequente *Vibration* (100–300 Hz) soll eine tonisch-vibratorische Antwort und damit eine Muskelkontraktion auslösen (nachgewiesen in Kiefer-, nicht in Lippenmuskulatur). Für die Zungenmuskulatur liegen keine Untersuchungsdaten vor, in der klinischen Praxis erscheint die Atrophie der Zungenmuskulatur durch hochfrequente Vibrationsbehandlung reversibel.

Zusammenfassend sind Vibrationsbehandlungen zur Verhinderung muskulärer Atrophie sowie Kräftigungsübungen bei nukleären oder peripheren Paresen indiziert. Bei supranukleären Paresen wird die Bedeutung passiver oder aktiver Bewegungsübungen konträr diskutiert. Tonisierende Maßnahmen bei supranukleären Paresen sollten allenfalls initial bei schlaffer Muskulatur durchgeführt werden und rasch aufgrund der Gefahr der Entwicklung von Hypertonus durch Funktionsübungen ersetzt werden,

um zeitliche und räumliche Koordination zu trainieren. Detonisierende Maßnahmen bei Spastik oder Hypertonus bewirken kurzfristige Tonusveränderungen ohne längerfristigen Transfer und werden vorbereitend eingesetzt, um günstigere Voraussetzungen für das Schlucktraining zu schaffen. Umfangreiche Beschreibungen orofazialer Übungen sind bei Bartholome (2006) zu finden.

Die *Kräftigung des Zungengrundes* (pharyngeale Phase) soll durch linguale Widerstandübungen entgegen der intendierten Bewegungsrichtung erreicht werden. Das Masako-Manöver (Fujiu und Logeman 1996), also Schlucken mit herausgestreckter Zunge, die durch leichten Druck der Schneidezähne festgehalten wird, verbessert die Anteriorbewegung der Pharynxhinterwand. Das Masako-Manöver ist indiziert bei pharyngealer Konstriktionsschwäche. Zusätzlich wird bei 70 % der Probanden die Hyoidelevation verbessert. Risiken: Bolusretentionen in den Valleculae und verspätete Triggerung des pharyngealen Schlucks. Daher sollte das Masako-Manöver ohne Bolus durchgeführt werden. Zur *Verbesserung des Stimmlippenschlusses* können laryngeale Kräftigungsübungen aus dem Bereich der Stimmtherapie angewandt werden, bei denen durch Erhöhung der ganzkörperlichen Anspannung eine Zunahme der Stimmlippenadduktion resultiert. Das einzige Verfahren zur *Verbesserung der Larynxventralisation* ist das Shaker-Manöver (Shaker et al. 1997). Es führt zu einer größeren Öffnungsweite des OÖS und bedingt die Erhöhung der Bolusgeschwindigkeit im Pharynx. Im Liegen soll der Patient durch Anziehen der Zehenspitzen Spannung aufbauen und den Kopf soweit heben, bis er die Zehenspitzen sieht. Der Kopf wird 1 min mit abgesenkten Schultern hochgehalten und das Manöver wird nach einer 1-minütigen Pause insgesamt 3-mal wiederholt. Im Anschluss soll der Kopf 30-mal kurz gehoben werden (isometrischer und isotonischer Übungsteil). Die Übungen werden 6 Wochen lang 3-mal täglich durchgeführt. Aufgrund der körperlichen Anstrengung sind viele Patienten nicht in der Lage, das Manöver spontan auszuführen, daher sollte eine Trainingsphase akzeptiert werden.

Sensorik

Im Rahmen der Hypästhesiebehandlung kann der sensorische Input durch durchblutungsfördernde Streichungen und Massagen, Veränderung von Bolusvolumen und -viskosität, Geschmacksintensivierung (insbesondere durch Beimischung von Zitronensaft) sowie durch thermale Reize (Bisch et al. 1994; Logeman et al. 1995) verbessert werden. Die Grenzen kausaler und kompensatorischer Behandlungstechniken sind hier nicht klar abgrenzbar. Die Thermosondenstimulation verlängert nach Sciortino et al. (2003) die Dauer der submentalen Muskelaktivität und erlaubt einen früheren Onset der Schluckreflextriggerung. Es werden Larynxspiegel verwendet, die in mit 50 % Zitronensaft vermischtes Eiswasser getaucht werden. Die vorderen Gaumenbögen werden unter leichtem Druck mehrmals ausgestrichen.

4.3.3.7.2 Kompensatorische Verfahren

Kompensationstechniken umfassen Schluckmanöver, Haltungsänderungen, Erhöhung des sensorischen Inputs (wie bereits beschrieben) und Kostanpassungen. Kompensatorische Verfahren sind bei ungünstiger Prognose stets die vorrangige Therapiemethodik. Sonst finden sie meist in Kombination mit kausalen Techniken Anwendung, um die Schluckfähigkeit des Patienten möglichst früh wiederherzustellen bzw. aufrechtzuerhalten.

Schluckmanöver

Das *Mendelsohn–Manöver* ist indiziert bei reduzierter anterio- vertikaler Larynxbewegung und der damit verbundenen Öffnungsstörung des OÖS. Letztere soll durch eine willkürlich verlängerte Kehlkopfhebung überwunden werden (Kahrilas et al. 1991), indem Patienten ihren Kehlkopf willkürlich mehrere Sekunden während des Schluckens in hoher Position halten. Das Manöver wird erlernt über taktiles Feedback des Kehlkopfes oder über die Bewusstmachung der Assoziation zwischen dorsaler Artikulationsbewegung bei /k/ und der Larynxelevation; das Erlernen des Manövers kann durch Biofeedack-Training (Oberflächen-EMG- des Zungengrundes) unterstützt werden. *Cave*: Das EMG-Signal kann nicht als Maß für die Larynxelevation interpretiert werden.

Unter *supraglottischem Schlucken* versteht man die frühzeitige willkürliche Anbildung des Stimmlippenschlusses zur Aspirationsprävention bei prädeglutitiver Aspirationsgefahr; postdeglutitive Retentionen werden bei Bedarf nach dem Schlucken abgehustet, der Hustenstoß ist aber nicht notwendiger Bestandteil des Manövers. Das *super-supraglottische Schlucken* entspricht dem supraglottischen Schlucken, aber der Stimmlippenschluss wird durch maximale Kraft beim Schlucken verstärkt, sodass die intradeglutitive Aspiration erschwert wird und es zu einer größeren Öffnungsweite des OÖS kommt (Ohmae et al. 1996).

Die erhöhte intraorale Kraftaufwendung beim Schlucken allein (»*effortful swallow*«) führt zu einer Steigerung des Bolusdrucks und letztlich zu einer Reduktion pharyngealer Residuen (Kahrilas et al. 1991).

Haltungsänderungen

Kompensatorische Haltungsänderungen verändern die pharyngeale Geometrie und nutzen Schwerkrafteffekte, um ein Abgleiten des Bolus über die nichtparetische Seite oder Zeitgewinn beim Schlucken durch Verlangsamung des Bolus zu erreichen (▶ **Tab. 4.30**). Rasley et al. (1998) konnten bei 77 % initial dysphagischer Patienten durch Haltungsänderungen die Aspiration wenigstens eines definierten Bolusvolumens ändern. Bei 25 %

der Patienten ließ sich die Aspiration gänzlich abwenden. Haltungsänderungen sind häufig auch bei nicht kooperationsfähigen Patienten durchführbar.

Tab. 4.30: Haltungsänderungen

Methode	Indikation	Effekt
Anteflexion des Kopfes	verspäteter oder insuffizienter glottaler Schließreflex	Epiglottis kippt gegen Pharynxhinterwand → Schutz der Glottis
Anteflexion	verspätete Triggerung, reduzierte Konstriktion	Vergrößerung der Valleculae
Anteflexion	reduzierte Retraktion des Zungengrunds	Zungengrund näher an Pharynxhinterwand
Retroflexion des Kopfes	stark reduzierte orale Transportfunktion	Erleichterung des oralen Transports durch Schwerkraft. Voraussetzung: gute Funktion der pharyngealen Phase
Seitenlage (unbetroffene oder »bessere« Seite nach unten)	prä-, intra- und postdeglutitive Aspiration	reduziert Bolusfließgeschwindigkeit; Passage über nichtparetische Seite, reduziert postdeglutitive Aspiration pharyngealer Residuen
Kopfneigung zur unbetroffenen Seite	prädeglutitive Aspiration durch unkontrollierten Bolusübertritt, schwere unilaterale Hypästhesie	Passage über nichtparetische Seite
Kopfrotation	reduzierte Larynxmotilität, Öffnungsstörung des OÖS	verändert Distanz Schildknorpel-Pharynxhinterwand, OÖS wird leicht aufgezogen
Kopfrotation zur paretischen Seite	intradeglutitive Aspiration, insuffizienter glottaler Schließreflex (periphere Parese)	besserer glottaler Schluss
Kopfrotation zur paretischen Seite	unilateral reduzierte pharyngeale Konstriktionskraft	Boluspassage über nichtparetische Seite

Prothetische und adaptative Maßnahmen

Prothetische Maßnahmen kommen überwiegend bei morphologischen Defiziten, bei degenerativen Erkrankungen und bei peripheren Läsionen zum Einsatz. Bei degenerativen Erkrankungen mit Entwicklung einer Zungenatrophie kommt es infolge des eingeschränkten Stempeldrucks der Zunge zu Residuen und einer eingeschränkten oralen Transportfunktion. Durch Verkürzung des Zungenwegs gegen den harten Gaumen kann diese Symptomatik gelindert werden. Dazu wird eine *Gaumenprothese* angepasst, die einen Teil der Gaumenform auskleidet (▶ **Abb. 4.42**).

Nahrungsadaptation: Nahrungsadaptation gilt als erfolgreichste Maßnahme zur Aspirationsprävention. Sie hat zum Ziel, über eine individuelle Nahrungsauswahl die Deoralisierung eines Patienten zu vermeiden. Beispiele: Bei verminderter OÖS-Öffnung werden Flüssigkeiten leichter in den Ösophagus eingeschluckt als Nahrung fester Konsistenz. Letztere hingegen ist bei Hypästhesie besser spürbar, sodass eine verbesserte orale Kontrolle resultieren kann. Normotherme Konsistenzen – insbesondere Speichel – stimulieren intraorale Thermorezeptoren kaum, sodass bei Hypästhesie insbesondere ein Wechsel gekühlter und erwärmter Konsistenzen vorteilhaft sein kann. Breiige Konsistenzen eignen sich bei einge-

205

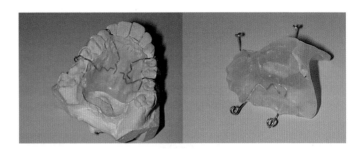

Abb. 4.42:
Gaumenprothese

schränkter Kaufunktion und Minderung der Zungenkraft. Gemischte oder krümelige Konsistenzen sind schwerer kontrollierbar, von klebrigen Konsistenzen wird aufgrund der pharyngo-laryngealen Adhäsionsmöglichkeit abgeraten. Die Fließgeschwindigkeit von Flüssigkeiten kann durch Andicken (verschiedene industrielle Produkte erhältlich) oder durch die Wahl dickflüssiger Säfte verringert werden.

Trink- und Esshilfen: Trinkbecher mit Dosierfunktion eignen sich zur definierten Volumenabgabe; Schnabelbecher begünstigen Saugen, ggf. zulasten des erwünschten Trainings der Willkürmotorik. Trinken mit Strohhalm induziert eine Anteflexion des Kopfes und kann die Flüssigkeitsaufnahme bei insuffizientem dorso-velarem Verschluss erleichtern, ist jedoch kontraindiziert bei Patienten mit Saugautomatismen. Letzteren gelingt es meist nicht, Nahrung vom Löffel abzunehmen, sodass der Gebrauch von Löffeln mit flexibler Schüssel oder von Gabeln vorteilhaft sein kann. Bei irreversiblem Ausfall der oralen Transportfunktion und gleichzeitig ausreichender pharyngealer Phase kann Nahrung unter Umgehung der oralen Phase auf den Zungengrund verabreicht werden (z. B. über eine Spritze mit flexiblem Verlängerungsschlauch).

Durch Füttern besteht eine erhöhte Pneumoniegefahr. Daher sollte selbstständiges Essen durch Hilfsmittel unterstützt werden (rutschhemmende Unterlagen für Teller, Tellerranderhöhungen, Griffverdickungen für Essbesteck, angepasste Trinkgefäße

und Help-Arme zur Gewichtsentlastung paretischer Arme).

4.3.3.7.3 Experimentelle Behandlungsansätze

Neuromuskuläre Elektrostimulation (NMES) sowie repetitive transkranielle Magnetstimulation (rTMS) werden als adjuvante Behandlungstechniken von Dysphagien diskutiert.

Repetitive transkranielle Stimulation (rTMS)

Positive Ergebnisse nach rTMS werden für Patienten mit monohemisphärischen Läsionen (Verin und Leroi 2009; Khedr et al. 2009) und für Patienten mit Hirnstammläsionen (Khedr und Abo-Elfetoh 2009) berichtet. In den Untersuchungen von Khedr et al. und Khedr und Abo-Elfetoh handelt es sich um kontrolliert-randomisierte Studien mit signifikanten Verbesserungen der experimentellen versus der Kontrollgruppe. Allerdings erfolgten zur Outcome-Messung keine instrumentellen Bestimmungen des Schweregrads der Dysphagie.

Neuromuskuläre Elektrostimulation (NMES)

Vital Stim: intendiert eine Verbesserung des Schluckakts durch elektrische Stimulation der hyoidalen Muskulatur. Es werden Oberflächenelektroden oberhalb des

Larynx platziert. Durch eine transkutane elektrische Stimulation soll eine Kontraktion der relevanten tiefer liegenden Muskulatur (M. thyrohyoideus, M. mylohyoideus) erreicht werden. Ludlow et al. (2007) beobachteten eine Depression des Hyoids bei Normalpersonen und wiesen damit auf potenzielle Risiken dieses Verfahrens hin.

Pharyngeale Elektrostimulation (PES): geschieht über das Einführen einer flexiblen Sonde transnasal nach pharyngeal. Es wird eine elektrische Stimulation unterhalb der Schmerzschwelle durchgeführt. Fraser et al. (2002) wiesen eine Veränderung der kortikalen Topografie schluckrelevanter Areale in Abhängigkeit von Frequenz, Dauer und Intensität der pharyngealen Stimulation nach. Der Effekt baute sich für 60–90 min nach Stimulation auf und korrelierte mit einer signifikanten Verbesserung der Aspirationsgrade dysphagischer Patienten. Eine Veränderung der Hirnstammaktivität wurde nicht nachgewiesen. Es kam zu keiner Verbesserung bei minimal responsiven/apallischen Patienten (Ledl 2010). Jayasekeran et al. (2010) wiesen eine Reversierung unilateraler virtueller kortikaler Läsionen durch rTMS mittels PES nach und fanden in einer kontrolliert-randomisierten klinischen Studie einen Rückgang von Aspiration und Krankenhausaufenthaltsdauer in der experimentellen Gruppe.

Transkranielle Gleichstromstimulation (tDCS: transcranial direct current stimulation): Es erfolgt eine elektrische Stimulation über Elektroden oberhalb des Schluckkortex und kontrahemisphärisch frontal. Nach einer Untersuchung von Jefferson et al. (2009) führt eine 10-minütige anodale Stimulation mit 1,5 mA zu einer Erhöhung der Erregbarkeit des Schluckkortex, eine kathodale Stimulation zu einer Inhibition. Shigematsu et al. (2013) wiesen eine funktionelle Verbesserung bei chronischen Dysphagikern nach tDCS im Vergleich zur schein-stimulierten Kontrollgruppe nach.

Zusammenfassung experimenteller Behandlungsansätze

Untersuchungen zur rTMS lieferten positive Ergebnisse, müssen aber an einer größeren Population und belastbaren instrumentellen Skalen validiert werden.

Die relevante Literatur zum Einsatz der »Vital-Stim«-Therapie ist widersprüchlich. Bislang ergibt sich keine ausreichende Evidenz zu Sicherheit und Outcome des Verfahrens im Vergleich zu einer traditionellen Therapie.

Die pharyngeale Elektrostimulation ist methodisch differenziert untersucht. Erste randomisiert-kontrollierte klinische Untersuchungen erscheinen vielversprechend hinsichtlich der Behandlung von Dysphagien nach monohemisphärischen Läsionen, müssen aber in größerer Stichprobe bestätigt werden.

Die Effekte der tDCS sind abhängig von Polarität, Intensität und Dauer der Stimulation. Das Potenzial des Verfahrens liegt in der geringen Patientengefährdung, der guten Toleranz sowie den geringen Kosten. Nicht abschließend geklärt ist die Frage, ob bessere Therapieeffekte durch exzitatorische oder inhibitorische Stimulation der betroffenen oder nichtbetroffenen Hemisphäre erreicht werden können.

Alle Verfahren sind bislang nur nach monohemisphärischen Läsionen evaluiert. Eine Beurteilung der therapeutischen Effizienz nach bihemisphärischen oder Hirnstammläsionen steht aus.

Dysphagietherapie bei tracheotomierten Patienten

▶ **Kap. 5.4**

207

4.4 Intensivmedizin

4.4.1 Neurorehabilitation auf der Intensivstation

Marion Mertl-Rötzer

Primäres Ziel der Frührehabilitationstherapie ist die Vermeidung sekundärer Komplikationen sowie die bestmögliche Voraussetzung für die Rehabilitation zu schaffen bzw. zu erhalten. Das exakte Aufgabengebiet der Therapeuten auf Intensivstation variiert jedoch beträchtlich. Es ist abhängig von lokaler Tradition, personeller Ausstattung, Ausbildungsstand und Erfahrung.

Der neurologische Intensivpatient zeichnet sich aus durch die Instabilität seiner Vitalfunktionen, die ersetzt, stabilisiert und überwacht werden müssen, durch die Bewusstseinseinschränkung infolge der Erkrankung oder der Notwendigkeit zur Analogsedierung und die zugrunde liegende neurologische Erkrankung, die zusätzliche Einschränkungen beinhaltet.

Somit unterscheidet sich die Arbeit aller Therapiegruppen mit den schwer bewusstseinsgestörten Patienten grundsätzlich von ihrer herkömmlichen Arbeit: Ein Großteil des üblichen Therapiemanagements kann nicht herangezogen werden, wie:

- mündliche Anamnese
- standardisierte praktische Tests/Assessments
- Patientenzielvereinbarungen
- Maßnahmen unter aktiver Mitarbeit des Patienten
- verbale Kommunikation.

Der Therapeut muss daher sowohl bei seiner Befunderhebung als auch bei der Überwachung seiner therapeutischen Maßnahmen auf externe Quellen zurückgreifen wie

- Überwachungsmonitor
- Beatmungsgerät

- Beatmungsprotokoll
- Patientendokumentation
- Laborwerte etc.

und die dort gewonnenen Informationen auch interpretieren können. Dies setzt voraus, dass er Kenntnisse über intensivmedizinische Krankheitsbilder, Abläufe und therapeutische Konzepte besitzt und im ständigen Austausch mit den anderen am Patienten tätigen Berufsgruppen steht. Der einzelne Therapeut muss daher ein integrierter Bestandteil der intensivmedizinischen Versorgung sein und darf nicht losgelöst vom übrigen Intensivteam arbeiten.

4.4.1.1 Ziel der Intensivbehandlung

Ziel der Intensivbehandlung ist in erster Linie die Aufrecherhaltung bzw. Wiederherstellung ausgefallener Organfunktionen. Dazu kommen die *allgemeinen Therapieprinzipien bei langzeitimmobilisierten Patienten* zur Vermeidung von Sekundärkomplikationen, wie

- Kontrakturprophylaxe,
- Minimierung des Muskelabbaus,
- Prophylaxe von Osteoporose (hervorgerufen durch Langzeitimmobilisation),
- Dekubitusprophylaxe und
- Kreislauftraining.

Spezifische Therapieziele für neurologische Intensivpatienten sind

- Entwöhnung vom Respirator,
- vegetative Stabilisierung,

- Vertikalisierung und Mobilisation,
- Verbesserung des Muskeltonus und der Motorik,
- Förderung der Wahrnehmung,
- Beeinflussung von Lymphödemen,
- Kommunikationsaufbau,
- Dysphagietherapie und
- Einbindung der Angehörigen.

Durch die große Variabilität der Krankheitsverläufe auf Intensivstation sind pauschalierte Therapiekonzepte nicht hilfreich. Die entscheidende Fragestellung, was bei welchem Patienten wie erreicht werden kann, muss sich den ständig und schnell wechselnden Bedingungen anpassen. Um hier zum Ziel zu kommen, sind – neben einer hohen Flexibilität – die Etablierung von regelmäßigen therapeutischen Teamkonferenzen (mit Festlegung von kurz- und langfristigen Therapiezielen, Therapieplan, standardisierter Therapiedokumentation und dem interdisziplinären Austausch) und eine tägliche Therapiekoordination notwendig (▶ Tab. 4.31).

Tab. 4.31: Interdisziplinäres Intensivteam mit rehabilitationsbezogener Aufgabenverteilung

Interdisziplinäres Intensivteam	Rehabilitationsbezogene Aufgabenverteilung
Pflegekräfte (mit intensivmedizinischer und rehabilitativer Fachweiterbildung)	• Lagerung, Mobilisation • Wahrnehmungstherapie, Umgebungskontrolle • Respiratorweaning • Kommunikationsaufbau • Anleitung der Angehörigen
Atmungstherapeuten	• Unterstützung des Weaning-Prozesses, Sekretmanagement
Physiotherapeuten	• Lagerung, Mobilisation, Transfer • Atmungstherapie • Wahrnehmungstherapie • Tonusregulation • funktionelle Aktivierung (PNF) • Prophylaxen (Spitzfuß, Kontrakturen, Pneumonie) • Schienenbehandlung
Physikalische Therapeuten	• komplexe physikalische Entstauungstherapie • Massagen (tonisierend, detonisierend)
Ergotherapeuten	• Funktionsverbesserung obere Extremität, Schwerpunkt Hände: u. a. Hände kleben, Schienenbehandlung • Hilfsmittelversorgung • Kommunikationsaufbau
Schlucktherapeuten/Logopäden	• orofaziale Stimulation • Verbesserung Mundöffnung, Lippenschluss, Zungenkraft, Kautraining • oraler Kostaufbau
Ärzte	• Verbesserung der Rehabilitationsfähigkeit: Anlage Tracheostoma, PEG • Leitung der Teamsitzung • Verordnung von Hilfsmitteln • Aufklärung und Beratung der Angehörigen • Anbahnung des poststationären Konzeptes bei Dauerbeatmung
Sozialpädagogen	• Angehörigenberatung: Kranken-, Pflege-, Rentenversicherung, soziale Unterstützungsleistungen

Tab. 4.31: Interdisziplinäres Intensivteam mit rehabilitationsbezogener
Aufgabenverteilung – Fortsetzung

Interdisziplinäres Intensivteam	Rehabilitationsbezogene Aufgabenverteilung
	• Planung und Vorbereitung des poststationären Konzeptes (Auswahl und Finanzierung einer Pflegeeinrichtung, Unterstützung in der häuslichen Betreuung)
Neuropsychologen (für vigilante GBS- oder Querschnitt-Patienten)	• Krankheitsverarbeitung

4.4.1.2 Therapiekonzepte

Die *Therapiekonzepte* für Intensivpatienten unterscheiden sich im Prinzip nicht von denen in der Frührehabilitation. Sie sind zum frühest möglichen Zeitpunkt – adaptiert an den aktuellen Zustand des Patienten – anzuwenden (▶ Tab. 4.32).

Tab. 4.32: Therapiekonzepte, Indikation

Therapieform	Indikation	Literatur
Bobath	• erhöhter Muskeltonus • Spastizität	Bobath 1998
Wahrnehmungsförderung	• Wahrnehmungsstörung (Unruhe, Paresen, Neglect)	Affolter 1995; Meiners und Berg 2001
basale Stimulation	• verminderte Vigilanz, reduzierte Sensibilität • zu hoher/niedriger Tonus	Nydahl und Bartoszek 2003
Kinästhetik	• Mobilisation • Bewegung im Bett • Transfer bei erniedrigtem Muskeltonus	Hatch et al. 1994
PNF (propriozeptive neuromuskuläre Fazilitation)	• erniedrigter Muskeltonus	Knott und Voss 1968
orofaziale Therapie	• orofaziale Parese • Sensibilitätsstörung • Dysphagie	Gampp 1994; Castillo-Morales 1991

4.4.1.2.1 Physiotherapie

Die wichtigsten Ansatzpunkte der physiotherapeutischen Maßnahmen bei neurologisch erkrankten Intensivpatienten betreffen

• die Verbesserung der pulmonalen Funktion,
• das Kreislauftraining,
• die Wahrnehmungsstimulation und
• die Prophylaxe von pulmonalen Komplikationen und Gelenkskontrakturen.

Außer der spezifischen Atmungstherapie und der frühen Mobilisation (Drolet et al. 2012) sind die übrigen Therapiemaßnahmen bei Intensivpatienten durch Studien noch kaum belegt. Die Frühmobilisation bei Intensivpatienten wiederum ist sicher und machbar, erhöht die Unabhängigkeit in den ADLs, verkürzt Beatmungs- und Intensivdauer und reduziert die Inzidenz des Delirs (Schweickert et al. 2009).

Um das Konzept der frühen Mobilisation des Intensivpatienten sicher zu stellen, muss das Bewusstsein für die Priorisierung der Mobilisierung vorhanden sein, die Implementierung eines »Mobility Teams« ist hier zielführend (Morris et al. 2008).

Auch technische Unterstützungshilfen zur Verbesserung von Mobilität und Muskelkraft wurden an Intensivpatienten mit Erfolg erprobt: Bettfahrrad, Mobilisationseinheit für beatmete Patienten, neuromuskuläre Elektrostimulation (Needham et al. 2009).

Folgende *Therapiemaßnahmen* (►Tab.4.33) kommen in der Physiotherapie zur Anwendung:

Tab. 4.33: Physiotherapeutische Maßnahmen, Wirkungsort und Wirkprinzip

Maßnahmen	Wirkung/Angriffsort	Wirkprinzip
Lagerung/ Umlagerung/ Positionierung/ Mobilisation	Lunge	• Verbesserung von Ventilations-Perfusions-Verhältnis • Erhöhung der Lungenvolumina • Reduktion der Atemarbeit • Verbesserung der mukoziliären Clearance
	Herz-Kreislauf	• Reduktion der Herzarbeit • Umverteilung von Ödemen
	Gelenke/Knochen/ Muskulatur	• Stellungsänderung dient der Kontrakturprophylaxe • Osteoporoseprophylaxe durch Einfluss der Schwerkraft auf die Knochen • Tonusregulation durch Einfluss auf den tonischen Labyrinthreflex und Aktivierung der vestibulospinalen Bahnen
	Wahrnehmung	• Stimulation des Vestibulärapparates
passives/assistives/ aktives Bewegen	Muskulatur	• Muskeldehnung → Reduktion von Spastik und Prophylaxe von Sarkomerabbau, erhält damit Gelenk- und Weichteilbeweglichkeit, Muskelkraft und -funktion, reduziert Thromboserisiko
	Herz-Kreislauf	• Trainingseffekt
	Lunge	• Trainingseffekt
	Wahrnehmung	• Stimulation der Propriozeption
spezielle Atmungstherapie		
Drainagelagerung	Sekretmobilisation	• Sekretabtransport durch Schwerkraft unterstützt
Perkussion/ Vibration	Sekretmobilisation	• Übertragung der Energiewelle ins tiefe Lungengewebe → Ablösen des Sekrets (Thixotropie)
Hyperinflation (manuell oder maschinell)	Rekrutierung von Alveolen Sekretmobilisation	• durch erhöhten Inspirationsdruck und erhöhtes Tidalvolumen Wiedereröffnung schlecht belüfteter Lungenabschnitte • Pneumonieprophylaxe
Sekretabsaugung	Entfernung von nicht abhustbarem Sekret	• störungsfreies Atmen • Pneumonieprophylaxe
Atemtechniken (Inspiration und Exspiration)	Atemwahrnehmung, Atemlenkung und Atemvertiefung	• Ökonomisierung der Atmung • Verbesserung der Atemkoordination

Tab. 4.33: Physiotherapeutische Maßnahmen, Wirkungsort und Wirkprinzip – Fortsetzung

Maßnahmen	Wirkung/Angriffsort	Wirkprinzip
Hustenhilfen	Husten gegen Stenose, Hustenprovo-kation, Huffing	• erhöht intrathorakalen Druck • fördert Sekrettransport • v. a. bei liegender Trachealkanüle
Muskelaufbau		
Atemmuskulatur	Zwerchfell, Inter-costalmuskulatur	• unterstützt/ermöglicht Respiratorweaning • verbessert Spontanatmung
periphere Muskulatur	Rumpfkontrolle, Funktions-/ Kraftaufbau	• ermöglicht Vertikalisierung, Sitzen, Stehen, Gehen • Wiedererlangung der Selbständigkeit
Elektrostimula-tion	betroffene Muskulatur	• unterstützt Muskelaufbau

4.4.1.2.2 Respiratorentwöhnung

Unabhängig von der Ätiologie ist die Entwöhnung vom Respirator bei einem tetraplegischen Patienten immer eine große Herausforderung. Konzeptgesteuertes Weaning – durchgeführt von Pflegekräften – hat sich in Studien als erfolgreicher und effektiver erwiesen als ein Weaning ohne Protokollvorgabe (Collective Task Force 2001). Entwöhnen vom Beatmungsgerät bei Patienten mit stark eingeschränkter Atemmuskulatur beinhaltet

• Vertikalisierung zur Verbesserung der funktionellen Residualkapazität,
• Training der Atemmuskulatur,
• Weaning nach Protokollvorgabe und
• Sekretmanagement.

Grundlage eines Weaning-Konzeptes sind neben der Vorgabe der Beatmungsmodalitäten im Weaning-Prozess und der Trainingszeit die *Start- und Abbruchkriterien,* in denen festgelegt ist, ob der Patient vom Respirator diskonnektiert werden kann oder nicht.

Um den Weaning-Erfolg nicht zu gefährden, empfiehlt es sich, frühzeitig eine geeignete Atmungstherapie zu etablieren, die darauf abzielt, Dystelektasen und Retentionspneumonien zu verhindern.

Ist die Entwöhnung vom Respirator nicht möglich (hohe Querschnittlähmung, Kombination von neuromuskulärer und pulmonaler Erkrankung) muss die Umstellung auf ein Heimbeatmungsgerät eingeleitet werden (Maßgabe sind die S2-Leitlinien: nichtinvasive und invasive Beatmung als Therapie der chronischen respiratorischen Insuffizienz; Deutsche Gesellschaft für Pneumologie und Beatmungsmedizin 2009).

Die Entscheidung der dauerhaften Beatmungspflichtigkeit kann – außer bei hoher Querschnittlähmung oder fortgeschrittener ALS – nicht vor Ablauf von 3 Monaten mit intensivem Weanig-Programm getroffen werden (Collective Task Force 2001).

4.4.1.2.3 Physikalische Therapie

Schwellungen oder Lymphödeme treten bei Intensivpatienten recht häufig auf. Sie sind verursacht durch die Immobilisation infolge einer medikamentösen Therapie oder einer neurologischen Schädigung. Eine weitere häufige Ursache ist ein Flüssigkeits- und im Gefolge auch Proteinübertritt aus dem Gefäßsystem ins Interstitium. Dies geschieht im Rahmen einer Sepsis, einer notwendigen Volumentherapie oder bei kardiovaskulärer Insuffizienz, gepaart mit Immobilisation und fehlendem Muskeltonus. Beim (hemi)paretischen Patienten sind dies v.a. hydrostatische Überlastungsödeme. Dieses eiweißarme lymphodynamische Ödem kann in ein lymphostatisches übergehen, wobei die Gefahr der Ausbildung einer Gewebsfibrose besteht (Bringezu und Schreiner 2001).

Maßnahmen bei Schwellungen/Ödemen sind:

- Lagerung
- entstauende Ausstreichungen
- komplexe physikalische Entstauungstherapie (KPE) mit
  - manueller Lymphdrainage,
  - Kompressionsbehandlung,
  - Hautpflege sowie
  - Entstauungsgymnastik (aktives Bewegen)
- Bewegungstherapie.

Wissenschaftliche Arbeiten zur KPE beim Intensivpatienten gibt es nicht. Nachdem es zu nennenswerter Volumenmobilisation kommt, ist bei Patienten mit klinisch relevanter Herzinsuffizienz Vorsicht geboten: bei generalisierten Ödemen darf pro Sitzung nur eine Extremität behandelt werden. Eine weitere Einschränkung gilt für Katecholamin-pflichtige Patienten, bei denen die periphere Durchblutung u.U. so eingeschränkt, dass durch die Kompressionsbehandlung leicht Dekubiti entstehen können. Ansonsten zeigt die KPE im Klinikalltag gute Erfolge und gerade Ödeme der oberen Extremitäten gilt es rechtzeitig zu behandeln, um die Mobilität und Funktionalität der Hände – v.a. bei entsprechenden Paresen – zu erhalten bzw. die Basis für eine begleitende Ergotherapie zu schaffen.

4.4.1.2.4 Wahrnehmungstherapie

Wahrnehmung ist die Integration der aus den verschiedenen Sinnesorganen eingehenden Informationen über den eigenen Körper bzw. über den Außenraum und deren Interpretation auf der Basis von Vorerfahrungen. Erwartungen, Gedächtnis, Wissen und Persönlichkeitsmerkmale beeinflussen die Wahrnehmung. Das Hauptziel aller wahrnehmungsfördernder Maßnahmen ist die Förderung und Verbesserung der Orientierung zum eigenen Körper und zur Außenwelt und ggf. das Neuerlernen dieser verloren gegangenen Fähigkeiten. Einen hohen Wiedererkennungswert besitzen handlungsorientierte Alltagsbewegungen oder -situationen. Wahrnehmungstherapie wird interdisziplinär von nahezu allen Therapiegruppen durchgeführt. Selbst der Arzt sollte bei der Visite durch die Initialberührung bei der Begrüßung den Patienten auf diese Situation vorbereiten.

Die nachfolgenden Maßnahmen kommen zur Anwendung:

Geführte Bewegungen

Um den eigenen Körper oder die Umwelt zu erfahren, werden durch geführte Bewegungen der Extremitäten Berührungsreize gesetzt. Darüber hinaus werden durch die Veränderung der Gelenkstellung und Muskellängenanpassung propriozeptive Reize vermittelt. Es empfiehlt sich, langsam, mit kurzen Pausen und großflächigen Berührungsreizen sowie mit einer Veränderung der Druckstärken zu arbeiten.

Lagerung/Umlagerung/Positionierung

Durch Lagerung, Umlagerung und Positionierung wird die differenzierte Wahrnehmung des eigenen Körpers unterstützend gefördert. Auch hier ist auf ein adäquates Bewegungstempo zu achten. Das Setzen räumlicher Grenzen, z.B. durch Verwenden festen Lagerungsmaterials, vermittelt dem Patienten zusätzlich Sicherheit.

Vertikalisierung

Die Vertikalisierung führt u.a. zur gleichzeitigen Stimulation der vestibulären und

213

propriozeptiven Systeme und damit zur Vigilanzsteigerung, zur Förderung der Orientierung im Raum, der Wahrnehmung von Bewegung und der Vorbeugung von sensorischer Deprivation. Darüber hinaus werden Atmung, Kreislauf und Muskeltonus stimuliert und trainiert. Neuere Untersuchungen berichten von einem positiven Einfluss bei Verwendung eines Frühmobilisationsprotokolls, das von Pflegekräften geführt wird (Drolet et al. 2012).

Spezifische Stimulation der Sinnesorgane

Die Sinnesorgane werden spezifisch stimuliert. Man unterscheidet:

- taktile Stimulation: Druck und Berührung, Temperatur, Vibration
- akustische Stimulation
- visuelle Stimulation: Bilder, Gesichter, Realobjekte, Lichtreize
- olfaktorische Stimulation: vertraute Gerüche der Körperpflege oder Lebensmittel, gezielte Aromatherapie
- gustatorische Stimulation: Bestreichen der Lippen, Lebensmittel in Gaze.

Die vestibuläre und propriozeptive sowie die sensorische Stimulation führt wahrscheinlich zu einer Verbesserung der Wahrnehmung und der Kontaktfähigkeit der Patienten. Allerdings ist die Studienlage diesbezüglich ziemlich heterogen (Lombardi und Taricco 2002). Es besteht Einigkeit, dass die multisensorische Stimulation möglichst früh eingesetzt werden soll. In einer Therapieeinheit sollten unterschiedliche Stimuli appliziert werden, wobei vertraute Reize unbekannten vorzuziehen sind.

4.4.1.2.5 Schlucktherapie ▶ Kap. 4.3.3

Die Schlucktherapie muss beim Intensivpatienten in den Weaning-Prozess integriert werden. Möglich und sinnvoll ist es, bei (nahezu) allen Intensivpatienten die Schluckdiagnostik durchzuführen, die Indikationsstellung einer PEG-Sonde abzuwägen und mit der fazio-oralen Trakt Therapie zu beginnen.

4.4.1.2.6 Ergotherapie

Behandlung der oberen Extremitäten

Ergotherapeuten arbeiten in Ergänzung zu den Physiotherapeuten und beschäftigen sich vorzugsweise mit dem Schulter-Arm-Handbereich. Hier gilt es, bereits im intensivmedizinischen Setting die Beweglichkeit zu erhalten bzw. wieder zu erlangen, um später wieder zur Funktionalität zu kommen. Ein Hauptaugenmerk wird bei plegischen Extremitäten auf die Lagerung in Funktionsstellung gelegt. Oft müssen diese Lagerungen durch intermittierend angelegte Schienen unterstützt werden. Um eine Beugestellung der Finger zu erreichen, hat sich das Kleben der Hände bewährt (▶ Abb. 4.43). Durch eine vorausgehende komplexe Entstauungstherapie (▶ Kap. 4.1.6) wird oftmals erst der Boden für die weiterführende Ergotherapie bereitet.

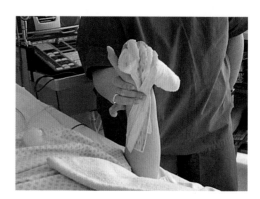

Abb. 4.43: Wicklung der Hände

Kommunikationsaufbau

Abhängig von den Ressourcen bei potenziell kommunikationsfähigen Patienten wird zunächst eine zuverlässige Kontaktaufnahme versucht. Begonnen wird zunächst über die Etablierung eines Ja-/Nein-Codes durch Lidschluss, Handdrücken, Kopf-, Mundbewegung etc. Bei weiterer Besserung kann im Rahmen der Ergotherapie die Feinmotorik der oberen Extremitäten zum Zeigen auf der Buchstabentafel oder zum Schreiben erarbeitet werden. Probate Hilfsmittel sind auch ein Laserpointer, Lightwriter oder gar ein Schreibcomputer, deren Gebrauch intensiver Übung bedarf.

4.4.1.2.7 Neuropsychologie

Die Stabilisierung der Vitalfunktionen und damit die notwendige Intensivtherapie bei Patienten mit hoher Querschnittlähmung, schwerem Guillian-Barré-Syndrom oder ausgeprägter Critical-Illness-Polyneuropathie kann oft viele Wochen dauern, sodass hier Neuropsychologen in den Punkten Krankheitsbewältigung, -verarbeitung und Motivationsförderung eine große Hilfe darstellen können. Neben Informationen und Aufklärung der Angehörigen durch den Arzt und die Einbindung in den Therapie- und Genesungsprozess sollten stabilisierende Gespräche mit dem behandelnden Neuropsychologen direkt angeboten werden.

4.4.1.2.8 Paroxysmale sympathische Hyperaktivität (PSH)

Man ist auf Intensivstationen immer wieder mit Patienten konfrontiert, deren Fieber, Schwitzen, Kreislaufentgleisung nur schwer von beginnender Sepsis, Entzugssyndrom, Delir oder sympathischer Entgleisung abzugrenzen sind. Das Krankheitsbild der PSH wird detaillierter in ▶ Kap. 5.18 behandelt.

4.4.2 Neurorehabilitation des schwer bewusstseinsgestörten Patienten

Friedrich von Rosen

4.4.2.1 Schwere Bewusstseinsstörungen

Eine schwere Schädigung des aufsteigenden retikulären Systems (ARAS) führt zum Koma, ein Zustand, in dem die Betroffenen die Augen geschlossen haben, Wachheit und Bewusstsein fehlen (Posner et al. 2007). Eine schwere Schädigung des zerebralen Kortex, seiner Verbindungen und/oder der beiden Thalami können bei intaktem ARAS hingegen zum vegetativen Status (VS; im deutschen Sprachraum apallisches Syndrom oder Wachkoma genannt) führen. Hier ist der Patient wach, zeigt aber keine Anzeichen von Bewusstsein. Ein Schlaf-Wach-Zyklus ist erhalten. Lautäußerungen, kurze, nicht anhaltend gerichtete Augenbewegungen, Grimassieren auf Schmerzreize sowie kurze Kopf- oder Augenbewegungen in Richtung akustischer oder visueller Stimuli bei ansonsten nicht responsiven Patienten sind mit der Diagnose VS vereinbar.

Manche Patienten zeigen einzelne gezieltere Reaktionen auf externe Stimuli und können z.B. einfachste Aufforderungen befolgen, sind jedoch insgesamt in ihrer Responsivität so stark eingeschränkt, dass für diese Gruppe der Begriff »minimally conscious state« (MCS) eingeführt wurde (Giacino et al. 2002). Patienten im MCS können per definitionem keine Gedanken oder Wünsche äußern. Die Unterscheidung VS und MCS kann im Einzelfall schwierig sein und setzt eine gründliche Verhaltensbeobachtung möglichst unter Verwendung definierter Kriterien voraus. Eine solche genaue Beobachtung ergibt, dass bis zu 40 % der als VS bezeichneten Patienten falsch klassifiziert sind und ein MCS oder seltener ein Locked-in-Syndrom aufweisen. In Veröffentlichungen seit 2010 wird versucht, statt VS den Begriff »unresponsive wakefulness syndrome« einzuführen (Jox et al. 2012). Ebenfalls seit kurzem wird eine Untergliederung in MCS+ (Verhaltensweisen höherer Ebene wie Befolgen von Aufforderungen oder verständliche Äußerungen) und MCS- (z.B. Blickfolge, gezielte Reaktion auf Schmerzreize, adäquates Lächeln oder Weinen auf emotionale Stimuli) vorgeschlagen (Bruno et al. 2011). Patienten können im VS stehen bleiben, sich zum MCS entwickeln, dort verweilen oder das Bewusstsein wiedererlangen.

Von den genannten Bewusstseinstörungen zu unterscheiden ist das »Locked-in-Syndrom«. Hier kommt es durch eine Thrombose des mittleren Abschnitts der A. basilaris oder durch eine Ponsblutung zu einer fast vollständigen Deefferenzierung des Gehirns. Lediglich die im Mittelhirn lokalisierten Zentren für vertikale Augenbewegungen erlauben dem Patienten noch eine Kommunikation mit der Außenwelt bei ansonsten völliger Bewegungsunfähigkeit. Das Bewusstsein ist vollständig erhalten, die Patienten hören und sehen. Kommunikationsversuche über vertikale Augenbewegungen, das NMR des Hirnstamms und die Reagibilität des EEG auf externe Reize können hier die Diagnose sichern.

PET- und fMRI-Studien zeigen bei einigen Patienten im PVS oder MCS z.T. überraschend weite Aktivierungen kortikaler Netzwerke, sodass anzunehmen ist, dass manche Patienten über mehr Bewusstsein und kognitive Leistungen verfügen, als die klinische Untersuchung vermuten lässt. Der berühmte Fallbericht von Owen et al. (2006) zeigte, dass ein Patient im PVS auf verbales Kommando komplexe visuelle bzw. motorische Vorstellungsaufgaben

mit Aktivierung entsprechender Hirnareale leisten konnte. Cruse et al. (2011) wiesen nach, dass auch mit einer weniger aufwendigen EEG-Methode bei einzelnen Patienten eine adäquate Aktivierung bei motorischen Vorstellungsaufgaben erreichbar ist. Es wird damit immer klarer, dass auch die genaue Verhaltensbeobachtung die Bewusstseinsstörung mancher Patienten erheblich unterschätzt und diese eventuell mehr einem Locked-in-Syndrom als einem PVS entsprechen. Motorische Vorstellungsaufgaben sind komplexe Hirnleistungen, sie erfordern Sprachwahrnehmung, längere Aufmerksamkeit und Merkfähigkeit. Sie sind damit eigentlich kein ideales Paradigma zum Nachweis des »erwachenden« Bewusstseins. Die Hirnreaktion auf gehörte Schmerzschreie ist bei einem deutlich größeren Anteil von Patienten im VS nachweisbar (Yu et al. 2013). Diese Methoden sind noch nicht flächendeckend in der Routineevaluation implementiert, sie werden in einzelnen Kliniken aber schon angewendet.

4.4.2.2 Skalen und klinische Beurteilung der Bewusstseinsstörung

Bewusstsein kann nicht direkt beobachtet werden, sondern muss aus einer möglichst systematischen Verhaltensbeobachtung interpretiert werden. Bewusstes Verhalten wird im klinischen Alltag oft nicht registriert und führt zur fälschlichen Bewertung eines MCS als PVS. Eine systematische, strukturierte Verhaltensbeobachtung ist damit notwendig.

International gebräuchlich ist die revidierte Version der Coma Recovery Scale (CRS-R, Giacino et al. 2004), die auch in einer autorisierten deutschen Version vorliegt (Maurer-Karratup et al. 2010) und als PDF-Datei kostenlos über die Internetseite der SRH Klinik Neresheim verfügbar ist (http://www.fachkrankenhaus-neresheim.¬ de/cps/rde/xbcr/srh/de/fk-neresheim/me-¬

dia_g17/CRS-R_deutsche_Version.pdf; Zugriff: 07.06.2013). Die CRS-R besteht aus einem Manual für die Erhebung und Auswertung der Daten und einem Ergebnisbogen. Die CRS-R ist für geübte Anwender valide, reliabel und mit einem Zeitaufwand von etwa 30 min auch ökonomisch. Ihre Anwendung wird empfohlen (Seel et al. 2010).

4.4.2.3 Das therapeutische Dilemma

Die Standardbehandlung für Patienten mit schwerer Bewusstseinsstörung ist die neurologische Frührehabilitation. Die Expertenmeinung ist, dass gezielte Rehabilitation in speziellen Zentren den Verlauf verbessert. In wissenschaftlichen Veröffentlichungen werden allerdings die meisten Therapieverfahren, die von Pflegekräften und Therapeuten in Rehabilitationsabteilungen angewandt werden, nicht erwähnt. Die unten diskutierten medikamentösen oder chirurgischen Verfahren kommen nur bei einer Minderheit der Patienten und adiuvant zum Einsatz.

4.4.2.4 Praktische Therapieverfahren

Patienten mit anhaltender Bewusstseinstörung werden in der neurologischen Frührehabilitation multidisziplinär von Therapeuten mit intuitiv bzw. induktiv entwickelten Therapieverfahren bestimmter Schulen behandelt, deren Gemeinsamkeit eine versuchte Förderung der Wahrnehmung durch multisensorische, insbesondere aber taktile und propriozeptive Stimulation und die »Aktivierung« sind. Die Therapieverfahren sind teilweise geschützt und werden in Kursen von zugelassenen Instruktoren gelehrt. Daneben gilt es, Komplikationen wie Infektionen, Dekubitalgeschwüre, Kontrakturen, heterotrope Ossifikationen und Osteopenie zu vermeiden.

Manche der Therapieverfahren wurden zunächst für Kinder mit schwerer Behinderung entwickelt und später während der Etablierung der neurologischen Frührehabilitation auf Erwachsene mit erworbenen schweren Hirnschädigungen übertragen.

Basis der Therapie von Mototherapeuten und Neuropsychologen ist an einigen Kliniken die Therapie nach Affolter. Ausgehend von der Hypothese, dass das Grundproblem eine Störung der zentralen Organisation der Wahrnehmung sei, insbesondere der taktil-kinästhetischen, intermodalen oder seriellen Wahrnehmung, werden Patienten durch geführte Bewegungen in einer gespürten Informationssuche unterstützt.

In der Pflegetherapie werden die basale Stimulation nach Bienstein und Fröhlich als pädagogisches Förderkonzept, Kinästhetik als Lern- und Bewegungskonzept, die Lagerung in Neutralstellung (LiN) und Elemente der Affolter- und Bobath-Therapie eingesetzt.

Lagewechsel im Bett, die zur Prophylaxe von Dekubiti und Dystelektasen i. d. R. alle 2 h notwendig sind, werden nach therapeutischen Regeln durchgeführt und zur sensorischen Stimulation genutzt. Bei der LiN-Methode werden durch individuell gefaltete Lagerungshilfsmittel Widerlager gebildet, die eine Positionierung der meisten Gelenke in Neutralstellung sicherstellen.

Die Mobilisierung in eine vertikale Position von Rumpf (Sitz) oder gesamtem Körper (Stand) wird so früh und so oft wie möglich angestrebt. Die erhofften physiologischen Effekte sind

- Orthostasetraining,
- Vorbeugung von basalen Atelektasen und von Osteoporose sowie
- die Verbesserung der Wachheit.

Dazu werden in aufsteigender Reihenfolge Sitzbett mit Lagerungshilfsmitteln, Mobilisierung an die Bettkante mit 2 Therapeuten und Mobilisierung in den Multifunktionsrollstuhl durchgeführt. Ebenso ist die Mobilisierung in ein Stehpult üblich. Nur wenige Zentren setzen auch bei diesen Patienten

Gehroboter oder ein elektrisches Kippbrett mit zyklischen Beinbewegungen ein.

Zur Förderung der Mundmotorik und des Schluckaktes ist die Therapie des faziooralen Traktes (F.O.T.T.®) nach Kay Coombes gebräuchlich (Nusser-Müller-Busch 2011).

4.4.2.4.1 Tiefenhirnstimulation und Rückenmarksstimulation

Die elektrische Stimulation des zentralen Thalamus, des Globus pallidus internus, des Mittelhirns oder der Hinterstränge des Rückenmarks wurde in den frühen 1990er Jahren mit geringem klinischen Erfolg versucht (Schiff et al. 2009). Ein sehr gut dokumentierter Fallbericht von Schiff et al., der bei einem Patienten im MCS 6 Jahre nach SHT eine signifikante klinische Besserung nach beidseitiger DBS im zentralen Thalamus zeigte, hat das Interesse an der Methode erneut erweckt.

4.4.2.4.2 Medikamente

Neuropharmakologische Therapien werden bei bewusstseinsgestörten Patienten häufig off Label (zugelassen ist nur Amantadinsulfat) eingesetzt unter der Hypothese, dass die Stimulation dopaminerger, noradrenerger oder cholinerger Neurotransmittersysteme zur Besserung von Wachheit und Reagibilität führen sollte. Methodisch ausreichende Studien liegen mit Ausnahme einer neuen Studie zu Amantadinhydrochlorid (Giacino et al. 2012) nicht vor (Georgiopoulos et al. 2010).

Amantadinhydrochlorid

Giacino et al. (2012) untersuchten in einer multizentrischen randomisierten doppelblinden Studie den Einfluss von Amantadinhydrochlorid in einer Dosis von 2-mal 100–200 mg gegeben über eine Ernährungssonde auf die funktionelle Erholung

von 184 SHT-Patienten über 4 Wochen. Das Trauma lag bei Therapiebeginn 4–16 Wochen zurück, die Patienten waren im VS oder MCS. Unter Amantadinhydrochlorid kam es während einer 4-wöchigen Therapiephase zu einer signifikant rascheren Erholung gemessen mit der Disability Rating Scale. Nebenwirkungen und hier insbesondere epileptische Anfälle (Patienten mit mehreren Anfällen in der Vorgeschichte waren allerdings ausgeschlossen) waren unter Verum nicht häufiger als unter Plazebo.

Intrathekales Baclofen

Sara et al. (2009) berichtet über 5 Patienten, die 6–12 Monate nach Hirnschädigung verschiedener Ursache im VS waren und nach Beginn einer Spastiktherapie mit intrathekalem Baclofen eine Besserung der Wachheit und der Reaktivität in der CRS-R zeigten. Bei einem kleinen Teil der so behandelten Patienten haben wir dies in Bad Aibling auch beobachtet, wobei u. E. auch das Absetzen von vorher hochdosiertem oralen Baclofen für die Besserung verantwortlich sein könnte.

Zolpidem

In wenigen Einzelfällen und einer Fallserie von 3 Patienten wird über den paradox aktivierenden Effekt des GABA-Antagonisten Zolpidem berichtet. Dies ließ sich in einer doppelblinden Cross-over-Studie nur bei 1 von 14 Patienten bestätigen (Übersicht bei Georgiopoulos et al. 2010). Unsere Erfahrungen mit Zolpidem waren negativ.

Methylphenidat und Modafinil

Methylphenidat wird von uns in einer Tagesdosis von 10–40 mg als Heilversuch bei einem Teil der Patienten im MCS, seltener im VS, eingesetzt. Die eigenen Erfahrungen mit Modafinil sind gering.

4.5   Kommunikationshilfen

Stella Peitzker und Friedemann Müller

Kommunikationshilfen sind Geräte, die einer nichtsprechenden Person Möglichkeiten verschaffen, so effektiv und selbstständig bzw. eigenverantwortlich wie möglich kommunizieren zu können (▶ Tab. 4.34). Ursachen der Beeinträchtigung können Schlaganfälle oder schwere generalisierte Lähmungen als Folge eines hohen Querschnitts, GBS oder Locked-in-Syndroms sein.

Aufgrund der komplexen Entscheidungssituation und des erheblichen Anleitungs- und Übungsaufwandes werden die Patienten von darin erfahrenen Mitarbeitern mit Kommunikationshilfsmitteln versorgt. Voraussetzungen sind:

- Bedürfnis/Motivation des Patienten zur Kontaktaufnahme
- adäquater Ja-/Nein-Code
- Berücksichtigung visueller Fähigkeiten
  - Neglect
  - Hemianopsie
  - Doppelbilder
  - Fehlsichtigkeit
- Berücksichtigung der kognitiven Fähigkeiten
  - Aufmerksamkeit
  - Ausdauer

- Gedächtnis
- keine gesteigerte Ablenkbarkeit
- Ursache-Wirkungs-Verständnis
- planvolles Handeln
- willkürlich wiederholbare motorische Funktion (hierzu kann schon ein funktionstüchtiger Muskel ausreichen)
- die interdisziplinäre Bemühung, Kommunikationshilfe einzusetzen.

Eine intensive Anleitung von Angehörigen und Pflegetherapeuten ist dringend erforderlich, damit eine sinnvolle und intensive Nutzung der Technik erreicht wird. Die Geräte sollten einerseits vielseitig für die Anwendung sein, aber auch einfach in der Bedienung. ▶ Abb. 4.44 und ▶ Abb. 4.45 zeigen eine Auswahl von individuell anpassbaren Sensoren, u. a. auch für völlig bewegungsunfähige Patienten.

Kommunikationshilfen können nach der erfolgreichen Erprobung bei langfristigem Bedarf über die Krankenkasse verordnet werden.

Neben der Anwendung fertiger Keyboard-basierter Kommunikationsgeräte kommt häufig eine individuell angepasste Kombination verschiedener Elemente eines Kommunikationsmittels zur Wahl.

Tab. 4.34: Verschiedene Kommunikationshilfen und deren Voraussetzungen

Sprachvoraussetzung	Apparative Ausstattung	Eingabemethode	Auswahltechnik
Schriftverständnis für Alphabet-basierte Methoden	Sprachausgabe	Tastatur	Einfachwahl
Symbolverständnis für Piktogramm-basierte Methoden	akustische Ausgabe	Zeigen (Kopf etc.)	Doppelwahl
semantische Verdichtung, d. h. grammatikalisches Verständnis für die Bildung komplexer Sätze	visuelle Ausgabe	Blickbewegungen	Joystick
	elektronische Ausgabe	Kraft- oder EMG-Sensor	Sensor

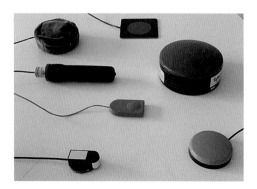

Abb. 4.44: Schalter: eine große Auswahl an Sensoren hilft, um für jeden Patienten den am besten geeigneten zu finden

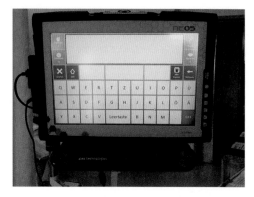

Abb. 4.45: Augenbewegungs-Scanner als Kommunikationshilfsmittel für völlig bewegungsunfähige Patienten

4.6 Rehabilitative Krankenpflege

Andrea Stoib und Joachim Wagner

Rehabilitative Krankenpflege bedeutet, mit Patienten gemeinsam einen Lernprozess im Gesundungsprozess zu gestalten, mit Zielen, die vom Patienten, den Ärzten, den Therapeuten und Pflegenden definiert und immer wieder angepasst werden.

4.6.1 Rehabilitative Pflege im Vergleich zur Pflege im Akutkrankenhaus

Rehabilitative Pflege ist durch den prozesshaften Verlauf langwieriger und häufig mit einem längerfristigen Entwicklungsprozess verbunden – im Gegensatz zur Pflege in Akutkrankenhäusern. Daher spielen die Beziehungsgestaltung und die Beratungskompetenzen der Pflegenden für die Patienten und Angehörigen eine größere Rolle. Somit sind spezielle Fachkompetenzen im Fachgebiet Neurologie und in konzeptioneller Pflege (Kenntnisse zum Bobath-Konzept, von Kinaesthetics in der Pflege, Basaler Stimulation® u. a.) erforderlich sowie die Bereitschaft und Kompetenz zur Selbstreflexion in Kombination mit der begleitenden und unterstützenden Beziehung zum Patienten (► Abb. 4.46). Sie bilden die Basis für die aktivierende therapeutische Pflege ebenso wie das Bewusstsein, dass aktivierende Pflege wesentliche therapeutische Ansätze enthält, die als 24-Stunden-Modell praktiziert werden. Aktivierende therapeutische Pflege findet also öfter als vor und nach den Therapien statt. Erfolge der Funktionstherapien können durch eine unprofessionelle Pflege deutlich reduziert bzw. zunichte gemacht werden.

Aktivierende therapeutische Pflege bedeutet auch, die eigenen Pflegehandlungen mit dem Patienten in Umfang und Inhalt abzustimmen, um den Patienten vor Unterforderung oder Überforderung zu schützen

und um seine reduzierte Belastbarkeit nicht auszureizen.

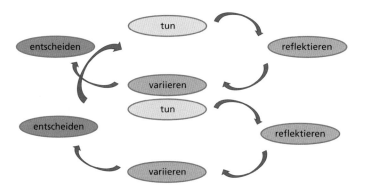

Abb. 4.46:
Lernspirale

4.6.2 Professionelle Pflege und Pflegetheorien

Professionelle Pflege unterscheidet sich von der Laienpflege dadurch, dass sie auf einer spezifischen, eigenständigen, bewussten und expliziten Wissensbasis beruht. Sie ist systematisch beschrieben und in der Praxis anhand theoretischer Überlegungen nachvollziehbar begründet und gerechtfertigt.

In der neurologischen Krankenpflege spielen besonders die Konzepte von Dorothea Orem, Nancy Roper, Liliane Juchli/ Monika Krohwinkel und Virginia Henderson eine Rolle.

Die Pflegetheorie *von Dorothea Orem* wird hier etwas ausführlicher vorgestellt: Selbstpflege ist nach Orem (1971) die freiwillige Handlung, die auf die eigene Person oder die eigene Umgebung gerichtet ist, um die eigene Funktion und Entwicklung zu regulieren und um Leben, Gesundheit und Wohlbefinden anzustreben. Selbstpflege ist die Gesamtheit aller Handlungen, um für sich selbst sorgen zu können. Ein Selbstpflegedefizit entsteht, wenn die Selbstpflegefähigkeit eines Menschen geringer ist, als sein Pflegebedarf. Orem orientiert das pflegerische Verständnis nicht an den Defiziten eines Patienten, sondern an seinen Ressourcen. Sie geht davon aus,

dass jeder Mensch sich selbst pflegt. Nur wenn die Möglichkeiten und Fähigkeiten zur Selbstpflege eingeschränkt sind, nimmt er Hilfe in Anspruch. Allen Menschen sind acht allgemeine Selbstpflegeerfordernisse gemein:

- ausreichende Zufuhr von Luft,
- ausreichende Zufuhr von Wasser,
- ausreichende Zufuhr von Nahrung,
- Pflege im Zusammenhang mit den Ausscheidungsprozessen,
- die Erhaltung eines Gleichgewichts zwischen Aktivität und Ruhe,
- die Erhaltung eines Gleichgewichts zwischen Alleinsein und sozialer Interaktion,
- die Abwendung von Gefahren für das Leben und Wohlbefinden und die Förderung menschlicher Lebensweise und
- Entwicklung innerhalb sozialer Gruppen in Übereinstimmung mit den Möglichkeiten und Grenzen des einzelnen Menschen und dem Wunsch nach Normalität.

Kommt es zu einem Selbstpflegedefizit, ist die professionelle Pflege gefordert. Sie

221

orientiert sich an den Fähigkeiten des Patienten und reicht von der bloßen Akzeptanz der kompensatorischen Pflege bis hin zur vollständigen Übernahme der Pflege unter Begleitung und Beratung der Pflegenden.

4.6.3 Fort- und Weiterbildung

Regelmäßige Fortbildungen mit Schwerpunkt auf Fachwissen (Neurologie, Hygiene, Expertenstandards), Kommunikation und speziellen Pflegekonzepten sind wichtig, um mehr Hintergrundwissen, Handlungskompetenz und somit Lösungsstrategien flexibel zur Verfügung zu haben. Eine spezielle Form der Unterstützung des eigenen Entwicklungsprozesses bietet die Praxisbegleitung durch z. B. Kinaesthetics-Trainer, Praxisbegleiter für Basale Stimulation®, Bobath-Instruktoren, Wundmanager, Atemtherapeuten u. v. a. m.

Seit 2012 wird an mehreren Kliniken eine von der DGNR (Deutsche Gesellschaft für Neurologische Rehabilitation) anerkannte Weiterbildung mit theoretischem Unterricht (z. B. neurologische und internistische Krankheitsbilder, Trachealkanülenmanagement, Pharmakologie und Grundlagen der Rehabilitation) angeboten. Weiterer Inhalt sind praktischer Unterricht (z. B. Kinaesthetics und Basale Stimulation®, Lagern in Neutralstellung [LIN], orale Stimulation, rückengerechter Patiententransfer [RüPt], Sturzprophylaxe) und mindestens 30 h Hospitationen in der Physio-, Ergo- und Sprachtherapie sowie in der Neuropsychologie. Mit dieser Weiterbildung in der neurologisch-neurochirurgischen Frührehabilitation erlangen examinierte Gesundheits-/Kranken-/Altenpfleger eine wichtige Zusatzqualifikation, die den therapeutischen Anspruch speziell in der neurologischen Rehabilitation verwirklichen hilft.

4.6.4 Interdisziplinäres Arbeiten

Der Behandlungsprozess eines Patienten in der neurologischen Rehabilitation ist sehr stark durch interdisziplinäre Abläufe geprägt. Ein reibungsloser Informationsfluss zwischen den beteiligten Personengruppen (Pflegekräfte, Therapeuten, Ärzte) ist von entscheidender Bedeutung. Eindeutig formulierte und bewertbare alltagsrelevante Fähigkeiten sollten bei der Definition der Pflege- und Therapieziele berücksichtigt werden. Ziele und Intensität werden vom interdisziplinären Behandlungsteam unter Berücksichtigung des bisherigen und des zu erwartenden Krankheitsverlaufes sowie den Ressourcen des Patienten festgelegt. Diese Aspekte werden mit dem Patienten, ersatzweise mit den Angehörigen abgestimmt.

4.6.5 Inhalte der aktivierenden therapeutischen Pflege in der Neurorehabilitation

Die aktivierende rehabilitierende Pflege versteht sich als Therapieform. Die Basis bilden die therapeutischen Säulen der Kinaesthetics in der Pflege, der Basalen Stimulation® in der Pflege und des Bobath-Konzepts.

Aktivierende Pflege bedeutet, dass pflegerische Handlungen nicht einfach am passiven Patienten durchgeführt werden, sondern der Patient in diese Handlungen mit einbezogen und im Rahmen seiner Möglichkeiten zur Selbstpflege angeleitet wird.

Bei Schwerstbetroffenen bedeutet dies angemessene, gezielte Wahrnehmungsangebote zu machen, die für den Patienten eindeutig und positiv sind, um die Körper-orientierung, die Wachheit und das Interesse an der Umwelt zu fördern.

Die auf den Patienten abgestimmte, individuelle Anwendung dieser Konzepte, sind Basis der kompetenten Pflegetherapie. Dies kommt grundsätzlich bei allen grund-, behandlungspflegerischen und pflegetherapeutischen Maßnahmen zur Anwendung.

4.6.6 Die Pflegekonzepte

4.6.6.1 Kinaesthetics

Kinaesthetics in der Pflege ist ein Konzept der Bewegung und Bewegungswahrnehmung. Ziele dieses Konzeptes sind (▶ Abb. 4.47):

- Sensibilisierung der Bewegungswahrnehmung des Betroffenen sowie auch des Helfenden. Beide sind häufig in der Inter-aktion eine Einheit, die gut aufeinander abgestimmt, zielorientiert und sensibel der Bewegung des Gegenübers folgt.
- Entwicklung der eigenen Bewegungskompetenz, um sich ergonomisch zu bewegen, vor Verletzungen zu schützen und viele Bewegungsvarianten für viele unterschiedliche Situationen zur Verfügung zu haben.
- Eigene Lösungsstrategien entwickeln durch Nutzung des Konzeptsystems.

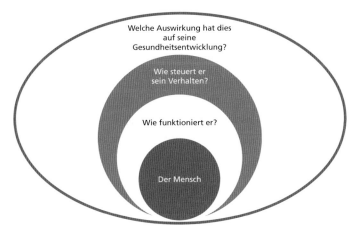

Abb. 4.47:
Ausgangsfragen der Kinästhetik in der Pflege

Das Konzeptsystem dient als Werkzeug, um Aktivitäten aus verschiedenen Perspektiven betrachten, analysieren und variieren zu können (▶ Abb. 4.48). Dazu gehören:

- Interaktion: Beziehung über Berührung und Bewegung

- funktionale Anatomie: Kontrolle des Gewichtes in der Schwerkraft
- menschliche Bewegung: Potenzial von Bewegungsmustern
- Anstrengung: Selbstständigkeit und Wirksamkeit unterstützen
- menschliche Funktion: alltägliche Aktivitäten verstehen

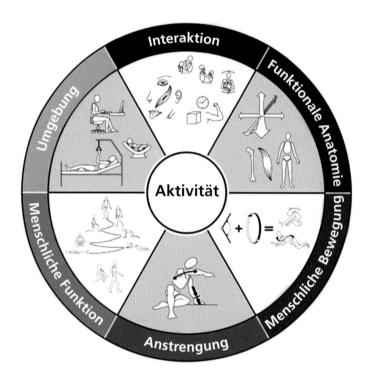

Abb. 4.48:
Aspekte menschlicher
Aktivität

• Umgebung: die Umgebung nutzen und gestalten.

4.6.6.2 Basale Stimulation®

Basale Stimulation® ist ein Konzept der Begegnungsgestaltung und Wahrnehmungsförderung für Menschen in krisenhaften Lebenssituationen, in denen ihre Kommunikations- und Regulationskompetenzen deutlich vermindert oder dauerhaft eingeschränkt sind.

Basale Stimulation® bietet grundlegende und einfache Angebote in voraussetzungsloser Art an. Der Mensch mit eingeschränkter Teilhabe wird partnerschaftlich prozesshaft begleitet und gefördert. Dies bedeutet, Ziele und Angebote immer wieder neu anzupassen. Die Grundlage einer hilfreichen Intervention durch Pflegende ist die individuelle Ziel- und Themenbenennung des Menschen mit eingeschränkter Teilhabe. Dies

ermöglicht die situative Anpassung und Begleitung des eigenen Entwicklungsprozesses. Um nicht nur mechanische Reize zu setzen, nicht nur Standards abzuarbeiten, ist das Setzen von Prioritäten bei den Zielen eine wichtige Intervention der professionell Pflegenden. Aufgrund von Erfahrungen gelten die in ▸ Abb. 4.49 dargestellten Ziele als zentral für die Basale Stimulation®:

4.6.6.3 Das Bobath-Konzept

Das Bobath-Konzept setzt eine potenzialorientierte und problemlösende Herangehensweise an Befundaufnahme und Behandlung von Patienten mit erworbener Hirnschädigung voraus. Da die normale Bewegung Grundlage des Bobath-Konzeptes ist, beschäftigt es sich mit Muskeltonus und Bewegungsanbahnung, insbesondere mit der Anbahnung von funktioneller Bewegung. Im pflegerischen wie im thera-

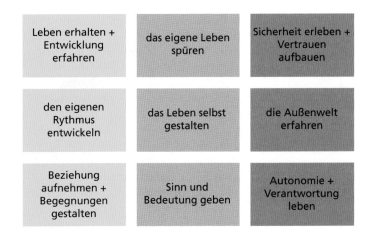

Abb. 4.49:
Funktionelle Ziele der
Basalen Stimulation®

peutischen Bereich geht es um Lernprozesse des Patienten, die ineinander übergreifen. Dieser Lernprozess wird im Rahmen von Bewegungsübergängen z. B. Körperpflege, Kleiden, Nahrungsaufnahme, Ausscheidung und Positionierung (Lagerung) gestaltet. Die Vermittlung dieser Inhalte kann pflegekompetent nur durch erfahrene Pflegepersonen erfolgen. Ergebnisse der Pflegeforschung (z. B. Mikrolagerung, Prophylaxen usw.) werden dabei berücksichtigt (www.bika.de, Zugriff am 04.12.2012).

4.6.7 Die Wahrnehmungsbereiche

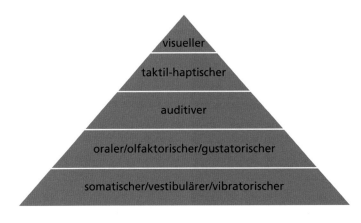

Abb. 4.50:
Schema menschlicher
Wahrnehmungsbereiche

4.6.7.1 Mobilisierende Wirkung im Alltag

Mobilisation ist wichtig, um

- den Kreislauf zu stabilisieren,
- den Tonus zu aktivieren und zielgerichtet anzupassen,
- die Umwelt besser zu entdecken und
- das Patientenzimmer leichter verlassen zu können.

Somit hat die Mobilisation eine hohe Priorität. Viele medizinisch indizierte Prophylaxen sind mit Mobilisation verbunden:

- Dekubitusprophylaxe
- Thromboseprophylaxe
- Kontrakturen-, Spitzfuß-, Muskelatrophie-, Spastikprophylaxe
- Pneumonieprophylaxe
- Soor-, Parotitis-, Stomatitisprophylaxe
- Aspirationsprophylaxe
- Obstipationsprophylaxe
- Intertrigoprophylaxe.

4.6.7.2 Mobilisation im Bett

Der erste Schritt ist, die Mobilisation im Bett zunehmend aktiv selbst zu gestalten.

Der Patient hat viele Möglichkeiten, sich im Bett zur Seite oder zum Kopfteil zu bewegen. Welche Variante für den Patienten geeignet ist, weil sie zu keiner dauerhaften Tonuserhöhung führt, keine Hautschäden durch Scherkräfte erzeugt und der Anstrengungsaspekt so angepasst ist, dass es zu keiner Demotivation führt, ist immer situativ und individuell herauszufinden. Die Umgebung hat eine wichtige Rolle bei der Mobilisation. Somit bedarf es einer kritischen, individuellen Auswahl bei der Entscheidung für ein Hilfsmittel (spezielle Matratzen, Bettseitenteile, Strickleiter, Patientenaufrichter, Rollbretter, Gleittücher u. v. a. m.).

Beispiel: kopfwärts bewegen in der Rückenlage mit dem zentralen Ziel der Basalen Stimulation® »Leben erhalten, Entwicklung erfahren«

Bei erhöhtem Hirndruck ist eine Schrägstellung des Bettes in »Schocklage« kontraindiziert. Sie würde zu einer Verschlechterung des Allgemeinzustandes führen. Deswegen sollte das Kopfteil des Bettes gerade gestellt oder evtl. erhöht belassen werden bei: hohem Hirndruck, COPD, starkem Reflux, u.a. Das zentrale Ziel der Basalen S. »Leben erhalten« kann bedeuten, dass ausgeprägte Atemprobleme vorhanden sind z.B. durch Beatmung oder das eigene Körpergewicht, das durch geringe Muskelspannung den Körper fest in das Bett drückt, der adipöse Bauch oder die ausgeprägt Brust die »schwer« auf die Lunge drücken und somit das Atmen erschweren. Jetzt ist es hilfreich das Gewicht auf die Seite zu verlagern, damit das Gewicht einerseits auf die Matratze gut abgegeben und andererseits die obere Körperhälfte nun gezielte einfache Bewegung erfahren kann in Richtung des Kopfteils des Bettes und durch das gesteuerte Zurückrollen in Rückenlage. Der Körper liegt schräg im Bett. Nun kann sich der Patient durch eine Gewichtsverlagerung zur anderen Seite drehen, die obere Körperhälfte bewegen und wieder zurückrollen in die Rückenlage.
Bei einer ausgeprägt schlaffen Muskulatur und Übergewicht, ist die 2-Helfer-Methode indiziert, da in der Seitenlage das eigene Körpergewicht der Lunge keinen Spielraum für Bewegung lässt. Der 2. Helfer ist damit beschäftigt, die Schulter und den Brustkorb gegen die Schwerkraft zu stabilisieren. Die Selbstpflegekompetenzen könnte der Patient beispielsweise durch die aktive Bewegung des Kopfes einbringen. Hilfreich ist es auch, wenn der Patient die Beine aufgestellt hat bzw. die Beine durch das erhöhte Fußteil zu stabilisieren, damit der Zwischenraum der Leiste »entblockt« und frei für Bewegung ist.

4.6.7.3 Mobilisation aus dem Bett

Der nächste Schritt ist die Vertikalisierung bzw. die Mobilisation aus dem Bett.

Sobald der Kreislauf und der Allgemeinzustand stabil sind, wird mit der Mobilisation aus dem Bett begonnen. Anfangs geschieht das durch Sitzen an der Bettkante oder mittels Stehbrett, Erigo®, Thekla, später durch den Transfer in den Rollstuhl, der viel Stabilität und Sicherheit bietet.

Beispiel: Transfer eines Patienten mit dem zentralen Ziel der Basalen Stimulation®
»Sicherheit erleben und Vertrauen aufbauen«

Dieser Patient mit hypotoner Hemiparese rechts, Aphasie, Trachealkanüle (bei Schluckstörung), PEG ist von seinen Vitalzeichen stabil, kommuniziert mit den Augen, schüttelt und nickt den Kopf teilweise adäquat, ist sehr unruhig und sucht Halt (hält sich fest).

Vorbereitung vor dem Transfer: kurz komplexe Information über das geplante Vorhaben, Inkontinenzversorgung mit Inkontinenzeinlage, ankleiden, PEG abgestöpseln, PEG-Pumpe am Rollstuhl befestigen, Schuhe und Rollstuhl in Bereitschaft.

Aufrichten an die Bettkante: Der Patient wird im Bett eine Oberschenkellänge von der Bettkante wegbewegt (gleichzeitig und gemeinsam). Dann wird die rechte Seite mit Kissen unterpolstert, damit die Schulter keinen verstärkten Druck und somit keinen Schmerz erfährt. Der Patient wird zur rechten Seite mit angewinkelten (90°), gestützten Beinen gedreht. Sein rechter Arm liegt mit der Rückseite vor dem Körper. Der Kopf ist entsprechend in der Verlängerung der Wirbelsäule ebenfalls zur Seite gedreht und in einer leicht nickenden Position. Nun kann der Patient wieder in einer gleichzeitig gemeinsamen Bewegung mit dem Therapeuten die Beine aus dem Bett, den Oberkörpers in die Vorlage bringen, sich mit der linken Hand vor dem Oberkörper von der Matratze abstützen und zum Sitzen kommen. Der Patient sollte an der Bettkante gut positioniert sein: mit ausreichend Sitzfläche, Fußsohlenkontakt, den Oberkörper trotz Schwerkraft aufgerichtet, den Kopf mittig haltend, die Arme links abgestützt und rechts durch die sitzende Position des Helfers stabilisiert. Kleine kreisende Gewichtsverlagerung im Becken dienen der Wahrnehmungsförderung und dem Spannungsaufbau. Jetzt kann der Helfer dem Patienten die Schuhe anziehen, den Rollstuhl optimal positionieren und fest stellen.

Durchführung des Transfers über die linke Seite: Durch die entfernte rechte Armlehne des Rollstuhls kann der Transfer auf 3–4 Sequenzen gleichzeitig gemeinsam durchgeführt werden. Die Gewichtsverlagerung beginnt im Sitzen, geht dann durch eine ausreichende Oberkörperlänge vom Becken auf die Beine bis das Becken frei für Bewegung ist und kommt wieder ins Sitzen. Diese Art des Transfers gibt Sicherheit und Stabilität. Außerdem geben ein großes Kissen vor dem Bauch, und der Körper des Helfers auf der rechten, »stärker betroffenen« Seite Sicherheit und Vertrauen. Der Helfer passt sich der Zeit, dem Raum und den Anstrengungen des Patienten an. Sobald der Zielort Rollstuhl erreicht ist, kann der Rollstuhl komplettiert (Armlehne, Fußstützen, evtl. Rollstuhltisch) werden, damit der Patient seine Position nochmals überprüfen und auf Stabilität und Körpersymmetrie korrigieren kann. Eine Positionsunterstützung im Rollstuhl (unter dem Becken, an den Beinen oder im Nacken) kann hilfreich sein, den Körper besser in der Schwerkraft zu halten.

4.6.7.4 Wirkung im Pflegealltag beim Waschen und Zähneputzen

Die zielgerichtete Aktivität des Zähneputzens wird prozesshaft in verschiedenen Positionen wiedererlernt, z. B. liegend, sitzend, stehend. Die aktive Bewegung der Schulter, des Oberarms, des Ellenbogens, des Unterarms, des Handgelenks und jedes einzelnen Fingers bis hin zur greifenden Bewegung nach der Zahnbürste und das Festhalten derselben wird wahrgenommen, während sich die Hand mit der Zahnbürste Richtung Mund und Zähne bewegt, um diese zu putzen. Der begleitende Pflegeprozess hierzu könnte sich wie folgt darstellen:

- Eine gute Positionierung bei der Ganz-/Teilköperwaschung, die auch eine aktive Bewegung des Arms zulässt (z. B. Seitenlage, aufrechtes Sitzen mit guter Gewichtsverlagerung auf das Becken und Freiraum der Schulter, Stehen), sollte vom Patienten eingenommen werden
- Um in diese Position zu kommen, werden die vorhandenen Bewegungsressourcen genutzt, das Gewicht verlagert und Fortbewegung durchgeführt – keine hebenden Aktivitäten, da diese keine normale Körperwahrnehmung in der Bewegung durch Schwerkrafteinfluss ermöglichen, nur den Tonus ruckartig steigern.
- Durch das Waschen der Vorder- und Rückseiten werden die beugenden und streckenden Muskelgruppen bis in die Finger aktiviert.
- Durch die aktive gleichzeitige und gemeinsame Bewegung der Schulter, des Armes und der Hand in verschiedene Richtungen während des Waschens bzw. des Anziehens werden die Muskelgruppen gelockert, die Gewichtsverlagerung im Körper erfahren und bekannte Bewegungen reaktiviert.

Der Therapeut kann anbieten, die Zahnbürste gemeinsam mit dem Patienten zu umgreifen und die Bewegung zum Mund mit ihm gleichzeitig, ruhig und fließend zu gestalten. Solche Angebote können – je nach Ausmaß der Kontrolle der zielgerichteten Bewegung – entweder teilkompensatorisch oder auch vollkompensatorisch ausgeführt werden.

Durch die aufbauende begleitende Arbeit erlebt sich der Mensch eingeladen und gleichzeitig stabilisiert, um »neue« Wege im alltäglichen Leben und Lernen zu suchen. So werden die alten Bewegungsmuster und die reflexhaften Bewegungen auf ihre Tauglichkeit im Hier und Jetzt durch die krankheitsbedingten Einschränkungen überprüft und neue Bewegungen ausprobiert und immer wieder an die Zielsetzung angepasst. Es fördert die Gesunderhaltung der Pflegenden und Therapeuten, wenn die Aktivität mit dem Patienten gemeinsam abgestimmt und angepasst durchgeführt wird. Die Bewegung eines Menschen findet nicht nur selektiv in einem Körperteil statt, sondern hat immer auch Auswirkungen auf andere Körperteile – durch die Gewichtsverlagerung und die Tonusveränderungen. Dies bedeutet bei der angepassten Bewegung der 1-Helfer-Variante, dass sich 2 Menschen gut aufeinander abstimmen: in der Richtung, im Bewegungsrhythmus, in der Geschwindigkeit, in der Dosierung ihrer Muskelaktivität. Bei der 2-Helfer-Variante bedeutet dies nochmal mehr Sensibilität, da sich nun 3 Menschen aufeinander konzentriert bewegen.

Eine große Herausforderung ergibt sich, wenn Menschen mit Einschränkung in ihrer Teilhabe sich bereits überwiegend selbst versorgen können, hierbei aber auch immer wieder Unterstützung und Rückmeldung brauchen, damit die Bewegungen wenig kompensatorisch, aber körperschonend neugelernt/durchgeführt werden. Der Lernprozess erfolgt über vergleichende Varianten und deren Auswirkungen, die die Patienten in ihrem Körper dadurch erfahren. Es gibt nicht nur eine Variante etwas zu tun. Bewegungskompetenz bedeutet eine Vielfalt an Möglichkeiten zur Verfügung zu haben, um situativ die passende zu finden.

Was passend ist, wird individuell täglich neu definiert, z. B.

- spastikreduzierend und tonusregulierend,
- gut und sicher im Gleichgewicht,
- weniger ruckartige, sondern ruhige, fließende Bewegungen.

Literatur

Ada L, Goddard E, McCully,J, Stavrinos T, Bampton J (2005) Thirty minutes of positioning reduces the development of shoulder external rotation contracture after stroke: a randomized controlled trial. Arch Phys Med Rehabil 86:230–234.

Affolter F (1995) Wahrnehmung, Wirklichkeit und Sprache. Villingen-Schwenningen, Neckar.

Akbar M, Brunner M, Balean G, Grieser T, Bruckner T, Loew M, Fürstenberg CH, Raiss P (2012) Etiology of rotator cuff tears in paraplegic patients: a case-control study. J Shoulder Elbow Surg 21:23–8.

Albanese A, Asmus F, Bhatia KP, Elia AE, Elibol B, Filippini G, Gasser T, Krauss JK, Nardocci N, Newton A, Valls-Sole J (2011) EFNS guidelines on diagnosis and treatment of primary dystonias European Journal of Neurology 18:5–18.

Albright AL, Barron WB, Fasick MP, Polinko P, Janosky J (1993) Continuous intrathecal baclofen infusion for spasticity of cerebral origin. JAMA 270:2475–2477.

Alderman N (2003) Contemporary approaches to the management of irritability and aggression following traumatic brain injury. Neuropsychological Rehabilitation 13:211–240.

Alderman N, Burgess PW (1990) Integrating cognition and behaviour: A pragmatic approach to brain injury rehabilitation. In: Wood RL, Fussey I (Hrsg.) Cognitive rehabilitation in perspective. London: Taylor & Francis. S. 84–98.

Altschuler EL, Wisdom SB, Stone L, Foster C, Galasko D, Llewellyn DME, Ramachandran V S (1999) Rehabilitation of hemiparesis after stroke with a mirror. Lancet 353:2035–2036.

Antonucci G, Guariglia C, Judica A, Magnotti L, Paolucci S, Pizzamiglio L, Zoccolotti P (1995) Effectiveness of Neglect Rehabilitation in a Randomized Group Study. Journal of Clinical and Experimental Neuropsychology 17:383–389.

Armutlu K, Karabudak R, Nurlu G (2001) Physiotherapy approaches in the treatment of ataxic multiple sclerosis: a pilot study. Neurorehabil Neural Repair 15:203–211.

Armutlu K (2013) Ataxia: Physical Therapy and Rehabilitation Applications for Ataxic Patients. In: Stone JH, Blouin M (editors) International Encyclopedia of Rehabilitation. Available online: http://cirrie.buffalo.edu/en-¬cyclopedia/en/article/112/.

Ashtary F, Janghorbani M, Chitsaz A, Reisi M, Bahrami A (2006) A randomized, double-blind trial of bromocriptine efficacy in nonfluent aphasia after stroke. Neurology 66:914–916.

Ashworth B (1964) Preliminary trial of carisoprodol in multiple sclerosis. Practitioner 192:540–542.

Asmussen M (2010) Praxisbuch Kinaesthetics. München: Urban & Fischer Verlag.

Assadi M, Campellone JV, Janson CG, Veloski JJ, Schwartzmann RJ, Leone P (2007) Treatment of spinocerebellar ataxia with buspirone. J Neurol Sci 260:143–146.

Baker S, Davenport P, Sapienza C (2005) Examination of Strength Training and Detraining Effects in Exspiratory Muscles. JSLHR 48:1325–1333.

Barbaeu H, Wainberg W, Finch L (1987) Descripiton and application of a system for locomotor rehabilitation. Med Biol Eng Domput 25:341–44.

Barclay-Goddard R, Stevenson T, Poluha W, Moffatt ME (2004) Force platform feedback for standing balance training after stroke. Cochrane Database of Systematic Reviews (4):CD004129.

Bartholome G, Schröter-Morasch H (Hrsg.) (2006) Schluckstörungen: Diagnostik und Rehabilitation. 3. Auflage. München: Urban & Fischer Verlag.

Biniek R (1993) Akute Aphasien. Stuttgart: Thieme Verlag.

Birner-Janusch B (2001) Die Anwendung des PROMPT Systems im Deutschen – eine Pilotstudie. Sprache-Stimme-Gehör 25:174–179.

Bisch EM, Logeman JA, Rademaker AW, Kahrilas PJ, Lazarus CL (1994) Pharyngeal Effects of Bolus Volume, Viscosity, and Temperature in Patients With Dysphagia Resulting From Neurologic Impairment and in Normal Subjects. JSHR 37:1041–1049.

Blanken G, Doppler R, Schlenck KJ (1999) Wortproduktionsprüfung. Göttingen: Hogrefe.

Blomert L (1997) Everyday-Language-Test (ANELT). Lisse NL: Sweets Test Services.

Bobath B (1980) Die Hemiplegie Erwachsener. Stuttgart, New York: Thieme Verlag.

Bohannon RW, Horton MG, Wikholm JB (1991) Importance of four variables of walking to patients with stroke. Int J Rehabil Res14: 246–50.

Bohannon RW, Smith MB (1987) Interrater Reliability of a Modified Ashworth Scale of Muscle Spasticity. Phys Ther 67:206–207.

Bolognini N, Rasi F, Coccia M, Ladavas E (2005) Visual search improvement in hemianopic patients after audio-visual stimulation. Brain 128:2830–2842.

Boyce MJ, Canning CG, Mahant N, Morris J, Latimer J, Fung VSC (2013) Active exercise for individuals with cervical dystonia: a pilot randomized controlled trial. Clinical Rehabilitation 27:226–235.

Boyd RN, Barwood SA, Ballieu C et al. (1998) Validity of a clinical measure of spasticity in children with cerebral palsy in a double blinded randomised controlled clinical trial. Dev Med Child Neurol 40(suppl 78):7.

Bringezu, Schreiner (2001) Lehrbuch der Entstauungstherapie. Springer Verlag.

Brock K, Jennings K, Stevens J, Picard S (2002) The Bobath concept has changed. Australian Journal of Physiotherapy 48:156–157.

Bruno MA, Vanhaudenhuyse A, Thibaut A, Moonen G, Laureys S (2011) From unresponsive wakefulness to minimally conscious PLUS and functional locked-in syndromes: recent advances in our understanding of disorders of consciousness. J Neurol 258:1373–1384.

Byl NN, McKenzie A (2000) History of repetitive hand use and focal hand dystonia: A planned, prospective follow-up study J Hand Ther 13:289–301.

Byl NN, Nagajaran S, McKenzie AL (2003) Effect of sensory training on structure and function in patients with hand dystonia: a case series Archives of physical medicine and rehabilitation 84:1505–1514.

Candia V, Wienbruch C, Elbert T, Rockstroh B, Ray W (2003) Effective behavioral treatment of focal hand dystonia in musicians alters somatosensory cortical organization. PNAS 100:7942–7946.

Carr JH, Shepherd R (2003) Stroke Rehabilitation. Guidelines for exercise and training to optimize motor skills. Butterworth Heinemann.

Castillo Morales R (1991). Die orofaziale Regulationstherapie. München: Pflaum Verlag.

Ceballos-Baumann A (2010) Relevante Studien zur Parkinson-Therapie 2009–2010 –Medikamente, aktivierende Therapien und tiefe Hirnstimulation. Nervenheilkunde 29:825–833.

Chung BPH, Cheng BKK (2010) Immediate effect of transcutaneous electrical nerve stimulation on spasticity in patients with spinal cord injury. Clinical Rehabilitation 24:202–210.

Cicerone KD, Dahlberg C, Malec JF, Langenbahn DM, Felicetti T, Kneipp S, Ellmo W, Kalmar K, Giacino JT, Harley JP, Laatsch L, Morse PA, Catanese J (2002) Evidence-based cognitive rehabilitation: updated review of the literature from 1998 through 2002. Archives of Physical Medicine and Rehabilitation 86:1681–1692.

Clark HM (2003) Neuromuscular Treatments for Speech and Swallowing: A Tutorial. Am J Speech Lang Pathol 12:400–415.

Claros Salinas D (1983) Texte verstehen. Materialien für Diagnostik und Therapie. Dortmund: Borgmann.

Collective Task Force, Chairman. MacIntyre NR (2001) Evidence-Based Guidelines for Weaning and Discontinuing ventilatory Support; Section I: Giudelines, Chest 120:375S–395S.

Colombo G, Joerg M, Schreier R, Dietz V (2000) Treadmill training of paraplegic patients using a robotic orthosis. J Rehabil Res Dev 37:693–700.

Conrad A, Herrmann C (2009) Schmerzhafte Schulter nach Schlaganfall. Neurol Rehabil. 15:107–113.

Craik FIM, Lockhart RS (1972) Levels of processing: A framework for memory research. Journal of Verbal Learning and Verbal Behavior 11:671–684.

Crayton H, Heyman RA, Rossman HS (2004) A multimodal approach to managing the symptoms of multiple sclerosis Neurology 63:S12–S18.

Cruse D, Chennu S, Chatelle C et al. (2011) Bedside detection of awareness in the vegetative state: a cohort study. Lancet 378:2088–2094.

Cumming TB, Thrift AG, Collier JM, Churilov L, Dewey HM, Donnan GA, Bernhardt J (2011) Very early mobilization after stroke fast-tracks return to walking: further results from the phase II AVERT randomized controlled trial. Stroke 42:153–8.

Daniels S, Brailey K, Priestly D, Herrington L, Weisberg L, Foundas A (1998) Aspiration in patients with acute stroke. Arch Phys Med Rehabil 79:14–9.

Darley FL, Aronson AE, Brown JR (1975) Speech Motor Disorders. Philadelphia: Saunders.

Davis GA, Wilcox MJ (1985) Adult Aphasia Rehabilitation: Applied Pragmatics. San Diego: College-Hill Press.

De Quervain IA (1996) Gait Pattern in the Early Recovery Period after Stroke. Journal of Bone and Joint Surgery 78:1506–1514.

De Renzi E, Motti F, Nichelli P (1980) Imitating gestures. A quantitative approach to ideomotor apraxia. Archives of Neurology 37:6–10.

DeBleser R, Cholewa J, Stadie N, Tabatabaie S (2004) LEMO – Lexikon modellorientiert. Einzelfalldiagnostik bei Aphasie, Dyslexie und Dysgraphie. München: Elsevier.

Deutsche Gesellschaft für Neurorehabilitation (DGNR, 2009) S2-Leitlinie zur Motorischen Rehabilitation nach Schlaganfall.

Deutsche Gesellschaft für Pneumologie und Beatmungsmedizin e. V. (Hrsg.) (2009) S2-Leitlinie: Nichtinvasive und invasive Beatmung als Therapie der chronischen respiratorischen Insuffizienz. http://www.awmf.org/leit¬ linien/detail/ll/020-008.html. Zugriff am 7.7. 2013.

DietzV, Colombo G, Jensen L (1994) Locomotor activity in spinal man. Lancet 344:1260–63.

Diller L, Weinberg J (1977) Hemi-inattention in rehabilitation: The evolution of a rational remediation program. Advances in Neurology 18:63–82.

Dressnandt J, Conrad B (1996) Lasting reduction of severe spasticity after ending chronic treatment with intrathecal baclofen Journal of Neurology, Neurosurgery, and Psychiatry 60:168–173.

Dressnandt J, Konstanzer A, Weinzierl FX, Pfab R, Klingelhöfer J (1997) Intrathecal baclofen in tetanus: four cases and a review of reported cases. Intensive Care Med.23:896–902.

Drolet A et al. (2012) Move to Improve: The Feasibility of Using an Early Mobility Protocol to Increase Ambulation in the Intensive and Intermediate Care Settings. Phys Ther. Sep 13. [Epub ahead of print].

Duffy JR, Folger WN (1996) Dysarthria Associated With Unilateral Central Nervous System Lesions: A Retrospective Study. Journal of Medical Speech-Language Pathology 4:57–70.

Duffy JR (1995) Motor Speech Disorders. St. Louis: Mosby.

Duncan PW, Sullivan KJ, Behrman AL, Azen SP, Wu SS, Nadeau SE, Dobkin BH, Rose DK, Tilson JK, Cen S, Hayden SK; LEAPS Investigative Team. (2011) Body-weight-supported treadmill rehabilitation after stroke. N Engl J Med 364:2026–36.

Ebersbach G, Ebersbach A, Edler D, Kaufhold O, Kusch M, Kupsch A, Wissel J (2010) Mov Disord 25:1902–1908.

Farber SD (1982) Neurorehabilitation: A Multisensory Approach. Philadelphia: Saunders.

Farrel JF, Hoffmann HB, Snyder JL, Giuliani CA, Bohannon RW (2007) Orthotic aided training of the paretic upper limb in chronic stroke: results of a phase 1 trial. NeuroRehabilitation 22:99–103.

Finauer F, Keller I (2007) Gedächtnistherapie. In: Finauer G (Hrsg.) Therapiemanuale für die neuropsychologische Rehabilitation. Heidelberg: Springer Verlag. S. 41–100.

Fitts PM, Posner MI (1967) Human performance. Belmont, CA: Brooks-Cole.

Folkins JW, Moon JB, Luschei ES, Robin DA, Tye-Murray NT, Moll KL (1995) What Can Nonspeech Tasks Tell Us About Speech Motor Disabilities? Journal of Phonetics, 23:139–147.

Földi M, Kubik, S (2005) Lehrbuch der Lymphologie. 5. Auflage. Stuttgart: Urban und Fischer.

Foerster O (1936) Handbuch der Neurologie, Band 8. Heidelberg: Springer Verlag.

Foundas AL, Macauley BL, Raymer AM, Maher LM, Heilman KM, Gonzalez Rothi LJ (1995) Ecological implications of limb apraxia: evidence from mealtime behavior. Journal International Neuropsychological Society 1:62–66.

Fraser C, Power M, Hamdy S, Rothwell J, Hobday D, Hollander I et al. (2002). Driving plasticity in human adult motor cortex is associated with improved motor function after brain injury. Neuron 34:831–840.

Frassinetti F, Angeli V, Meneghello F, Avanzi S, Ladavas E (2002) Long-lasting amelioration of visuospatial neglect by prism adaptation. Brain 125:608–623.

Freeman A, Reinecke MA (1995) Selbstmordgefahr? Erkennen und Behandeln: Kognitive Therapie bei suizidalem Verhalten. Bern: Huber Verlag.

Freivogel S, Schmalohr D, Mehrholz J (2009) Improved walking ability and reduced therapeutic stress with an electromechanical gait device. J Rehabil Med 41:734–739.

Fries W, Freivogel S, Beck B (1999) Rehabilitation von Störungen der Willkürmotorik In: Frommelt P, Grötzbach H (Hrsg.) Neurorehabilitation. Berlin: Blackwell Verlag. S. 149–183.

Fries W, Wendel C (2005) Teilhabe am sozialen und beruflichen Leben nach Hirnschädigung: Neue Beiträge zu Prognose und Therapie. In: Dettmers C, Weiller C (Hrsg.) Update Neurologische Rehabilitation. Bad Honnef: Hippocampus Verlag. S. 101–112.

Froböse I, Lagerström D (1991) Muskeltraining in Prävention und Rehabilitation nach modernen trainingswissenschaftlichen Prinzipien. Gesundheitssport und Sporttherapie 7:12–13 und 19–11.

Fujiu M, Logeman JA (1996) Effects of a Tongue Holding Maneuver on Posterior Pharyngeal

231

Wall Movement During Deglutition. AJSLP 5:23–30.

Gage H, Storey L (2004) Rehabilitation for Parkinson's disease: a systematic review of available evidence. Clin Rehab 1:463–482.

Gampp K. (1994) Behandlung des orofazialen Traktes bei PatientInnen nach Schädel-Hirn-Trauma auf der Intensivstation. Forum Logopädie.

Gangale DC (2001) The Source for Oro-Facial Exercises. East Moline, IL: Linguisystems.

Genal B (2007) Therapie exekutiver Funktionen. In: Finauer G (Hrsg.) Therapiemanuale für die neuropsychologische Rehabilitation. Heidelberg: Springer Verlag. S. 101–214.

Georgiopoulos M, Paraskevi Katsakiori P, Kefalopoulou Z (2010) Vegetative state and minimally conscious state: a review of the therapeutic interventions. Stereotact Funct Neurosurg 88:199–207.

Nelles G (2004) Neurologische Rehabilitation. Stuttgart: Thieme Verlag.

Giacino J-T, Ashwal S, Childs N, Cranford R (2002) The minimally conscious state. Neurology 58:349–353.

Giacino J-T, Kalmar K, Whyte J (2004) The JFK coma recovery scale-revised: measurement characteristics and diagnostic utility. Arch Phys Med Rehab 85:2020–2029.

Giacino T-J, Whyte J, Bagiella E et al. (2012) Placebo-controlled trial of amantadine for severe traumatic brain injury. N Engl J Med 366:819–826.

Gialanella B, Bertolinelli M, Monguzzi V, Santoro R (2005) Walking and disability after rehabilitation in patients with cerebellar stroke. Minerva Med. 96:373–8.

Glindemann R (2004) Aphasietherapie und die Behandlung der nicht-aphasischen zentralen Kommunikationsstörungen. In: Böhme G (Hrsg.) Sprach-, Sprech-, Stimm- und Schluckstö-rungen. Bd. 2. München: Urban und Fischer.

Glindemann R, Klintwort D, Ziegler W, Goldenberg G (2002) Bogenhausener Semantik Untersuchung. München: Urban & Fischer.

Glindemann R, Pössl J, Ziegler W, Goldenberg G (2004) Erfahrungen mit individuellen Therapiezielen bei Patienten mit Aphasie. Sprachheilarbeit 49:298–305.

Glindemann R, Springer L (1989) PACE-Therapie und sprachsystematische Übungen. Ein integrativer Vorschlag zur Aphasietherapie. Sprache-Stimme-Gehör 13:188–192.

Glisky EL, Schacter DL, Tulving E (1986) Learning and retention of computer-related vocabulary in memory-impaired patients: Method of vanishing cues. Journal of Clinical and Experimental Neuropsychology 8:292–312.

Gobiet W (1999) Frührehabilitation nach Schädel-Hirn-Trauma. Berlin: Springer Verlag

Goldenberg G, Daumüller M (2002) Werkzeug und Objektgebrauch. In: Goldenberg G, Pössl J, Ziegler W (Hrsg.) Neuropsychologie im Alltag. Stuttgart: Thieme Verlag. S. 48–60.

Gosselink R, Kovacs L, Ketelar P, Carton H, Decramer M (2000) Respiratory Muscle Weakness and Respiratory Muscle Training in Severly Disabled Multiple Sclerosis Patients. Archives of Physical Medicine and Rehabilitation 81:747–751.

Grötzbach H, Iven C (2009) ICF in der Sprachtherapie: Umsetzung und Anwendung in der logopädischen Praxis. Idstein: Schulz-Kirchner.

Guariglia C, Coriale G, Cosentino T, Pizzamiglio L (2000) TENS modulates spatial reorientation in neglect patients. Neuroreport 11:1945–1948.

Gur S, Ron S (1992) Training in oculomotor tracking: occupational health aspects. International Journal of Medical Science 28:622–268.

Hakkenes, S, Keating JL (2005) Constraint-induced movement therapy following stroke: a systematic review of randomized controlled trials. Aust J Physiother. 51:221–231.

Hamdy (2006) Role of Cerebral Cortex in the Control of Swallowing. URL: http://www.na-ture.com/gimo/contents/pt1/full/gimo8.html, Zugriff am 14.6.2013.

Hamdy S, Aziz Q, Rothwell JC, Crone R, Hughes D, Tallis RC, Thompson DG (1997) Explaining Oropharyngeal Dysphagia after Unilateral Hemispheric Stroke. Lancet 350:686–692.

Hanna-Pladdy B, Heilman KM, Foundas AL (2003) Ecological implications of ideomotor apraxia: evidence from physical activities of daily living. Neurology 60:487–490.

Hatch F et al. (1994) Kinästhetik: Interaktion durch Berührung und Bewegung in der Krankenpflege. Eschborn: Dtsch. Beruftsverband für Pflegeberufe.

Heise KL, Iuzzi G, Zimermann M, Gerloff C, Hummel F (2010) Intensive orthosis-based home training of the upper limb leads to pronounced improvements in patients in the chronic stage after brain lesions. Abstracts from the 2010 World Congress of Neurorehabilitation. Neurorehabil Neural Repair Online First, published on March 12, 2010 as doi: 10.177/1545968310365984.

Hesse S, Bertelt C, Jahnke MT, Schaffrin A, Baake P, Malezic M, Mauritz KH (1995) Treadmill training with partial body weight support as compared to physiotherapy in non-ambulatory hemiparetic patients. Stroke 26: 976–81.

Hesse S, Sarkodie-Gyan T, Uhlenbrock D (1999) Development of anadvanced mechanised gait trainer, controlling movement of the centre of mass, for restoring gait in non-ambulant subjects. Biomed Tech (Berl) 44:194–201.

Hesse S, Waldner A, Tomelleri C (2010) Innovative gait robot for the repetitive practice of floor walking and stair climbing up and down in stroke patients. J Neuroeng Rehabil 7:30.

Hesse S, Werner C, Bardeleben A (2004) Der schwerbetroffene Arm ohne distale Willküraktivität – »ein Sorgenkind« der Rehabilitation nach Schlaganfall?! Neurol Rehabil 10:120–126.

Heubrock D, Petermann F (1997) Verhaltenstherapie in der Klinischen Neuropsychologie (1): Ansätze zur Verhaltensanalyse und Verhaltensmodifikation beim Frontalhirn-Syndrom. Verhaltenstherapie 7:153–160.

Hewitt J, Evans JJ, Dritschel B (2006) Theory driven rehabilitation of executive functioning: improving planning skills in people with traumatic brain injury through the use of an autobiographical episodic memory cueing procedure. Neuropsychologia 44:1468–74.

Hoffman DA, Stockdale S (1996) EEG neurofeedback in the treatment of mild traumatic brain injury. Clinical Electroencephalography 27:6.

Holden MK, Gill KM, Magliozzi MR (1986) Gait assessment for neurologically impaired patients. Standards for outcome assessment. Phys Ther 66:1530–39.

Holden MK, Gill KM, Magliozzi MR Nathan J, Piehl-Baker L (1984) Clinical gait assessment in the neurologically impaired: reliability and meaningfulness. Physical Therapy 64:35–40.

Hornby TG, Campbell DD, Kahn JH, Demott T, Moore JL, Roth HR (2010) Enhanced gait-related improvements after therapist- versus robotic-assisted locomotor training in subjects with chronic stroke:a randomized controlled study. Stroke 39:1786–1792.

Housman SJ, Scott KM, Reinkensmeyer DJ (2009) A randomized controlled trial of gravity-supported, computer-enhanced arm exercise for individuals with severe hemiparesis. Neurorehabil Neural Repair 23:505–514.

http://www.awmf.org/uploads/tx_szleitli-nien/030-039_S1_Dystonie (Zugriff am 5.7.2013).

http://www.fachkrankenhaus-neresheim.de/cps/rde/xbcr/srh/de/fk-neresheim/media_g17/CRS-R_deutsche_Version.pdf (Zugriff am 5.7.2013).

Huber W, Poeck K, Springer L (Hrsg.) (2006) Klinik und Rehabilitation der Aphasie. Stuttgart: Thieme.

Huber W, Willmes K, Poeck K, Van Vleymen B, Deberdt W (1997) Piracetam as an adjuvant to language therapy for aphasia: A randomized double-blind placebo-controlled pilot study. Arch Phys Med Rehabil 78:245–250.

Huber W, Willmes K, Poeck K, Weniger D (1983) Aachener Aphasie Test. Göttingen: Hogrefe.

Ilg W, Brötz D, Burkard S, Giese MA, Schöls L, Synofzik M. (2010) Long-term effects of coordinative training in degenerative cerebellar disease. Mov Disord 25:2239–46.

Ilg W, Schatton C, Schicks J, Giese MA, Schöls L, Synofzik M. (2012) Video game-based coordinative training improves ataxia in children with degenerative ataxia. Neurology 2012 79:2056–60.

Jackson, JH (1931) On the anatomical and physiological localization of movement in the brain. In: J. Taylor: Selected writings of John Hughlings Jackson. London: Hodder and Stoughton.

Jasper-Seeländer J (2001) Laufbandtherapie in der motorischen Rehabilitation. Stuttgart: Thieme Verlag.

Jefferson S, Mistry S, Singh S, Rothwell J, Hamdy S (2009) Characterizing the application of transcranial direct current stimulation in human pharyngeal motor cortex. Am J Physiol Gastrointest Liver Physiol 297:G1035-G1040.

Jorgensen HS, Nakayama H, Raaschou HO, Olsen TS (1995) Recovery of walking function in stroke patients: the Copenhagen stroke study. Arch Phys Med Rehabil 76:27–32.

Jox R-J, Bernat J-L, Laureys E-R (2012) Disorders of consciousness: responding to requests for novel diagnostic and therapeutic interventions. Lancet Neurol 11:732–738.

Judd T (2003) Rehabilitation of the emotional problems of brain disorders in developing countries. Neuropsychological Rehabilitation 13:307–325.

Kalbe E, Reinhold N, Ender U, Kessler J (2002) Aphasie-Check-Liste. Köln: Prolog.

Kappel H (2005) Krafttraining ist mehr als Muskelarbeit. Möglichkeiten eines muskulären Aufbautrainings im stationären Setting. Bewegungstherapie und Gesundheitssport 2:68–75.

Karnath HO, Ferber S, Dichgans J (2000) The origin of contraversive pushing: evidence for a second graviceptive system in humans. Neurology 55:1298–1304.

Karnath HO (1994) Disturbed coordinate transformation in the neural representation of space as the crucial mechanism leading to neglect. In: Halligan PW, Marshall JC (Hrsg.) Spatial neglect: position papers on theory and practice. Hillsdale: Lawrence Erlbaum. S. 147–150.

Keller I (1999) Computergestützte Therapie in der neurologischen Rehabilitation. Wachkoma 4:22–24.

Keller I (2001) Neurofeedback therapy of attention deficits in patients with traumatic brain injury. Journal of Neurotherapy 5:19–32.

Keller I, Beer A, Kerkhoff G (2003) Optokinetische Stimulation bei visuellem Neglect. Neurologie und Rehabilitation 9:272–279.

Keller I, Kerkhoff G (1996) Alltagsorientiertes Gedächtnistraining. In: Gauggel S, Kerkhoff G (Hrsg.) Fallbuch Neuropsychologie. Göttingen: Hogrefe-Verlag. S. 90–97.

Keller I, Lefin-Rank G (2010) Improvement of visual search after audio-visual exploration training in hemianopic patients. Neurorehabil Neural Repair 24:657–665.

Keller I, Lefin-Rank G, Lösch J, Kerkhoff G (2009) Combination of pursuit eye movement training with prism adaptation and arm movements in neglect therapy – A pilot study. Neurorehabil Neural Repair 23:58–66.

Keller I, Metsch J (1999) Das neuropsychologische Tätigkeitsfeld in einer neurologischen Klinik. In: Rief W (Hrsg.) Psychologie in der Klinik – eine Orientierungshilfe. Stuttgart: Schattauer Verlag S. 94–116.

Kerkhoff G (2000a) Multiple perceptual distortions and their modulation in patients with left visual neglect. Neuropsychologia 38:1073–1086.

Kerkhoff G (2000b) Neurovisual rehabilitation: recent developments and future directions. Journal Neurology Neurosurgery and Psychiatry 68:691–706.

Kerkhoff G, Heldmann B (1997) Effizienz visuell-räumlicher und visueller Neglecttherapie - Eine Cross-Over-Studie mit 13 Patienten. Zeitschrift für Neuropsychologie 8:44–61.

Kerkhoff G, Keller I (1996) Balintsyndrom. In: Gauggel S, Kerkhoff G (Hrsg.) Fallbuch Neuropsychologie. Göttingen: Hogrefe-Verlag. S. 70–80.

Kerkhoff G, Keller I, Ritter V, Marquardt C (2006) Repetitive optokinetic stimulation induces lasting recovery from visual neglect. Restorative Neurology and Neuroscience 24:357–369.

Kerkhoff G, Marquardt C (2009) EYEMOVE – Standardisierte Diagnostik und Therapie visueller Explorationsstörungen. Nervenarzt 80:1192–120.

Kerkhoff G, Münßinger U, Eberle-Strauss G, Stögerer E (1992a) Rehabilitation of hemianopic alexia in patients with postgeniculate visual field disorders. Neuropsychological Rehabilitation 2:21–42.

Kerkhoff G, Münßinger U, Haaf E, Eberle-Strauss G, Stögerer E (1992b) Rehabilitation of homonymous scotomata in patients with postgeniculate damage of the visual system: saccadic compensation training. Restorative Neurology and Neuroscience 4:245–254.

Kerkhoff G, Münßinger U, Meier EK (1994) Neurovisual rehabilitation in cerebral blindness. Archives of Neurology 51:474–481.

Kerkhoff G, Oppenländer K, Finke K, Bublak P (2007) Therapie zerebraler visueller Wahrnehmungsstörungen. Nervenarzt 78:457–470.

Kerkhoff G, Stögerer E (1994) Behandlung von Fusionsstörungen bei Patienten nach Hirnschädigung. Klinische Monatsblätter für Augenheilkunde 205:70–75.

Kern H, Carraro U, Adami N, Biral D, Hofer C, Forstner C, Mödlin M, Vogelauer M, Pond A, Boncompagni S, Paolini C, Mayr W, Protasi F, Zampieri S (2010) Home-Based Functional Electrical Stimulation Rescues Permanently Denervated Muscles in Paraplegic Patients With Complete Lower Motor Neuron Lesion. Neurorehabilitation Neural Repair 24:709–721.

Kharilas PJ, Logeman JA, Krugler C, Flanagan E (1991) Volitional Augmentation of Upper Esophageal Sphinkter Opening During Swallowing. Am J Physiol, 23:G450–456.

Khedr E, Abo-Elfetoh N (2009) Therapeutic role of rTMS on recovery of dysphagia in patients with latera lmedullary syndrome and brainstem infarction. J Neurol Neurosurg Psychiatry 81:495–499.

Khedr E, Abo-Elfetoh N, Rothwell J (2009) Treatment of post-stroke dysphagia with repetitive transcranial magnetic stimulation. Acta Neurol Scand, 119:155–161.

Klingenberg G (1997) Das Verarbeiten von Texten bei Aphasie. Untersuchungen zur modalitätsspezifischen Verarbeitung narrativer Texte. Freiburg: HochschulVerlag.

Knott M, Voss DE (1968) Proprioceptive neuro-muscular facilitation. New York: Harper & Row.

Konstanzer A, Ceballos-Baumann A-O, Dressnandt J, Conrad B (1993) Lokale Injektionsbehandlung mit Botulinumtoxin A bei schwerer Arm- und Beinspastik. Nervenarzt 64:517–523.

Kosak MC, Reding MJ (2000) Comparison of partial body weight-support treadmill gait training versus aggressive bracing assisted walking post stroke. Neurorehabil Neural Repair14:13–19.

Krauss H, Vogler P (1980) Periostbehandlung, Kolonbehandlung: 2 reflextherapeutische Methoden. 5. Auflage, Leipzig: Thieme Verlag.

Krewer C, Sikorski C, Blechschmidt C, Müller F, Quintern J (2008) From mind to movement – Contralateral EMG-triggered electrical stimulation for bilateral movements in hemiparetic patients. Biomedizinische Technik 53(Suppl.1):74–76.

Kroin JS, Ali A, York M, Penn RD (1993) The distribution of medication along the spinal canal after chronic intrathecal administration. Neurosurgery 33:266.

Kroker K (2000) Aphasie-Schnell-Test. Leverkusen: Steiner.

Kübler-Ross E (1996) Interviews mit Sterbenden (17. Aufl.) Gütersloh: Gütersloher Verlag.

Kuehn DP (1997) The Development of a New Technique for Treatment of Hypernasality: CPAP. American Journal of Speech-Language Pathology 6:5–8.

Kuhlke, H (2007) Therapie der Aufmerksamkeit. In: Finauer G (Hrsg.) Therapiemanuale für die neuropsychologische Rehabilitation. Heidelberg: Springer Verlag. S. 7–40.

Kühne W (2007a) Leben mit einer Gehirnverletzung. In: Finauer G (Hrsg.) Therapiemanuale für die neuropsychologische Rehabilitation. Heidelberg: Springer Verlag. S. 257–264.

Kühne W (2007b) Kompetenzorientierte Therapie. In: Finauer G (Hrsg.) Therapiemanuale für die neuropsychologische Rehabilitation. Heidelberg: Springer Verlag. S. 215–256.

Kurtais Y, Kutlay S, Tur B, Gok H, Akbostanci C (2008) Does Treadmill Training Improve Lower-Extremity Tasks in Parkinson Disease? A Randomized Controlled Trial. Clinical J Sport Medicine 18:289–291.

Kwakkel G, Kollen BJ, van der Grond J, Prevon AJ (2003) Probability of regaining dexterity in the flaccid upper limb: impact of severity of paresis and time since onset in acute stroke. Stroke 34:2181–2186.

Lance JW (1980) Symposium synopsis. In Young RR, Feldman RG, Koella WP eds. Spasticity: disordered motor control. Miami: Symposia specialists 485–494.

Lang C, Dehm A, Dehm B, Leuschner T (1999) Kurze Aphasieprüfung. Frankfurt: Swets & Zeitlinger.

Lang IM (2006) Upper Esophageal Sphincter. GI Motility online. URL: http://www.nature.¬com/gimo/contents/pt1/full/gimo12.html, Zugriff am 16.05.2006.

Langmore S, Schatz K, Olson N (1988) Fiberoptic Endoscopic Examination of Swallowing Safety: A New Procedure. Dysphagia 2: 216–219.

Langmore SE, Terpenning MS, Schork A, Chen Y, Murray JT, Lopatin DL, Loesche WJ (1998) Predictors of Aspiration Pneumonia: How Important Is Dysphagia? Dysphagia 13:69–81.

Leclercq C, Lemouel MA, Albert T (2005) Chirurgische Funktionsverbesserung an der oberen Extremität von Tetraplegikern. Handchir Mikrochir Plast Chir 37:230–237.

Ledl C (2010) Does pharyngeal electrical stimulation improve swallowing function in patients with bihemispheric lesions? In: Hömberg V, Binder H (eds.): 6th World Congress for Neurorehabilitation 2010, P170.

Ledl C, Holzleiter S, Hoch G (1998) Velar Function in Normal and Dysarthric Speakers. In: Ziegler W, Deger K (Eds.): Clinical Phonetics and Linguistics. London: Whurr Publishers. S. 470–482.

Lehmkuhl G, Poeck K (1981) A disturbance in the conceptual organization of actions in patients with ideational apraxia. Cortex 17:153–158.

Menche N (Hrsg.) (2007) Pflege heute, Lehrbuch für Pflegeberufe. München: Urban & Fischer Verlag.

Liepmann (1905) Die linke Hemisphaere und das Handeln. Muenchener Medizinische Wochenschrift 52: S. 2322–2326 und 2375–2378.

Lincoln N, Leadbitter D (1979) Assessment of motor function in stroke patients. Physiotherapy 65:48–51.

Lo AC, Guarino PD, Richards LG, Haselkorn JK, Wittenberg GF, Federman DG, Ringer RJ, Wagner TH, Krebs HI, Volpe BT, Bever CT Jr, Bravata DM, Duncan PW, Corn BH, Maffucci AD, Nadeau SE, Conroy SS, Powell JM, Huang GD, Peduzzi P (2010) Robot-assisted therapy for long-term upper-limb impairment after stroke. N Engl J Med 362:1772–83.

Logeman (1983) Evaluation and Treatment of Swallowing Disorders. Pro-Ed. Austin, Texas.

Logeman JA, Pauloski BR, Colangelo L, Lazarus C, Fujiu M, Kahrilas PJ (1995) Effects of a Sour Bolus on Oropharyngeal Swallowing Measures in Patients With Neurogenic Dysphagia. JSHR 38:556–563.

Lomas J, Pickard L, Bester S, Elberd H, Frilayson A, Zoghaib C (1989) The Communicative Effectiveness Index: Development and psychometric evaluation of a functional communication measure for adult aphasia. Journal of Speech and Hearing Disorders 54:113–124.

Lombardi F, Taricco M. (2002) Sensory stimulation for brain injured individuals in coma or vegetative state. Cochrane Database Syst. Review 2.

Ludlow C, Humbert I, Saxon K, Poletto C, Sonies B, Crujido L (2007) Effects of surface electrical stimulation both at rest and during swallowing in chronic pharyngeal dysphagia. Dysphagia 22:1–10.

Luft AR, Mc-Combe-Waller S, Whitall J, Forrester LW, Macko R., Sorkin JD, Schulz JB, Goldberg AP, Hanley DF (2004) Repetitive bilateral arm training and motor cortex activation in chronic stroke: a randomized controlled trial. JAMA 292:1853–1861.

Lundström E, Smits A, Terént A, Borg J. (2010) Time-course and determinants of spasticity during the first six months following first-ever stroke. J Rehabil Med 42:296–301.

Lutz L (1997) MODAK- Modalitätenaktivierung in der Aphasietherapie. Berlin: Springer.

Mai N, Marquardt C (1995) Schreibtraining in der neurologischen Rehabilitation. EKN – Materialien für die Rehabilitation. Dortmund: Borgmann.

Mai N, Marquardt C (2011) Schreibtraining in der neurologischen Rehabilitation. Verlag Borgmann Publishing.

Matthes-von-Cramon G, von Cramon DY, Mai N (1994) Verhaltenstherapie in der neuropsychologischen Rehabilitation. In: Zielke M (Hrsg.) Handbuch der stationären Verhaltenstherapie Weinheim: PVU. S. 164–175.

Maurer-Karattup P, Giacino J, Luther M, Eifert B (2010) Diagnostik von Bewusstseinsstörungen anhand der deutschsprachigen Coma Recovery Scale-Revised (CRS-R). Neurol Rehabil 16:232–246.

Mayer N, Esquenazi A (2003) Muscle overactivity and movement dysfunction in the upper motoneuron syndrome. Phys Med Rehabil Clin N Am 14:855–883.

Maynard FM, Karunas RS, Waring WP 3rd. (1990) Epidemiology of spasticity following traumatic spinal cord injury. Arch Phys Med Rehabil 71:566–9.

McAuliffe MJ, Ward EC (2006) The Use of Electropalatography in the Assessment and Treatment of Acquired Motor Speech Disorders in Adults: Current Knowledge and Future Directions. NeuroRehabilitation 21:189–203.

McDowell CL, Moberg E, House JH. (1986) The second international conference on surgical rehabilitation of the upper limb in tetraplegia. J Hand Surg (Am) 11:604–608.

Mehrholz J, Pohl M (2012) Electromechanicalasisted gait training after stroke: A systematic review comparing end-effector and exoskeletondevices J Rehabil Med 44:193–199.

Mehrholz J, Werner C, Kugler J, Pohl M (2010) Electromechanicalassisted training for walking after stroke [Update]. Cochrane Database Syst Rev CD006185.

Meiners M, Berg T (2001) Wahrnehmungsorientiertes Bewegen: Ein physiotherapeutisches Behandlungskonzept auf der neurologischen Intensivstation. Intensiv 9:198–202.

Meinzer M, Rodriguez A, Gonzalez L (2012) First Decade of Research on Constrained-Induced Treatment Approaches for Aphasia Rehabilitation. Arch Phys Med Rehabil 93: Suppl 1:35–45.

Meng NH, Wang TG, Lien IN (2000). Dysphagia in Patients with Brainstem Stroke: Incidence and Outcome. Am J Phys Med Rehabil 79:170–175.

Miyai I, Fujimoto Y, Yamamoto H, Ueda Y, Saito T, Nozaki S, Kang J (2002) Long-term effect of body weight–supported treadmill training in Parkinson's disease: a randomized controlled trial. Arch Phys Med Rehabil 83:1370–3.

Miyai I, Ito M, Hattori N, Mihara M, Hatakenaka M, Yagura H, Sobue G,Nishizawa M (2012) Cerebellar Ataxia Rehabilitation Trialists Collaboration. Cerebellarataxia rehabilitation trial in degenerative cerebellar diseases. Neurorehabil Neural Repair 26:515–22.

Morris PE Goad A, Thompson C, Taylor K, Harry B, Passmore L, Ross A, Anderson L, Baker S, Sanchez M, Penley L, Howard A, Dixon L, Leach S, Small R, Hite RD, Haponik E. (2008) Early intensive care unit mobility therapy in the treatment of acute respiratory failure. Crit Care Med 36:2238–43.

Moseley AM, Stark A, Cameron ID, Pollock A (2005) Treadmill training and body weight support for walking after stroke. Cochrane Database Syst Rev CD002840.

MudieMH, Matyas TA (2000) Can simultaneous bilateral movement involve the undamaged hemisphere in reconstruction of neural networks damaged by stroke? Disabil Rehabil 22:23–37.

Müller SV, Hildebrandt H, Münte TF (2004) Kognitive Therapie bei Störungen der Exekutivfunktionen – Therapiematerialien. Göttingen: Hogrefe.

Müller V, Mohr B, Rosin R, Pulvermüller F, Müller F, Birbaumer N (1997) Short-term effects of behavioural treatment on movement initiation and postural control in Parkinson's disease: a controlled clinical study. Mov Disord 12:306–314.

Münßinger U, Kerkhoff G (1993) Therapiematerial zur Behandlung visuell-räumlicher und räumlich-konstruktiver bei hirngeschädigten Patienten. EKN Materialien für die Rehabiliation 2, Dortmund: Borgmann publishing.

Münßinger U, Kerkhoff G (1995) Therapiematerial zur Behandlung visueller Explorationsstörungen bei homonymen Gesichtsfeldausfällen und visuellem Neglect. EKN Materialien für die Rehabilitation 9, Dortmund: Borgmann publishing.

Narayan RK, Loubser PG, Jankovic J, Donovan WH, Bontke CF (1991) Intrathecal baclofen for intractable axial dystonia. Neurology 41:1141–1142.

Needham DM , Dale M, Truong A, Fan E (2009) Technology to enhance physical rehabilitation of critically ill patients. Crit Care Med 37:S436–S441.

Nelles G (2004) Cortical reorganization – effects of intensive therapy. Restorative Neurology and Neuroscience 22:239–244.

Netsell R, Cleeland CS (1973) Modification of Lip Hypertonia in Dysarthria Using EMG Feedback. JSHR 38:131–140.

Nilsson L, Calrsson J, Danielsson A, Fugl-Meyer A, Hellström K, Kristensen L, Sjölund B, Sunnerhangen KS, Grimby G (2001) Walking training of patients with hemiparesis at an stage after stroke: a comparison of walking on a treadmill with body weight support and walking training on ground. Clin Rehabil 15:515–527.

Nobis-Bosch R, Rubi-Fessen I, Biniek R, Springer L (2013) Diagnostik und Therapie der akuten Aphasien. Stuttgart: Thieme.

Nusser-Müller-Busch R. (2011) Die Therapie des Fazio-Oralen Trakts. Berlin: Springer.

Nydahl P, Bartoszek G (2003) Basale Stimulation – Neue Wege in der Intensivpflege. Urban&Fischer. S. 306.

Ohmae Y, Logeman JA, Kaiser P, Hanson DG, Kahrilas PJ (1996). Effects of Two Breath Holding Maneuvers on Pharyngeal Swallow. Ann Otol Rhinol Laryngol 105:123–131.

Olsson MC, Krüger M, Meyer L-H, Ahnlund L, Gransberg L, Linke WA, Larsson L (2006) Fibre type-specific increase in passive muscle tension in spinal cord-injured subjects with spasticity J Physiol 577:339–352.

Orem (1971) Nursing: Concepts of practice New York: McGraw-Hill.

Owen AM, Coleman MR, Boly M, Davis MH, Laureys S, Pickard JD (2006) Detecting awareness in the vegetative state. Science 313:1402–1406.

Pambakian AL, Mannan SK, Hodgson TL, Kennard C (2004) Saccadic visual search training: a treatment for patients with homonymous hemianopia. Journal Neurology Neurosurgery and Psychiatry 75:1443–1448.

Pandian JD, Kaur P, Vishwambaran DK, Toor G, Manthangi S, Vijaya P, Uppal A, Kaur T, Arima H (2013) Shoulder taping reduces injury and pain in stroke patients: randomized controlled trial. Neurology 80:528–32.

Panturin E (2001) The Bobath concept. Letter to the editor. Clinical Rehabilitation 15:111.

Patterson KE (1988) Acquired disorders of spelling. In: Denes G, Semenza C, Bissiachi P (eds) Persepectives on Cognitive Neuropsychology. Londen: Lawrence Erlbaum.

Paul C (1995) Therapieleitfaden für Orthoptistinnen: Diagnose und Therapie zerebraler Sehstörungen nach erworbenen Hirnschäden. Ravensburg: Hans Joachim Praefcke Verlag.

Pérennou DA, Mazibrada G, Chauvineau V, Greenwood R, Rothwell J, Gresty MA, Bronstein AM (2008) Lateropulsion, pushing and verticality perception in hemisphere stroke: a causal relationship? Brain 131:2401–2413.

Pizzamiglio L, Fasotti L, Jehkonen M, Antonucci G, Magnotti L, Boelen D, Asa S (2004) The use of optokinetic stimulation in rehabilitation of the hemineglect disorder. Cortex 40:441–450.

Platz T, Pinkowski C, van Wijck F, Johnson G (2005) ARM. Arm Rehabilitation Measurement. Manual for performance and scoring. Baden-Baden: Deutscher Wissenschafts-Verlag.

Platz T, Vuadens P, Eickhof C, Arnold P, van Kaick S, Heise K (2008) REPAS, a summary rating scale for resistance to passive movement: Item selection, reliability and validity Disability and Rehabilitation 30:44–53.

Platz Th (2009) Rehabilitative Therapie bei Armparese nach Schlaganfall. Neurol Rehabil 15:81–106.

Pohl M, Mehrholz Z (2006) Immediate effects of an individually designed functional ankle-foot orthosis on stance and gait in hemiparetic patients. Clin Rehab 20:324–330.

Pohl M, Merholz J, Ritschel C, Rückriem S (2002) Speed-dependent treadmill training in ambulatory hemiparetic stroke patients. Stroke 33:553–558.

Pohl M, Rockstroh G, Rückriem S, Mrass G, Mehrholz J (2003) Immediate effects of speed-

237

dependent treadmill training on gait parameters in early Parkinson's disease. Arch Phys Med Rehabil 84:1760–6.

Posner J-B, Saper C-B, Schiff N-D, Plum F (2007) Plum and Posner's diagnosis of stupor and coma. Oxford University Press.

Prigatano GP (2004) Neuropsychologische Rehabilitation. Grundlagen und Praxis. Berlin, Heidelberg: Springer Verlag.

Raine S (2006) Defining the Bobath concept using the Delphi technique. Physiotherapy Research International 11:4–13.

Ramachandran VS, Rogers-Ramachandran D, Cobb S (1995) Touching the phantom limb. Nature 377:489–490.

Ramig LO, Sapir S, Countryman S, Pawlas AA, O'Brien C, Hoehn M, Thompson LL (2001) Intensive Voice Treatment (LSVT) for Patients with Parkinson's Disease: A 2 Year Follow Up. J Neurol Neurosurg Psychiatry 71:493–498.

Rasley A, Logeman JA, Kahrilas PJ, Rademaker AW, Pauloski BR, Dodds WJ (1998) Prevention of Barium Aspiration During Videofluoroscopic Swallowing Studies: Value of Change in Posture. Am J Roentgenol 160:1005–1009.

Rentschler I, Baumgartner G, Campbell FW, Lehmann D (1982) Analysis and restitution of visual function in a case of cerebral amblyopia. Human Neurobiology 1:9–16.

Ristori G, Romano S, Visconti A, Cannoni S, Spadaro M, Frontali M, Pontieri FE, Vanacore N, Salvetti M. (2010) Riluzole in cerebellar ataxia: a randomized, double-blind, placebo-controlled pilot trial. Neurology 74:839–45.

Robertson I, Manly T (2002) Cognitive routes to the rehabilitation of unilateral neglect. In: Karnath HO, Milner AD, Vallar G (Hrsg.) The Cognitive and Neural Bases of Spatial Neglect. Oxford: Oxford University Press. S. 365–374.

Robertson IH, Hogg K, McMillan M (1998) Rehabilitation of unilateral neglect: Improving function by contralesional limb activation. Neuropsychological Rehabilitation 8: 19–29.

Rode G, Klos T, Courtois-Jacquin S, Rossetti Y, Pisella L (2006) Neglect and prism adaptation: a new therapeutic tool for spatial cognition disorders. Restorative Neurology and Neuroscience 24:347–356.

Rode G, Pisella L, Rossetti Y, Farnè A, Boisson D (2003) Bottom-up transfer of sensory-motor plasticity to recovery of spatial cognition: visuomotor adaptation and spatial neglect. In: Prablanc C, Pélisson D, Rossetti Y (Hrsg.) Progress in Brain Research. Amsterdam: Elsevier Science B.V. S. 273–287.

Rogers CR (1994) Therapeut und Klient. Grundlagen der Gesprächspsychotherapie. Frankfurt am Main: Fischer.

Rosenbek JC, Robbins JA, Roecker EB, Coyle JL, Wood JL (1996) A Penetration-Aspiration Scale. Dysphagia 11:93–98.

Rossetti Y, Rode G, Pisella L, Farne A, Li L, Boisson D, Perenin MT (1998) Prism adaptation to a rightward optical deviation rehabilitates left hemispatial neglect. Nature 395:166–169.

Rothenberg M (1973) A New Inverse Filtering Technique for Deriving the Glottal Airflow Waveform During Voicing. Journal of the Acoustical Society of America 53:1632–1645.

Sabel BA, Kenkel S, Kasten E (2004) Vision restoration therapy (VRT) efficacy as assessed by comparative perimetric analysis and subjective questionnaires. Restorative Neurology and Neuroscience 22:399–420.

Sapir S, Spielman JL, Ramig LO, Story BH, Fox C (2007) Effects of Intensive Voice Treatment (the Lee Silverman Voice Treatment [LSVT]) on Vowel Articulation in Dysarthric Individuals With Idiopathic Parkinson Disease: Acoustic and Perceptual Findings. JSLHR 50:899–912.

Sara M, Pistoia F, Mura E (2009) Intrathekal baclofen in patients with persistent vegetative state: 2 hypotheses. Arch Phys Med Rehabil 90:1245–1249.

Saur D (2010) Bildgebung der Aphasien. Nervenarzt 81:1429–1437.

Saur D, Hartwigsen G (2012) Neurobiology of Language Recovery after Stroke: Lessons from Neuroimaging Studies. Arch Phys Med Rehabil 93:S15–25.

Schädler S (2009) Assessments in der Neurorehabilitation. Huber .

Schaul N (1998) The fundamental neural mechanisms of electroencephalography. Electroencephalography and Clinical Neurophysiology 106:101–107.

Schellig D, Drechsler R, Heinemann D, Sturm W(2009). Handbuch neuropsychologischer Testverfahren 1: Aufmerksamkeit, Gedächtnis und exekutive Funktionen. Göttingen: Verlag Hogrefe.

Schenk T, Bauer B, Steidle B, Marquardt C (2004) Does training improve writer's cramp?: An evaluation of a behavioral treatement approach using kinematic analysis. J Hand Ther 17:349–363.

Schiff ND, Giacino JT, Fins JJ et al. (2009) Deep brain stimulation, Neuroethics and the minimally conscious state. Archives of Neurology 66:697–702.

Schiff ND, Giacino JT, Kalmar K et al. (2007) Behavioural improvements with thalamic stimulation after severe traumatic brain injury. Nature 448:600–603.

Schindler I, Kerkhoff G, Karnath HO, Keller I, Goldenberg G (2002) Neck muscle vibration induces lasting recovery in spatial neglect. Journal of Neurology Neurosurgery and Psychiatry 73:412–419.

Schlenck C, Schlenck KJ, Springer L (1995) Die Behandlung des schweren Agrammatismus. Reduzierte-Syntax-Therapie (REST). Stuttgart: Thieme.

Schniepp R, Wuehr M, Ackl N, Danek A, Brandt T, Strupp M, Jahn K (2011) Aminopyridine improves gait variability in cerebellar ataxia due to CACNA 1A mutation. J Neurol 258:1708–11.

Schönle PW, Grabe K, Wenig P, Höhen J, Schrader J, Conrad B (1987) Electromagnetic Articulography: Use of Alternating Magnetic Fields for Tracking Movements of Multiple Points Inside and Outside the Vocal Tract. Brain Lang 31:26–35.

Schonmacher M (2006) Erste Ergebnisse zur Effektivität eines intensiven und hochfrequent repetitiven Benenn- und Konversationstrainings bei Aphasie. Forum Logopädie 4:22–28.

Schreiber A, Vonthein R, Reinhard J, Trauzettel-Klosinski S, Connert C, Schiefer U (2006) Effect of visual restitution training on absolute homonymous scotomas. Neurology 67:143–145.

Schroeteler F, Ziegler K, Fietzek UM, Ceballos-Baumann A (2009) Freezing während des Gehens. Nervenarzt 80:693–9.

Schuri U, Schneider U (2002) Gedächtnisstörungen. In: Goldenberg G, Pössl J, Ziegler W (Hrsg.) Neuropsychologie im Alltag. Stuttgart: Thieme Verlag. S. 61–73.

Schweickert WD, Pohlman MC, Pohlman AS, Nigos C, Pawlik AJ, Esbrook CL, Spears L, Miller M, Franczyk M, Deprizio D, Schmidt GA, Bowman A, Barr R, McCallister KE, Hall JB, Kress JP (2009) Early physical and occupational therapy in mechanically ventilated, critically ill patients: a randomised controlled trial. Lancet 373:1874–1882.

Sciortino KF, Liss JM, Case JL, Gerritsen KG Katz RC (2003) Effects of Mechanical Cold, Gustatory, and Combined Stimulation of the Human Anterior Faucial Pillars. Dysphagia 18:16–26.

Seel R-T, Sherer M, Whyte J et al. (2010) Assessment scales for disorders of consciousness: Evidence-based recommendations for clinical practice and research. Arch Phys Med Rehabil. 91:1795–1813.

Shaker R, Kern M, Bardan E, Tayler A, Stewart ET, Hoffmann RG, Arndorfer RC, Hofmann C, Bonnevier J (1997) Augmentation of Deglutitive Upper Esophageal Sphinkter Opening in the Elderly by Exercise. Am J Physiol 272:G1518–1522.

Shigematsu T, Fujishima I, Ohno K (2013). Transcranial direct current stimulation improves swallowing function in stroke patients. Neurorehabil Neural Repair. URL: http://nnr.sagepub.com/content/early/2013/02/06/1545968312474116, Zugriff am 06.03.2013.

Smith CH (1999) Incidence and Patient Characteristics Associated with Silent Aspiration in the Acute Care Setting. Dyphagia 14:1–7.

Spencer KA, Yorkston KM, Duffy JR (2003). Behavioral Management of Respiratory/ Phonatory Dysfunction From Dysarthria: A Flowchart for Guidance in Clinical Decision Making. Journal of Medical Speech-Language Pathology 11:39–61.

Stark J (1997) Everyday Life Activities (ELA), Fotoserie. Set 1–3. Bonn: Phoenix.

Stayer C, Tronnier V, Dressnandt J, Mauch E, Marquardt G, Rieke K, Müller-Schwefe G, Schumm F, Meinck H-M (1999) Intrathecal baclofen therapy for stiff-man syndrome and progressive encephalomyelopathy with rigidity and myoclonus. Neurology 49:1591–1597.

Steinbach A (2011) Langzeitbetreuung Wachkoma: Eine Herausforderung für Betreuende und Angehörige. Berlin: Axel Springer Verlag.

Sterr A, Freivogel S (2003) Motor-improvement following intensive training in low-functioning chronic hemiparesis. Neurology 61:842–844.

Stuart M, Butler JE, Collins DF, Taylor JL, Gandevia SC (2002) The history ofcontraction of t he wrist flexors can change cortical excitability. J Physiol 545:731–737.

Sturm W, Fimm B, Cantagallo A, Cremel N, North P, Passadori A, Pizzamiglio L, Rousseaux M, Zimmermann P, Deloche G, Leclerq M (2003) Specific computerized attention training in stroke and traumatic brain-injured patients. Zeitschrift für Neuropsychologie 14:283–292.

Sturm W, Thimm M, Fink GR (2006) Alertnesstraining in neglect: Behavioural and imaging results. Restorative Neurology and Neuroscience 24:371–384.

Suiter D, Leder S (2008). Clinical utility of the 3-ounce water swallow test. Dysphagia 23:244–250.

Sullivan SJ, Blumberger J, Lachowicz C, Raymond D (1997) Does Massage Decrease Laryngeal Tension In a Subject With Complete Tetraplegia? Perceptual and Motor Skills 84:169–170.

Tardieu G, Shentoub S, Delarue R (1954) A la recherche d'une technique de measure de la spasticite. Rev Neurol 91:143–4.

Tesak J (1999) Grundlagen der Aphasietherapie. Idstein: Schulz-Kirchner-Verlag.

Thatcher RW, Biver C, McAlaster R, Salazar A (1998) Biophysical linkage between MRI and EEG coherence in closed head injury. Neuroimage 8:307–326.

Thieme H, Mehrholz J, Pohl M, Behrens J, Dohle C (2012) Mirror therapy for improving motor function after stroke (Review). Database of Systematic Reviews 3 Art. No. CD008449. DOI: 10.1002/14651858. CD008449.pub2.

Thijssen DH, Paulus R, vanUden CJ,Koolos JG, Hopmann MT (2007) Decreased energy cost and improved gait pattern using a new orthosis in persons with long-term stroke. Arch. Phys. Med. Rehabil 88:181–186.

Tinazzi M, Farina S, Bhatia K, Fiaschi A, Moretto G, Bertolasi L, Zarattini S, Smania N. (2005). TENS for the treatment of writer's cramp dystonia: a randomized, placebo-controlled study. Neurology 64:1946–8.

Thomann C, Schultz von Thun F (1994) Klärungshilfe: Handbuch für Therapeuten, Gesprächshelfer und Moderatoren in schwierigen Gesprächen. Reinbek: Rowohlt.

Trauzettel-Klosinski (2012) Visual rehabilitation training for homonymous field defects. Ophthalmologe 109:496–500.

Ulzibat V Shishov S (1995) Operative treatment of primary fibromyalgia (myofibrillosis). Complementary Therapies in Medicine: 3:72–74.

Utz K, Keller I, Kardinal M, Kerkhoff G (2011) Galvanic Vestibular Stimulation reduces the pathological rightward line bisection error in neglect – a sham stimulation-controlled study. Neuropsychologia 49:1219–1225.

Van Nuffelen G, De Bodt M, Van de Heyning P, Wuyts F (2010) Effect of Rate Control on Speech Production and Intelligibility in Dysarthria. Folia Phoniatr Logop 62:110–119.

Van Vliet PM, Lincoln NB., Robinson E (2001) Comparison of the content of two physiotherapy approaches for stroke. Clin Rehabil 15:398–41.

Vattanasilp W, Ada L, Crosbie J (2000) Contribution of thixotropy, spasticity, and contracture to ankle stiffness after stroke J Neurol Neurosurg Psychiatry 69:34–39.

Veneman J, Kruidhof R, van der Helm FCT, van der Kooy H (2005) Design of a Series Elastic- and Bowden cable-based actuation system for use as torque-actuator in exoskeleton-type training robots. Proceedings of the ICOOR Chicago, USA.

Verin E, Leroi A (2009) Poststroke dysphagia rehabilitation by repetitive transcranial magnetic stimulation: a noncontrolled pilot study. Dysphagia, 24:204–210.

Vogel M (2001) Therapie der zentralen Sprechstörungen: Dysarthrie, Sprechapraxie. In: Böhme G (Hrsg.) Sprach-, Sprech-, Stimm- und Schluckstörungen. Band 2: Therapie. München: Urban & Fischer:

Wade DT, Hewer R (1987) Functional abilities after stroke: Measurement, natural history and prognosis. J Neurol Neurosurg Psychiatry 50:177–182.

Walker-Batson D, Curtis S, Natarajan R, Ford J, Dronkers N, Salmeron E (2001) A double-blind, placebo-controlled study of the use of amphetamine in the treatment of aphasia. Stroke 32:2093–2098.

Watson PJ, Hixon TJ (2001) Effects of Abdominal Trussing on Breathing and Speech in Men with Cervical Spinal Cord Injury. JSHLR 44:751–762.

Werner C, Von Frankenberg S, Treig T, Konrad M, Hesse S (2002) Treadmill training with partial body weight support and an electromechanical gait trainer for restoration of gait in subacute stroke patients: a randomized crossover study. Stroke 33:2895–2901.

Wernig A, Müller S (1992) Laufband locomotion with body weight support improved walking in persons with spinal cord injuries. Paraplegia 30:229–238.

Westlake K, Patten C (2009) Pilot study of Lokomat versus manualassisted treadmill training for locomotor recovery post-stroke. J Neuroeng Rehabil 6:18.

Wiegand, I Keller, I (2009). EEG-Korrelate der Aufmerksamkeit bei Gesunden und Patienten mit Hirnschädigung. Zeitschrift für Neuropsychologie 20: 305–312.

Willand MP, Holmes M, Brain JR, Fahnestock M, de Bruin H (2011) Determining the effects of electrical stimulation on functional recovery of denervated rat gastrocnemius muscle using motor unit number estimation. Conf Proc IEEE Eng Med Biol Soc 1977–1980. Doi:10.1109/IEMBS.2011.6090557.

Wilson BA Evans JJ, Emslie H, Malinek V (1997). Evaluation of NeuroPage: A new memory aid. Journal of Neurology, Neurosurgery & Psychiatry 63:113–115.

Wissel J, Manack A, Brainin M (2013) Toward an epidemiology of poststroke spasticity Neurology 80:S13.

Wolf SL, Winterstein CJ, Miller JP, Taub E, Uswatte G, Morris D, Giuliani C, Light KE, Nichols-Larsen D, EXCITE-Investigators (2006) Effect of constrainet-induced movement therapy on upper extremity function 3 to 9 months after stroke: the EXCITE randomized clinical trial. JAMA 296:2095–2104.

Wood RL (1990) Conditioning procedures in brain injury rehabilitation. In: RL Wood (Ed.), Neurobehavioural sequelae of traumatic brain injury. London: Taylor & Francis. S. 153–174.

Wood RL, Burgess PW (1988) The psychological management of behaviour disorders following brain injury. In: I Fussey and GM Giles (Eds.), Rehabilitation of the severely brain injured adult: A practical approach. London: Croom Helm.

Yorkston KM, Beukelman DR, Strand EA, Bell KR (1999) Management of Motor Speech Disorders in Children and Adults. 2nd ed., pro-ed, Austin Texas.

Yorkston KM, Spencer K, Beukelman D, Duffy J, Golper LA, Miller R, Strand E, Sullivan M (2002) Practice Guidelines for Dysarthria: Evidence for the Effectiveness of Management of Velopharyngeal Function. http:/ www.ancds.org, Zugriff am 31.07. 2007.

Yu T, Lang S, Vogel D, Markl A, Müller F, Kotchoubey B (2013) Patients with unresponsive wakefulness respond to pain cries of other people. Neurology 80:345–352.

Zahn R, Drews E, Specht K, Kemeny S, Reith W, Willmes K (2004) Recovery of semantic word processing in global aphasia: a functional MRI study. Brain 18:322–336.

Ziegler W (2003).Speech-Motor Control Is Task-Specific. Evidence from Dysarthria and Apraxia of Speech. Aphasiology 17:3–36.

Ziegler W, Hartmann E, Wiesner I (1992) Dysarthriediagnostik mit dem »Münchner Verständlichkeits-Profil« (MVP) – Konstruktion des Verfahrens und der Anwendung. Nervenarzt 63:602–608.

Ziegler W, Vogel M (2010) Dysarthrie. Stuttgart: Thieme.

Zihl J, von Cramon D (1985).Visual field recovery from scotoma in patients with postgeniculate damage. A review of 55 cases. Brain 108:439–469.

5 Spezielle Aspekte der Neurorehabilitation

5.1 Inkontinenz

Jürgen Herzog und Hans Brunner

Inkontinenz für Urin und/oder Stuhl gehört zu den häufigsten Begleitsymptomen in der neurologischen Rehabilitation und hat für die Betroffenen erhebliche physische, psychische und alltagsrelevante Konsequenzen. Die oft gravierend beeinträchtigte Lebensqualität (Irwin et al. 2006) setzt einen proaktiven Umgang des therapeutischen Teams mit diesen Beschwerden voraus.

gen (NBS) entstehen durch Schädigung spezifischer Kerngebiete (»Miktionszentren«) im frontalen Kortex, im Pons, in den Zellen der sympathischen Columna intermediolateralis (Th11–L1) und im Sakralmark (S2–S4), in den diese Strukturen verbindenden ab- und aufsteigenden ZNS-Bahnen sowie in den im kleinen Becken verlaufenden efferenten und afferenten Nerven zur Blasen-, Sphinkter- und Beckenbodenmuskulatur.

5.1.1 Urininkontinenz

Urininkontinenz liegt vor, wenn Patienten lediglich über den unwillkürlichen Abgang von Urin *berichten* (Abrams et al. 2002). Neurogene Blasenfunktionsstörun-

5.1.1.1 Epidemiologie

Die ▶ Tab. 5.1 zeigt die Prävalenz von Blasenfunktionsstörungen bei typischen der Neurorehabilitation bedürfenden Erkrankungen.

Tab. 5.1: Häufigkeit neurogener Blasenfunktionsstörungen bei typischen Erkrankungen in der neurologischen Rehabilitation

Erkrankung	Prävalenz der Blasenfunktionsstörung	Kommentar
Schlaganfall	20–50 %	häufiger bei infratentoriellen Läsionen, Ausmaß der urologischen Symptome korreliert mit Rehabilitationserfolg
multiple Sklerose	50–90 %	Symptome abhängig von Läsionsverteilung
traumatische Rückenmarksverletzung	85–100 %	abhängig von Läsionsort und -schwere unterschiedliche Ausprägung
Polyneuropathie	25–87 %	abhängig von Ätiologie unterschiedliche Ausprägung

Tab. 5.1: Häufigkeit neurogener Blasenfunktionsstörungen bei typischen Erkrankungen in der neurologischen Rehabilitation – Fortsetzung

Erkrankung	Prävalenz der Blasenfunktionsstörung	Kommentar
ZNS-Tumoren	24 %	häufig Entleerungsstörungen, seltener Inkontinenz
Demenzerkrankungen	23–48 %	Genese häufig multifaktoriell, Symptome uneinheitlich

5.1.1.2 Funktionsstörungen

Bei NBS ist das Zusammenspiel des Blasendetrusors und der willkürlich und un-willkürlich innervierten Sphinktersysteme gestört. Je nach Lokalisation, Art und Ausmaß der Schädigung resultieren unterschiedliche Pathophysiologien (▶ Abb. 5.1).

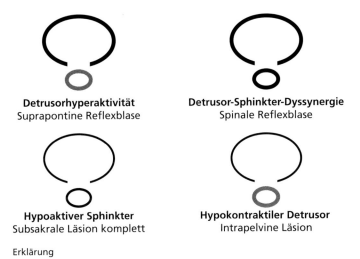

Detrusorhyperaktivität
Suprapontine Reflexblase

Detrusor-Sphinkter-Dyssynergie
Spinale Reflexblase

Hypoaktiver Sphinkter
Subsakrale Läsion komplett

Hypokontraktiler Detrusor
Intrapelvine Läsion

Erklärung

━━━ Hyperaktiver Muskel

──── Hypoaktiver Muskel

▬▬▬▬ Normal aktiver Muskel

Abb. 5.1:
Neurogene Blasenfunktionsstörungen schematisch (»Madersbacher-Klassifikation«, modifiziert nach Wyndaele et al. 2002)

Klinisch äußert sich dies in vier distinkten Inkontinenz-Syndromen:

- Dranginkontinenz (»überaktive Blase«, Pollakisurie, imperativer Harndrang, Nykturie)
- Stressinkontinenz (Urinabgang bei Erhöhung des intraabdominellen Drucks, z. B. Niesen, Husten, Pressen)
- Mischinkontinenz (aus Drang- und Stressinkontinenz)

- Überlaufinkontinenz (Syndrom der unvollständigen Blasenentleerung, Harnträufeln, Restharnbildung).

5.1.1.3 Prognosefaktoren

Es existieren keine kontrollierten Studien, welche Faktoren die Prognose zur Wiedererlangung der Urinkontinenz (vollständige Kontinenz oder »soziale« Kontinenz durch

Hilfsmittel) beeinflussen. Nur bei traumatischen Rückenmarksläsionen konnte das Fehlen somatosensibler Potenziale des N. pudendus (SSEP) mit einer ungünstigen Erholung der Blasenfunktion über 6 Monate belegt werden (Curt und Dietz 1997). Als Faustregel gilt, dass suprapontine Läsionen mit einem besseren Verlauf als infrapontine, bzw. dass Conus-/Cauda-Verletzungen mit einer besonders ungünstigen Prognose einhergehen. Aus der klinischen Erfahrung sind in der neurologischen Rehabilitation weitere Aspekte für die Kontinenzentwicklung bedeutsam:

• Wachheit
• Wiedererlangung motorischer Fähigkeiten (insbesondere Transfers, Sitzdauer, (bi-)manuelle Fertigkeiten)
• Ausmaß kognitiver Einschränkungen
• vorbestehende, nichtneurogene Inkontinenz (z. B. benigne Prostatahyperplasie, postpartaler Deszensus)
• Indikation für Medikamente mit Beeinflussung des unteren Harntrakts (z. B. Antidepressiva, Anxiolytika, Neuroleptika, Antiepileptika).

Eine persistierende, neurogene Inkontinenz trägt erheblich zur Mortalität (u. a. durch rezidivierende Harnwegsinfekte, Urosepsis, Stau der oberen Harnwege) und Morbidität (u. a. durch Depression, psychosoziale Stigmatisierung, katheterassoziierte Komplikationen, Dekubiti) der Betroffenen bei. Über die neurologische Rehabilitation hinaus ist somit eine i. d. R. lebenslange, multidisziplinäre Betreuung erforderlich.

5.1.1.4 Diagnostik

Die Basisdiagnostik bei NBS umfasst:

1. gezielte Anamnese
2. klinische Untersuchung (inklusive Inspektion des Urogenitaltraktes, sakrale Reflexe, analer Sphinktertonus, urogenitale Sensibilität)
3. Urinuntersuchung (Urin-Stix, Urinkultur, ggf. Urin-Sediment).
Die Basisdiagnostik sollte das Inkontinenzsyndrom, die Notwendigkeit erweiterter neurourologischer Diagnostik und den individuellen Leidensdruck erfassen. Bei Patienten ohne künstliche Harnableitung und mit ausreichender Kooperation und Kognition sollte das Basisprogramm ergänzt werden durch:
4. Restharnmessung (sonografisch oder über Einmalkatheter)
5. Miktionsprotokoll über 2–3 Tage (inklusive Miktionsfrequenz, Miktions- und Trinkmengen, Inkontinenzepisoden).
Je nach Fragestellung ist weitere Zusatzdiagnostik notwendig:
6. Sonografie des oberen und unteren Harntrakts
7. Uroflowmetrie (v. a. zur DD obstruktiver Blasenentleerungsstörungen)
8. (video-)urodynamische Untersuchung (UDU)
9. Urethrozystoskopie.
Die UDU wird in ihrer diagnostischen Aussagekraft bei NBS häufig überschätzt, jedoch in der neurologischen Rehabilitation zu selten angewendet. Obligat sind UDU in der Postakutphase und im Verlauf von NBS bei spinalen Erkrankungen zu fordern: Die wichtigste Zielgröße der Messung ist hier die Druckentwicklung in der Blase unter Pharmakotherapie, da ein zu hoher leak-point-pressure zu irreversiblen Nierenschädigungen führen kann (Wyndaele et al. 2010). Seltene, speziellen Fragestellungen vorbehaltene (und sinnvollerweise nur an einem erfahrenen Zentrum durchzuführende) Untersuchungen sind:
10. elektrophysiologische Untersuchungen (EMG M. sphincter ani und M. sphincter urethrae externus, NLG/ MEP/ SSEP des N. pudendus)
11. Röntgen (Ausscheidungsurogramm).

5.1.1.5 Prävention

Die Mehrzahl der Patienten wird aus den Akutkrankenhäusern mit transurethralen (TUK) oder suprapubischen (SPK) Harnableitungssystemen in die neurologische Frührehabilitation verlegt. Hierbei zeigt die Praxis, dass insbesondere TUK auch ohne zugrunde liegende NBS, namentlich zur Pflegeerleichterung oder zur korrekten Flüssigkeitsbilanzierung, verwendet werden. Die frühestmögliche Entfernung von TUK in der Rehabilitation (»Auslassversuch«) sollte nicht nur zur Demaskierung einer möglichen NBS, sondern auch zur Vermeidung von längerfristigen Komplikationen (katheterassoziierte Infektionen, Harnröhrenstrikuren, Atonie des Blasendetrusors, akzidentelle Dislokationen geblockter TUK bei unruhigen Patienten) hohe Priorität haben. Dabei sollte die Entscheidung über eine frühzeitige Entfernung weniger von einer aktuell zu erwartenden Urinkontinenz, sondern in erster Linie von der Aussicht auf eine restharnfreie Blasenentleerung getrieben werden. Die durch die hohe Pflegebedürftigkeit oft unvermeidbare Inkontinenz kann dann übergangsweise durch geeignete Hilfsmittel (Schutzhosen, Vorlagen, Urinalkondome) erleichtert werden. *Kontraindikationen* gegen eine frühzeitige Entfernung des TUK sind z. B.

- die Notwendigkeit einer exakten Flüssigkeitsbilanz,
- schlecht heilende Dekubiti im Becken-/Sakralbereich und
- Harnröhrenabrisse etc.

5.1.1.6 Therapie/Management

Bei der Therapie von NBS ist zu berücksichtigen, dass häufig gleichzeitig Störungen der Blasenfüllung und der Blasenentleerung vorliegen. Eine zielorientierte Vorgehensweise durch das rehabilitative Behandlungsteam ist zu empfehlen. In der Regel ist es nötig, mehrere Therapiestrategien simultan anzuwenden. In absteigender Wichtigkeit sind dabei folgende Aspekte von Belang:

- Schutz des oberen Harntraktes vor überhöhtem Blaseninnendruck
- Erreichung bestmöglicher Kontinenz
- Optimierung der Lebensqualität
- Normalisierung der Funktion des unteren Harntraktes (häufig unmöglich)
- Berücksichtigung von individuellen Besonderheiten der Patienten, Wirtschaftlichkeitsaspekte und Komplikationen.

Zu den allgemeinen Maßnahmen bei der Inkontinenztherapie gehören:

1. Verhaltenstraining
   - Blasentraining (intermittierendes Abklemmen des TUK oder SPK zur Steigerung der Blasenkapazität und Perzeption, Erfolgskontrolle über Miktionsprotokoll)
   - Toilettentraining (zu festen Uhrzeiten oder nach Aufforderung)
   - Trinkmanagement (Begrenzung der Flüssigkeitsaufnahme am frühen Abend bei Nykturie, Vermeidung diuretisch wirkender Getränke)
   - Adäquate Hilfen (pflegerische Unterstützung beim Toilettentransfer, Schutzhosen, Vorlagen, Urinalkondome).
2. Katheterunterstützte Maßnahmen bei Restharn
   - intermittierender Katheterismus (IK): Mittel der Wahl zur *kurz- und langfristigen* Kontinenzerreichung, Selbst-IK ist Fremd-IK hinsichtlich Effektivität und Langzeitkomplikationen klar vorzuziehen, Katheterfrequenz abhängig von Blasenkapazität (Ziel: Miktionsportion < 500 ml), sorgfältige Schu-

lung des Patienten und Versorgung mit nichttraumatisierenden, hydrophil beschichteten Einmalkathetern nötig, jährliche urologische Verlaufskontrollen mit UDU zu empfehlen
• suprapubische Blasenkatheter (SPK): zur *kurz- und mittelfristigen* Kontinenzerreichung, hinsichtlich Komplikationsrate (Infektion, Traumata) dem IK unter-, dem TUK überlegen, als Langzeitlösung nur ausnahmsweise, dann jedoch mit hoher Akzeptanz (Bedienkomfort, ermöglicht Sexualität), Katheterwechsel alle 4–6 Wochen

• transurethraler Blasenkatheter (TUK): zur *kurzfristigen* Kontinenzerreichung bei *allen* NBS, größtmögliches Lumen (12–16 Ch) und kleinstmöglicher Blockungsballon (5–10 ml) verhindern Erosionen an Urethra und Blasenhals, Katheterwechsel alle 2–4 Wochen (abhängig vom Material), Abklemmen des Katheters zum Blasentraining nur in Einzelfällen empfohlen.

Die spezifischen Maßnahmen bei der Inkontinenztherapie fasst ▶ **Tab. 5.2** zusammen.
Mechanische Blasenentleerungen (Manöver nach Valsalva oder Credé) sind auf-

Tab. 5.2: Überblick über das Spektrum evidenzbasierter Therapiemöglichkeiten bei neurogener Blasenfunktionsstörung (modifiziert nach Herzog und Jost, Leitlinie »Diagnostik und Therapie von neurogenen Blasenstörungen«, DGN 2008)

Pathophysiologie	Therapieoption (Evidenzgrad)
Detrusorhyperaktivität	
konservativ	• Blasentraining (↑)
medikamentös	• Anticholinergikum (↑↑)
	• Botulinumtoxin in Detrusor (↑↑)
invasiv	• chronische Stimulation Wurzel S3 (↑↑)
	• Harnblasenaugmentation (↑↑)
Detrusor-Sphinkter-Dyssynergie	
konservativ	• sauberer Einmalkatheterismus (↑↑)
medikamentös	• Anticholinergikum (↑↑)
	• Botulinumtoxin in Detrusor (↑↑)
invasiv	• sakrale Vorderwurzelstimulation (↑↑)
	• komplette Sphinkterotomie (↑↑)
	• Harnblasenaugmentation (↑↑)
	• Ileumconduit (↑↑)
hypokontraktiler Detrusor	
konservativ	• sauberer Einmalkatheterismus (↑↑)
	• suprapubischer Blasendauerkatheter (↔)
medikamentös	• Cholinergikum (↔)
	• Alpha-Blocker (↑↑)
invasiv	• chronische Stimulation Wurzel S3 (↑↑)
	• intravesikale Elektrotherapie (↑)
hypokontraktiler Sphinkter	
konservativ	• Beckenbodentraining (↑), Biofeedbacktraining (↑)
medikamentös	• Duloxetin (↑)
invasiv	• artifizielles Sphinktersystem (↑↑), Bulking agents (↑)

grund der hohen ureterorenalen Refluxgefahr nicht mehr indiziert.

5.1.2 Stuhlinkontinenz

Eine international einheitliche Definition von Stuhlinkontinenz existiert nicht. Die am weitesten verbreitet akzeptierte Definition einer Konsensuskommission versteht darunter den kontinuierlichen oder intermittierenden Abgang von Stuhl (> 10 ml) für mindestens 1 Monat bei mehr als 3 Jahre alten Personen (Drossman 1990).

5.1.2.1 Epidemiologie

Inkontinenz bei der Defäkation ist – mehr noch als bei der Miktion – das Begleitsymptom vieler neurologischer Erkrankungen, das mit der höchsten Einschränkung an Lebensqualität sowie erheblichen sozioökonomischen Kosten verbunden ist (Schätzungen: z. B. jährliche Kosten für Schutzhosen/ Windeln 400 Mio. US$ in den USA). Epidemiologisch sind

- Alter,
- weibliches Geschlecht,
- hoher Body-Mass-Index (BMI),
- reduzierte körperliche Aktivität,
- Depression und
- Diabetes

als relevante Risikofaktoren identifiziert. Die Prävalenz von Stuhlinkontinenz bei Patienten in der neurologischen Rehabilitation ist unbekannt, dürfte jedoch insbesondere in der Frührehabilitation bei 60–80 % liegen. Die in außerklinischen Populationen beobachtete, überzufällige Häufung von simultaner Stuhl- und Urininkontinenz (Markland et al. 2010) trifft für neurologische Patienten ebenso zu.

5.1.2.2 Funktionsstörungen

Für das Verständnis der Funktionsstörung ist die Spannbreite der physiologischen oro-analen Transitzeit (2–3 Tage) und der normalen Defäkationsfrequenz (2–3-mal/Tag bis nur jeden 3. Tag) hilfreich. Eine rein »neurogene« Stuhlinkontinenz tritt lediglich bei (kompletten) spinalen Läsionen auf. In der Mehrzahl der Fälle ist die Inkontinenz multifaktoriell. Neben kognitiven Einschränkungen sind

- eine Dysfunktionalität der Analsphinkteren,
- eine reduzierte rektale Compliance,
- Obstipation sowie
- eine herabgesetzte (peri-)anale Sensibilität

die häufigsten pathophysiologischen Ursachen.

5.1.2.3 Diagnostik

Zu Beginn der neurologischen Rehabilitation sollte eine möglichst standardisierte Evaluation der Stuhlinkontinenz erfolgen:

1. »Darmanamnese« vor der aktuellen Erkrankung (u. a. Entleerungsrhythmus, -zeitpunkt, -dauer, Verwendung von Medikamenten zur Entleerung, Stuhlbeschaffenheit, OP im kleinen Becken/ Analtrakt)
2. aktuelles Defäkationsprotokoll (Entleerungszeitpunkt, Verwendung von medikamentöser oder mechanischer Stimulation, Menge/ Farbe/ Form des Stuhls, Zahl und Zeitpunkt der Inkontinenzepisoden)
3. körperliche Untersuchung (Sphinktertonus, Sitzstabilität, Transfermöglichkeiten, Hand- und Armfunktion, Dekubitusrisiko, Lernfähigkeit etc.)

4. selten: Laboruntersuchungen des Stuhls (Mikrobiologie, Toxikologie, enzymatische Bestimmungen)
5. sehr selten: Anoskopie, Sigmoidoskopie, Koloskopie, EMG M. sphincter ani, transanale Sonografie, MRT, Barium-Defäkografie.

5.1.2.4 Prävention

Eine manifeste Stuhlinkontinenz lässt sich in der neurologischen Rehabilitation nur selten verhindern. Allgemeine Maßnahmen haben sich dennoch als prognostisch förderlich erwiesen:

1. ausreichende Flüssigkeitszufuhr (40 ml/kg Körpergewicht/d + 500 ml/d als Faustregel d. h. 3,3 l bei 70 kg)
2. faserstoffreiche Ernährung
3. ausreichende Mobilisation/Bewegung (sofern möglich)
4. Überprüfung der Medikation und ggf. Sondenkost auf Beeinflussung der Darmtätigkeit.

Präventionsmaßnahmen bei Stuhlinkontinenz in der neurologischen Rehabilitation zielen überwiegend auf die Vermeidung von Sekundärkomplikationen ab, wie z. B. Hautschäden, Ileus, Hämorrhoiden, Abszesse, autonome Dysreflexie.

5.1.2.5 Therapie/Management

Medikamentös unterstützte Behandlungsziele sind:

1. Erreichung geformter Stuhlkonsistenz bei kleinen, wässrigen Stuhlportionen (z. B. durch Quellstoffe wie Methylzellulose 1–2 Teelöffel/d)
2. Reduktion der Stuhlfrequenz bei Diarrhö (z. B. durch Loperamid-Tabletten)

3. Erreichung weicherer Stuhlkonsistenz bei harten Stühlen (z. B. durch Macrogol-Pulver oder Lactulose)
4. Lösen von Impaktationen durch lokale, rektale Entleerungshilfen (Mikro-Klistiere, Bisacodyl-Supplementierung, CO_2-Bildner wie Lecicarbon®-Supplementierung, Irrigationen).

Nichtmedikamentöse Behandlungsziele sind:

1. Toilettenmobilisation zu festen Zeiten, angelehnt an gewohnte oder neue Defäkationsmuster
2. manuelles Lösen mechanischer Obstipation (manuelles Ausräumen von Kotsteinen, digital rektale Stimulation)
3. Verwendung von Schutzsystemen
   - Schutzhosen
   - Analtampons (*Cave*: geringe Compliance)
   - Fäkalkollektoren (mit und ohne Cuff-Systeme)
4. Stärkung von Beckenboden- und Sphinktermuskulatur (Biofeedback, Physiotherapie) bei kognitiv ausreichend belastbaren Patienten.

Operative Behandlungsziele sind:

1. S3-Sakralnervenstimulation: genauer physiologischer Mechanismus unklar, jedoch hervorragende Wirksamkeit in zwei randomisierten Studien (Tjandra et al. 2008; Leroi et al. 2005); langfristige Wirksamkeit und optimaler OP-Zeitpunkt jedoch umstritten
2. Colostomie: ultima ratio, jedoch in der neurologischen Rehabilitation mitunter als passagere Ableitung zur Sanierung schlecht/nicht heilender Dekubiti empfehlenswert
3. weitere chirurgische Eingriffe (z. B. Sphinkterplastik mit M. gracilis, rektale Augmentation) für neurologische Patienten in der Regel nicht relevant.

5.2 Schmerzen

Christine Dudel

5.2.1 Ätiologie und Epidemiologie

Eine Bestandsaufnahme zur Qualität der Schmerztherapie in deutschen Krankenhäusern (Maier et al. 2010) kommt zu dem Ergebnis, dass inzwischen deutlich weniger die Tumor- oder postoperativen Patienten, als die in konservativen Fächern, primär wegen anderer Diagnosen behandelten Patienten, die *auch* eine Schmerzdiagnose haben, insuffizient schmerztherapiert sind. 39 % der 999 Patienten aus dieser Gruppe bekamen trotz Schmerzen gar keine Schmerztherapie, bei 46 % der therapierten war diese nicht ausreichend. Es besteht also Optimierungspotenzial für die Schmerztherapie in den konservativen Fächern – und damit wahrscheinlich auch in der Neurorehabilitation.

5.2.2 Diagnostik

Zur therapeutisch notwendigen Zuordnung in *nozizeptiven, neuropathischen* oder *gemischten Schmerz* führt in aller Regel die Eigen- und/oder Fremdanamnese, situative Beobachtung und körperliche Untersuchung, die Aufschluss geben über: Schmerzlokalisation, Qualität, Dauer, Dynamik, Intensität, Entwicklung, Einflussfaktoren, Begleitsymptome, Verhalten bei Schmerz, Therapieerfahrung, Krankheitskonzept, persönliche Entwicklung, Krankengeschichte. Eine ausführliche Vorlage bietet: http://www.dgss.org/fileadmin/pdf/12¬_DSF_Anamnese_Muster_2012.2.pdf (Zugriff am 17.6.2013).

Nozizeptiver Schmerz entsteht durch Aktivierung der peripheren multimoda-

len Nozizeptoren von intakten, primär afferenten Nervenfasern durch chemische, taktile oder thermische Reize. Typisch sind z. B. skelettale oder myofasziale Schmerzen.

Neuropathischer Schmerz entsteht im peripheren oder zentralen Nervensystem selbst durch entzündliche, toxische oder traumatische Schädigungen des somatosensorischen Systems, ggf. konsekutiv zentrale Sensibilisierung, Verlust spinaler Hemmung. Kennzeichnend sind Negativsymptome (Funktionseinschränkung) und Positivsymptome (Spontanschmerz, Hyperalgesie, Allodynie).

5.2.3 Therapie

Schmerztherapie sollte individuell, multimodal und insbesondere beim chronischen Schmerz interdisziplinär sein. Damit ist beim Akutschmerz ganz überwiegend und beim chronischen Schmerz in etwa 30 % eine signifikante Besserung der Symptome zu erreichen.

5.2.3.1 Nichtmedikamentöse Maßnahmen

Nichtmedikamentöse Maßnahmen beinhalten gutes Erwartungsmanagement – bei Patient, Angehörigen und med. Personal inklusive Arzt sowie individuell angepasst: Prophylaxe, Ursachenbeseitigung, Physiotherapie, physikalische Therapie, Akupunktur, topische Substanzen, Elektrotherapie, Bewegungstherapie, Entspannungstherapie, Biofeedback, Psychotherapie, Verhaltenstherapie, soziale Betreuung, Infiltrationen, Operation.

5.2.3.2 Medikamentöse Schmerztherapie

Die echte Herausforderung, insbesondere in der Therapie chronischer Schmerzen, ist weniger die primäre Substanzwahl als das tragfähige therapeutische Verhältnis, die wirklich geduldige Titration und das frühe effektive Management von Nebenwirkungen. Dies bringt häufig mehr als rasche Regimewechsel. Erste Wahl beim *nozizeptiven Schmerz* sind nichtopioide Analgetika (▶ Tab. 5.3), Kombinationen wie NSAID/Coxiben mit Metamizol oder Paracetamol können günstig sein. Beim *neuropathischen Schmerz* sind trizyklische Antidepressiva oder Antiepileptika (insbesondere Gabapentin, Pregabalin, bei manchen Neuropathien Carbamazepin) die erste Wahl (▶ Tab. 5.5). Der *gemischt nozizeptive und neuropathische Schmerz* bedarf beider Komponenten. Sehr hilfreich können Kombinationen mit Koanalgetika wie Muskelrelaxantien oder Antidepressiva (Trizyklika, selektive Serotonin-Noradrenalin-Reuptake-Hemmung/SSNRI) sein. Der analgetische Effekt dieser Antidepressiva tritt früher und in niedrigeren Dosen ein als der antidepressive. Opioide (▶ Tab. 5.4) sind bei beiden Schmerztypen zweite Wahl bzw. add-on. Die sog. schwach wirksamen Opioide (Tilidin, Tramadol) sind im Nebenwirkungsprofil häufig günstiger als die sog. stark wirksamen und analgetisch im klinischen Alltag gar nicht unbedingt weniger potent. Die Opiatsensitivität eines Schmerzes wird zunächst mit einem nichtretardierten Präparat geprüft. Bei gegebener Effektivität wird die Tagesdosis austitriert, dann äquivalent auf das Retardpräparat umgestellt und ggf. 1–2 Dosen (Σ 10 % der Tagesdosis) des nichtretardierten Präparats für Schmerzspitzen (»Rescue«) zur Verfügung gestellt. Wegen der sehr unterschiedlichen Pharmakodynamik sollten verschiedene Opioide nicht miteinander kombiniert werden. Wie bei den nichtopioiden Analgetika kann ein Substanzwechsel innerhalb der gleichen Klasse effektiv sein.

Wirkung und Nebenwirkungen jeder Schmerztherapie sollten im Verlauf kritisch geprüft werden: ein unreflektiert beibehaltenes Opiatpflaster z. B. bringt auf die Dauer im Zweifelsfall nur noch Nebenwirkungen (Sorgatz 2010; Martell et al. 2007).

Tab. 5.3: Auswahl von Nichtopioiden

Wirkstoff	Wirkdauer Einmalgabe	Einzeldosis (ED) Tagesmaximaldosis (TMD)	Substanzgruppe Wirkung (W) Nebenwirkungen (NW) Wechselwirkungen(WW) Kontraindikation (KI)
Ibuprofen	4–6 h ret 8–12 h	ED 200–800 mg TMD 2400 mg	*NSAID, ASS* W: peripher und zentral; in unterschiedlicher Gewichtung analgetisch, antiphlogistisch, antipyretisch; reversible Hemmung der Prostaglandin-Synthese; ASS irreversible Hemmung Thrombozyten-Cyclooxygenase NW: GI, kardiovaskulär, Asthmaanfall, Blutung., nephrotox., prothrombotisch WW: Antihypertensiva, NSAID mit low-dose ASS KI: Blutbildungs-, Gerinnungsstörungen
Diclofenac	4–6 h retard 8–12 h	ED 50–100 mg TMD 200 mg	
ASS	4 h	ED 500–1.000 mg, TMD 6.000 mg	
Celecoxib	12–24 h	ED 100–200 mg TMD 400 mg	*Coxibe* W: selektive Cox-2-Hemmung, keine Hemmung der Thrombozyten-Cyclooxygenase NW: gastrointest. (<NSAID), kardiovaskulär, nephrotoxKI: kardiovaskuläre Vorerkrankungen
Parecoxib	12–24 h, i. v.	ED 40 mg TMD 80 mg	

Tab. 5.3: Auswahl von Nichtopioiden – Fortsetzung

Wirkstoff	Wirkdauer Einmalgabe	Einzeldosis (ED) Tagesmaximaldosis (TMD)	Substanzgruppe Wirkung (W) Nebenwirkungen (NW) Wechselwirkungen(WW) Kontraindikation (KI)
Metamizol	4–6 h	ED 500–2.500 mg TMD 4 (–6) g	*Pyrazolone* W: analgetisch, antipyretisch, spasmolytisch; periphere (>2 g) und zentrale Wirkung NW: Schwitzen, Hypotension, Allergie, Agranulozytose KI: eingeschränkte links-ventrikuläre Pumpfunktion, Asthma, allergische Reaktion auf NSAID/ ASS, Niereninsuffizienz
Paracetamol	4–6 h	ED 500–1.000 mg TMD 4 g	*Aniline* W: antipyretisch, analgetisch, periphere >zentrale Wirkung; nicht antiphlogistisch NW: hepatotoxisch, Asthmaanfall KI: hepatozelluläre Insuffizienz
Flupirtin	6–8 h retard 24 h	ED 100 mg TMD 3-mal 200 mg, retard 400 mg	W: zentral muskelrelax. und analgetisch NW: Müdigkeit, Schwindel, GI; Dosisanpassung bei Niereninsuffizienz

Tab. 5.4: Auswahl von Opioiden

Wirkstoff	Wirkdauer Einmalgabe	Einzeldosis (ED) Tagesmaximaldosis (TMD) analgetische Äquivalenzdosis zu Morphin (ÄD Subst : MO)	Bemerkungen
Tramadol	4–6 h retard 8–12 h	ED 25–200 mg TMD 400–600 mg ÄD 10:1	
Tilidin/Naloxon	4–6 h retard 8–12 h	ED 25–200 mg TMD 400–600 mg ÄD 10:1	keine Kumulation bei Niereninsuffizienz
Morphin	4 h retard 8–12 h	ED ab 10 mg keine TMD ÄD 1:1=Standard	
Oxycodon	retard 8–12 h	ED 10–40 mg keine TMD ÄD 2:1	
Fentanyl-Pflaster	48–72 h	ED 25–100 µg keine TMD ÄD 100:1 Rescue z. B. MO p.o.,Fentanyl Lutscher/Nasenspray	
Buprenorphin-Pflaster	72–96 h	ED 12–100 µg keine TMD ÄD 60:1 Rescue z. B. Buprenorphin s. l.	part. Agonist, überw. ent. Elimination, rel. sicher bei Niereninsuff.

251

Tab. 5.4: Auswahl von Opioiden – Fortsetzung

Wirkstoff	Wirkdauer Einmalgabe	Einzeldosis (ED) Tagesmaximaldosis (TMD) analgetische Äquivalenzdosis zu Morphin (ÄD Subst : MO)	Bemerkungen
Piritramid	nur parenteral 4–6 h	ED 7,5–15 mg keine TMD ÄD 0,7:1	kaum phamakodyn. Daten, hepat. Metab.
Tapentadol	retard 12 h	ED 50 mg TMD 500 mg	opioid, noradrenerg, serotonerg; ren.Elim., WW: MAO-Hemmer, SNRI
Naloxon	nur parenteral 30–60 min	ED 1–4 μg/kg zur Titration	Antagonist, Kompet. Blockade aller Opioidrezeptoren; ren. Elim.

Die analgetische Wirkung von Opioiden erfolgt zentral und spinal, hauptsächlich agonistisch am μ-Rezeptor.

- sog. schwach wirksame Opioide: Tramadol, Tilidin

- stark wirksame Opioide: Morphin, Oxycodon, Fentanyl, Piritramid.

NW: Übelkeit, Obstipation, Sedierung, Pruritus, Kumulation bei Niereninsuffizienz im Falle einer renalen Elimination.

Tab. 5.5: Auswahl von Antiepileptika und Antidepressiva

Wirkstoff	Anfangsdosis	Aufdosierung+Erhaltungsdosis	Wirkung (W) Nebenwirkung (NW)
Gabapentin	3-mal 100 mg	alle 2 d um 300 mg; Ziel 1.200 mg/d TMD 3.600 mg, 3 Einzeldosen	W: Blockade am Ca-Kanal NW: Schwindel, Müdigkeit, Ödeme, Dosisanpassung bei Niereninsuffizienz
Pregabalin	2-mal 75 mg	wöchentlich um 75 mg; Ziel 300 mg/d TMD 600 mg, 2 Einzeldosen	
Carbamazepin	100–200 mg abds.	alle 2–3 d um 100–200 mg, möglichst retard TMD 3.600 mg, 2 Einzeldosen	W: Blockade am Na-Kanal NW: Schwindel, Benommenheit, Ataxie, Hyponaträmie
Amitriptylin	10–25 mg	alle 2–3 d um 25 mg, möglichst retard Ziel 100–150 mg/d, 1–2 Einzeldosen	W: Hemmung Monoamin-reuptake NW: Mundtrockenheit, Gewichtszunahme, Müdigkeit, Harnverhalt, Herzrhythmusstörung, Blutbild
Nortrilen	10–50 mg	alle 2–3 d um 10–50 mg TMD 225 mg, 1–2 Einzeldosen	KI: Glaukom, Prostatahypertr., KHK, Herzrhytmusstörung, Epilepsie, Leber-/Niereninsuffizienz
Duloxetin	30 mg, morgens	TMD 120 mg/d	W: sel. Serotonin-Noradrenalin-Reuptake-Hemmung NW: Übelkeit, Kopfschmerz, Mundtrockenheit, Müdigkeit

Tab. 5.5: Auswahl von Antiepileptika und Antidepressiva – Fortsetzung

Wirkstoff	Anfangsdosis	Aufdosierung + Erhaltungs-dosis	Wirkung (W) Nebenwirkung (NW)
Venlafaxin	75 mg, morgens	alle 2–3 d TMD 375 mg, 2 Einzeldosen	W: selektive Serotonin-Noradre-nalin-Reuptake-Hemmung NW: Übelkeit, Mundtrockenheit, Schwitzen, Kopfschmerz

5.2.4 Schmerzhafte Schulter nach Schlaganfall

5.2.4.1 Inzidenz

Die Inzidenz beträgt in prospektiven Studien etwa 40 % innerhalb der ersten Wochen nach Schlaganfall.

5.2.4.2 Ätiologie

Die schlaffe, im Verlauf spastische Armlähmung führt in der betroffenen Schulter zu Überdehnung der myofaszialen Strukturen wie der Rotatorenmanschette und zu subglenoidaler Subluxation/Luxation mit nozizeptivem Schmerz. Mit Plexus- und/oder zentraler Beteiligung kann eine neuropathische Komponente – bis hin zum CRPS – hinzukommen.

5.2.4.3 Prävention

Zur Prävention einer schmerzhaften Schulter wird empfohlen:

* keine schmerzauslösenden Manöver und keine Abduktion/Flexion der Schulter > 90°
* die schmerzfreie Dehnungslagerung in 45°-Abduktion und maximal tolerierter Außenrotation des flektierten, supinierten Arms.

5.2.4.4 Therapie

Zur Therapie der schmerzhaften Schulter gehören die basale Lagerung (nachts, Rollstuhl-tisch, Armmulde) und die zeitlich begrenzte Anwendung einer Halsschlinge. Tape®-Verbände verzögern und reduzieren den Schulterschmerz. Mobilisation, analgetische/koanalgetische Medikation nach obigen Grundsätzen (gemischter Schmerz), ggf. Botulinumtoxin bei spastischer Komponente.

5.2.5 Komplexes regionales Schmerzsyndrom (CRPS)

5.2.5.1 Definition

Als komplexes regionales Schmerzsyndrom bezeichnet man andauernden, spontanen und/oder evozierten, regionalen, keinem Nerventerritorium zuzuordnenden Schmerz, der überproportional lang und intensiv ist, in keinem Verhältnis zum auslösenden Trauma steht, durch andere Ursachen nicht zu erklären ist und *sowohl anamnestisch als auch klinisch* 3 von 4 Symptomen erfüllt:

* Hyperalgesie, Hyperästhesie/Allodynie,
* asymmetrische Hauttemperatur Veränderung der Hautfarbe,
* asymmetrisches Schwitzen, Ödeme,
* reduzierte Beweglichkeit, Dystonie, Tremor, Paresen, trophische Störungen.

5.2.5.2 Inzidenz

Die Inzidenz beträgt 5–26/100.000 Einwohner. Frauen sind häufiger als Männer betroffen, meist im mittleren Lebensalter. Betroffen ist eher eine obere Extremität.

5.2.5.3 Ätiologie

CRPS I (ohne evidente Nervenläsion): am häufigsten Frakturen/Radius, Weichteiltraumen; CRPS II (mit Nervenläsion): am häufigsten operierte Engpasssyndrome.

Akut überwiegen peripher entzündliche Prozesse, im Verlauf zunehmend zentrale.

5.2.5.4 Therapie

Die Therapie sollte unbedingt multimodal und interdisziplinär einschließlich psychologischer Mitbetreuung konzipiert werden. Die medikamentöse Therapie richtet sich nach den obigen Grundsätzen (gemischter Schmerz). Akut können auch Steroide (bis zu 4 Wochen, max. 100 mg Prednison) und bei Frakturen Biphosphonate zur Anwendung kommen. Invasive Maßnahmen inklusive Sympathikusblockaden sollten möglichst zurückhaltend eingesetzt werden. Nach einer Reduktion des Ruheschmerzes ist physikalische Therapie im schmerzfreien Raum möglich.

5.2.5.5 Modifikation

Eine durch Patienten (n=21) selbst limitierte funktionelle Beanspruchung der betroffenen Hand reduziert das Schmerzvermeidungsverhalten und bessert Funktion und Schmerz (van de Ment et al. 2011).

5.2.5.6 Prognose

Bei früher, konsequenter Therapie ist die Prognose nicht ungünstig.

5.3 Neuropsychiatrische Störungen

Hans Brunner

In der neurologischen Rehabilitation sind psychiatrische Erkrankungen – teils vorbestehend, teils infolge der akuten Erkrankung – ein häufiges Problem. Unter den psychiatrischen Komorbiditäten finden sich am häufigsten

- Delire,
- depressive Störungen,
- Psychosen,
- pathologisches Weinen/Lachen und
- Antriebsstörungen, aber auch
- abwehrendes Verhalten und nicht zuletzt
- Schlafstörungen aller Art.

Da psychiatrische Symptome nicht selten mit therapeutischen Behandlungen interferieren, z. B. durch »Positivsymptome« wie psychomotorische Unruhe und Abwehr oder »Negativsymptome« wie Antriebsmangel bis hin zum Vollbild eines akinetisch-mutistischen Syndroms, wird rasch eine möglichst nebenwirkungsarme (meist psychopharmakologische) Behandlung erforderlich.

5.3.1 Diagnostik und Indikation zur Therapieeinleitung

Psychiatrische Symptome werden durch die neurologische Grunderkrankung oft verändert und können ihren »typischen« Charakter verlieren. Die »klassischen« psychiatrischen Explorationstechniken stoßen vor allem bei Störungen der Vigilanz und Sprache schnell an Grenzen und müssen durch *Verhaltensbeobachtung* ersetzt werden. Psychiatrische Skalen und Scores können nach unserer Erfahrung häufig nicht eingesetzt werden. Validierte Skalen, z. B. für aphasische Patienten, sind im deutschen Sprachraum so gut wie nicht vorhanden oder können im klinischen Alltag außerhalb von Studien oft nicht mit vertretbarem Aufwand eingesetzt werden. Erschwerend kommt hinzu, dass sich psychiatrische Phänomene im Rahmen der Verbesserung neurologischer Funktionen verändern. Generell ist es daher wichtig, auch Informationen von Angehörigen sowie des Pflege- und Therapeutenteams zusammenzuführen, nicht zuletzt zur Anpassung und Erfolgsbeurteilung einer psychopharmakologischen Behandlung.

Zur diagnostischen Einordnung ist in den meisten Fällen primär eine psychiatrische Störung aufgrund eines medizinischen Krankheitsfaktors zu wählen.

Vor Einleitung einer symptomorientierten psychopharmakologischen Therapie sollten kausal behandelbare Ursachen laborchemisch und apparativ ausgeschlossen werden. Der Einsatz von Psychopharmaka ist bei Patienten in der neurologischen Rehabilitation häufig durch deren Multimorbidität und die Vielzahl potenzieller Nebenwirkungen limitiert (▶ Tab. 5.6).

Auch bei erfolgreicher Behandlung fassbar organischer Ursachen psychiatrischer Erkrankungen kann die Remission psychiatrischer Symptome lange dauern. Daher sollte auch in solchen Fällen eine symptomatische medikamentöse Behandlung erwogen werden.

Tab. 5.6: Wichtige Nebenwirkungen häufig verwendeter Psychopharmaka(klassen) in der neurologischen Rehabilitation

Nebenwirkung/Symptome	Wirkungsweise	Medikamente
Störung der kardialen Reizleitung	Verlängerung der QTc-Zeit	• trizyklische Antidepressiva • Antipsychotika • SSRI
Hemmung neuronaler Regeneration	Störung der ZNS-Erregbarkeit	• Dopaminantagonisten • Benzodiazepine • Clonidin
Beeinflussung der Metabolisierung anderer Pharmaka	Induktion/Inhibition von Cytochrom P450-Isoenzymen, Uridin-Diphosphat-Glucuronyl-Transferase-System (UGT), Multidrug-Resistance-System	• zahlreiche Psychopharmaka
serotonerges Syndrom (autonome und kognitive Symptome)	Anhäufung von Serotonin und Serotonin-ähnlicher Substanzen	• SSRI
malignes neuroleptisches Symptom (Akinese, Rigor, Tremor, Stupor, Tachykardie und Fieber, hohe CK)	Dopaminmangel durch postsynaptische D2-Rezeptorenblockade	• Antipsychotika der ersten Generation (z. B. Haloperidol)
anticholinerges Syndrom (Akkomodations- und Miktionsstörungen, Mundtrockenheit, Tachykardie, Obstipation, Delir)	Blockade von Acetylcholinrezeptoren	• Anticholinergika
Müdigkeit	Blockade von Histaminrezeptoren	• Histamin (H1)-Blocker

255

Tab. 5.6: Wichtige Nebenwirkungen häufig verwendeter Psychopharmaka(klassen) in der neurologischen Rehabilitation – Fortsetzung

Nebenwirkung/Symptome	Wirkungsweise	Medikamente
orthostatische Hypotonie, Schwindel, Sedierung	Blockade von Alpha1-Rezeptoren	• Alpha1-Blocker
Hypotonie, Gewichtszunahme	Blockade von Serotonin(S_2)-Rezeptoren	• Serotonin (S_2)-Blocker
Appetitminderung, Gewichtsreduktion, Übelkeit, Nausea, Kopfschmerzen	Hemmung der Serotonin-Wiederaufnahme	• SSRI
Tremor, Tachykardie, Unruhe	Hemmung der Noradrenalin-Wiederaufnahme	• SNRI

5.3.2 Ausgewählte neuropsychiatrische Störungen

5.3.2.1 Delir

Delire sind in der neurologischen Rehabilitation häufig (48 % bei akutem Schlaganfall). Die meist vorhandene Bewusstseinsstörung oder die rasch wechselnde Bewusstseinslage geht praktisch immer mit einer Veränderung der kognitiven Funktionen einher.

Das Delir tritt meist kurz nach dem Schädigungsereignis auf, kann aber auch Folge einer Medikamentenänderung, Exsikkose, Schmerzen oder Fieber sein. Sowohl die in den Diagnosekriterien geforderte verminderte Bewusstseinsklarheit als auch die Fähigkeit, die Aufmerksamkeit auf einzelne Reize zu fokussieren, kann durch weitere Symptome der neurologischen Schädigung verdeckt sein. Gleiches gilt für die veränderten kognitiven Funktionen wie Gedächtnisstörungen, Desorientiertheit oder sprachliche Auffälligkeiten, welche im Rahmen der Grunderkrankung oft nur vermutet werden. Eine erhöhte externe (in geringerem Ausmaß auch interne) Ablenkbarkeit sollte dagegen keine diagnostische Herausforderung darstellen. Typischerweise fluktuiert das Delir im Tagesverlauf. Ein Patient kann während der morgendlichen Visite noch weitgehend geordnet und kooperativ erscheinen, entfernt sich dann nachts intravenöse Zugänge, schreit oder versucht aus dem Bett aufzustehen mit entsprechender Sturzgefahr. Die nächtliche Verstärkung der Symptomatik entsteht u.a. dadurch, dass Stimulation und Strukturreize aus der Umwelt fehlen. Klassischerweise besteht ein gestörter Schlaf-Wach-Rhythmus mit Tagesschläfrigkeit, Einschlafschwierigkeiten und nächtlicher Agitiertheit. Insbesondere bei dieser Konstellation sollte eine bereits bestehende oder sich entwickelnde Demenz abgegrenzt werden.

Die Psychomotorik deliranter Patienten kann von ruhelosem und hyperaktivem Verhalten bis hin zu Trägheit und Stuporähnlicher Lethargie reichen und im Verlauf des Tages von einem Extrem zum anderen kippen.

Affektiv reicht das Spektrum von Ängstlichkeit, Furcht, Depression, über Reizbarkeit, Wut und Euphorie bis zur Apathie. Auch hier kann die Stimmung rasch und unvermutet vom einen zum anderen Extrem wechseln. Halluzinationen oder Wahnvorstellungen können für die Patienten bedrohliche Ausmaße annehmen, werden oft von Angst begleitet und können sich unter Umständen sogar in einer Attacke auf als bedrohlich wahrgenommene Personen äußern. Die regelhaft vorhandene Beeinträchtigung der Urteilsfähigkeit kann die ärztliche Behandlung erschweren und Zwangsmaßnahmen notwendig machen.

Therapie

Nichtmedikamentöse Maßnahmen in der Therapie von Deliren sind:

1. Schaffung einer stabilen Umgebung, z. B. »Rooming in« von nahen Angehörigen in einem gemeinsamen Zimmer
2. Etablieren von Bezugstherapeutensystemen mit möglichst wenigen Wechseln im Personenkontakt
3. Reorientierungsmaßnahmen in Form von Bildern o. ä. in unmittelbarer Umgebung des Zimmers.

Medikamentöse Maßnahmen in der Therapie von Deliren sind:

1. kritische Überprüfung der verabreichten Medikamente, insbesondere
2. Reduzieren oder Absetzen von verzichtbaren symptomverstärkenden Substanzen
3. niedrig dosierte Antipsychotika wie Haloperidol oder Risperidon (0,5 mg), v. a. bei alten Menschen (»start low, go slow«)
4. niedrig dosiert sedierende Medikamente bei psychomotorisch stark unruhigen Patienten
5. ggf. intensive Überwachung.

5.3.2.2 Depression/Angst

Das häufigste psychiatrische Symptom im Rahmen neurologischer Erkrankungen ist die Depression. Sie ist mit einem schlechteren funktionellen Outcome und einer höheren Mortalität verbunden (Sobel et al. 2005). Allgemein erhöhen neurologische Erkrankungen das Suizidrisiko, welches

mit Depression, Hoffnungs- und Mutlosigkeit und sozialer Isolation korreliert (Arciniegas und Anderson 2002). Eine erfolgreiche antidepressive Behandlung verbessert demgegenüber das funktionelle Outcome nach Schlaganfällen (Narushima et al. 2002).

Therapie

Bei vorbestehenden Angsterkrankungen oder Major Depressionen sollte zunächst (unter Berücksichtigung der Nebenwirkungen) die bisher erfolgreiche psychopharmakologische Behandlung fortgeführt bzw. wiederaufgenommen werden.

Da bei strukturellen Hirnschädigungen mit einer erhöhten Nebenwirkungsrate durch die psychopharmakologische Behandlung zu rechnen ist, sollte die initiale Dosis niedrig gewählt werden (25–50 % der Standarddosis). Benzodiazepine sollten, besonders bei agitiert-depressiver Symptomatik, nur mit besonderer Vorsicht zugegeben werden, da kognitive Beeinträchtigungen und Sedierung stärker ausfallen können (Fluck et al. 1998).

Antidepressiva (nach Wirkmechanismus) werden in Klassen unterschieden:

1. selektive Serotonin-Wiederaufnahmehemmer (SSRI; z. B. Citalopram, Escitalopram, Sertralin)
2. noradrenerg und spezifisch serotonerg wirkend (NaSSA; z. B. Mirtazapin)
3. selektiver 5HT2-Rezeptor-Antagonist und moderater SSRI (Trazodon)
4. selektive Serotonin-Noradrenalin-Wiederaufnahmehemmer (SSNRI; z. B. Venlafaxin und Duloxetin)
5. selektive Noradrenalin-Aufnahmehemmer (SNRI; z. B. Reboxetin)
6. selektive Noradrenalin- und Dopamin-Wiederaufnahmehemmer (SNDRI; z. B. Bupropion)
7. Monoaminooxidase-Hemmer (MAOI; z. B. Moclobemid, Tranylcypromin)

8. trizyklische Antidepressiva (Amitriptylin, Trimipramin uvm.).

Regelmäßige Indikationsüberprüfung der antidepressiven Behandlung ist sinnvoll. Je nach klinischem Befund kann die antidepressive Therapie im Rahmen der neurologischen Rehabilitation nach 3–6 Monaten über einen Zeitraum von 2–3 Monaten ausgeschlichen werden.
Bei der Rezidivprophylaxe gilt:

- Die 1. Wahl ist Lamotrigin,
- die 2. Wahl Carbamazepin (*Cave*: Sedierung, Hyponatriämie, Enzyminduktion) oder Valproinsäure (*Cave*: Valproatenzephalopathie).

Cave: Nach Möglichkeit sollte auf Lithium (Gefahr des renalen Diabetes insipidus und der Hypothyreose) verzichtet werden.

5.3.2.3 Pathologisches Weinen/ Lachen

Für den deutschen Begriff pathologisches Weinen/Lachen gibt es zahlreiche Synonyme. Im englischen Sprachraum hat sich der Begriff Involuntary emotional expression disorder (IEED) durchgesetzt. Die IEED wird als eine Störung der motorischen Kontrolle von Hirnstammfunktionen verstanden. Sowohl diagnostisch als auch therapeutisch muss die IEED von Depression oder Manie abgegrenzt werden. Der pathologische Affekt kann zwar synthym/affektkongruent sein, jedoch schildern die Patienten selbst diesen als »übertrieben«. Häufig kommt der Affekt ohne Auslöser und hinterlässt nach Beendigung der Episode keine affektive Beteiligung, sondern die Patienten kehren zum »Ausgangsaffekt« zurück. Die Mehrzahl der betroffenen Patienten, aber auch deren Angehörige oder Betreuungspersonen, leiden unter der Stö-

rung, sodass eine Behandlungsindikation gegeben ist.

Therapie

Anwendung in der medikamentösen Therapie finden:

1. SSRI (Citalopram in niedriger Dosierung, meist reichen bereits 10 mg/d aus), trizyklische Antidepressiva und
2. L-Dopa, Amantadin und Dextrometorphan mit Quinidin.

5.3.2.4 Psychosen

In der Diagnose einer Psychose bei fassbar organischer Ursache bereitet die Abgrenzung zum Delir häufig Schwierigkeiten, da bei beiden Entitäten sowohl psychomotorische Unruhe als auch Halluzinationen auftreten können und die Diagnostik durch Einschränkungen der Kommunikationsfähigkeit (Aphasie oder Vigilanzstörung) zusätzlich behindert werden kann.

Therapie

Die medikamentöse Therapie wird mit Antipsychotika durchgeführt.

5.3.2.5 Frontalhirnsyndrom und akinetisch-mutistisches Syndrom

Schädigungen im Bereich des frontalen Kortex führen häufig zu charakteristischen Schädigungsmustern. Dabei treten neben Verhaltensauffälligkeiten v.a. Störungen der Aufmerksamkeit, des Planens und Problemlösens sowie des Gedächtnisses auf. Fast regelhaft leiden Patienten an Störungen im Bereich der sozialen Interaktionen, z.B. Missachtung von sozialen Normen und Regeln. Man unterscheidet zum einen das orbito-frontale Syndrom, mit führender Störung der Impulskontrolle, reduzierter sozialer Einschätzung und Selbstwahrnehmung, Euphorie für schlecht durchdachte Projekte, emotionaler Labilität sowie einer gewissen Egozentrik. Klassischerweise bestehen in den meisten Fällen keine darüber hinausgehenden neurologischen Defizite. Im Gegensatz dazu steht das medio-frontale Syndrom mit ausgeprägter Antriebshemmung bis hin zur Lethargie oder Apathie. Solche Patienten können nur schwer zu Aktivitäten motiviert werden und zeigen schwere Störungen des Gedächtnisses, welche aber ausschließlich durch die Antriebsstörung bedingt sind. Symptomatisch dazwischen ist das latero-frontale Syndrom angesiedelt, mit reduzierten affektiven Ausdrucksmitteln, schlechter Planungsfähigkeit, wenig Selbstkontrolle, erhöhter Ablenkbarkeit, konkretistischem Denken, verminderter Abstraktion, stereotypen und rigiden Verhaltensmustern sowie einer erheblichen Dissoziation zwischen Sprache und Handeln. Der Übergang zum akinetisch-mutistischen Syndrom ist häufig fließend.

Therapie

Frontalhirnsyndrom und akinetisch-mutistisches Syndrom werden medikamentös therapiert mit:

1. antriebssteigernden Antidepressiva
2. Amantadin (max. 300 mg/d), Memantine (max. 30 mg/d), Methylphenidat (max. 30 mg/d) oder Modafinil (max. 200 mg/d)
3. Carbamazepin (bis 800 mg/d) beim orbito- und laterofrontalen Syndrom.

5.3.2.6 Schlafstörungen

Schlafstörungen sind auch in der Allgemeinbevölkerung ein häufiges Phänomen, um so mehr finden sich diese als Epiphänomen psychiatrischer Erkrankungen in der stationären neurologischen Rehabilitation. Schlafstörungen gehen nicht selten mit Einschränkungen der kognitiven und körperlichen Leistungsfähigkeit einher: Eine Nacht totalen Schlafentzugs hat einem Blutalkoholgehalt von 1,2 ‰ vergleichbare körperliche und kognitive Auswirkungen (Dawson und Reid 1997). Deshalb sollte eine Schlafstörung gezielt diagnostiziert und behandelt werden. Abgesehen von der eher seltenen strukturellen Störung des Nucleus suprachiasmaticus als Taktgeber spielen Schlafstörungen bei psychiatrischen (Begleit-)Erkrankungen eine Rolle sowie weitere intrinsische und extrinsische Schlafstörungen.

Therapie

Schlafstörungen werden symptomatisch therapiert mit:

1. sedierenden niedrigpotenten Antipsychotika
2. sedierenden Antidepressiva (z.B. Mirtazapin 15 mg, Amitriptylin 25 mg)
3. Non-Benzodiazepin-Hypnotika wie Zopiclon, Zolpidem und Zaleplon
4. klassischen verhaltenstherapeutischen Maßnahmen wie Stimuluskontrolle (erst bei ausreichender Müdigkeit ins Bett gehen) und Schlafrestriktion (Zubettgehzeit = Aufstehzeit – geschätzte Schlafdauer mit um 15 min früherem Zubettgehen, wenn eine Schlafeffizienz (effektive Schlafdauer/gewünschte Schlafdauer × 100) von 90 % erreicht ist).

259

5.4 Trachealkanülen

Marion Mertl-Rötzer und Christian Ledl

5.4.1 Rahmenbedingungen

Der Anteil der Patienten mit Trachealkanülen (TK) in der neurologischen Frührehabilitation nimmt seit Jahren zu. Diese Patienten sind in einem hohem Maße vital gefährdet: Meist sind sie durch die neurologische Erkrankung sehr viel schwerer betroffen, hochgradig pflegebedürftig und -abhängig, zudem ist der künstliche Luftweg an sich eine Quelle möglicher Komplikationen. Die notwendigen Voraussetzungen für eine gleichbleibend hohe Versorgungsqualität betreffen:

- das Material:
  - Trachealkanülen
  - Absaugung
  - Sauerstoffversorgung
  - Monitor
  - Notfallausrüstung (Spreizer, Lampe, Ersatzkanülen)
- das Personal (Schulung von Ärzten, Pflegekräften, Therapeuten, Angehörigen zu den Prozeduren je nach Aufgabenverteilung)
- die Standards für interdisziplinäres Arbeiten zu:
  - Hygiene
  - Versorgung von TK, Tracheostoma (TS)
  - Absaugung, Sekretmanagement
  - Pflege bei TS- Problemen
  - Komplikationsmanagement
  - TK-Wechsel
  - Dekanülierung
  - TS-Verschluss.

5.4.2 Tracheostoma

5.4.2.1 Indikation

Die Tracheotomie bei neurologischen Patienten hat das Ziel, durch Eröffnung der Trachea die Atemwege frei zu machen (z.B. bei Verlegung der Glottis), frei zu halten (statt Langzeitintubation bei chronischer respiratorischer Insuffizienz) oder die unteren Atemwege vor Aspiration zu schützen (z.B. bei schwerer Dysphagie).

5.4.2.2 Tracheotomie-Techniken

5.4.2.2.1 Chirurgische Techniken

Plastisches oder epithelialisiertes Tracheostoma

Nach Hautschnitt und Durchtrennung der Halsweichteile und des Schilddrüsenisthmus wird die Trachea in Höhe des 2./3. Trachealrings inzidiert, ein nach unten geklappter Türflügellappen aus der Tracheavorderwand gebildet und mit dem unteren Hautepithel vernäht. Ebenso wird die craniale und laterale Halshaut an die eröffnete Luftröhre genäht, sodass ein Kanal entsteht, dessen Wände vollständig mit Hautepithel bedeckt sind. Diese mukocutane Anastomose stabilisiert die Trachealöffnung, sodass Trachealkanülenwechsel problemlos durchgeführt werden können. Wenn das Tracheostoma (TS) nicht mehr notwendig ist, muss es operativ rückverlagert werden.

Nichtplastisches Tracheostoma

Hier wird nach Hautschnitt und Präparation lediglich aus der Trachea ein Knorpelfenster chirurgisch exzidiert. Der Tracheostomiekanal besteht aus den verschiedenen Gewebeanteilen der Halsweichteile. Merkmale dieser Technik sind

- kurze OP-Zeit und
- spontanes Zugranulieren des Stomas nach TK-Entfernung.

Ansonsten bietet diese Technik nur Nachteile, wie Instabilität und Schrumpfen des TS.

5.4.2.2.2   Dilatative Techniken

Punktions- oder dilatatives Tracheostoma

Diese Technik wurde in den letzten Jahren in erster Linie bei längerfristig beatmungspflichtigen, kritisch kranken Patienten im Rahmen der Intensivbehandlung bettseitig durchgeführt. Durchgesetzt haben sich v. a. die Methoden nach Ciaglia und Fantoni. Bei den perkutanen Techniken wird das prätracheale Gewebe in Höhe der 2./3. Trachealspange lediglich dilatiert und zur Seite gedrängt, die Wundflächen werden gegen die eingebrachte Trachealkanüle gepresst. Naturgemäß ist dieses Tracheostoma nicht stabil. In den ersten Tagen kommt es nach Kanülenentfernung zum sofortigen spontanen Verschluss. Eine Rekanülierung ist praktisch ohne Hilfsmittel unmöglich. Frühestens nach 7 Tagen, besser erst ab dem 10. Tag, kann der erste Trachealkanülenwechsel vorgenommen werden. Dilatative Tracheostomata bleiben immer relativ eng. Der Kanülenwechsel gestaltet sich u. U. im Langzeitverlauf zunehmend schwieriger. Oft muss auf eine kleinere TK-Größe gewechselt werden. Bei Auftreten von Komplikationen, langzeitig notwendigem TS oder Unmöglichkeit der Dekanülierung sollten diese Stomata operativ revidiert und sekundär epithelialisiert werden. Dies ist immer notwendig, wenn der Patient mit der Trachealkanüle nach Hause oder in eine Pflegeeinrichtung entlassen wird.

Koniotomie

Dieser künstliche Luftweg wird nur im seltenen Fall einer lebensbedrohlichen Dyspnoe bei Unmöglichkeit der Intubation oder konventionellen Tracheotomie angelegt und nur der Vollständigkeit halber hier aufgeführt. Die Inzision erfolgt am überstreckten Hals zwischen Schild- und Ringknorpel (Durchtrennung der Membrana cricothyreoidea). Die Inzisionsstelle wird aufgespreizt und die Kanüle eingesetzt. Um Ringknorpelnekrosen zu vermeiden, muss umgehend eine konventionelle Tracheotomie erfolgen. Risiken der Koniotomie sind Schädigungen der Nn. recurrentes und schwere Dysphagien. Durch die hohe Insertion der Trachealkanüle kommt es einerseits zu einer Fixierung des Larynx und damit zu einer Verschlechterung der pharyngealen Phase des Schluckakts, andererseits zu Kontaktirritationen durch die TK. Daher sind Koniotomien bei geplanten Tracheotomien unbedingt zu vermeiden.

Vergleich der Techniken: Zwischen Dilatationstracheotomie und chirurgischer Tracheotomie ergaben sich in einer Meta-Analyse (Higgins und Punthakee 2007) keine signifikanten Unterschiede in den Bereichen Komplikationen, falsche Passage, Blutungen, subglottische Stenosen und Prozedurassoziierten Todesfällen. Nach Dilatation traten weniger Wundinfektionen auf, zugleich wurde eine geringere Narbenbildung beobachtet. Vorteile der chirurgischen Tracheotomie bezogen sich auf eine geringere Komplikationsrate im Falle von Dekanülierungen und Obstruktionen.

5.4.2.3 Tracheostoma-Komplikationen

Die mit der Tracheotomie assoziierte Komplikationshäufigkeit ist in den letzten Jahren in Folge besseren Managements ge- fallen und beträgt jetzt ca. 15 %. Goldenberg et al. (2000) kamen in einer Analyse von 1.130 operativ angelegten TS zu den in ▶ Tab. 5.7 dargestellten Häufigkeiten von Komplikationen.

Tab. 5.7: Tracheostoma-Komplikationen nach Goldenberg et al. (2000)

Komplikationen	Anzahl	Outcome		
		Problem gelöst	OP nötig	verstorben
Trachealstenose	21	10	11	0
Blutung	9	0	7	2
tracheokutane Fistel	6	0	6	0
schwere Stoma-/Wundinfektion	5	5	0	0
Kanülenverlegung, artif. Dekanülierung	4	0	0	4
Hautemphysem	1	1	0	0
Pneumothorax	3	1	0	2
tracheo-ösophageale Fistel	1	0	1	0

Die meisten Trachealstenosen bleiben asymptomatisch. Symptome treten erst auf, wenn das Trachealumen um > 50–75 % reduziert ist bzw. der Durchmesser < 6 mm beträgt. Die meisten Stenosen entstehen subglottisch bis im Stomabereich, wenige auf Cuff-Höhe (dank eines guten Cuff-Druckmanagements und der Verwendung von High-Volume-Low-Pressure-Cuffs). Klinisch relevante Stenosen erfordern dann die dauerhafte Kanülierung oder eine operative Revision (Dhand und Johnson 2006).

Bei Langzeit-kanülierten Patienten werden häufig Hypergranulationen am Tracheostoma sowie tracheal am oberen inneren Tracheostomarand bzw. am distalen TK-Ende beobachtet (Koitchev et al. 2006). Hauptursachen der Entstehung von Hypergranulationen sind junges Lebensalter und eine hohe TK-Liegedauer. Die Auftretenswahrscheinlichkeit ist unabhängig von der Tracheotomieart (Ledl und Mertl-Roetzer 2009).

5.4.3 Trachealkanülen

Es gibt eine Vielzahl unterschiedlicher Kanülen, die sich im verwendeten Material, Aufbau und der Ausstattung unterscheiden (▶ Tab. 5.8).

Tab. 5.8: Trachealkanülen-Arten

	Vorteil	Nachteil	Indikation
Material			
PVC, Polyurethan, Mediplast	• je nach Materialhärte dünnwandig gearbeitet • gutes Verhältnis Innendurchmesser/Außendurchmesser (ID/AD)		

Tab. 5.8: Trachealkanülen-Arten – Fortsetzung

	Vorteil	Nachteil	Indikation
Silikon	• sehr biegsam • anpassungsfähig • meist spiraldrahtverstärkt	• dickwandig • schlechtes ID/AD-Verhältnis	
Silber	• sehr dünnwandig • gute Gewebeverträglichkeit • lange Haltbarkeit • sterilisierbar • desinfizierbar	• hart • Cuff nicht möglich	• Langzeitkanüle • Versorgung bei problemlosem Schluckakt • Reizung durch Plastik-TK
Cuff	• Schutz vor Aspiration • Möglichkeit zur Beatmung		• Dysphagie • Beatmung
Innenseele	• Sicherheit: Innenlumen kann jederzeit gereinigt werden	• verschlechtert Verhältnis ID/AD	• TS-Patienten außerhalb von Intensiv-/Überwachungsstation und/bzw. im Homecare-Bereich
Sideport	• Absaugung des subglottischen Raums	• verschlechtert Verhältnis ID/AD	• große Mengen suglottischen Sekrets • sog. nasses Tracheostoma • Prophylaxe Ventilatorassoziierter Pneumonie
Halteplatte	• variable Eindringtiefe und Blockung		• Pelottierung der Trachea durch Cuff-Druck
Phonationsfenster	• ermöglicht in Kombination mit Sprechventil oder Verschlusskappe Phonation • willkürliche Reinigungsfunktionen • physiologischer Atemstrom	• Granulationsbildung bei Lochfensterung	• ausreichendes Sekretmanagement • vorhandene Sprechfähigkeit

Platzhalter

Sog. Stoma-Stents oder Buttons dienen dazu, den Zugang zur Trachea offen zu halten, wenn der Patient nahezu nicht mehr abgesaugt werden muss, ein endgültiger Tracheostomaverschluss jedoch noch zu riskant erscheint. Diese Platzhalter werden von verschiedenen Firmen angeboten. Ein grundlegendes Problem stellt die endotracheale Befestigung dar. Durch einen kräftigen Hustenstoß können Buttons herauskatapultiert werden, Stoma-Stents sind nicht immer einfach zu platzieren. Auch Devices zum Aufkleben dichten oft schlecht ab (abhängig von TS-Größe und Umgebungshaut).

5.4.4 Trachealkanülenpflege

Trachealkanülen unterliegen dem Medizinprodukte-Gesetz. Somit muss man sich in der Versorgung der Kanülen in erster Linie an die Herstellerangaben halten (Einweg- oder Mehrweg-Produkt, Liegedauer, Reinigungsmöglichkeit, Desinfektion, Sterilisation). Bei blockbaren TKs muss regelmäßig der Cuff-Druck überprüft werden.

5.4.4.1 Befeuchtung

Nachdem durch den künstlichen Luftweg die Nasenfunktionen wie Reinigen, Erwärmen und Befeuchten der Atemluft wegfallen, müssen diese ersetzt werden. Hier kommen sogenannte *künstliche Nasen* zur Anwendung (heat and moisture exchangers; HME-Filter), deren Filtermedium (mit Aluminium oder hygroskopischen Salzen beschichtetes Filterpapier oder Schaumstoff) die Atemluft rückfeuchten, erwärmen und zugleich filtern können. Die künstlichen Nasen müssen regelmäßig gewechselt werden (mindestens 1-mal/d bzw. bei grober Verschmutzung).

Langzeittracheotomierte Patienten können auch ausreichend geschützt sein mit einem *Stomalätzchen oder -schal*.

Zusätzlich kann eine *Ultraschallvernebelung* notwendig sein, um das Endotrachealsekret in einer adäquaten Konsistenz bzw. Viskosität zu halten.

5.4.4.2 Absaugen

Der Absaugvorgang ist für den Patienten eine sehr unangenehme Prozedur, die

- nach Information des Patienten,
- fachgerecht,
- sorgfältig und
- stringent

durchzuführen ist. Die Einhaltung der Hygienevorschriften hat oberste Priorität: Im Krankenhaus sind hierfür sterile Schutzhandschuhe nötig. Die Häufigkeit des Absaugens hängt von der produzierten Sekretmenge und der Hustenfähigkeit des Patienten ab. Wenn das Sekret aus der Kanüle herausgehustet werden kann, ist eine endotracheale Absaugung unnötig, fehlt der Hustenstoß völlig, wird auch über das untere Kanülenende hinweg abgesaugt werden müssen. Bei sehr zähem Sekret müssen geeignete Maßnahmen ergriffen werden, um ein Verlegen der Kanüle zu verhindern: vermehrte Vernebelung, Flüssigkeitszufuhr steigern, sekretolytische Medikation (systemisch oder endobronchial), Lagerung, Mobilisation des Patienten.

5.4.4.3 Wechsel der Innenseele

Die Verwendung von TKs mit Innenseele hat einen großen Sicherheitsvorteil: ohne großen Aufwand kann täglich die Innenseele herausgenommen und gereinigt werden. Damit ist die freie Luftpassage immer gewährleistet. Je nach Herstellerangaben können die Innenseelen aufbereitet und wieder verwendet werden.

5.4.4.4 Trachealkanülenwechsel (TKW)

Tab. 5.9: Indikationen zum Trachealkanülenwechsel (Russell und Matta 2004)

elektiv	• notwendiger Wechsel nach max. Liegedauer der Kanüle (gemäß Herstellerangaben) bzw. Kanülen ohne Innenseele: aus Sicherheitsgründen wöchentlich (bei Bedarf auch öfter) • Wechsel auf anderen Kanülen-Typ (z. B. Phonationskanüle) • starke Verschmutzung/Verkrustung der Kanüle • ausgedehnte Tracheostompflege (Fäden entfernen, Granulationsbehandlung)
Notfall	• Kanülenverlegung • Kanülenfehllage • Kanülendefekt (z. B. Cuff) • Reanimation (falls die vorhandene TK nicht zur Beatmung geeignet ist)

Der Wechsel von Trachealkanülen kann aus verschiedenen Gründen angezeigt sein (▶ Tab. 5.9). Jeder Kanülenwechsel erfordert sorgfältige Vorbereitung und soll von mindestens 2 erfahrenen Personen rasch, konzentriert und koordiniert unter aseptischen Bedingungen durchgeführt werden. Informationen über Tracheostomaart, -alter und vorangegangene Wechsel sind vorher einzuholen.

Dem Wechsel der Trachealkanüle geht die *Vorbereitung des Patienten* voraus:

- Information des Patienten
- Nüchternheit (4–6 h)
- Lagerung (leicht erhöhter Oberkörper, gestreckter Hals).

Auch das benötigte *Material* muss vorbereitet sein:

- Absauggerät und -katheter
- ggf. Sauerstoff zum Präoxygenieren
- Pulsoximeter
- Trachealkanüle, kleinere Ersatzkanüle für Notfall
- Lichtquelle
- Pflegeartikel (z. B. Kompressen und NaCl-Lösung und/oder Schleimhautdesinfektionsmittel zum Reinigen, Hautschutzöl oder Zinksalbe, Schlitzkompressen, Gleitgel)
- Tracheostomaspreizer (Kilianspekulum)
- Guide-wire beim ersten Kanülenwechsel bei einem dilatativen Tracheostoma
- Spritze für Cuff-Blockung, Cuff-Druckmesser.

5.4.5 Tracheostomapflege

Der beste Schutz vor Tracheostoma-Komplikationen wie Hautrötung, -entzündung und Granulationsbildung ist eine gute Hautpflege (regelmäßige Reinigung von Sekret und Borken, Hautschutz) und das Trockenhalten des Tracheostomas (regelmäßiges Erneuern der Schlitzkompresse, Absaugen des Tracheostomahofs inklusive des subglottischen Raums, evtl. Einsetzen einer TK mit Sideport). Ein 2-wöchiger TKW mindert das Auftreten von Hypergranulationen (Yaremchuk 2003). Hilfreich könnte auch die Anwendung von Spezialkompressen aus Poly-

urethanschaum sein. Die Veröffentlichungen hierzu sind uneinheitlich. Genauso inkonsistent wird das – zeitlich limitierte – Auftragen von Cortison-Cremes empfohlen.

Hypergranulationen

Sind funktionell störende (Lumen-Einengung mit erschwertem Kanülenwechsel) Hypergranulationen aufgetreten, können sie versuchsweise mit 95 %-igem Silbernitrat geätzt werden (z. B. Argentrix®-Einmalstifte), die Therapie ist zeitlich zu limitieren! Bei unzureichendem Erfolg müssen sie chirurgisch abgetragen werden.

Vorsicht vor »Overtreatment«. Wichtig sind v. a. ein einheitliches Versorgungsmanagement, die Verlaufsbeobachtung und -dokumentation.

5.4.6 Dysphagietherapie bei tracheotomierten Patienten

Schlucktraining soll aus 2 Gründen mit entblockter Trachealkanüle (TK) durchgeführt werden. Eine TK mit geblocktem Cuff könnte bei Patienten mit schwacher Larynxbeweglichkeit dessen Beweglichkeit erschweren und den Schluckakt verschlechtern (bei nichtdysphagischen tracheotomierten Patienten kein Effekt der TK-Blockung auf die Hyoid-Larynx-Beweglichkeit nachweisbar; Terk et al. 2007). Beim Essen mit geblockter TK würde durch einen geblockten Cuff seitens der Trachea und durch Bolus seitens des Ösophagus Druck auf die Pars membranacea ausgeübt, sodass die Gefahr einer tracheo-ösophagealen Fistelbildung bestehen könnte.

5.4.6.1 Methylen-Blau-Test

Bei tracheotomierten Patienten werden als Ergänzung zur klinischen Diagnostik der

Methylen-Blau-Test und der modifizierte Methylen-Blau-Test (mMBT) durchgeführt. Dazu werden bei entblockter TK 4 Tropfen blaue Lebensmittelfarbe (1 % Lösung; Cave: Methylen-Blau darf nicht innerlich angewandt werden) auf die Zunge gegeben, der Patient zum Speichelschluck aufgefordert und danach tracheal abgesaugt. Cameron et al. (1973) fanden durch positive Absaugtests eine Speichelaspiration bei 69 % ihrer Patienten (Beobachtungszeitraum 48 h, Absaugtests alle 4 h). Beim modifizierten Methylen-Blau-Test wird bei entblockter TK angefärbter Bolus abgeschluckt und die Aspiration durch das nachfolgende Absaugen überprüft. Sensitivität und Spezifität des Verfahrens sind jedoch eingeschränkt. Der Vergleich instrumenteller Untersuchungsergebnisse mit denen des mMBT (Brady et al. 1999) ergab, dass die Sensitivität des mMBT im Zufallsbereich liegt. Lediglich die Aspiration größerer Mengen wurde reliabler erkannt. Klinisch bestätigt also ein positiver mMBT bei einmaligem Absaugversuch die Aspiration, ein negativer mMBT ist nur gering aussagekräftig.

Eine Verbesserung der Testsensitivität auf 82 % bei Akutpatienten wurde von Belafsky et al. (2003) unter folgender Standardisierung beschrieben:

- orale Absaugung vor den Schluckversuchen
- 3-malige Gabe von je 15 ml gecrunchtem Eis (Ice Chips); dabei werden 45 ml mit 0,5 ml blauer Lebensmittelfarbe angefärbt
- Absaugung direkt nach der 3. 15-ml-Bolusgabe sowie erneut nach 30 und 60 min.

Dieses Verfahren wird innerhalb 1 Tages mit dem Mindestabstand von 1 h 3-mal wiederholt, sodass insgesamt 135 ml verabreicht werden und 9-mal abgesaugt wird.

5.4.6.2 Auswahl der TK-Typen im Therapieverlauf

Der TK-Typ richtet sich nach dem Prinzip des notwendigen Schutzes und der geringst möglichen Funktionsbehinderung. Im günstigen Verlauf wird von einer zunächst gecufften, ungefensterten TK (maximaler Schutz der unteren Atemwege) auf eine gecuffte, gefensterte TK (beginnende Entblockung, Atmung via naturalis und Sprechen nach Aufsatz von Ventil oder Verschlusskappe möglich) und schließlich auf eine ungecuffte gefensterte TK (Ziel: Verschlusskappe wird 24 h toleriert) gewechselt. Die Notwendigkeit der Blockung wird hauptsächlich durch die Schwere der Speichelaspiration definiert. Die Blockung der TK stellt keinen vollständigen, sondern nur einen relativen Schutz vor Aspiration dar (Winklmaier et al. 2006). Die Entblockung der TK und der Gebrauch von Sprechseele mit Ventil oder Verschlusskappe werden graduell unter Kontrolle der Entzündungsparameter gesteigert (Training der Atemmuskulatur bei erhöhtem Atemwegswiderstand). Vorteile der Atemführung über Mund-Nasen-Raum:

- verbesserte pharyngo-laryngeale Reinigung und verbesserter willkürlicher Hustenstoß,
- ermöglichtes Riechen und
- ermöglichte Phonation.

TK (gefenstert oder ungefenstert) sowie deren Entblockung üben keinen Einfluss auf die Schwere der Dysphagie oder der Aspiration aus. Auch der Verschluss der TK durch ein Sprechventil oder eine Kappe verändern diese Parameter nicht, sondern sind Teilschritte auf dem Weg zur Dekanülierung (Terk et al. 2007; Leder et al. 1996). Bei Irritation durch die Trachealkanüle sollten folgende Parameter überprüft werden:

- Länge und Durchmesser der TK in Relation zu den Größenverhältnissen der Trachea: Lockerer oder zu fester Sitz des Tracheostomabandes?
- Geradlinige Führung der TK (TS schräg oder zu hoch angelegt)?
- Cuff-Druck adäquat?

Tracheale Druckschädigungen durch Cuff/distales TK-Ende sollten ausgeschlossen werden können.

5.4.7 Dekanülierung

Voraussetzungen für die Dekanülierung sind:

- die Möglichkeit des oralen Kostaufbaus ist abgewogen worden
- 24-h-Entblockung der TK wird toleriert
- 24-h-Aufsatz einer Verschlusskappe auf TK wird toleriert
- Sekretmenge- und beschaffenheit (Absaugprotokoll) sind geeignet
- Der reflektorische Hustenstoß ist effektiv (peak flow > 160 l/min; Bach und Saporito 1996), sonst müssen ggf. maschinelle Hustenhilfen eingesetzt werden (▶ Kap. 5.5)
- Minimalanforderung: suffizientes Sekretmanagement ist möglich (dysphagische Patienten sind trotz Speichelaspiration dekanülierbar, wenn sie ihr Sekret abhusten und ausspucken können)
- Ausschluss von laryngealen und trachealen Stenosen und Atemwegsbehinderungen durch Zurückfallen der Zunge
- Nasen- und Mundatmung sollen möglich sein; Überprüfung durch Zuhalteversuch von Tracheostoma und Nase.

Je nach zugrunde liegender Problematik ist eine instrumentelle Kontrolle erforderlich. Werden die Voraussetzungen für ein Dekanülement erfüllt, wird die TK entfernt und das TS mit einem dichten Pflasterverband verschlossen. Nichtepithelialisierte TS werden sich rasch spontan verschließen. In problematischen Fällen kann bei nichtepithelialisierten TS als Zwischenlösung ein Platzhalter eingesetzt werden. Bei epithelialisierten TS muss ein plastischer Stomaverschluss mit Exzision des epithelialisierten Kanals und mehrschichtigem Wundverschluss durchgeführt werden.

Ist eine Dekanülierung nicht möglich und der Patient soll mit TK nach Hause entlassen werden, so ist es günstig, die pflegenden Angehörigen frühzeitig in den Umgang und die Pflege von TK und TS einzubinden. Dieser Anlernprozess muss schrittweise erfolgen und sollte dokumentiert werden.

5.5 Atmungstherapie

Marion Mertl-Rötzer

5.5.1 Notwendigkeit der Atmungstherapie in der Neurorehabilitation

Ein Großteil der Patienten in der Neurorehabilitation ist gefährdet durch ihre neuro*muskuläre* Einschränkung und den daraus resultierenden Komplikationen (hier v.a. Tracheobronchitiden, Pneumonien). Im Hinblick auf die *Atmung* ist die Gefährdung dieser Patienten v.a. verursacht durch

- eine Einschränkung der Mobilität,
- die reduzierte Sekretclearance und
- die insuffiziente Atempumpe.

Viele Patienten leiden zudem an einer ausgeprägten Dysphagie mit Aspirationsgefährdung und sind aus diesem Grund mit einer Trachealkanüle versorgt. Im Unterschied zu pulmologischen Patienten kommen bei neurologischen Patienten zum Teil profunde Einschränkungen der Kognition, Wahrnehmung, Aufmerksamkeit und Kooperationsfähigkeit erschwerend hinzu. Zudem weisen v. a. ältere neurologische Patienten Komorbiditäten (COPD, Herzinsuffizienz, Niereninsuffizienz) auf, die die Notwendigkeit einer professionellen Atmungstherapie erhärten.

Atmungstherapeuten haben eine 2-jährige, berufsbegleitende Zusatzausbildung für Physiotherapeuten absolviert oder sind Pflegekräfte nach Maßgabe der Deutschen Gesellschaft für Pneumologie und Beatmungsmedizin mit besonderem Schwerpunkt auf Lungenphysiologie und -pathophysiologie.

Tab. 5.10: Voraussetzungen zur Durchführung einer suffizienten Atmungstherapie

personell	Team	• Atmungstherapeuten • Physiotherapeuten • Pflegekräfte • Ärzte
apparativ	Therapie	• incentive Spirometer • EzPAP®(=easy-positive-pressure-System) • Bagging-Beutel • IPPV-Geräte (=intermitted positive pressure ventilation) • Mechanische Hustenhilfen (cough assist, Clearway®) • PEP-Systeme (=positive exspiratory pressure) • Absauggeräte mit Zubehör
	Diagnostik	• Spirometer • Pulsoximeter • Blutgasanalysegerät
organisatorisch		• interdisziplinäres Konzept, SOPs • regelmäßige interdisziplinäre Schulungen • Qualitätskontrolle

5.5.2 Inhalte der Atmungstherapie

5.5.2.1 Physiotherapeutische und physikalische Maßnahmen

Physiotherapeutische und physikalische Maßnahmen zielen v. a. ab auf

• die Verbesserung der Beweglichkeit (Dehnung des Thorax, Mobilisation der Sterno-/Vertebrocostalgelenke),
• die Steigerung der Thoraxexkursion,
• die Detonisierung hypertoner Strukturen (Streichungen, Knetungen, Zirkelungen, Packegriffe, Hydrotherapie),
• das Ausgleichen des Atemrhythmus und
• die Kräftigung der Atem- und Atemhilfsmuskulatur (Rutte und Sturm 2010).

Ein weiterer elementarer Baustein ist die Mobilisation in die Vertikale mit guter Rumpfkontrolle und Abstützfunktion der oberen Extremität.

5.5.2.2 Hustenstoßoptimierung – Sekretmobilisierung

Es gibt keine effektivere Maßnahme, Sekret aus der Lunge zu entfernen, als den Hustenstoß! Sputum ändert bewegungsabhängig seine Eigenschaft: In Ruhe ist es zäh und klebrig, bei Bewegung dünnflüssig und gleitend (Tixotropie; Köhler et al. 2010).

Sekretverlegungen der Atemwege können frühzeitig über einen Abfall der Sauerstoff-Sättigung, punktuell mit einem Pulsoxymeter gemessen, erkannt werden. Sekretmanagement besteht aus Maßnahmen zur Erhöhung des intrapulmonalen Volumens, durch z. B. Luft stapeln (air stacking; Bach et al. 2007) oder manueller Hyperinflation (Bagging), und Maßnahmen zur Erhöhung des Exspirationsflusses beim Husten durch assistierte Hustentechniken (Zusammenpressen des Thorax) oder den Einsatz von mechanischen Hustenhilfen wie Cough assist® oder Clear Way® (Simonds 2008). Mechanische Hustenhilfen können über Maske oder Trachealkanüle benutzt werden. Dabei wird die Lunge bis zur Vitalkapazität aufgeblasen und dann auf einen eingestellten Sog umgeschaltet. Damit werden Glottisschluss und physiologische Hustenfunktion imitiert. Ein anderer wichtiger Mechanismus bei kollabierten peripheren Bronchien ist das Ausatmen gegen eine Stenose, d. h. es wird ein interner positiver Druck (PEP = positive exspiratory pressure) erzeugt. Die durch Sekret verklebten kollabierten Bronchien werden durch das Ausatmen gegen eine Stenose geöffnet. Der Schleim löst sich von der Wand. Die distalen Bezirke hinter dem Kollaps füllen sich mit Luft. Beim darauffolgenden Abhustmanöver kann das neu mobilisierte Sekret abgehustet werden. Beispiele für PEP-Geräte sind

- VRP_1-Flutter®,
- RC-Cornet® und
- die PEP-Maske®.

Diese Geräte sind *nicht* zum Anschluss an eine Trachealkanüle geeignet!

Tab. 5.11: Sekretmanagement – Hilfen zur Sekretentfernung

Maßnahme	Wirkprinzip
Überblähung der Lunge (Bagging, Air stacking, IPPV)	Erhöhung des intrathorakalen Volumens mittels Atemhüben durch Beatmungsbeutel bzw. druckkontrolliertes Atmungstherapiegerät
manuell assistiertes Husten	aktiver Druck ins Epigastrium bzw. beidseits am Rippenbogen zur ruckartigen Kranial-Verschiebung des Zwerchfells zu Beginn des Hustenstoßes
mechanisch assistiertes Husten	aktives Blähen der Lunge mittels Überdruck, anschließend Aufbau eines ausreichend hohen Unterdrucks zur Sekretentfernung

Falls das mobilisierte Sekret aus der Trachealkanüle nicht suffizient ausgehustet werden kann, muss es unter Beachtung der Hygienevorschriften abgesaugt werden. Es ist wichtig, diesen Vorgang konzentriert in Kontakt mit dem Patienten (Information!) durchzuführen, da gemäß Nachbefragungen das endotracheale Absaugen traumatisierend in Erinnerung behalten werden kann.

Eine alternative Technik zum Husten ist das sog. »Huffing«, das einem Husten bei offener Glottis entspricht und beim kooperativen Patienten mit Trachealkanüle zur Anwendung kommen kann. Nach 2–3 tiefen Atemzügen erfolgen 1–2 Huffing-Manöver. Damit kann ein gewisser Schleimtransport erreicht werden.

Cave: Eine unnötige und unkritische Sauerstoffinsufflation gefährdet Patienten und ist zu vermeiden. Bei einem Sättigungsabfall bei den – in der Regel nicht lungenkranken – neurologischen Patienten gilt es, minderbelüftete Lungenareale wieder zu eröffnen und Sekret abzusaugen. Eine liberale Sauerstofftherapie verschleiert die Probleme, notwendige Therapien werden unterlassen, der Patient ist möglicherweise gefährdet. Bei einem Abfall der Sauerstoff-Sättigung unter 95 % bzw. um 2–3 % gegenüber dem individuellen Bestwert müssen eine oder mehrere Maßnahmen zur Sekretelimination aus ▶ Tab. 5.11 zum Einsatz kommen (S2–LL NIV 2009).

5.5.2.3 Maschinengestützte Atmungstherapie

Siehe auch ▶ Tab. 5.10.

Zur Vergrößerung des Atemzugvolumens und damit der Muskelkraft und der Rekrutierung minderbelüfteter Lungenareale können verschiedene Geräte unterstützen (▶ Abb. 5.2). Da viele atmungstherapiebedürftige Patienten in der neurologischen Frührehabilitation Trachealkanülenträger sind, werden hier nur die genannt, die sowohl über Mund/Maske als auch via Trachealkanüle zu benutzen sind.

»Incentive Spirometer« sind Atemtrainer, die den Patienten dazu motivieren, willkürlich gleichmäßig tief einzuatmen. Eine entsprechende Kooperationsfähigkeit ist hierzu notwendig. Zur Therapie auch via Trachealkanüle muss ein Gerätetyp ausgewählt werden, der die Ausatmung erlaubt (z. B. Voldyne®).

Ez-PAP® oder »Easy« – PAP steht für »Positive Airway Pressure«. Die Abkürzung Ez-PAP® bedeutet demnach »einfach zu applizierender positiver Atemwegsdruck«. Über das Gerät wird ein positiver endexspiratorischer Druck im Patienten (PEEP) aufgebaut (manometrisch gemessen), was der Wirkungsweise des klassischen continous-flow-CPAP entspricht. Ez-PAP® benötigt dafür einen Druckluft- oder Sauerstoffanschluss, der einen Flow von 3–15 l/min liefern kann. Dieser entstandene positive Druck erleichtert und vertieft die Inspiration, um auch minderbelüftete Lungenareale mit Atemgas zu füllen. Der erhöhte positive endexspiratorische Druck kann Atelektasen eröffnen und führt zur Mobilisation von Sekret. Häufig wird gerade zu Beginn der Atmungstherapie beim Patienten ein sehr produktiver Hustenreiz ausgelöst. Diese Atmungstherapie ist auch beim nichtkooperativen Patienten anzuwenden. Allerdings muss der Patient normokapnisch und in der Lage sein, seine Atemarbeit zu steigern und gegen einen PEEP »anzuatmen«. D. h. in Zweifelsfällen sollte während der Therapie die Hyperkapnie mittels Blutgasanalyse ausgeschlossen werden.

Bagging oder Air stacking sind Blähmanöver mit Hilfe eines Handbeatmungsbeutels. Hier wird über Mundstück, Maske oder Trachealkanüle die Lunge passiv belüftet. Effektiver wird die Behandlung, wenn man erst am Ende der Inspiration mit dem Blähmanöver beginnt. Eine gute Abstimmung mit dem Patienten ist hier Voraussetzung.

IPPB (intermittend positive pressure breathing)-Geräte sind im Prinzip sehr einfache Beatmungsgeräte. Sie dürfen jedoch – nachdem sie keinerlei Alarmfunktion besitzen – nur zur Atmungstherapie verwendet werden. Sie dienen dazu, schlecht ventilierte Lungenareale wieder zu belüften, und helfen bei der Sekretmobilisation. Sie benötigen Gas- und Stromanschluss.

Bei allen Anwendungen von automatisierten Atmungstherapiegeräten bei kognitiv oder muskulär eingeschränkten Patienten (Ez-PAP®, IPPB, maschinelle Hustenhilfen) ist es zwingend notwendig, dass der Patient während der Behandlung nicht allein gelassen wird, da er sich bei Mobilisation größerer Sekretmengen u. U. nicht vom Gerät diskonnektieren kann und Gefahr läuft zu ersticken!

5.5.2.4 Inhalationstherapie

Nachdem auch neurologische Patienten häufig obstruktive Atemwegsprobleme haben – zum großen Teil bereits vorbestehend, zum Teil aber infolge von pulmonalen Infektionen neu akquiriert –, profitieren sie von einer Inhalationstherapie mit β2-Mimetika, Anticholinergika und Cortison. Die Indikation hierzu stellt der Internist bzw. wird nach den Vorgaben der Fachgesellschaft festgestellt. Bei den »mitgebrachten« Sprays ist darauf zu achten, ob der Patient diese so noch verwenden kann:

• Reicht die Koordination aus?
• Ist der Inspirationsfluss für die Verwendung von Pulversystemen (DPI=dry powder inhaler) suffizient?

Atemtherapie	Incentive Spirometer	EzPAP	Bagging / Air Stacking	IPPB
Wirkweise	aktiv	teilaktiv	passiv	passiv
Wirkung	Muskelaufbau	Muskelaufbau und Blähen	Blähen und Sekretolyse	Blähen
Kognition	Incentive Spirometer	EzPAP	Bagging / Air Stacking	IPPB
Kooperativer Patient	+	+	+	+
nicht Kooperativ / Komatös	-	+	+	+
Muskelkraft	Incentive Spirometer	EzPAP	Bagging / Air Stacking	IPPB
Hoher QS / Tetraplegie	-	- / +	+	+
Paraplegie	+	+	+	+
Lunge / Atempumpe	Incentive Spirometer	EzPAP	Bagging / Air Stacking	IPPB
Reduzierte Atemarbeit / Erschöpfung	-	-	+	+
Dystelektasen Atelektasen Sekretstau	+	+	+	+

Abb. 5.2:
Wann passt welche maschinengestützte Atmungstherapie?

Ein weiterer Aspekt ist die Applikation über Trachealkanüle. Mit Hilfe von sog. Spacern gelingt auch bei Kooperations-unfähigen Patienten über Maske oral oder mittels eines Adapters über Trachealkanüle (TK) eine zuverlässige Inhalationstherapie. (► Abb. 5.3)

Einige Kunststoff-Spacer laden sich elektrostatisch auf und führen infolge der Wanddeposition zu einem erheblichen Wirkverlust der Aerosole. Diese elektrostatischen Aufladungen können durch Waschen mit Spülmittel und passivem Trocknen neutralisiert werden.

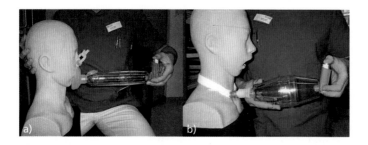

Abb. 5.3:
Inhalationshilfe Babyinhaler (a) und Inhalationshilfe Volumatic mit Adapter (Muffe) für TK (b)

5.5.2.5 Indikationsstellung zur Atmungstherapie

Um die Ressourcen korrekt zu verteilen, erfolgt eine Risikostratifizierung durch den Arzt unter Berücksichtigung folgender Punkte:

- Funktionsparameter der Atmung:
  - Sauerstoffsättigung bzw. Sauerstoffbedarf für eine stabile Sättigung > 92 %
  - $PaCO_2$
  - Hustenstoß, alternativ Vitalkapazität (bei trachealkanülierten Patienten)
  - Atemfrequenz
- Risikofaktoren und Begleiterkrankungen:
  - aktuell vorliegende Pneumonie
  - schwere Dysphagie
  - Erkrankung der Atempumpe, z.B. hohe Querschnittslähmung, Guillain-Barré-Syndrom, schwere CIP/CIM, Myasthenie
- Erkrankung der Lunge, z.B. COPD, Z.n. Pneumonie, Z.n. Beatmungspflichtigkeit in den letzten 4 Wochen
- schwere Vigilanzstörung oder Delir.

Aus diesen Parametern kann man die Notwendigkeit, Art und Intensität der Atmungstherapie feststellen – die Indikationsstellung obliegt dem Arzt. Die erhobenen Punkte sind sowohl als Screenings- als auch als Verlaufsparameter geeignet. Idealerweise ist ein Atmungstherapeut für die Etablierung und Supervision der durchgeführten Atmungstherapie verantwortlich. Dieser sollte auch den *Effektivitätsnachweis* und die *Nachhaltigkeit der durchgeführten Therapien* beobachten. Die Durchführung der komplexen Atmungstherapie wiederum gelingt nur im *Team-Approach* (▶ Tab. 5.12)!

Tab. 5.12: Team-Approach Atmungstherapie

Wer...	...macht was?
Arzt	• Screening • Anordnung Atmungstherapie, Inhalationstherapie, Sekretolytika, Sauerstoff • Adaptation der maschinengestützten Atmungstherapie • Durchführung BGA, Rö-Thorax
Atmungstherapeut	• Adaptation der Atmungstherapie (AT), Durchführung und Supervision der AT • Effektivitätsnachweis der AT • Nachhaltigkeit der AT
Physiotherapeut	• Mobilisation, Dehnung • Kräftigung, Vertikalisierung • Durchführung der maschinengestützten Atmungstherapie • Sekretmanagement
Pflegetherapeut	• Mobilisation • TK-Pflege, Sekretmanagement • Durchführung der maschinengestützten Atmungstherapie

5.6 Ernährung und Flüssigkeitszufuhr

Frank Lauster und Marion Mertl-Rötzer

Viele neurologische Patienten sind – zumindest in der Akutphase – nicht in der Lage, sich ausreichend oral zu ernähren. Die Ernährungstherapie muss entsprechend stufenweise den Fähigkeiten des Patienten angepasst werden.

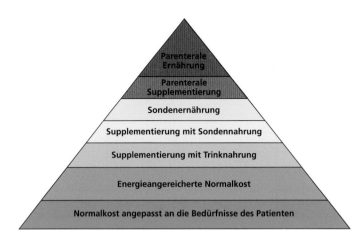

Abb. 5.4:
Stufenpyramide der
Ernährungstherapie

5.6.1 Orale Ernährung

5.6.1.1 Vermeidung einer Mangelernährung

Mangelernährung im Krankenhaus ist ein verbreitetes und bisher zu wenig beachtetes Problem (Pirlich et al. 2006). Ein einfach zu handhabendes Screeninginstrument zur Erfassung gefährdeter Patienten ist der Nutritional Risk Score (Kondrup et al. 2003). Er eignet sich in der Neurorehabilitation als Selektionsinstrument nur für leichter betroffene Patienten (der Phasen C und D). Oral ernährte Patienten in der Frührehabilitation sind wegen ihrer motorischen und kognitiven Defizite grundsätzlich als gefährdet hinsichtlich einer quantitativ und qualitativ ausreichenden Nahrungszufuhr anzusehen und benötigen ein Ernährungsmanagement. Dies gilt auch für übergewichtige Patienten, da ein Gewichtsverlust in dieser Phase immer primär zu Lasten der Muskelmasse geht und deswegen vermieden werden sollte.

Ein *Ernährungsmanagement* sollte mindestens beinhalten:

- die Berechnung des Energiebedarfs (s. u.),
- die wöchentliche Messung des Körpergewichtes im Verlauf und
- die tägliche Erfassung der Verzehr- und Trinkmenge. ▶ **Abb. 5.5** zeigt das von uns dazu eingesetzte Formblatt. Liegt die Verzehrmenge regelmäßig unter drei Viertel des Angebots, müssen Maßnahmen eingeleitet werden.

Eine besonders kritische Phase liegt im Übergang von der enteralen Sondenernährung auf die orale Nahrungszufuhr. Oft haben Patienten in dieser Phase keinen Appetit. Ursachen für Appetitmangel in der Frührehabilitation sind:

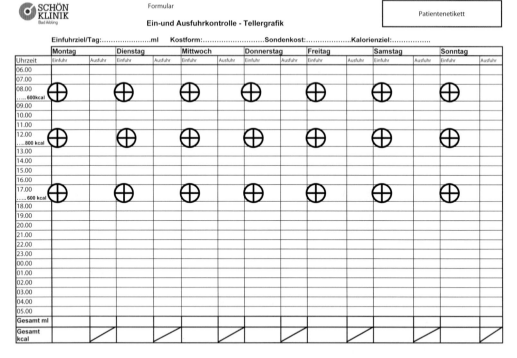

Abb. 5.5: Tellerdiagramm; die Verzehrmenge wird von den Pflegern beim Abräumen anhand der verbliebenen Essensreste abgeschätzt und in Viertelportions-Stufen auf dem Tellersymbol eingetragen

- geschmacklich und visuell nicht ansprechende passierte Kost
- behandlungsbedürftige depressive Verstimmung
- medikamentöse Ursache (SSRI, NSAID, Levodopa, Digoxin, Metformin).

Zur Verbesserung der oralen Nahrungszufuhr dienen diese Maßnahmen:

- Ausschöpfung des küchentechnischen Repertoires zur Verbesserung von Geschmack und Optik, insbesondere der passierten Kost
- ausreichend Zeit fürs Essen (generell niedriges Esstempo bei Frührehapatienten)
- orale Supplemente in Form hochkalorischer Trinklösungen.

Eine PEG sollte erst nach Sicherstellung eines ausreichenden oralen Verzehrs entfernt wer-

den, da sie die Möglichkeit der einfachen Zusatzernährung bietet. Lösungen zur peripher-venösen Ernährung hingegen haben den Nachteil einer geringen Kaloriendichte bei dennoch hohem Phlebitisrisiko und kommen daher nur in Ausnahmefällen als Überbrückung für einen kurzen Zeitraum in Frage.

5.6.1.2 Ernährungsumstellung im Rahmen der Sekundärprävention bei ischämischem Hirninfarkt

Es kann als gesichert gelten, dass eine Ernährungsumstellung auf mediterrane Kost (obst-, gemüse- und ballaststoffreich, ausreichend Omega-3-Fettsäuren, wenig tierische Fette, wenig rotes Fleisch) das kardiovaskuläre Risiko deutlich senkt. Erfahrungsgemäß ist es schwierig, beim Patienten eine dauerhafte »Lifestyle«-Änderung zu bewirken. Dennoch sollte jeder Patient mit einer arteriosklerotisch bedingten neurologischen Erkrankung im Rahmen seiner Rehabilitation ein solches Angebot erhalten. Dazu ist es erforderlich, eine mediterrane, »herz-kreislaufgesunde« Kost und die entsprechende Ernährungsberatung anzubieten.

5.6.2 Orale Flüssigkeitszufuhr

Eine ausreichende Flüssigkeitszufuhr ist zur Aufrechterhaltung der intra- und extrazellulären Volumenhomöostase und damit der kognitiven Funktionen wichtig. Dem steht häufig ein vermindertes Durstempfinden gerade bei neurologisch kranken oder alten Menschen gegenüber. Wichtig ist daher, Flüssigkeitszufuhr und -ausscheidung

bei diesen Patienten (▶ Abb. 5.5) zu überwachen. In der Praxis wird häufig der Fehler gemacht, gerade älteren Menschen pauschal eine hohe Trinkmenge zu verordnen, die diese nicht erreichen können. Die erforderliche Mindesttrinkmenge zur Aufrechterhaltung der Homöostase hängt wesentlich von der Nierenfunktion ab. Je stärker diese eingeschränkt ist, desto weniger kann eine geringe Zufuhr durch entsprechende Harnkonzentration ausgeglichen werden. ▶ Tab. 5.13 zeigt dies exemplarisch bei normaler, mäßig und deutlich reduzierter Nierenfunktion. Die resultierenden Trinkmengen mögen auf den ersten Blick gering erscheinen, zu berücksichtigen ist jedoch, dass hier eine normale Ernährung (deren Flüssigkeitsanteil nicht unterschätzt werden sollte) und fehlende zusätzliche Flüssigkeitsverluste vorausgesetzt sind.

Tab. 5.13: Minimale Trinkmengen

	Normale Nierenfunktion	Nierenfunktion 50%	Nierenfunktion 10%
max. Urinkonzentration (mosm/kg)	1.200	600	350
harnpflichtige Substanzen (mosm)	600	600	600
erfoderliches Urinvolumen (ml)	500	1.000	1.700
Nahrungs-+Oxidationswasser* minus extrarenaler Flüssigkeitsverlust**	0	0	0
erfoderliche Mindesttrinkmenge (ml)	500	1.000	1.700

* Wasser in der Nahrung: 800 ml; Oxidationswasser: 200 ml
** extrarenaler Flüssigkeitsverlust: Haut: 400 ml; Atemwege: 400 ml; Stuhl: 200 ml

Zu den Maßnahmen bei wenig trinkenden Patienten zählen:

- die kritische Überprüfung ggf. das Absetzen einer bestehenden Diuretikatherapie,
- die Ausräumung »technischer« Probleme, die das selbständige Trinken behindern (zu flache Lagerung, motorische

Einschränkungen, Getränke vom Bett aus nicht erreichbar) und
- die Animation zum Trinken durch Pfleger und Angehörige.

Als grobes Maß für eine noch ausreichende Trinkmenge kann die Nierenfunktion herangezogen werden. Bei normalen bzw. stabilen Retentionsparametern besteht in der Regel keine unmittelbare Gefahr der Hypovolämie.

Eine *parenterale Flüssigkeitsgabe* bei zu geringer Trinkmenge ist nur als überbrückende Maßnahme mit klar definierter, zeitlicher Limitierung sinnvoll. Wichtig ist dabei, zwischen 2 Formen des Flüssigkeitsdefizits zu unterscheiden, nämlich:

1. Dehydratation, ausgelöst durch zu geringe Zufuhr oder vermehrtes Schwitzen. Der Wasserverlust bewirkt ein intra- und extrazelluläres Defizit. Ein Ausgleich erfolgt mit natriumarmer Lösung (zweckmäßig z. B. NaCl 0,9 % *und* Glucose 5 % 1:1).
2. Volumenmangel, ausgelöst z. B. durch Durchfall, Erbrechen, Diuretika oder auch Blutungen. Der Wasser- und der Elektrolytverlust bewirken ein rein extrazelluläres Defizit. Ein Ausgleich erfolgt mit isotoner Elektrolytlösung.

Das verbreitete »Aufbilanzieren« mit NaCl 0,9 % ist nur im Fall 1 unphysiologisch und führt zur Expansion des Extrazellulärraumes mit den möglichen Folgen Hypertonie und pulmonale Stauung.

5.6.3 Enterale (Sonden-) Ernährung

Eine Indikation zur enteralen Sondenernährung besteht, wenn

- der Patient nicht (ausreichend) essen kann,
- eine Mangelernährung vorliegt,
- eine heilbare Erkrankung bzw. besserbarer Zustand vorhanden ist,
- der Patient diese Therapie will (oder sich zumindest nicht dagegen entschieden hat),
- keine medizin-ethischen Kontraindikationen vorliegen und
- der Patient sich nicht im Sterbeprozess befindet.

Ebenso gilt es, die *absoluten Kontraindikationen* für eine enterale Ernährung zu beachten. Dazu gehören eine

- obere gastrointestinale Blutung,
- akutes Abdomen,
- intestinale Ischämie und
- mechanischer Ileus.

Bezüglich des Beginns der notwendigen enteralen Ernährung empfehlen die S3-Leitlinien für die Schlaganfallbehandlung von 2007 (DGNR, gültig bis 2010, z. Zt. in Überarbeitung), innerhalb von 72 h zu starten. Zu Beginn der enteralen Ernährung wird als Zugang stets die nasogastrale Sonde dienen, über die – nach vorheriger Lagekontrolle – bolusweise (100–150 ml) die Sondenkost appliziert wird. Wenn die enterale Ernährung voraussichtlich länger als 28 Tage dauert, wird in der Leitlinie »Schlaganfall« die Anlage eine PEG-Sonde empfohlen. Bei Vorliegen einer PEG-Sonde kann die Applikation der Sondenkost pumpengesteuert erfolgen. Ein direkter patientenbezogener Vorteil für diese Applikationsart konnte in Studien nicht gefunden werden, der pflegerische Aufwand und die hygienische Sicherheit werden jedoch optimiert. Bei Diabetikern und jejunaler Sondenlage ist die pumpengesteuerte Zufuhr empfohlen.

Um die Festlegung des Ernährungsregimes zu erleichtern ist ein schrittweises Vorgehen vorteilhaft (► Tab. 5.14).

Die Grundlage zur *Berechnung des Energiebedarfs* ist das Körpergewicht (KG). Die Kalorienberechnung erfolgt bei einem Body-Mass-Index (BMI) ≤30 nach dem Ist-Gewicht, bei einem BMI >30 nach dem Sollgewicht bei einem BMI von 25 (zu ermitteln aus einer BMI-Tab.). Das bedeutet, dass der Patient bei unbekanntem KG möglichst bald gewogen werden sollte.

Zur Berechnung des Energiebedarfs haben die einzelnen Fachgesellschaften Schätzformeln veröffentlicht, die abhängig

Tab. 5.14: Festlegung des Ernährungsregimes – Step by Step

1. Schritt	Festlegung des Ernährungsziels	Grundlage Körpergewicht (KG) bzw. BMI
2. Schritt	Berechnung des Energiebedarfs	• Schätzformel • Anpassung des Bedarfs an das Ernährungsziel: Gewicht erhöhen, halten od. reduzieren
3. Schritt	Festlegung des Proteinbedarfs	*erhöht* bei Eiweißverlust durch sezernierende Wunden, Dekubitus; nach Katabolie, onkologische Erkrankung, Leberinsuffizienz, Dialyse etc., *reduziert* bei Niereninsuffizienz
4. Schritt	Vorschlag Sonden-/Trinknahrung	individuelle hausinterne Produktpalette
5. Schritt	Berechnung des Flüssigkeitsbedarfs	100 ml/kg KG für 1–10 kg plus 50 ml/kg KG für 11–20 kg plus 15 ml/kg KG für > 21 kg = Tagesbedarf
6. Schritt	Berechnung der Flüssigkeit in der Sondennahrung	siehe Produktinformation der verwendeten Sondenkosten/Trinknahrungen
7. Schritt	Berechnung der zusätzlichen Flüssigkeitsmenge	= Flüssigkeitsbedarf minus Flüssigkeit in Sondenkost

von Schweregrad und Aktivität der Erkrankung und vom Mobilitätsgrad des Patienten den Kalorienbedarf mit 25–35 kcal/kg KG beim stoffwechselstabilen, mobilen Patienten angeben (AKE 2010). Die S3-Leitlinie »Schlaganfall« empfiehlt 30 kcal/kg KG. Um bei extremer Kachexie (BMI < 16) oder längerer Nahrungskarenz ein Refeeding-syndrom zu vermeiden, empfiehlt es sich, die Ernährung langsam einzudosieren und mit max. 50 % des Kalorienbedarfs bezogen auf das Ist-Gewicht zu beginnen.

Bei der *Auswahl der Sondenkost* sind die Funktionalität von Verdauungstrakt und die Stoffwechselleistung zu berücksichtigen (▶ **Abb. 5.6**).

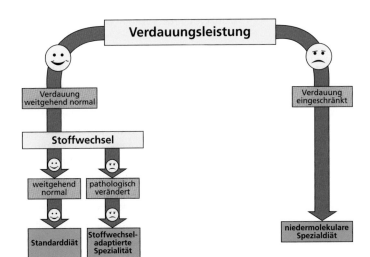

Abb. 5.6: Auswahlkriterien geeigneter Sondenkosten

Grundsätzlich hat der »neurologische« Patient einen gesunden Darm. Wenn keine gravierenden Fehler gemacht wurden (z. B. zu lange Nahrungskarenz), kann er mit einer ballaststoffhaltigen Standarddiät ernährt werden. Bei vorhandenen Komorbiditäten muss folgenden Punkten Rechnung getragen werden:

- Beginn der enteralen Ernährung beim kritisch kranken Patienten → ballaststofffreie Standarddiät
- Milchunverträglichkeit → Verwendung von Soja-Produkten
- schwer einstellbarer Diabetes mellitus → Verwendung von Sondenkost für Diabetiker
- Hämodialyse-pflichtiger Patient → hochkalorische, Wasser reduzierte, proteinreiche, Natrium- und Phosphat-arme Diät
- Kurzdarmsyndrom, chronische Darmentzündung → niedermolekulare Spezialdiät
- chronische Diarrhö → Versuch mit Sondenkost, die aus natürlichen Lebensmittel hergestellt sind und damit natürliche Ballaststoffe, sekundäre Pflanzenstoffe etc. beinhalten
- erhöhter Kalorienbedarf (evtl. bei gleichzeitiger Flüssigkeitsrestriktion) → hochkalorische »verdichtete« Sondenkosten (1 ml = 1,5 kcal)
- erhöhter Proteinbedarf (sezernierende Wunden, Dekubitus, Trauma) → proteinreiche Sondenkost.

Die Grundregeln der Sondenernährung sind:

- Sondenlage kontrollieren
- Sondenkost vor Kontamination schützen (angebrochene Behälter im Kühlschrank aufbewahren)
- Nahrung mit Zimmertemperatur zuführen
- einschleichender Nahrungsaufbau, der individuellen Verträglichkeit angepasst

- Zufuhrrate erst nach 24-stündiger komplikationsloser Sondenernährung erhöhen
- bei starken gastrointestinalen Komplikationen zurückstufen, erst nach einem weiteren komplikationsfreien Tag Zufuhr erneut steigern
- zunächst kalorischen Aufbau durchführen, notwendige Flüssigkeit ggf. i. v. zuführen
- Oberkörper hochlagern!
- Sonde regelmäßig mehrfach täglich spülen (v. a. nach Medikamentenapplikation)
- bei gastraler Sondenlage Magenentleerung überprüfen
- auf Flüssigkeitsbilanz achten
- Hygiene
  - Überleitsysteme täglich erneuern
  - Hängezeiten der Sondenkosten beachten (Vorschrift der Hersteller).

Grundsätzliche Überlegungen zur *Kombination enteraler und parenteraler Ernährung* sind:

- Die enterale Ernährung hat immer Priorität vor der parenteralen Ernährung.
- Die enterale Ernährung sollte frühzeitig beginnen.
- Falls diese gastral nicht möglich ist, sollte frühzeitig eine jejunale Ernährungssonde gelegt werden.
- Supplementierende parenterale Ernährung ist indiziert, wenn die enterale Ernährung nicht bedarfsdeckend möglich ist. Hierfür sind Mischlösungen bzw. Komplettlösungen zu präferieren. Eine nur supplementierende parenterale Ernährung kann peripher-venös erfolgen.
- Eine bedarfsdeckende parenterale Ernährung kann nur zentral-venös erfolgen.

Ernährungsmedizin im Krankenhaus erfordert eine enge Zusammenarbeit verschiedener Berufsgruppen. Auf Seiten der Pflege existiert ein Expertenstandard »Ernährungsmanagement in der Pflege« (DNQP 2010), der unter anderem die Ausbildung von »ErnährungsexpertInnen« in der Pflege fordert. Auf ärztlicher Seite hat die Deutsche Gesellschaft für Ernährungsmedizin die Qualifikation »Ernährungsbeauftragter Arzt« geschaffen. Für ein effektives Ernährungsmanagement in der Neurorehabilitation bedarf es eines Ernährungsteams, in dem Koch, Diätassistent, Pfleger und Ärzte, möglichst mit den o. g. Zusatzqualifikationen, vertreten sind.

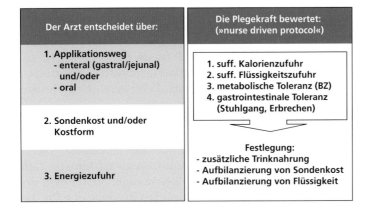

Abb. 5.7: »Team-Approach« – Umsetzung der Ernährungstherapie in der Frührehabilitation

5.7 Internistische Komplikationen

Thomas Weber und Frank Lauster

Internistische Komplikationen sind bei neurologisch schwer erkrankten Patienten häufig und bestimmen bei einem kleinen Teil den Verlauf. Beispiele hierfür sind

- schwere Pneumonien,
- akutes Nierenversagen oder
- die Folgen von Mangelernährung.

Rasche Diagnose, zielgerichtete Therapie und v. a. die Prophylaxe spielen deshalb eine entscheidende Rolle.

Formal können internistische Erkrankungen unterschieden werden, die schon vor Entstehen des neurologischen Defizits bekannt waren (z. B. COPD, Herz- oder Niereninsuffizienz, Diabetes mellitus) und internistische Erkrankungen, die durch das neurologische Defizit begünstigt werden (z. B. Pneumonie oder Mangelernährung bei Dysphagie, medikamentös induzierte Elektrolytstörungen). Oft resultiert aus der Kombination von beidem das Risiko für ein ungünstiges Rehabilitationsergebnis.

Im Folgenden sollen die für die Rehabilitation wichtigen und häufig auftretenden internistischen Probleme praxisnah besprochen werden. Für eine umfassende Abhandlung der Krankheitsbilder muss auf die internistische Literatur verwiesen werden.

5.7.1 Infektionen

Ein häufiger Grund für die Konsultation des Internisten in der neurologischen Rehabilitationsklinik ist Fieber (Definition: > 38,2 °C; O'Grady et al. 2008). Die Ursache liegt meist in einer akuten bakteriellen Infektion. Andere Ursachen für Fieber sind:

- zentrales Fieber (meist bei Hirnschädigung, ▸ Kap. 5.18),
- medikamenteninduziert (Neuroleptika, serotonerge Medikamente, Antibiotika),
- rheumatologische und onkologische Erkrankungen oder
- virale Infektionen (relevant nur bei Immunsupprimierten).

Allerdings kann das Symptom »Fieber« in einem kleinen Teil der Fälle trotz schwerer Infektion auch fehlen. Hier weisen in aller Regel deutliche CRP-Erhöhung (meist > 100 mg/l) und Verschlechterung des Allgemeinzustandes auf die Infektion hin. Unter den infektiologischen Ursachen führen mit Abstand Pneumonie und Harnwegsinfekt. Empfohlener diagnostisch-therapeutischer Ablauf:

1) Einschätzung der vitalen Bedrohung: septischer Schock (systolischer Blutdruck < 100 mmHg), drohende Ateminsuffizienz (hohe Atemfrequenz, schlechte Sättigung trotz Sauerstoffgabe, Hyperkapnie) → möglicherweise ist Intensivtherapie indiziert.
2) Versuch den Infektfokus zu finden: häufigste Foci sind Lunge und Harnwege (Procedere s. u.). Seltenere Infektquellen

in ▸ Tab. 5.15. Vorgehen: In der Basisdiagnostik klinische Untersuchung von Lunge und Abdomen sowie der Haut, welche durch technische Untersuchungen (Röntgen des Thorax, Urin-Stix, Abdomen- und Pleurasonographie) ergänzt wird.
3) Bakteriologische Diagnostik: sinnvoll nur aus dem mutmaßlichen Focus, zusätzlich Blutkulturen.
4) Labordiagnostik: Blutbild (Leukozytose), CRP (steigt erst nach 6–24 h an, guter Verlaufsparameter), Elektrolyte, Nierenwerte, Leberwerte (Organbeteiligung), Urinstatus.
5) Antibiotikatherapie: entsprechend den Empfehlungen (z. B. Paul-Ehrlich-Gesellschaft) für die kalkulierte Therapie des identifizierten Infektfokus. Ggf. operative Intervention. Nach Erhalt des bakteriologischen Ergebnisses sollte das antibiotisch abgedeckte Spektrum entsprechend verengt werden.
6) Bei fehlendem Fokus: Antibiotikum nur im Falle von Organversagen oder septischem Schock aufgrund der Gefahr der Focusverschleierung (z. B. Endokarditis, Abszess) und zur Vermeidung des unnötigen Einsatzes von Antibiotika (bei nicht-infektiösen oder rasch selbstlimitierenden Infektionen), der der Resistenzentwicklung in der Klinik Vorschub leisten kann.
7) Erweiterte Fokussuche: CT-Thorax und -Abdomen, NMR-Wirbelsäule (Spondylodiszitis), TEE, ggf. Liquor.

Tab. 5.15: Seltene Ursachen für bakterielle Infektionen

Möglicher Fokus	Klinische Hinweise	Diagnostik	Therapie
zentraler Venen-katheter (ZVK)	• ZVK meist mehre-re Tage in situ	• Blutkultur/Kultur ZVK-Spitze	• ZVK immer entfernen • (+ kurzfristige Antibioti-katherapie: z. B. Cefuroxim i. v.)
• ventrikulo-peritonealer Shunt • Infektion nach Knochendeckel-reimplantation	• fakultativ Meningismus	• Liquorpunktion mit Zellzahlerhöhung • cCT	• Antibiotikatherapie (z. B. Vancomycin + Mero-penem) • Intervention nach neurochirurgischer Rücksprache

Tab. 5.15: Seltene Ursachen für bakterielle Infektionen – Fortsetzung

Möglicher Fokus	Klinische Hinweise	Diagnostik	Therapie
abdominelle Infektion: z. B. Cholecystitis, Divertikulitis, Colitis	• meist abdomineller Schmerz • Durchfall oder Darmparalyse	• Sonographie • ggf. CT • bei Durchfall: Clostridientoxin im Stuhl	• chirurgische Vorstellung • bei Clostridien-Colitis: Vancomycin oral
Endokarditis	• positive Blutkultur • evtl. neues Vitium	• transösophageale Echokardiographie	• testgerechte Antibiotikatherapie • kardiologische Rücksprache
Haut: Dekubitus; Erysipel, Gangrän	• klinische Inspektion	• Abstrich (nur bei Nachweis von Eiter sinnvoll)	• Antibiotikatherapie • chirurgische Rücksprache
Spondylodiszitis; Osteomyelitis	• Schmerz	• Kernspintomographie • Skelettszintigraphie • (Röntgen ungeeignet zur Frühdiagnostik)	• Antibiotikatherapie nach Punktionsergebnis • orthopädische Rücksprache

5.7.1.1 Pneumonie

5.7.1.1.1 Epidemiologie

Die bedeutendste Infektion in der Neurorehabilitation Schwerbetroffener ist die Pneumonie, da sie sowohl häufig auftritt als auch rasch einen lebensbedrohlichen Verlauf nehmen kann. Die Häufigkeit einer nosokomialen Pneumonie (Pneumonie ab dem 3. Tag nach Krankenhausaufnahme) wird für Akutpatienten mit ca. 1 % angegeben, für beatmete Patienten mit 10–30 %. In der Neurorehabilitation hängt die Wahrscheinlichkeit für das Auftreten einer Pneumonie entscheidend vom Ausmaß des neurologischen Defizits ab. Während Patienten mit einem Barthel-Index von mehr als 50 Punkten eher ein Risiko wie Akutpatienten aufweisen, zeigen solche mit einem Barthel-Index von 0 Punkten eher ein Risiko wie beatmete Intensivpatienten. (Eigene Erhebung: ca. 4–5 Pneumonien/1.000 Behandlungstage bei Patienten mit Barthel-Index < 35.) Nicht selten werden mehrere Pneumonien im Laufe eines Rehabilitationsprozesses diagnostiziert.

Die Letalität der nosokomialen Pneumonie wird in der Literatur mit bis zu 50 % (bei Beatmeten) angegeben. In der eigenen Erfahrung ist die Letalität deutlich niedriger (< 10 %). Patienten mit einer oder mehreren Pneumonien zeigen aber einen oft sehr prolongierten Rehabilitationsverlauf. Allerdings bleibt oft unklar, ob die verlangsamte Rekonvaleszenz bzgl. der neurologischen Erkrankung Ursache oder Folge der Pneumonie ist.

5.7.1.1.2 Risikofaktoren

Die Pathogenese der Pneumonie ist in aller Regel eine Verschleppung von Keimen aus dem Oropharyngealtrakt in das Tracheobronchialsystem und eine verschlechterte Clearance von (infiziertem) Schleim in die umgekehrte Richtung. Dabei spielen zusätzlich

• eine gramnegative Fehlbesiedelung des Pharynx sowie
• eine verschlechterte Immunabwehr und
• eine Minderbelüftung von basalen Lungenanteilen

bei überwiegend bettlägerigen Patienten eine wichtige Rolle. Risikofaktoren für das Auftreten einer Pneumonie wurden in einer Risikostratifizierung in der sog. »Aiblinger Atmungstherapie-Ampel« zusammengefasst. Sie beinhaltet anamnestische Daten und aktuelle funktionelle Parameter der Atmung (▶ **Abb. 5.8**).

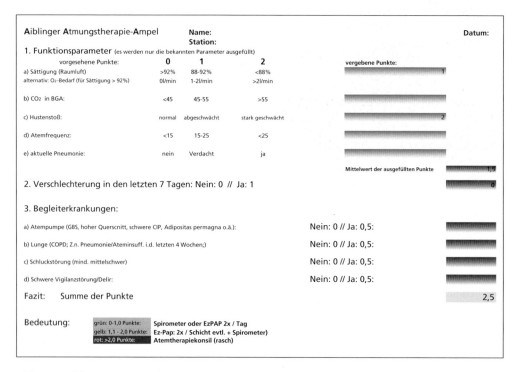

Abb. 5.8: Aiblinger Atmungstherapie-Ampel, beispielhaft ausgefüllt

5.7.1.1.3 Diagnostik

Der klinische Verdacht auf eine Pneumonie ergibt sich aus der Kombination von Fieber mit respiratorischen Auffälligkeiten wie Husten, eitrigem Auswurf und Atemnot. Differenzialdiagnostisch sichert oft erst eine Kombination aus klinischen und technischen Untersuchungen die Diagnose der Pneumonie. Eine praktikable Strategie besteht aus der Betrachtung von 3 Befundgruppen:

1. systemische Infektion: Fieber > 38,2 °C oder deutlicher CRP-Anstieg (CRP-Anstieg > 50 mg/l)
2. Funktionsänderung der Lunge: neues purulentes Sekret oder neuer Abfall der Sättigung um mind. 5 Punkte (z. B. von 93 % auf 88 % bei unveränderter Sauerstoffgabe)
3. alveolärer Infiltratnachweis: neue Infiltrate im Röntgenbild des Thorax oder (neue) einseitige pneumonietypische Rasselgeräusche oder neue sonographische Dystelektasen (▶ **Abb. 5.9**).

Die Diagnose Pneumonie ist gestellt, wenn von jeder Gruppe mindestens ein Kriterium erfüllt ist. Pneumonieverdacht besteht, wenn Kriterien aus Kategorie II fehlen. Eine Tracheobronchitis liegt vor, wenn Kriterien der Kategorie III fehlen.

Ist die Diagnose Pneumonie gestellt, sollten Kulturen aus dem Bronchialse-

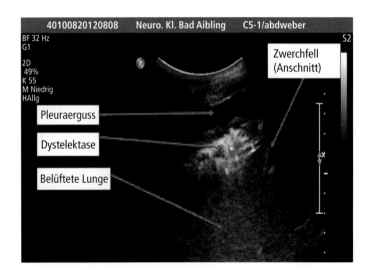

Abb. 5.9: Sonographie der teilweise infiltrierten Lunge

kret angelegt werden. Bei Tracheotomierten wird Sekret über eine endotracheale Absaugung gewonnen (ist der bronchoskopischen Lavage nicht unterlegen). Fehlt dieser Zugang zur Trachea, gibt es 4 Möglichkeiten:

- Verzicht auf eine bakteriologische Sicherung
- Gewinnung von Sputum (welches eitrig imponieren muss)
- Versuch der Absaugung via Nase und Larynx
- Bronchoskopie mit Lavage aus den betroffenen Lungensegmenten.

Je schwerer die Pneumonie wirkt, umso invasiver wird das Vorgehen sein. Wenn möglich sollte die Diagnostik aber vor Einleitung der antibiotischen Therapie – also sehr rasch – erfolgen. Zusätzlich werden Blutkulturen abgenommen, da der Nachweis einer Bakteriämie eine große Bedeutung für die Prognose und die Therapie hat (ca. 10–20 % positiv).

5.7.1.1.4 Therapie

- Die Pneumonietherapie ist rasch einzuleiten (»in der Stunde der Diagnose«). Wahl

des Antibiotikum gemäß »spät-nosokomialer Pneumonie«: Empfehlungen der Paul-Ehrlich-Gesellschaft (www.peg.de)
- falls beim Patienten resistente Keime bekannt (z. B. MRSA oder 3MRGN): dies in der kalkulierten Therapie berücksichtigen
- am 3. Tag der Antibiotikatherapie: Bewertung des Erfolgs (Entfieberung, Allgemeinzustand) und der Antibiogramme (positive Blutkultur ist hochrelevant, außer bei Verunreinigung durch Hautkeime, Bewertung des Bronchialsekrets, wenn es in der Mikroskopie leukozytenreich war → Umstellung der Antibiotika, um gezielter zu therapieren (Verschmälerung des Spektrums)
- Dauer: je nach Schwere meist 5–7 d, fast nie mehr als 10 d
- bei schwerer Schluckstörung: Indikation PEG und Tracheostoma klären.

Als wichtige begleitende Therapie gelten Atmungstherapie (▶ Kap. 5.5) und Mobilisation.

5.7.1.1.5 Prophylaxe

Prophylaktische Maßnahmen zur Vorbeugung von Pneumonien sind:

- Hygiene, v.a. Händedesinfektion vor/ nach jedem Patientenkontakt (Reduktion der nosokomialen Pneumonien um bis zu 30 %),
- Mobilisation,
- Atmungstherapie,
- Vermeidung von Sedierung,
- frühe enterale Ernährung, aber Vermeidung von Erbrechen und
- Verzicht auf Stressulcusprophylaxe (PPI), wo möglich.

5.7.1.2 Harnwegsinfekt

Im Vergleich mit der Pneumonie zeigt der Harnwegsinfekt des Rehabilitationspatienten eine deutlich niedrigere Rate an schweren Komplikationen. Nichtsdestotrotz finden sich immer wieder schwere septische Verläufe. Untersuchungen an chronisch pflegebedürftigen Dauerkatheterträgern zeigen, dass die Letalität während febriler Phasen 60-fach so hoch ist wie die während afebriler Phasen.

Cave: Beim fiebernden Patienten darf die Diagnose eines Harnwegsinfektes nicht von weiteren differenzialdiagnostischen Überlegungen bzgl. des Infektfokus abhalten, da viele Patienten der Neurorehabilitation eine dauerhafte Leukozyturie/Bakteriurie aufweisen und mit der scheinbaren Diagnose »Harnwegsinfekt« der eigentliche Infektfokus (z.B. Endokarditis, Ventrikulitis) übersehen wird.

5.7.1.2.1 Epidemiologie

Bei liegendem Blasenkatheter steigt die Wahrscheinlichkeit eines Infekts um 0,5– 2,5 % pro Tag!

5.7.1.2.2 Risikofaktoren

- Alle Blasenentleerungsstörungen mit Restharnbildung (normal: < 50 ml),
- Harnableitung mittels Dauerkatheter und

- Diabetes mellitus

gelten als Risikofaktoren für einen Harnwegsinfekt.

5.7.1.2.3 Diagnostik

Ein Harnwegsinfekt muss von der asymptomatischen Bakteriurie getrennt werden. Jeder Dauerkatheterträger hat eine konstante Bakteriurie. Notwendig für die Diagnose Harnwegsinfekt ist folgende Kombination: Symptome (Fieber, Dysurie, evtl. CRP-Erhöhung)+signifikante Leukozyturie+Bakteriurie.

Um diese Diagnose zu bestätigen, sollte eine Urinkultur nach Katheterwechsel abgenommen werden (höherer Nachweis von multiresistenten, nur den Katheter besiedelnder Keime über den »alten« Katheter).

Ergänzend sinnvoll ist eine Sonografie des Abdomens zum Nachweis komplizierender Faktoren (Restharnbildung, Katheterfehllage in der Prostata, Nierenaufstau) und zur differenzialdiagnostischen Abgrenzung anderer abdomineller Erkrankungen (Divertikulitis, Appendizitis usw.).

5.7.1.2.4 Therapie

Die kalkulierte Therapie besteht meist aus Ciprofloxacin (2-mal 500 mg) oder aus Cotrimoxazol (2-mal 960 mg). Allerdings sollte die Wahl der kalkulierten Therapie von der Keimstatistik der stationären Einrichtung abhängig gemacht werden (das kooperierende mikrobiologische Labor ist zur Erstellung einer solchen Statistik verpflichtet). Nach Erhalt des Urinkulturergebnisses muss die Therapie dem Antibiogramm angepasst werden. Die Dauer der Antibiotikagabe sollte mind. 5 Tage betragen (da es sich in aller Regel um sog. komplizierte Harnwegsinfekte handelt, genügt die für den unkomplizierten Harnwegsinfekt der Frau empfohlene 1–3-tägige Therapie nicht).

Es sollte immer überprüft werden, ob Risikofaktoren beseitigt werden können (z. B. Verzicht auf Harnblasenkatheter zugunsten eines intermittierenden Selbstkatheterismus bei Paraplegie).

5.7.1.2.5 Prophylaxe

Als prophylaktische Maßnahmen zur Vorbeugung von Harnwegsinfekten gelten:

- Verzicht auf Blasendauerkatheter, wo immer möglich
- keine prophylaktische Therapie von Bakteriurie (Ausnahme: signifikante Bakteriurie 48 h nach Dauerkatheter-Entfernung (IDSA-Guidelines))

- Ansäuern des Urins oder Cranberrysaft nur im Einzelfall (nicht belegt)
- Kooperation mit Urologen bzgl. langfristigem Harnmanagement.

5.7.2 Umgang mit multiresistenten Erregern

Patienten der Neurorehabilitation sind von der Problematik multiresistenter Erreger (MRE) besonders häufig betroffen. Gründe dafür sind in ▸ Tab. 5.16 zusammengefasst.

Grundvoraussetzung für die Prävention von Keimübertragungen und den richtigen Umgang mit multiresistenten Erregern

Tab. 5.16: Multiresistente Krankenhauserreger – Gründe für die hohe Prävalenz in der Neurorehabilitation

Gründe für hohe Prävalenz von MRE	Erläuterungen
Patienten	lange Krankenhausvorgeschichte, Intensivaufenthalte
hoher Antibiotikaeinsatz	häufige Infektionen insbesondere der Harnwege und der Lunge (Blasenkatheter, Tracheostoma)
stationäre Behandlungsdauer	im Vergleich mit Akuthäusern sehr lang
Protonenpumpenhemmer	häufig eingesetzt, damit Verlust der Barrierefunktion des Magens
Keimübertragungsgefahr	erhöht durch (personal-)intensive Therapie am Patienten (Physiotherapie, Ergotherapie, Sprachtherapie, Neuropsychologie usw.)
Keimeinschleppung	Übernahmen aus Ländern mit hoher Prävalenz an multiresistenten Erregern (Südeuropa, naher Osten)

(MRE) ist die Etablierung eines Hygieneteams mit

- personell ausreichender Ausstattung,
- fachlicher Kompetenz sowie
- klar definierten Zuständigkeiten und Arbeitsstrukturen.

Hier bestehen mittlerweile gesetzliche Vorschriften. Inhaltlich zentrale Elemente sind strikt einzuhaltende Basishygienemaßnahmen, insbesondere die Händedesinfektion

sowie der verantwortungsvolle Einsatz von Antibiotika.

Der Nachweis eines MRE kann für den betroffenen Patienten gravierende Nachteile mit sich bringen, die sich aus den notwendigen Präventionsmaßnahmen gegen die Weiterverbreitung ergeben und die seine Rehabilitationsmöglichkeiten stark einschränken. Hier muss versucht werden, einen Ausgleich zwischen dem Schutz von Mitpatienten und den persönlichen und medizinischen Bedürfnissen des Betroffenen zu finden.

5.7.2.1 MRSA

Methicillin-resistente Staphylokokken (MRSA) sind multiresistente, grampositive Bakterien, die als Erreger nosokomialer Infektionen eine Rolle spielen. Historisch gesehen war MRSA der erste als multiresistent und somit schwer behandelbar eingestufte Keim.

In der Schön Klinik Bad Aibling erfolgt seit vielen Jahren ein MRSA-Screening bei allen Neuaufnahmen der Frührehabilitations-Abteilung mit prospektiver wöchentlicher Erfassung der MRSA-Fälle. Dabei lag die Inzidenzdichte (MRSA-Fälle/1.000 Patiententage) in den letzten Jahren um 0,8, wobei die Mehrzahl der Fälle bereits bei Aufnahme entdeckt wurde bzw. bekannt war. Die häufigsten Lokalisationen der Kolonisation sind Nase, Endotrachealsekret, Leiste und Rachen. Zu fast 90 % handelt es sich um eine Kolonisation. Anders als in operativen Fächern sind Infektionen mit MRSA in der Neurorehabilitation vergleichsweise selten. Unter den Infektionen führen die Harnwegsinfekte. Wenig effektiv sind auch die vom RKI empfohlenen lokalen Sanierungsmaßnahmen (Erfolgsquote ca. 40 %). Der Nachweis von MRSA bedeutet für den betroffenen Patienten eine Isolierungsdauer von im Schnitt 38 Tagen und stellt damit bei strikter Isolation ein erhebliches Rehabilitationshindernis dar. Für Patienten der Phasen C und D ist individuell abzuwägen, ob hier die RKI-Richtlinien für (Akut-) Krankenhäuser oder eher die weniger strikten für Pflegeheime anzuwenden sind (Lauster und Grosch 2005).

5.7.2.2 Clostridium-difficile-assoziierte Diarrhö (CDAD)

Die CDAD ist in der neurologischen Frührehabilitation ein häufiges Problem. Die Inzidenzdichte lag an unserer Klinik über die letzten Jahre konstant bei 1,5 Fällen/1.000 Patiententage und damit deutlich über der

MRSA-Inzidenz. Die Gründe liegen im häufigen Einsatz von Antibiotika (Störung der Darmflora, Selektion von *Clostridium difficile*) und auch Protonenpumpenhemmern (Anheben des Magen-pH-Wertes, Begünstigung einer fäkal-oralen Übertragung). *Clostridium difficile* (CD) ist ein Sporenbildner. Die gängigen Hände- und Flächendesinfektionsmittel sind hier nicht ausreichend wirksam. Die Flächendesinfektion in Zimmern mit CDAD-Patienten muss daher mit einem sporenwirksamen Mittel erfolgen. Wir führen darüber hinaus 2-mal/Jahr eine sporenwirksame Flächendesinfektion aller Patientenzimmer durch, in der Hoffnung, dass dies die nosokomiale CD-Übertragung reduziert. Wegen der mangelnden Wirksamkeit der Händedesinfektion besteht bei CDAD-Infektion strikte Handschuhpflicht. Patienten mit CDAD sind gemäß der RKI-Richtlinie für infektiöse Enteritiden zu isolieren. Die Isolierung kann aufgehoben werden, wenn entweder keine Symptome mehr bestehen (normaler Stuhlgang seit > 48 h) oder der Toxinnachweis aus dem Stuhl negativ ausfällt. Da insbesondere sondenkostenährte Patienten häufig aus anderen Gründen zur Diarrhö neigen, empfiehlt es sich, unter noch laufender Therapie nach ca. 7 Tagen eine Toxinbestimmung zu veranlassen, um die Isolationsdauer nicht unnötig zu verlängern. Zu Therapie und Komplikationen der CDAD: ► Kap. 5.7.6.

5.7.2.3 Multiresistente gramnegative Erreger (MRGN)

In den letzten Jahren lassen sich mit zunehmender Häufigkeit multiresistente gramnegative Keime (ESBL-Bildner, multiresistente *Pseudomonas*- und *Acinetobacter*-Stämme) im Krankenhaus nachweisen. Auch hier ist, ähnlich wie bei MRSA und CD, die neurologische Frührehabilitation einer der Brennpunkte des Geschehens. Definition und Graduierung der Multiresistenz erfolgen nach der MRGN-Klassifikation (► Tab. 5.17).

Tab. 5.17: MRGN-Klassifizierung zur Festlegung von Hygienemaßnahmen bei gramnegativen Keimen (nach Epidemiologisches Bulletin 2011; 3MRGN[1] = multiresistente gramnegative Stäbchen mit Resistenz gegen 3 der 4 Antibiotikagruppen, 4MRGN[2] = multiresistente gramnegative Stäbchen mit Resistenz gegen 4 der 4 Antibiotikagruppen, r = resistent oder intermediäre sensibel, s = sensibel)

Antibiotika-gruppe	Leitsubstanz	Enterobacteriaceae		Pseudomonas aeruginosa		Acinetobacter spp.	
		3MRGN[1]	4MRGN[2]	3MRGN[1]	4MRGN[2]	3MRGN[1]	4MRGN[2]
Acylureidope-nicilline	Piperacillin/ Tazobactam	r	r	nur 1 der 4 Antibioti-kagruppen wirksam (sensibel)	r	r	r
Cephalospo-rine der 3./4. Generation	Cefotaxim und/ oder Ceftazidim	r	r		r	r	r
Carbapeneme	Imipenem und/ oderMerope-nem	s	r		r	s	r
Fluorchino-lone	Ciprofloxacin	r	r		r	r	r

Das Erregerreservoir dieser Keime ist – im Unterschied zu MRSA und CD – weniger das Krankenhaus als die Geflügelzucht. Kolonisiert ist meist der Gastrointestinal-trakt. Begünstigende Faktoren sind wieder-um eine Schädigung der normalen Darmflo-ra durch Antibiotikatherapie und eine Auf-hebung der Magenbarriere durch Protonen-pumpenhemmer.

Das Übertragungsrisiko und die Um-weltresistenz der Erreger ist geringer als bei MRSA oder CD. Eine Ausnahme bildet *Acinetobacter baumanii*, der ebenfalls eine hohe Umweltresistenz zeigt. Eine KRIN-KO-Richtlinie vom Oktober 2012 regelt die Maßnahmen zur Übertragungspräven-tion. Danach ist bei 4MRGN-Nachweis ge-nerell zu isolieren. Kohortenisolierungen von Patienten mit 4MRGN-Keimen soll-ten zur Vermeidung einer weiteren Resis-tenzentwicklung nur bei identischem Keim und Resistogramm erfolgen. Die Risiko-stratifizierung ist abhängig von der Keim-spezies. Je nach Keim müssen Patienten mit 3MRGN nur in Risikobereichen iso-liert werden. Als Risikobereich gelten ge-nerell Intensivstationen. Die Einstufung

der neurologischen Frührehabilitation ob-liegt der hausinternen Einschätzung. Ei-nige multiresistente gramnegative Keime wie *E. coli* sind mittlerweile auch außer-halb des Krankenhauses verbreitet (Kola et al. 2012). Belastbare Zahlen zur Durch-seuchung der Bevölkerung lagen jedoch 2012 nicht vor. Hygienestandard sollte da-her eine intensivierte Basishygiene bei allen Patienten der Frührehabilitation (z. B. Tra-gen einer Einmalschürze bei jedem Patien-tenkontakt, Händehygiene auch beim Pa-tienten) und Einstufung des 3MRGN nach Erregereigenschaften (z. B. hohes Übertra-gungsrisiko bei *Acinetobacter*) sein.

Der Nutzen von Screeninguntersuchun-gen auf MRGN-Keime ist aufgrund der z. T. nur geringen Sensitivität umstritten. Andererseits sind die Pathogenität und das Übertragungsrisiko im Krankenhaus und damit auch das potenzielle Risiko von Mit-patienten ungeklärt. Wir empfehlen auf je-den Fall Screeninguntersuchungen bei Kon-taktpatienten von 4MRGN-Trägern und Patienten aus Ländern mit hoher 4MRGN-Prävalenz (Südosteuropa, naher und ferner Osten).

5.7.3 Elektrolytstörungen

Es sollen im Folgenden die 3 in der Neurorehabilitation am häufigsten auftretenden Elektrolytstörungen abgehandelt werden.

5.7.3.1 Hyponatriämie

Ein erniedrigtes Serumnatrium bedeutet *immer* eine Störung des Wasserhaushalts (relativer Wasserüberschuss), dagegen nicht notwendigerweise eine Störung der Natrium-Homöostase.

5.7.3.1.1 Ursachen

Da der Gesamtnatriumbestand das Extrazellulärvolumen (EZV) bestimmt, wird bei Hyponatriämie zunächst der Volumenzustand des Patienten beurteilt. Danach unterscheidet man:

- Hypovolämie (Na-Bestand vermindert): Ursache sind Diuretika, Nebennierenrindeninsuffizienz, Erbrechen, Durchfall, Schwitzen,
- Hypervolämie (Na-Bestand erhöht, Verdünnungshyponatriämie): Ursache sind Herzinsuffizienz, Leberzirrhose und den
- Normalen Volumenzustand (Na-Bestand normal, häufigster Fall): Ursache ist inadäquate ADH-Sekretion (SIADH).

Die wichtigsten Gründe für ein SIADH in der Neurorehabilitation sind in ▶ Tab. 5.18 genannt.

Als spezifisch-neurologische, wenn auch seltene Ursache einer Hyponatriämie ist das zerebrale Salzverlustsyndrom zu nennen, das wie ein SIADH imponiert, wobei die primäre Störung jedoch in einem renalen Natriumverlust besteht, der sekundär zu erhöhter ADH-Ausschüttung führt. Das zerebrale Salzverlustsyndrom soll in der Akutphase nach Subarachnoidalblutung, Schädel-Hirn-Trauma oder Meningoenzephalitis auftreten, ist als Krankheitsentität jedoch umstritten.

Tab. 5.18: SIADH-Ursachen

Medikamente	ZNS-Erkrankungen	Andere
Carbamazepin	ischämische Hirninfarkt	Pneumonie
Citalopram	zerebrale Blutung	kleinzelliges Bronchialkarzinom
Fluoxetin, Sertralin	Schädel-Hirn-Trauma	
Amitryptilin	ZNS-Infektion	

5.7.3.1.2 Symptome

Ein erniedrigtes Serumnatrium führt aufgrund des verminderten osmotischen Drucks im Extrazellulärraum zu einer Aufnahme freien Wassers ins Gehirn. Je nach Ausprägung und Akuität der Hyponatriämie kann dies unter Umständen schwerwiegende neurologische Störungen bewirken (Bewusstseinstrübung, epileptische Anfälle). Andererseits setzen bereits früh Gegenregulationsmechanismen im Sinne einer Verminderung der intrazellulären Osmolarität im Gehirn ein, die einer Hirnschwellung entgegenwirken, sodass bei länger bestehender Hyponatriämie häufig nur diskrete neurologische Symptome bestehen. Umgekehrt birgt dann eine zu rasche Anhebung des Serumnatriums die Gefahr der pontinen Myelinolyse.

5.7.3.1.3 Behandlung

Ziel der Behandlung bei Hyponatriämie ist die sorgfältig kontrollierte, allmähliche Anhebung des Serumnatriums in den Normbereich. Bei Ausgangswerten < 120 mval/l darf der Na-Anstieg in den ersten 24 h 8–10 mval/l und in den ersten 48 h 18 mval/l nicht übersteigen. Dies erfordert engmaschige Kontrollen. Die Na-Substitution kann bei Na-Verlustbedingtem Volumenmangel in Form von isotonischer Kochsalzlösung geschehen. Im wesentlich häufigeren Fall eines SIADH führt dies nicht zum Erfolg, da die Salzzufuhr dabei im Verhältnis zur Wasserzufuhr zu gering ist. Isotonische Kochsalzlösung bewirkt bei SIADH eher eine weitere Verschlechterung der Hyponatriämie. Es muss daher eine höher konzentrierte NaCl-Lösung infundiert werden. Geeignet ist z. B. 2,7 % NaCl-Lösung (800 ml NaCl 0,9 % + 200 ml NaCl 10 %), mit einer Laufrate von 40–80 ml/h und 2-stündlichen Kontrollen des Serumnatriumwertes.

Liegt das Serumnatrium über 120 mval/l bestehen meist keine oder nur sehr diskrete klinische Symptome. Die Gefahr einer pontinen Myelinolyse durch zu raschen Ausgleich ist nicht mehr gegeben. Hier kann die Behandlung allein durch Korrektur der zugrunde liegenden Störung (z. B. Absetzen SIADH-auslösender Medikamente), ggf. Volumenrestriktion und oraler Gabe von NaCl in Form von Kochsalzkapseln erfolgen.

Bei chronischem und schwer behandelbarem SIADH bietet sich der ADH-Rezeptorantagonist Tolvaptan an (*Cave*: rascher Anstieg des Serum Na) mit allerdings sehr hohen Therapiekosten.

5.7.3.2 Hypokaliämie

5.7.3.2.1 Ursachen

Eine Hypokaliämie wird von

- vermehrtem Kaliumverlust über die Niere (Diuretika, sekundärer Hyperaldosteronismus) oder den Gastrointestinaltrakt (Durchfall, Erbrechen) oder
- einer Umverteilung des Kaliums nach intrazellulär bei Alkalose

verursacht.

5.7.3.2.2 Symptome

- Neuromuskuläre Störungen wie Muskelschwäche und Hporeflexie
- vermehrte Neigung zu kardialen Arhythmien
- Subileus.

5.7.3.2.3 Behandlung

Die orale Kaliumsubstitution erfolgt am besten in Form von Kaliumchlorid, je nach Bedarf bis zu 120 mval/d. Die Zufuhr in Form von Kaliumcitrat bzw. -succinat (Brausetabletten, Pulver) wird zwar häufig gewählt, weil diese Zubereitungen eine hohe Kaliumkonzentration enthalten. Diese Form ist aber ungünstig, da Citrat im Körper in Bicarbonat umgewandelt wird und so die begleitende Alkalose verstärkt. Eine parenterale Substitution ist bei schwerer Hypokaliämie (< 3 mval/l) oder gestörter Gastrointestinalfunktion indiziert. Hier kann Kaliumchlorid in einer Konzentration von max. 40 mval/l in eine isotonische NaCl-Lösung gegeben werden. Zur Vermeidung einer Hyperkaliämie dürfen parenteral max. 20 mval Kalium/h zugeführt werden, auf Intensivstation unter entsprechender Überwachung auch mehr.

Zu beachten ist, dass insbesondere bei Kaliumverlust durch Diuretika oder Diarrhö häufig begleitend ein Magnesiummangel besteht, ohne dessen Ausgleich die Hypokalämie trotz Substitution persistieren kann.

5.7.3.3 Hyperkalziämie

5.7.3.3.1 Ursachen

Einer Hyperkalziämie kann ein Hyperparathyreoidismus (idiopathisch, paraneoplastisch) oder eine Vitamin-D-Überdosierung zugrunde liegen. Mit Abstand die häufigste Ursache in der Neurorehabilitation ist jedoch die vermehrte Ca-Mobilisierung aus dem Knochen bei längerer Immobilisierung (vorwiegend bei jungen Schädel-Hirn-Trauma-Patienten). Diagnostisch wegweisend ist der Parathormon (PTH)-Spiegel: Die Immobilitätshyperkalziämie geht mit einem supprimierten PTH einher. Bei normalem oder erhöhtem PTH-Wert muss von einem Hyperparathyreoidismus ausgegangen werden.

5.7.3.3.2 Symptome

Typische Symptome einer Hyperkalziämie sind Polyurie und Obstipation. Bei Ca-Werten > 3–$3,5$ mmol/l kommt es zu quantitativen und qualitativen Bewusstseinsstörungen. Leichte Kalziumerhöhungen können neuropsychiatrische Symptome bewirken, die bei Patienten der Neurorehabilitation oft fälschlich der Grunderkrankung zugeschrieben werden.

5.7.3.3.3 Behandlung

Bei stark erhöhtem Ca-Spiegel ist die Beseitigung der Polyurie-bedingten Hypovolämie durch intravenöse Infusion von isotonischer NaCl-Lösung wichtig. Eine vermehrte Kalziumelimination wird rasch durch Schleifendiuretika erzielt. Hier müssen natürlich die Natrium- und Flüssigkeitsverluste ausgeglichen werden. Bei Immobilitätshyperkalziämie sind Biphosphonate gut wirksam, z. B. Alendronat 10 mg/d oder Pamidronat 30–60 mg als Infusion.

5.7.4 Nierenfunktionsstörungen

Hier sollen die häufigsten Ursachen einer akuten Nierenfunktionsverschlechterung und deren Behandlung im Rahmen der Neurorehabilitation kurz abgehandelt werden.

5.7.4.1 Messung der Nierenfunktion

Die klinische Beurteilung der Nierenfunktion anhand des Serumkreatininwertes oder die Schätzung der glomerulären Filtrationsrate aus dem Serumkreatinin, Alter, Geschlecht und Körpergewicht sind bei schwer betroffenen neurologischen Patienten unzuverlässig, da aufgrund des immobilitätsbedingten Verlustes an Muskelmasse der Serumkreatininwert häufig erniedrigt ist, wodurch sich eine falsch hoch geschätzte Kreatinin-Clearance ergibt. Meist ist ein Anstieg des Serumharnstoffwertes bei noch normwertigem Kreatinin erster laborchemischer Hinweis auf eine Nierenfunktionsverschlechterung. Ein relativ diskreter Anstieg des Serumkreatinins kann Ausdruck einer bereits erheblichen Niereninsuffizienz sein. Zuverlässigstes Verfahren zur Beurteilung der Nierenfunktion ist auch beim neurologischen Patienten die direkte Berechnung der Kreatinin-Clearance aus dem Kreatininwert im Serum und Urin sowie der 24-h-Urinmenge.

5.7.4.2 Pragmatisches Vorgehen bei akuter Nierenfunktionsverschlechterung

- Bestimmung des Volumenstatus des Patienten anhand Urinmenge, Flüssigkeitszufuhr, möglicher extrarenaler Flüssigkeitsverluste und Gewichtsverlauf
- Überprüfung der Medikation hinsichtlich potenziell nephrotoxischer Substanzen (► Tab. 5.19), häufig besteht eine Kombi-

nation aus Volumenmangel und Therapie mit Substanzen, die die Gegenregulationsfähigkeit der Niere einschränken (ACE-Hemmer, nichtsteroidale Antirheumatika)
* Urinstreifentest: Hinweis auf Harnwegsinfekt (Leukozyten, Nitrit) oder akute glomeruläre Nierenerkrankung (hoch positives Eiweiß, Erythrozyten)

* klinische Hinweise auf eine Blasenentleerungsstörung (Prostatahyperplasie, Urinkatheterobstruktion, Überlaufblase, Therapie mit Anticholinergika) oder eine Ureterobstruktion (Koliken, klopfschmerzhafte Nierenlager) bedürfen unverzüglich einer Sonografie, um eine Harnstauung auszuschließen.

Tab. 5.19: Häufige Ursachen einer reversiblen Nierenfunktionsverschlechterung in der Neurorehabilitation

Schädigungsort	Ursachen
prärenal	• Volumenmangel (Diarrhö, Fieber, Schwitzen, Diuretika, geringe Trinkmenge) • systemische Vasodilatation (Antihypertensiva, Sepsis)
intrarenal	• renale Hypoperfusion (Sepsis, Schock) • nephrotoxische Medikamente: Röntgenkontrastmittel, nichtsteroidale Antirheumatika, Aminoglykoside, ACE-Hemmer (bei gleichzeitiger Hypovolämie)
postrenal	• Harnstauung durch z. B. Urinkatheterobstruktion, Blasenentleerungstörung

Ein Volumenmangel ist unter Messung der Urinausscheidung zügig mit einer initial intravenösen Flüssigkeitsgabe (isotonische Kochsalzlösung) auszugleichen. Die Gesamtflüssigkeitszufuhr sollte dann in der Größenordnung von 3.000 ml/d liegen, bei relevanten extrarenalen Flüssigkeitsverlusten entsprechend höher. Problematisch ist dies bei Patienten mit Linksherzinsuffizienz. Hier muss der Volumenersatz vorsichtiger und unter sorgfältiger Bilanzierung erfolgen.

* Nach ausreichender Hydrierung,
* dem Absetzen nephrotoxischer Medikamente oder
* Beseitigung eines Harnstaus

kommt es in der Regel zu einer raschen Erholung der Nierenfunktion. Sollte sich diese nach 2–3 Tagen nicht einstellen, muss eine strukturelle Nierenschädigung angenommen werden. Die erfordert ggf. die Verlegung des Patienten in eine internistisch-nephrologische Abteilung. Weitere zwingende Gründe für eine rasche Verlegung im Rahmen einer Nierenfunktionsverschlechterung

sind z. B. lebensbedrohliche Elektrolytstörungen oder eine trotz adäquater Volumenzufuhr persistierende Oligurie.

5.7.5 Leberenzymerhöhung

Eine Erhöhung der Leberwerte (GGT, AP, GPT, GOT, Bilirubin) findet sich sehr oft bei Routinelaborwerten, die bei Frührehabilitationspatienten bestimmt werden. Selten entwickeln sich daraus gravierende Probleme. Häufig entstehen aber Unsicherheiten, ob sich eine schwere Leberschädigung anbahnt.

Ohne hier die komplette Differenzialdiagnose von Leberwerterhöhungen abhandeln zu wollen, soll ein kurzer Überblick über Ursache, Diagnostik und therapeutische Konsequenzen bei Leberwerterhöhungen gegeben werden (vgl. Herold 2012).

5.7.5.1 Ursache

Waren die Leberwerte schon vor der akuten Erkrankung erhöht, sollte weitere internistische Diagnostik folgen. Wenn die Leberwerte im Zusammenhang mit der Akuterkrankung erhöht sind, kommen 3 wichtige Ursachen in Frage:

- eine medikamentöse Leberschädigung,
- eine Cholangitis/Cholecystitis oder
- eine sekundär sklerosierende Cholangitis (mutmaßlich ischämische Schädigung der Gallenwege im Rahmen eines stattgehabten Multiorganversagens).

5.7.5.2 Bewertung der Leberwerte

- γGT (membrangebundenes Enzym) und alkalische Phosphatase: Erhöhung schon durch leichte Leberschädigungen
- GPT und GOT: Zerfall von Leberzellen i. S. einer potenziell schweren Leberschädigung (kritisch: > 3–6-Fache des oberen Normwertes)
- Bilirubin: potenziell schwere Leberschädigung, da zentraler Entgiftungsmechanismus betroffen sein kann (DD Hämolyse).

5.7.5.3 Vorgehensweise

- Sonografie der Leber, um eine Gallengangs- oder Gallenblasenerkrankung und andere Leberpathologien (Metastasen, Pfortaderthrombose etc.) auszuschließen
- Evaluation der Medikation: Amiodaron, Phenprocoumon, NSAR, Omeprazol, Thyreostatika, Antiepileptika, Antibiotika und Zytostatika sind häufige Auslöser → Absetzversuch (*Cave*: durch lange Halbwertszeit von Amiodaron auch im positiven Fall nur sehr langsame Besserung der Leberwerte)
- Ausschluss viraler/autoimmuner Lebererkrankungen sowie ERCP oder Leberpunktion nach internistischer Maßgabe.

5.7.5.4 Therapie

Gallenabflussprobleme gehören akut in die Hand einer internistischen Klinik. Den Rehabilitationsmediziner wird v. a. die sorgfältige und systematisch durchgeführte und dokumentierte Medikamentenbeendigung bzw. -änderung betreffen. Andere hepatologische Krankheitsbilder sollten in Absprache mit Internisten/Gastroenterologen behandelt werden.

5.7.6 Diarrhö und Obstipation

Störungen der Verdauung treten in der Neurorehabilitation schwer Erkrankter gehäuft auf. Dabei soll hier ausschließlich auf die in diesem Zusammenhang (wenigen) typischen Ursachen für Verdauungsstörungen eingegangen werden. Natürlich treten auch die seltenen anderen Ursachen für Verdauungsstörungen bei neurologischen Patienten in koinzidentem Sinn auf. Bezüglich der dafür nötigen Diagnostik und Therapie wird auf die internistischen Lehrbücher verwiesen.

Sowohl schwere Formen der Diarrhö als auch der Obstipation betreffen vornehmlich Patienten der Frührehabilitation und werden mit zunehmender neurologischer und internistischer Besserung der Patienten seltener.

5.7.6.1 Ursachen und Therapie der Diarrhö

Diarrhö wird als Vermehrung des Stuhlvolumens (> 250 g/d) und gleichzeitige Verminderung der Konsistenz (breiig oder wässrig) definiert. In aller Regel ist auch die Stuhlfrequenz auf mehr als 3-mal/d erhöht.

Die häufigste Ursache der Diarrhö dürfte enterale Sondenernährung sein, diese wird im ▶ Kap. 5.6 behandelt. Die 2. wichtige Ursache ist die Colitis durch *Clostridium difficile.* Synonym dafür steht »pseudomembranöse Colitis«. Dieser Name rührt von den Pseudomembranen her, die coloskopisch bei ausgeprägten Formen der Clostridien-Colitis gefunden werden.

Die Clostridien-Colitis zeigt ein sehr weites Spektrum an entzündlicher Aktivität und an morphologischen Colonveränderungen. Obligates Symptom sind hochfrequente, meist wässrige Durchfälle, die nur in schweren Fällen auch blutige Beimengungen enthalten. Hinzu treten manchmal abdominelle Schmerzen und in hochaktiven Fällen auch Fieber und Störung des Allgemeinzustandes. Die Maximalvariante stellt das lebensbedrohliche Bild des toxischen Megacolons mit begleitendem Subileus dar. Die Minimalform verläuft unter dem Bild eines hartnäckigen Durchfalls bei gutem Allgemeinzustand, der auch coloskopisch/histologisch eine nur minimal gereizte Colonmukosa aufweist.

Weitere Ursachen für Diarrhö im Kontext der Rehabilitation sind die Antibiotika-assoziierte Diarrhö (ohne Clostridien-Nachweis), seltener auch die ischämische Colitis (meist bei multipel vaskulär Vorerkrankten; begünstigt durch Herzinsuffizienz).

5.7.6.1.1 Stufen-Diagnostik der Diarrhö

Die Diagnose von Diarrhö wird in verschiedenen Stufen gestellt:

- zuerst Clostridien-Toxin-Test
- Fastentest (für Sondenkost) für 36 h: stoppt der Durchfall → v. a. Resorptionsstörung → sehr langsamer Kostaufbau über ca. 1 Woche
- Absetzen von diarrhöbegünstigenden Medikamenten wie Citalopram oder PPI
- Sigmoidoskopie zum Ausschluss entzündlicher/tumoröser Dickdarmerkrankungen.

5.7.6.1.2 Diagnose der Clostridien-Colitis

Der Nachweis von *Clostridium-difficile*-Toxin im Stuhl erfolgt mit einem Schnelltest. Die Sensitivität beträgt ca. 90 %, weshalb bei negativem Testergebnis aber suggestiver Symptomatik/Auslösesituation eine Wiederholung und evtl. auch eine Sigmoidoskopie angezeigt sind.

5.7.6.1.3 Therapie der Clostridien-Colitis

Die Clostridien-Colitis wird mit Antibiotika über 10 Tage behandelt:

- Vancomycin enteral (4-mal 250 mg/d) oder
- Metronidazol (3-mal 500 mg/d i.v.).

In den wenigen schweren, intensivmedizinisch zu betreuenden Fällen führen wir auch eine Kombinationstherapie (Vancomycin enteral mit Metronidazol i.v.) durch. Die nicht selten auftretenden Rezidive können identisch behandelt werden, da keine Vancomycin-Resistenz bis jetzt bekannt geworden ist (Sporen persistieren oft in Divertikeln und können so Re-Infekte erzeugen). Als Reserveantibiotikum steht das seit 2011 in den USA und Europa zugelassene Makrolid Fidaxomicin (2-mal 200 mg/d über 10 Tage) zur Verfügung.

Eine Prophylaxe bei Antibiotikagabe nach einer Clostidien-Colitis ist evtl. mit *Saccharomyces boulardii* möglich.

5.7.6.1.4 Risikofaktoren der Clostridien-Colitis

Risikofaktoren für die Clostridien-Colitis sind:

- Antibiotikagabe (meist in den letzten Tagen vor Beginn der Diarrhö),

- Behandlung mit Protonenpumpeninhibitoren oder
- Nähe anderer *Clostridium-difficile*-Erkrankter (Isolierung der Betroffenen notwendig).

5.7.6.2 Ursachen und Therapie der Obstipation

Unter Obstipation versteht man eine Verminderung der Stuhlfrequenz auf weniger als 2–3-mal/Woche. Dies wird von Symptomen wie Völlegefühl, Blähungen begleitet.

Der habituellen (milden) Obstipation begegnet man auch in der Rehabilitation. Hier sollte eine ausgewogene, ballaststoffreiche Ernährung, wenn möglich ausreichende Bewegung und bei Bedarf Anstoßen der regelmäßigen Defäkation durch Lactulose oder Polyethylenglykol als Therapie ausreichen. Möglich ist ein Übergang zum *Subileus*:

- häufig bei Schwerkranken, Querschnitt- oder GBS-Patienten
- Ursache und Symptome: vegetative Störung des gesamten Gastrointestinaltraktes mit Obstipation (oder minimalen Durchfällen), geblähtem Abdomen und Erbrechen nach Nahrungsaufnahme
- Sonografiebefund zeigt gefüllten Magen und atone Dünndarmschlingen.

Eine Sonderform der Obstipation ist das Ogilivie-Syndrom mit Paralyse nur des Colons. Es kann therapiert werden, indem auf Medikamente wie Opiate, Clonidin, Psychopharmaka verzichtet und die Peristaltik mit Physostigmin-Infusionen (1–2-mal/d 0,5 mg i. v. kombiniert mit 10 mg Metoclopramid) angeregt wird. Bei dominierender Magenentleerungstörung muss eine Jejunalsonde gelegt werden.

Wichtig ist, dass ein mechanischer Ileus oder eine abdominelle Sepsis ausgeschlossen werden können. Hierfür ist ein frühzeitiger Kontakt mit der chirurgischen Abteilung nötig.

5.7.7 Beinvenenthrombose und Lungenembolie

5.7.7.1 Epidemiologie und Risikofaktoren

Die Literaturangaben über die Häufigkeit von Beinvenenthrombose und Lungenembolie, z. B. nach Schlaganfall, gehen stark auseinander. Die Häufigkeit der tiefen Beinvenenthrombose wird z. T. bis über 20 % angegeben. Klinisch relevante Thrombosen treten allerdings deutlich seltener auf.

Die wichtigsten Risikofaktoren für die Entstehung einer tiefen Beinvenenthrombose sind

- die Immobilisation,
- die höhergradige Parese eines Beines,
- zusätzliche internistische Erkrankungen (dekompensierte Herzinsuffizienz, exazerbierte COPD, akute Infektion),
- angeborene oder erworbene Thrombophilie (am wichtigsten eine Thrombose in der Anamnese, daneben aktive Tumorerkrankung, APC-Resistenz, Mangel an Antithrombin-III, Protein C und S, Prothrombinmutation, Antiphospholipid-Antikörper-Syndrom).

In der klinischen Realität sind besonders Apoplex-Patienten mit Plegie eines Beines und internistischen Akutkomplikation (z. B. Pneumonie) zu nennen, aber auch Patienten mit Guillain-Barré-Syndrom, die oft über lange Zeit mit schlaff-plegischen unteren Extremitäten immobilisiert sind.

5.7.7.2 Diagnostik der Venenthrombose

In Anlehnung an die AWMF-Leitlinien erfolgt die Einschätzung der Venenthrombose.

- Klinik: unzuverlässig bei Bettlägerigen (meist nur diskrete Schwellung; Trias aus Schmerz, Schwellung und livider Verfärbung, hochspezifisch aber nur in 20 % anzutreffen)
- D-Dimer-Test: entbehrlich, da oft falsch positiv und gleichzeitig bei Hochrisikopatienten (bettlägrig) mitunter auch falsch-negativ (AWMF-Leitlinie)

- Dopplerkompressionssonografie: großzügige Indikationsstellung, Untersuchung der Beckenvenen bis Unterschenkelvenen, Nachweis hochspezifisch, Ausschluss bei erfahrenem Untersucher und guter Darstellbarkeit sicher möglich, im Zweifelsfall kurzfristige Kontrolluntersuchung
- Phlebografie: durch die Sonografie praktisch komplett verdrängt
- Armvenenthrombosen: spielen kaum eine Rolle, fast nur nach Katheterisierung der Vena subclavia oder der Vena jugularis interna, Armschwellungen ohne diesen Risikofaktor haben bei ipsilateraler Parese fast immer ein Schulter-Arm-Syndrom und kaum je eine Armvenenthrombose als Ursache.

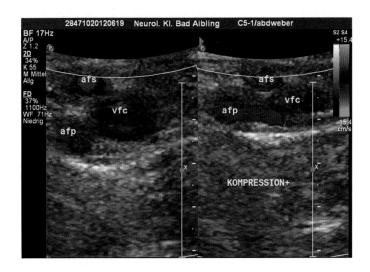

Abb. 5.10:
Sonografie einer Leistenvenenthrombose: links ohne, rechts mit Kompression (afs = A. femoralis superficialis, afp = A. femoralis profunda, vfc = Vena femoralis comm.)

5.7.7.3 Diagnostik der Lungenembolie

In Anlehnung an die AWMF-Leitlinien stellt sich der diagnostische Ablauf bei einer Lungenembolie wesentlich differenzierter dar. Dies beruht darauf, dass das Symptomenbild und auch die Nachweisbarkeit in technischen Untersuchungen ganz davon abhängt, wie groß die Menge an thrombotischem Material ist, welches in die Lunge verschleppt wurde. Gleichzeitig besitzt die Lunge eine enorme lytische Kapazität, sodass sich die Lungenstrombahn innerhalb von Stunden bis Tagen wieder reinigen kann. Kleine Gerinnsel verstopfen nur unbedeutende Anteile des pulmonalarteriellen Gefäßquerschnittes und führen nur zu flüchtigen Symptomen. Große Verlegungen werden aber die pulmonale und rechts-kardiale Funktion ausgeprägt stören und damit zu erheblicher Luftnot, zu Hypotonie oder gar zum Herzstillstand führen. Dabei gehen einer tödlichen Lungenembolie meist eine oder mehrere kleine, oligosymptomatische Warnembolien voraus. Dies macht die rechtzeitig eingeleitete Diagnostik bei kleinen Lungenembolien so wichtig. Symptome sind:

- Luftnot, evtl. mit Sauerstoff-Sättigungseinbruch (oft mit Hypokapnie)
- unspezifischere pulmonale Anzeichen wie Husten, Bronchokonstriktion, pleuritischer Schmerz, Hämoptyse
- Tachykardie, evtl. mit (schwerer) Hypotonie
- Synkope.

Die Schwere der Lungenembolie wird in 4 Grade eingeteilt. Diese Einteilung hat unmittelbaren Einfluss auf Diagnostik und Therapie.

- Grad 1: (diskrete) Symptome ohne hämodynamische Instabilität (systolischer Blutdruck > 100 mmHg)
- Grad 2: wie Grad 1, zusätzlich in der Echokardiografie Zeichen der rechtsventrikulären Dysfunktion
- Grad 3: Sauerstoff-Sättigungseinbruch und hämodynamische Instabilität (systolischer Blutdruck < 100 mmHg)
- Grad 4: Herzstillstand – Reanimationspflichtigkeit.

Grad 1 und 2: Bestehen keine Risikofaktoren für eine Thrombose (s. o.) oder ist die Klinik atypisch (keine akute Luftnot oder Tachykardie), so schließt ein negativer D-Dimer-Test eine Lungenembolie ausreichend aus.

Bei eher typischen Symptomen und vorhandenem Risikoprofil ist es schwieriger, eine Lungenembolie auszuschließen/nachzuweisen. Primäre Untersuchung ist die Beinvenenkompressionssonografie. Gelingt der Nachweis einer tiefen Beinvenenthrombose, so gilt die Lungenembolie in dieser Situation als bewiesen. Liegt keine Thrombose vor, helfen

- EKG (typisch: Rechtsverschiebung des Lagetyps),
- Röntgen-Thorax (Alternativdiagnosen wie Pneumonie),
- Blutgasanalyse (typisch: leichte pO_2-Erniedrigung, deutliche pCO_2-Erniedrigung) oder
- Echokardiografie (Rechtsbelastung)

um den Verdacht zu überprüfen und ggf. Alternativdiagnosen (z. B. Pneumonie, Pneumothorax, Myokardinfarkt) zu erkennen. Ein definitiver Ausschluss ist nur mit dem mehrzeiligen CT möglich. Dies ist notwendig, wenn keine alternative Diagnose bewiesen werden kann.

Grad 3 und 4: Nach dem Ergreifen lebensnotwendiger Sofortmaßnahmen (Sauerstoffgabe, venöser Zugang, Reanimation bei Grad 4) steht hier die Notfall-Echokardiografie im Vordergrund. Der Nachweis eines deutlich dilatierten rechten Herzens beweist bei akuter hämodynamischer Instabilität die Diagnose der Lungenembolie. Imgekehrt schließt ein normales rechtes Herz eine akute Lungenembolie als Ursache der bestehenden lebensbedrohlichen Situation aus. Der Untersucher muss allerdings die Technik der transthorakalen Echokardiografie sicher beherrschen, da die Untersuchungsbedingungen in dieser Situation gewöhnlich nicht optimal sind.

5.7.7.4 Therapie

5.7.7.4.1 Thrombose

Die Therapie der Thrombose besteht aus:

- niedermolekularem Heparin (NMH, z. B. Enoxaparin) 2-mal tgl. gewichtsadaptiert s. c. oder
- Rivaroxaban 2-mal/d 15 mg p. o. (für 3 Wochen),

- überlappender Phenprocoumon-Therapie (alternativ: Rivaroxaban 20 mg/d ab 4. Woche),
- Kompressionstherapie des betroffenen Beines (Wickeln oder Strumpf der Kompressionsklasse 2) auf Dauer, wenn keine Kontraindikation (v. a. pAVK) sowie
- keiner Immobilisation.

Die Dauer der Sekundärprophylaxe beträgt meist ca. ½ Jahr (s. Empfehlungen der AWMF).

5.7.7.4.2 Lungenembolie

Die Therapie der Lungenembolie richtet sich nach dem Schweregrad (s. o.). In jedem Fall werden initial 5.000–10.000 IE UFH i.v. gegeben. Außerdem ist in allen Stadien Sauerstoff und bei starker Dyspnoe auch vorsichtig Morphin indiziert.

- Grad 1: Antikoagulation wie für die Thrombose beschrieben
- Grad 2: wie Grad 1, zusätzlich Monitoring empfohlen
- Grad 3: wie Grad 2, zusätzlich Lyse erwägen (v. a. schlechter Allgemeinzustand und fehlende absolute Kontraindikationen)
- Grad 4: Lyse unter Reanimationsbedingungen, dann wie Grad 2.

In den von uns mit Lyse bei Reanimationspflichtigkeit behandelten Patienten kam es trotz recht frischer Hirnblutungen/zerebraler Ischämien nie zu gravierenden Nebenwirkungen, aber hin und wieder zu erstaunlich gutem Outcome.

5.7.7.5 Prophylaxe

Eine Prophylaxe mit UFH oder NMH bei akuten immobilisierenden neurologischen Erkrankungen ist indiziert. Dabei ist die Gabe von NMH den UFH insofern über-
legen, als eine einmal tägliche Applikation ausreicht und die Häufigkeit von HIT-II-Erkrankungen deutlich vermindert werden kann. Bzgl. der NMH-Dosierung sollte üblicherweise eine Anlehnung an die internistische Prophylaxedosis erfolgen (z. B. Enoxaparin 0,4 ml s.c. 1-mal/d)

Auch eine frühzeitige Mobilisierung der Patienten dient der Thromboseprophylaxe. Liegt keine überwiegende Bettlägerigkeit mehr vor, kann die medikamentöse Prophylaxe beendet werden.

Weder wissenschaftlich noch durch Leitlinien geklärt ist die Frage der Dauer einer medikamentösen Thromboseprophylaxe. Zur NMH-Prophylaxe (egal welcher Indikation) über einen längeren Zeitraum als 4–6 Wochen sowie bei bettlägrigen Patienten der Neurorehabilitation mit mutmaßlich erhöhtem Thromboserisiko liegen derzeit keine Studien vor. Es gibt zwar Hinweise, dass bei immobilen Heimpatienten die Thrombosehäufigkeit nicht über der der altersentsprechenden Normalbevölkerung liegt. Inwieweit dies aber auch für schwerbetroffene Rehabilitationspatienten gilt, ist nicht klar. In unserer Praxis werden diese Patienten, solange sie immobil sind, mindestens 3 Monate mit einer NMH-Prophylaxe behandelt. Ist eine Mobilisierung dauerhaft nicht möglich, wird individuell über eine Beendigung der Prophylaxe entschieden. Die ambulante Fortsetzung einer NMH-Prophylaxe ist allenfalls Einzelfällen vorbehalten.

Aufgrund der Gefahr (auch spät) eine HIT-II zu entwickeln, muss unter NMH- oder UFH-Gabe wöchentlich das Blutbild bestimmt werden und bei Halbierung der Thrombozytenzahl oder bei Abfall auf unter 10.0000/µl eine entsprechende Diagnostik erfolgen (s. internistische Literatur).

Die Anwendung von Antiemboliestrümpfen ist v.a. bei Kontraindikation für Heparin eine Option (AWMF online 2008).

5.7.8 Vorhofflimmern und Antikoagulation

Die absolute Arrhythmie bei Vorhofflimmern oder -flattern ist in der Neurorehabilitation eine häufige Rhythmusstörung, weil sie die Hauptursache embolischer Hirninfarkte darstellt. Die Behandlung der absoluten Arrhythmie umfasst Rhythmuskontrolle, Frequenzkontrolle und Antikoagulation.

5.7.8.1 Rhythmuskontrolle

Die Entscheidung über eine Rhythmuskontrolle versus reiner Frequenzkontrolle bei Vorhofflimmern wird in der Regel in der Akutklinik getroffen. Im ersteren Fall kommen die Patienten mit einer entsprechenden Medikation (Betablocker, Amiodaron, Dronedaron, evtl. Flecainid, Propafenon) in die Neurorehabilitation. Eine Indikation zur Rhythmuskontrolle leitet sich nur aus der subjektiven Symptomatik des Patienten ab. Bezüglich harter Endpunkte wie Myokardinfarkt, Schlaganfall oder vaskulärem Tod bietet sie keinen Vorteil gegenüber der reinen Frequenzkontrolle. Am unproblematischsten, aber auch am wenigsten effektiv sind dabei die Betablocker. Die übrigen angeführten Medikamente erfordern spezifische Kontrollen und die Beachtung der sich daraus ergebenden Konsequenzen (Dosisreduktion, Therapieabbruch). Im Einzelnen sind dies:

- bei Amiodaron: QT-Zeit, Schilddrüsenfunktion, Lungenfunktion, Röntgen-Thorax, Leberenzyme, augenärztliche Untersuchung,
- bei Dronedaron: QT-Zeit, Herzfunktion, Leberenzyme und
- bei Flecainid, Propafenon: QT-Zeit, QRS-Zeit.

In jedem Fall sollte der Herzrhythmus während der Rehabilitation überwacht werden (EKG, Langzeit-EKG). Bei erneut auftretendem Vorhofflimmern muss von internistischer Seite entschieden werden, ob das Ziel einer Rhythmuskontrolle weiterverfolgt werden soll oder ob man sich auf die Frequenzkontrolle beschränkt. Bei akuter, kreislaufwirksamer Tachyarrhythmie oder Vorhofflattern mit schneller Überleitung kann eine notfallmäßige – medikamentöse oder elektrische – Kardioversion erforderlich werden.

5.7.8.2 Frequenzkontrolle

Optimal ist eine Einstellung der Kammerfrequenz auf 60–80/min in Ruhe und 90–115/min unter mäßiger Belastung. Gerade für motorisch eingeschränkte Patienten mit geringer Belastungsmöglichkeit ist aber eine Einstellung der Ruhefrequenz auf unter 110/min ausreichend. Ein Langzeit-EKG zur Beurteilung der Kammerfrequenz ist im Verlauf der Rehabilitation gerade bei zunehmender motorischer Aktivität zu empfehlen. Zur Senkung der Kammerfrequenz können Betablocker, Verapamil oder Digitalispräparate eingesetzt werden, Digitalis auch in Kombination mit den beiden erstgenannten. Betablocker senken besonders effektiv die Herzfrequenz unter Belastung. Digitalis führt als einziges genanntes Präparat nicht zu einer Blutdrucksenkung, reduziert jedoch lediglich die Ruhe-, weniger die Belastungsfrequenz und hat eine geringe therapeutische Breite.

5.7.8.3 Antikoagulation

Die Indikation zur Antikoagulation bei Vorhofflimmern ergibt sich aus dem jährlichen Schlaganfallrisiko, das anhand des CHA2DS2-VASc-Scores abzuschätzen ist (▶ Tab. 5.20). Bei einem Wert > 1 ist eine Antikoagulation indiziert. Dem gegenüber steht das Blutungsrisiko unter Antikoagulation, das – zumindest für die Therapie mit Vitamin-K-Antagonisten – beschrieben ist vom HAS-

BLED-Risikoscore (▶ Tab. 5.21). Ein Wert > 3 weist auf ein hohes Blutungsrisiko hin.

Aufgrund der Gefahr der sekundären Einblutung in einen akuten embolischen Hirninfarkt ist die Einleitung einer oralen Antikoagulation (OAK) erst nach 2 Wochen und nach Ausschluss einer Einblutung mittels Bildgebung indiziert. Häufig sind in dieser frühen Phase nach Schlaganfall auch invasive Maßnahmen erforderlich, die einer OAK entgegenstehen (z. B. PEG-Anlage). Wir behandeln hier in der Regel mit einem niedermolekularen Heparin in therapeutischer oder halbtherapeutischer Dosis.

Die klassische OAK erfolgt mit einem Vitamin-K-Antagonisten, in Deutschland meist Phenprocoumon und einem Ziel-INR von 2–3. Die Probleme der Therapie mit Vitamin-K-Antagonisten sind bekannt (lange Halbwertszeit, viele Interaktionen, komplizierte Dosierung, häufige Laborkontrollen). Sinnvoll ist das Angebot einer Schulung zur INR-Selbstkontrolle durch den Patienten oder oft besser durch einen Angehörigen, falls abzusehen ist, dass sich regelmäßige Arztbesuche aufgrund der Behinderung des Patienten schwierig gestalten.

In neuester Zeit sind 3 weitere Medikamente, der Thrombinhemmer Dabigatran und die Faktor-Xa-Antagonisten Rivaroxaban und Apixaban zur OAK bei Vorhofflimmern zugelassen. Alle 3 ermöglichen eine einfachere Handhabung mit täglicher Fixdosis ohne Erfordernis von Laborkontrollen. Sie versprechen nach Studienlage eine etwas geringere Rate an schweren Blutungen bei gleicher Effektivität. Problematisch für die ambulante Weiterverordnung dürften gegenwärtig noch die im Vergleich zu Phenprocoumon deutlich höheren Therapiekosten sein. Bei den 3 neuen Medikamenten muss die Dosis bei Niereninsuffizienz reduziert werden: Dabigatran ist bei einer Kreatinin-Clearance unter 30 ml/min, Rivaroxaban und Apixaban unter 15 ml/min kontraindiziert. Insbesondere bei Dabigatran, das überwiegend renal eliminiert wird, ist die Nierenfunktion regelmäßig zu überprüfen, um eine relative Überdosierung bei verminderter Elimination zu vermeiden.

Tab. 5.20: CHA2DS2-VASc-Score zur Stratifizierung des Schlaganfallrisikos bei Vorhofflimmern

CHA^{2}DS^2-VASc-Score	Kriterium	Punktzahl
C (congestive heart failure)	strukturelle Herzerkrankung mit Herzinsuffizienz	1
H (hypertension)	arterielle Hypertonie	1
A^2 (age)	Alter > 75 Jahre	2
D (diabetes)	Diabetes mellitus	1
S^2 (stroke)	durchgemachter Schlaganfall oder TIA	2
V (vascular disease)	z. B. durchgemachter Herzinfarkt, pAVK	1
A (age)	Alter 65–74 Jahre	1
S (sex)	weibliches Geschlecht	1

Tab. 5.21: HAS-BLED-Score zur Stratifizierung des Risikos intrazerebraler Blutungen unter oraler Antikoagulation mit Vit. K-Antagonisten

HAS-BLED-Score	Kriterium	Punktzahl
H	Hypertonie (RR systolisch über 160 mmHg)	1
A	schwere Leber-/Nierenfunktionstörung (je 1 Punkt)	1–2

Tab. 5.21: HAS-BLED-Score zur Stratifizierung des Risikos intrazerebraler Blutungen unter oraler Antikoagulation mit Vit. K-Antagonisten – Fortsetzung

HAS-BLED-Score	Kriterium	Punktzahl
S	Schlaganfall in der Vorgeschichte	1
B	stattgehabte Blutung oder Blutungsneigung	1
L	labile Einstellung (<60 % der INR-Werte im Zielbereich)	1
E	Alter >65 Jahre	1
D	Medikamente/Drogen wie NSAR oder Alkoholmissbrauch	1–2

5.8 Neuroendokrinologie

Manfred Schneider und Friedrich von Rosen

5.8.1 Ätiologie

Aufgrund ihrer exponierten Lage an der Schädelbasis erscheinen Hypothalamus und Hypophyse durch zwei mögliche Schädigungsmechanismen besonders gefährdet: Scherbewegungen, wie sie beim SHT auftreten und Blutungen aus Aneurysmen des nahe gelegen Circulus arteriosus Willisii. Durch Scherbewegungen gegen das harte Diaphragma sellae sind insbesondere der Hypophysenstil und das umgebende Portalvenensystem gefährdet. Letzteres versorgt nutritiv den Hypophysenvorderlappen und ist die Basis für die neuroendokrine Regulation durch die hypothalamischen Releasinghormone. Da es sich um ein Niederdrucksystem handelt, kann es bei intrakraniellen Druckerhöhungen, z. B. bei SAB, zu Ischämien kommen. Auch direkte Schädigungen von Hypothalamus und Hypophyse sind möglich. Größere autoptische Studien in den 1950er und 1960er Jahren haben dies für das SHT zeigen können. Dabei fanden sich in 13–38 % Nekrosen des Vorderlappens, in 12–36 % Einblutungen in den Hinterlappen sowie in 43 % in den Hypothalamus. Stilanrisse und Stilabrisse waren selten (1–7 %). Der Vorderlappen hat eine erhebliche »Reservekapazität«; 90 % müssen zerstört sein, bevor die Hormonsekretion versiegt, sodass sich die autoptischen Beobachtungen nicht klinisch niederschlagen müssen.

Der häufig nach schwerer Hirnschädigung beobachtete Hypogonadismus ist vermutlich nicht nur Folge einer Hypophysenschädigung, sondern entspricht einer Suppression bei schwerem Stress durch den Hyperkortisolismus, der auch bei nicht hirngeschädigten Frührehapatienten beobachtet werden kann.

5.8.2 Epidemiologie

Die bislang wichtigste Übersichtsarbeit (Schneider et al. 2007) kommt bezüglich der chronischen Phase (mindestens 5 Monate) nach SHT zu folgenden durchschnittlichen Prävalenzen Langzeit-hospitalisierter Patienten (n = 809) einzelner Achsenstörungen: somatotrop 12,4 %, gonadotrop 12,5 %, kortikotrop 8,2 %, thyreotrop 4,1 %. Bei 27,5 % war mindestens eine Achse gestört, 7,7 % hatten multiple Ausfälle. Nach SAB zeigten sich insgesamt höhere Prävalenzen (n = 102): somatotrop 25,4 %, gonadotrop 5,9 %, kortikotrop 20,5 %, thyreotrop 5,9 %. Bei 47,0 % war mindestens eine Achse gestört, 8,8 % hatten multiple Ausfälle.

Zwei jüngere Studien haben allerdings niedrigere Prävalenzen der Störung mindestens eine Achse erbracht (5,4–10,9 %). In diesen Studien wurden strengere Kriterien verwendet, d. h. entweder ein 2. Bestätigungstest oder der IHT (s. u.). Grundsätzlich zeigt das die Problematik der noch unklaren Pretest Probability in dieser Population, was in den früheren Studien zu einer höheren Rate an falsch positiven Befunden geführt haben kann. Angesichts der Häufigkeit allein der SHT stellen allerdings auch niedrigere Prävalenzen ein signifikantes epidemiologisches Problem dar.

Bisherige Studien haben widersprüchliche Ergebnisse hinsichtlich möglicher Prädiktoren ergeben, insbesondere des Schweregrads (nach GCS) beim SHT. Gepoolte Daten (Schneider et al. 2007) lassen jedoch vermuten, dass schwere SHT häufiger betroffen sind als leichte. Bei der SAB konnte bislang kein Hinweis für einen Zusammenhang mit dem Schweregrad gefunden werden, bemessen nach den üblichen Einteilungen (z. B. Hunt und Hess).

Die Häufigkeit des Diabetes insipidus soll nach SHT bei 26 % in der Akutphase und bei 7 % in der chronischen Phase liegen; bei der SAB lag dieser 12 Monate später bei 3 %.

5.8.3 Funktionsstörungen postakut

Hormonstörungen wurden in der Postakutphase v. a. beim SHT untersucht. Hier fanden sich widersprüchliche Veränderungen, deren Interpretation unter intensivmedizinischen Bedingungen durch Begleiterkrankungen und Medikamente schwierig sein kann.

Es wurden sowohl erhöhte als auch erniedrigte Hormonspiegel gefunden, wobei letztere v. a. bei schwersten Hirnschädigungen aufzutreten scheinen (Cortisol, TSH, fT_3, GH, Testosteron). Höchst relevant, da vital gefährdend, ist das Erkennen einer kortikotropen Insuffizienz schon in der Akutphase.

5.8.4 Funktionsstörungen chronisch

Die Symptome (▶ Tab. 5.22) einer Hypophyseninsuffizienz sind z. T. sehr unspezifisch und zeigen erhebliche Überlappungen mit denen nach einer Hirnschädigung. Eine Hypophyseninsuffizienz kann bei diesen Patienten daher klinisch leicht übersehen werden. Da es sich um eine behandelbare Erkrankung handelt, empfehlen wir eine niedrigschwellige Testindikation.

5.8.5 Diagnostik

Wir empfehlen in der Akutphase mindestens die Bestimmung von Cortisol basal, bei niedrig-normalen Werten auch einen ACTH-Test, der allerdings erst Wochen nach einer Hypophysenschädigung pathologisch werden kann.

In der chronischen Phase bei schwer betroffenen Patienten sollten mindestens Cortisol basal, TSH und fT_4 bestimmt werden, da diese vital relevant sind, bei guter Prognose auch die anderen Achsen. Bei leichter betroffenen Patienten sollte eine umfangreiche Testung erfolgen, wenn die neurologische Schädigung Symptome wie Leistungsminderung, Tagesmüdigkeit, etc. nicht ausreichend erklärt. Aus einer Vielzahl von endokrinologischen Testverfahren haben sich die nachfolgenden als pragmatisch erwiesen. Grundsätzlich kann es bei den Stimulationstests natürlich zu allergischen Reaktionen kommen. Solche wurden von uns bisher nicht beobachtet.

5.8.5.1 Kortikotrope Achse

ACTH-Kurztest: Misst primär die Funktion der Nebennierenrinde, die bei fehlender Stimulation durch die Hypophyse bereits nach wenigen Wochen atrophiert. Daher ist der ACTH-Kurztest als indirekter Nachweis einer Hypophysenschädigung geeignet.

Testablauf: Es wird 1 Ampulle mit 0,25 mg ACTH (Synacthen®) i. v. verabreicht und der Cortisolwert nach 30 min bestimmt. Als konservativer Normwert gilt mindestens 18,1 µg/dl.

5.8.5.2 Somatotrope Achse

Insulin-Hypoglykämie-Test (IHT): Goldstandard sowohl für die kortikotrope als auch die somatotrope Achse. Durch künstliche Senkung des Blutzuckers wird eine maximale Ausschüttung insulinantagonistischer Hormone (u. a. GH, Cortisol) bewirkt. Kontraindikation liegt vor bei: KHK, Epilepsie und höherem Lebensalter. Der Test ist potenziell epileptogen, insbesondere nach Hirnverletzung. Bei uns wurden jedoch nie Anfälle beobachtet. Die ständige Anwesenheit eines Arztes ist erforderlich!

Testablauf: 250 ml Glucose 20 % i. v. sowie Apfelsaft o. ä. und Hydrocortison 100 mg i. v. sollten bereitgehalten werden. Nach Legen eines sicheren i. v. Zugangs werden 0,15 IU/kg KG Altinsulin i. v. appliziert. Ziel ist ein Blutzucker < 40 mg/dl oder das Erreichen vegetativer Symptome. Der Test sollte bei hirngeschädigten Patienten im Sitzen erfolgen, da es schnell zur Vigilanzminderung kommen kann, die zum Testabbruch zwingt. Blutentnahmen erfolgen bei 0, 15, 30, 45, 60 und 90 min. Normwerte Cortisol peak > 18,1 µg/dl,

GH peak > 3 µg/l. Der Test wird durch Trinken eines zuckerhaltigen Getränks beendet.

GHRH-L-Arginin-Test: Wird von uns bevorzugt. Dieser Test misst im Gegensatz zum IHT nicht die »supra-hypophysäre« Funktionsfähigkeit, was bei Hirnschädigung die Sensitivität einschränkt. Dagegen stehen die fehlenden Kontraindikationen.

Testablauf: Es werden ein Bolus von 50 µg GHRH (GHRH Ferring®) und anschließend 30 g L-Arginin in 250 ml physiologischer Kochsalzlösung verabreicht. Probenentnahmen erfolgen bei 0, 30, 60 und 90 min. Die Normwerte sind BMI-abhängig: 11,5 µg/L bei einem BMI < 25 kg/m^2, 8,0 µg/L für übergewichtige Patienten mit einem BMI von 25–30 kg/m^2 und 4,2 µg/L für adipöse Patienten mit einem BMI > 30 kg/m^2.

5.8.5.3 Thyreotrope Achse

Der *Stimulationstest* (TRH) gilt als unzuverlässig. Es reicht die Bestimmung von TSH und fT$_4$. Letzteres ist zwingend, da bei sekundärer Hypothyreose der TSH-Wert normal sein kann, und nur der fT$_4$-Wert erniedrigt ist. Wir empfehlen eine 2-malige Bestimmung im Abstand von wenigen Wochen. Phenytoin und Carbamazepin können als Laborartefakt ein erniedrigtes fT$_4$ vortäuschen. Bei klinisch möglicher Hyperthyreose würden wir im Zweifel substituieren.

5.8.5.4 Gonadotrope Achse

Beim Mann genügt die Bestimmung von Testosteron. Bei erniedrigtem Testosteron-Wert sollten dann LH und FSH zum Ausschluss eines primären Hypogonadismus (z. B. nach Hodentrauma bei Polytrauma) getestet werden. Bei der Frau ist ein intak-

Tab. 5.22: Synopsis der Hypophyseninsuffizienz

Hormonachse	Symptome	Empfehlung Test	Therapie mit Zielkriterium
gonadotrop	Mann: • Libido vermindert • Potenz eingeschränkt • Körperhaarwuchs und Bartwuchs schwinden • Muskeln atrophieren • bei lange bestehendem Mangel Osteoporose • normozytäre normochrome Anämie, die zum Leistungsverlust beiträgt Frauen im reproduktionsfähigen Alter: • sekundäre Amenorrhoe • langfristig Osteoporose	Mann: • Testosteron • LH • FSH bei Auffälligkeit Frau: • bei intaktem Zyklus keine Diagnostik • sonst Östradiol (Zyklusphase beachten) • LH • FSH	Mann: • Testosteron, z.B. 1.000 mg i.m. alle 12 Wochen oder transdermal 50 mg/d • Zielkriterium: Klinik Frau: • Prämenopausal: Sequenzpräparat Progesteron/Östradiol • Zielkriterium: Alter und Klinik • bei Kinderwunsch: komplex, Betreuung durch Gynäkologen und Endokrinologen • Postmenopausal: wie bei gesunden Frauen
somatotrop	• Reduktion fettfreier Masse (Muskel, Knochen) • vermehrtes abdominelles Fett • Übergewicht • verminderte Kraft- und Leistungsfähigkeit • vermindertes Wohlbefinden • depressive Verstimmungen	GHRH-L-Arginin-Test oder IHT (wenn Expertise vorhanden)	• GH, Beginn mit 0,1 mg s.c./d • Zielkriterium: IGF-1 im mittleren Normbereich, Klinik
thyreotrop	• sekundäre Hypothyreose aufgrund der oft noch vorhandenen Restsekretion von TSH häufig subtiler als bei der primären Hypothyreose • Schwäche • Kälteintoleranz • psychomotorische Verlangsamung • Parästhesien • Konzentrationsstörungen • Obstipation • Gewichtszunahme • Gesichtsödeme • periphere Ödeme • trockene Haut • glanzloses Haar • Bradykardien sowie Schlaf-Apnoen	TSH und fT_4	• keine Substitution bevor kortikotrope Insuffizienz ausgeschlossen (kann Addison-Krise auslösen) • Beginn mit ca. 1,6 µg/kg KG • Zielkriterium: fT4 im mittleren Normalbereich

Tab. 5.22: Synopsis der Hypophyseninsuffizienz – Fortsetzung

Hormonachse	Symptome	Empfehlung Test	Therapie mit Zielkriterium
kortikotrop	• Appetitlosigkeit • Gewichtsverlust • Schwäche • Übelkeit • Erbrechen • Bauchschmerzen • Durchfälle • Muskel- und Gelenkschmerzen • Hypotonie • kompensatorischer Anstieg von ADH mit Wasserretention und Hyponatriämie (Cortisol besitzt Insulin-antagonistische Eigenschaften, Mangel kann zu Hypoglykämien führen) • häufig normozytäre normochrome Anämie mit leichter Neutropenie • Lymphozytose und Eosinophilie • akuter Glucocorticoidmangel (Addison-Krise): hypovolämischer Schock, Hypoglykämie, Fieber und Zeichen eines akuten Abdomens	• Cortisol basal (nur bei sehr niedrigen Werten verwertbar) • ACTH-Kurz-Test oder IHT (wenn Expertise vorhanden)	• 15–25 mg Hydrocortison in 2–3 Dosen; morgens höhere Dosis • Zielkriterium: Müdigkeit • Erhöhung der Dosis um das 2–3-fache bei Trauma, Stress, Infekten, OP (Notfallausweis!) • Addison-Krise: 100 mg i. v. sofort, danach alle 12 h
Vasopressin	• Polyurie • Polydipsie (auch nachts!)	Trink-/Urinmenge > 2,5 l Serum und Urinosmolalität	• Desmopressin nasal, Beginn 1 Sprühstoß abends • Zielkriterium: Trink-/Urinmenge, Gewicht (Cave: Hyperhydration)

ter Zyklus ausreichender Beweis der Funktion. Andernfalls kann die basale Bestimmung von Östradiol und Gonadotropinen eine Einordnung erlauben.

5.8.6 Therapie

Wir empfehlen grundsätzlich, dass die Therapie (▶ Tab. 5.22) unter Supervision eines endokrinologisch erfahrenen Internisten erfolgt, da insbesondere die Therapiesteuerung Expertise erfordert. Es gibt keine randomisierten Studien, ob und wann eine Hormonsubstitution außerhalb der ganz

klaren Indikationen sinnvoll ist. Dies betrifft z.B. die partielle kortikotrope Insuffizienz, bei der im ACTH-Test nicht 18,1 µg/dl erreicht werden, sondern Werte etwas darunter. Unserer Erfahrung nach sollte Hydrocortison dann ex juvantibus versucht werden. Der Effekt auf das Zielsymptom Tagesmüdigkeit kann beeindruckend sein. Ferner substituieren wir häufig Testosteron bei eindeutigem Mangel, v.a. bei jüngeren Männern. Günstige Wirkungen einer Substitution auf den Hb (kann darunter 2 g/dl steigen) und die Muskelmasse sind zumindest für den Hypogonadismus anderer Ätiologie nachgewiesen.

5.9 Liquorshuntsysteme

Hermann Schmidhuber

5.9.1 Hydrozephalus

5.9.1.1 Physiologie

Beim Erwachsenen werden täglich ca. 500 ml Liquor produziert, die Gesamtmenge des permanent bestehenden Liquors beläuft sich auf ca. 150 ml. Ein Hydrozephalus bildet sich bei einem Missverhältnis zwischen Liquorproduktion und Liquorresorption (Aschoff 1994). *Häufige Ursachen*, die zu diesem Missverhältnis führen, sind:

- posttraumatisch
- posthämorrhagisch
- postentzündlich
- postoperativ
- anlagebedingt.

Weiterhin kennt man den Normaldruckhydrozephalus (NPH).

5.9.1.2 Symptome

Häufige Symptome bei Hydrozephalus sind:

- Übelkeit, Kopfschmerz und Erbrechen, auch unspezifisch (epileptischer Anfall),
- im fortgeschrittenen Stadium: Bewusstseinstrübungen oder Sehstörungen.

Unbehandelt kann das Krankheitsbild zum Tode führen.

5.9.2 Zerebrale Shuntsysteme

Zerebrale Shuntsysteme werden bei unterschiedlichen Formen des Hydrozephalus eingesetzt. Hauptsächlich wird ein ventrikulo-peritonealer Shunt indiziert. Hier führt das Shuntsystem vom Ventrikelsystem zerebral (▶ Abb. 5.11) nach intraperitoneal. Bei Kontraindikation bezüglich

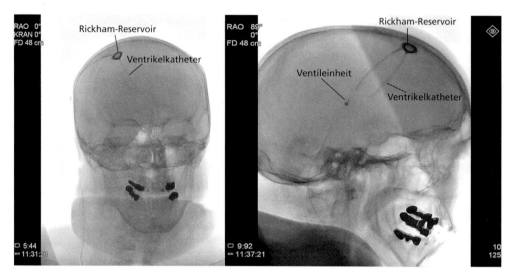

Abb. 5.11: Röntgenaufnahme eines Schädels in zwei Ebenen

der Ableitung nach intraperitoneal kann in Ausnahmefällen die Ableitung nach atrial in den rechten Herzvorhof erforderlich sein.

Ein zerebrales Shuntsystem besteht im Regelfall aus mehreren Komponenten. Diese sind:

- Ventrikelkatheter: Dieser drainiert den überschüssigen Liquor nach peripher. Im Regelfall wird der Ventrikelkatheter links- oder rechtsfrontal implantiert, weniger häufig auch von occipital. Selten wird die Ableitung von temporal praktiziert.
- Bohrlochumlenker bzw. Bohrlochreservoir: Über den typischen Zugang einer Bohrlochtrepanation wird der Ventrikeldrainage-Katheter nach peripher aus dem Bohrloch geleitet, idealerweise auch mit einem Bohrlochreservoir (z. B. Rickham-Reservoir) zwischengeschaltet. Die o. g. zentrale Drainageeinheit wird dann z. B. retroaurikulär mit dem Shuntventil konnektiert.
- Shuntventil: Hier werden unterschiedliche Techniken wie z. B. Kugelkonusventile oder Membranventile eingesetzt. Zur Verfügung stehen einerseits verstellba-

re Ventile. Diese können mit den jeweilig vom Hersteller zur Verfügung stehenden Verstellinstrumenten der Druckstufe angepasst werden. Auch nichtverstellbare Ventile mit festgesetzter Druckstufe kommen zur Anwendung.

- Shuntassistent (Anti-Siphon-Device ASD): Zur exakteren Regulierung des Liquorabflusses bei Lagewechsel horizontal/vertikal, vor allem um einer Überdrainage entgegenzuwirken, kann ein Shuntassistent dem Shuntventil nachgeschaltet werden.
- Peritoneal- oder Atrialkatheter: Dieser wird distal mit dem Shuntventil konnektiert und entsprechend nach intraperitoneal oder intraatrial implantiert.

Bei der Indikationsstellung zur Zerebralshunt-Implantation sollten einige Voraussetzungen, welche letztendlich auch bei der anschließenden Rehabilitation eine Rolle spielen, beachtet werden.

- Es sollte kein Infekt mit erhöhten laborchemischen Entzündungsparametern vorliegen. Die individuelle Indikationsstellung und die Diskussion tolerabler

Abweichungen von dieser Grundregel obliegt dem operierenden Neurochirurgen.

- Laborchemisch sollten keine erhöhte Zellzahl sowie Eiweiß-Werte im Normbereich vorliegen. Es besteht jedoch (z. B. nach Subarachnoidalblutung) eine individuelle Toleranzgrenze dieser Werte in Abhängigkeit des verwendeten Ventilsystemes.
- Im Falle eines ventrikulo-peritonealen Shuntes sollte vorher auf intraabdominelle Voroperationen mit möglichen intraabdominalen Verwachsungen geachtet werden.

5.9.3 Zerebralshunt-Dysfunktion

Die Zerebralshunt-Dysfunktion äußert sich meist durch eine *Liquorunterdrainage* mit konsekutivem Hydrozephalus (typische Symptomatik s. o.). Neuroradiologisch zeigen sich im Regelfall erweiterte innere Liquorräume.

Auch eine *Liquorüberdrainage* kann auftreten. Bei der Überdrainage stehen morphologisch Schlitzventrikel und die Entstehung subduraler Hygrome oder Hämatome sowie eine lageabhängige Symptomatik im Vordergrund.

5.9.3.1 Ursachen

Ein Shuntsystem ist zum einen ein metrisch ausgedehnter Fremdkörper mit langer subkutaner Strecke sowie mehreren Konnektionsstellen. Zweitens besteht vor allem bei der Ventileinheit zusätzlich eine unterschiedlich komplexe Technik, wie z. B. Kugelkonusventil oder Membranventil. Zudem gibt es verstellbare und nichtverstellbare Ventilsysteme.

Dementsprechend resultieren folgende Komplikationsmöglichkeiten:

- Infektion: Trotz vielfältiger industrieller Bemühungen ist das gesamte Shuntsystem als Fremdkörper prädestiniert zur Infektion. Dies ist die häufigste Komplikation.
- Katheterfehllage: Sowohl eine intrazerebrale, wie auch eine intraabdominale Fehllage sind möglich.
- Diskonnektion im Bereich der einzelnen Shuntabschnitte
- Ventilfehllage/Inversion
- Defekt des Ventils, z. B. durch Verstopfung oder technisches Versagen
- Unter-/Überdrainage: Bei *nichtverstellbaren* Ventilen ist Unter- oder Überdrainage bedingt durch die Wahl einer nicht geeigneten Druckstufe. Hier muss auch eine Dynamik der intrakraniellen Druckverhältnisse bedacht werden.
- Bei *verstellbaren* Ventilen ist Unter- oder Überdrainage bedingt durch eine individuell eingestellte, jedoch ungeeignete Druckstufe. Diese kann im Rahmen der Verstellskala modifiziert werden.

5.9.3.2 Diagnostik

Da bei einer Zerebralshunt-Dysfunktion, wie oben beschrieben, multiple Einflussfaktoren bestehen, sind bei Störungen standardisierte diagnostische Maßnahmen erforderlich:

- Inspektion: Rötung, Schwellung, Druckdolenz oder Ulzera im Shuntverlauf (Infektion oder Wundheilungsstörung)
- Laborchemische Serumbestimmung: CRP und Leukozyten, BSG (Infektion)
- Liquordiagnostik: Zellzahl, Eiweiß und Glucose (Infektion/Ventildysfunktion)
- Mikrobiologische Untersuchung: Keimnachweis (Infektion)
- Röntgendiagnostik:

– *Konventionelle Röntgenaufnahmen* des *Shuntverlaufs* eruieren eine Ventilfehllage bzw. Dyskonnektion im Shuntverlauf oder auch eine Dislokation ventrikulär oder intraperitoneal.

– Eine *Ventilzielaufnahme* kann zur Lage des Ventils und zur Ventileinstellung herangezogen werden.

– Das *CCT* zeigt die Weite des Ventilsystems zur Eruierung des Ausmaßes einer Über- oder Unterdrainage. Hierbei sind auch Voraufnahmen zum Vergleich sinnvoll. Eine Veränderung der Ventrikelweite ist nicht immer Voraussetzung einer Über- oder Unterdrainage. Bei starrem Ventrikelsytem kann auch bei unverändert morphologischer Darstellung erhöhter Hirndruck durch einen Hydrozephalus vorliegen.

– Zur Klärung der intraperitonealen Katheterlage kann eine *CT-Untersuchung des Abdomens* angezeigt sein.

– Die *Abdomensonographie* kann Hinweise für eine Katheterfehllage oder eine Pseudozystenbildung geben.

5.9.3.3 Therapie

Bei Infektionen ist bei von außen einsehbarem Shuntabschnitt, verursacht z. B. durch Ulzera, oder bei Keimnachweis im Liquor die Entfernung des Shuntsystems indiziert. In diesen Fällen erfolgt die vorübergehende Liquordrainage nach extern bis zur Infektsanierung.

Bei Verdacht auf Shuntinfektion ohne die o. g. Anzeichen oder ohne Nachweis einer Dysfunktion bzw. neurologischer Symptome ist auch die antibiotische Therapie (kalkuliert z. B. Meropenem/Vancomycin) möglich.

Bei Katheterfehllage/Ventilfehllage bzw. Inversion der Ventileinheit oder einer Diskonnektion muss die operative Korrektur vorgenommen werden.

Bei Verdacht auf ein defektes Ventil wird dieses operativ freigelegt. Dann erfolgen die Inspektion der Ventileinheit sowie die Inspektion nach kranial und distal. Ggf. wird der Durchlauf von ventrikulär bis zum Zielpunkt getestet. Bei Bedarf wird der defekte Anteil ausgetauscht, z. B. ein Ventil.

Bei nachgewiesener Über- oder Unterdrainage kann im Falle einer verstellbaren Ventileinheit diese entsprechend der industriell vorgegebenen Anleitung verändert werden. Hier ist eine Kontrolle innerhalb 1–2 Wochen oder bei klinischer Verschlechterung sinnvoll.

Die praktische Erfahrung in der Neurorehabilitation zeigt, dass eine perkutan vorhandene Punktionseinheit (z. B. Rickham-Reservoir) eine wesentliche Vereinfachung der Diagnostik, z. B. von Fehlfunktionen oder Infektionen, darstellt. Durch die perkutane Punktion kann simpel Liquor gewonnen werden. Auch Hinweise zum intrakraniellen Druck und zum Abflussverhalten des Liquors können durch eine Punktion ermittelt werden.

Ebenfalls selbsterklärend sinnvoll sind im Regelfall verstellbare Ventileinheiten, da hier der Liquorfluss bei Über- oder Unterdrainage einfach reguliert werden kann.

Vor allem bei mobilen Patienten, in zunehmendem Maße auch bei NPH-Patienten, gewinnt die additive Implantation eines Shuntassistenten an Bedeutung, um den Ventilöffnungsdruck exakter einzustellen (Lemcke und Meier 2012).

5.10 Wechselwirkungen häufig verwendeter Medikamente

Manfred Schneider

Die wichtigsten medikamentösen Wechselwirkungen entstehen über:

- eine veränderte Resorption/Wirkungen am Gastrointestinaltrakt: z. B. bilden Tetracycline oder Gyrasehemmer mit polyvalenten Ionen (Ca^{2+}, Mg^{2+}, Fe^{2+}, Al^{3+}) Komplexe; fast alle Antibiotika können über Störungen der Vitamin K produzierenden intestinalen Flora die Wirkung von Phenprocuomon verstärken
- Wechselwirkungen an membranären Transportproteinen, z. B. den P-Gykoproteinen; diese vermitteln unter ATP-Verbrauch den Transport von relativ lipophilen, meist basischen bis neutralen Molekülen in den Extrazellularraum, z. B. in Dünndarm/Niere/Gallenwegen; wichtige Induktoren sind Dexamethason, Phenytoin, Johanniskraut, Rifampicin
- den veränderten Abbau über Cytochrom P450; eine aktuelle Übersicht über die zahlreichen Wechselwirkungen findet sich unter http://www.agnp.de/AGNPHome-page-Dateien/Arbeitsgruppen/tdm-con-sensus-2011.pdf (Zugriff am 29.11.2012)
- pharmakodynamischen Synergismus oder Antagonismus, z. B. Kompetition am gleichen Rezeptor.

Bei über 2.500 Wirkstoffen sind Interaktionen nicht zu überblicken. Es existieren zahlreiche, kostenpflichtige Datenbanken, z. B. i:FOX® (vgl. www.ifap.de, Zugriff am 29.11.2012) oder Lexi-Interact™ (vgl. www.uptodate.com, Zugriff am 29.11.2012), die eine erhebliche Hilfe sein können. Einschränkend ist jedoch zu bemerken, dass es zu Interaktionen von mehr als 2 Medikamenten keine zuverlässigen Daten gibt.

Viele Wechselwirkungen sind im Hinblick auf eine QT-Zeit-Verlängerung problematisch. Eine Übersicht QT-Zeit verlängernder Wirkstoffe findet sich auf der Internetseite der Sudden Arrhthmia Death Syndrome Foundation (www.sads.org; www.sads.org/living-with-sads/Drugs-to-¬Avoid/Printable-Drug-List/Drugs-with¬Risk-of-Torsades-de-Pointes, Zugriff am 29.11.2012).

Die folgende Auswahl an Interaktionen beschränkt sich auf eigene Erfahrungen sowie eine Recherche in IFAP zu den von uns am häufigsten verwendeten Medikamenten (▶ Tab. 5.23). Die Liste erhebt keinen Anspruch auf Vollständigkeit!

Tab. 5.23: Klinisch bedeutsame Medikamenteninteraktionen häufig eingesetzter Medikamente in der Neurorehabilitation (tox. Sp. = toxischer Spiegel, TdP = Torsade de pointes)

Wirkstoff(e) A	Wirkstoff(e) B	Auswirkung der Interaktion	Bemerkungen
Allopurinol	• ACE-Hemmer • Penicilline • Azathioprin	schwere allergische Reaktionen Tox. Sp. Azathioprin	
Amiodaron (z. T. auch Dronedaron)	• Simvastatin • Lovastatin • QT-Zeit verlängernde Medikamente • Fentanyl	Rhabdomyolyse TdP Bradykardie	

Tab. 5.23: Klinisch bedeutsame Medikamenteninteraktionen häufig eingesetzter Medikamente in der Neurorehabilitation (tox. Sp. = toxischer Spiegel, TdP = Torsade de pointes) – Forsetzung

Wirkstoff(e) A	Wirkstoff(e) B	Auswirkung der Interaktion	Bemerkungen
	• Vitamin-K-Antagonisten	Blutungsneigung	
	• Digoxin	tox. Sp. Digoxin	
	• Dabigatran	erhöhter Spiegel Dabigatran, Blutungsneigung	
	• Phenytoin	tox. Sp. Phenytoin, Methotrexat, Ciclosporin	
	• Methotrexat		
	• Ciclosporin		
	• Zolpidem	tox. Sp. Amiodaron, TdP	
	• Metronidazol		
4-Aminopyridin	• Cimetidin	tox. Sp. 4-Aminopyridin	konkurrieren um Ausscheidung
	• Carevedilol		
	• Propranolol		
	• Metformin		
Carbamazepin	• Makrolide	tox. Sp. Carbamazepin	
Carbapeneme (z. B. Meronem, Imipenem)	• Valproat	verminderte Valproatspiegel mit epileptischen Anfällen	
Cotrimoxazol	• QT-Zeit verlängernde Medikamente	TdP	
	• Myelosuppressiva (auch Clozapin)	Myelosuppression	
	• Ciclosporin	verminderter Spiegel Ciclosporin	
	• Phenytoin	tox. Sp. Phenytoin	
	• Sulfonylharnstoffe	Hypoglykämie	
	• Vitamin-K-Antagonisten	Blutungsneigung	
Clonidin	• Mirtazapin	hypertensive Krisen	Hemmung von zentralen Alpha-2-Rezeptoren
	• trizyklische Antidepressiva		
Cholinergica (Donepezil, Rivastigmin, Galantamin)	• Fingolimod	Bradykardie	
	• QT-Zeit verlängernde Medikamente (Galantamin)	TdP	
(Es)Omeprazol	• Clopidogrel	Wirkverlust Clopidogrel	spezifisch für (Es) Omeprazol
Gyrasehemmer	• Tizanidin (Ciprofloxacin)	tox. Sp.! Hypotonie, Somnolenz, KI!	
	• Vitamin-K-Antagonisten	Blutungsneigung	
	• Duloxetin (Ciprofloxacin, Enoxacin)	tox. Sp. Duloxetin	
	• QT-Zeit verlängernde Medikamente	TdP	
	• Ropinirol	tox. Sp. Ropinirol	

Tab. 5.23: Klinisch bedeutsame Medikamenteninteraktionen häufig eingesetzter Medikamente in der Neurorehabilitation (tox. Sp. = toxischer Spiegel, TdP = Torsade de pointes) – Forsetzung

Wirkstoff(e) A	Wirkstoff(e) B	Auswirkung der Interaktion	Bemerkungen
	• NSAR	epileptische Anfälle	antagonistische Wirkung der Gyrasehemer am GABA-Rezeptor wird verstärkt
Lamotrigin	• Carbamazepin	tox. Sp. Carbamazepin	
Linezolid	• Medikamente, die nicht mit MAO-Hemmern gegeben werden dürfen (z. B. L-Dopa, SSRI, tri-/tetracyclische Antidepressiva, Opioide, Sympathikomimetika, Amphetamine, Atomoxetin etc.)	serotonerges Syndrom, hypertensive Krisen	ist ein reversibler MAO A und B Hemmer, Reserveantibiotikum bei MRSA
Metformin	• iodhaltiges KM	Laktatazidose durch Nierenversagen	
	• Cimetidin	Laktatazidose	Elimination über P-Glycoprotein vermindert
Methylphenidat	• MAO-Hemmer • Alpha-2-Agonisten, wie z.B. Clonidin	hypertensive Krise Todesfälle	umstritten, Kombination wird auch therapeutisch eigesetzt
	• Ciclopsporin	tox. Sp. Ciclosporin	
Penicilline	• Methotrexat	tox. Sp. Methotrexat	
Phenprocuomon	• Amiodaron • Cranberry • Sulfonamide • Gyrasehemmer • Fibrate • Makrolide • Metronidazol • Vitamin E • Tetracycline • Statine • NSAR • Schilddrüsenhormone	Blutungsneigung	
	• Barbiturate • Carbamazepin	verminderte Gerinnungshemmung	
Phenytoin	• Diazepam	Spiegelanstieg PHE	
Rifampicin	• Antiepileptika • Immunsuppressiva (Ciclosporin, Tacrolimus)	verminderte Spiegel	klassischer Induktor hepatischer Enzyme

311

Tab. 5.23: Klinisch bedeutsame Medikamenteninteraktionen häufig eingesetzter Medikamente in der Neurorehabilitation (tox. Sp. = toxischer Spiegel, TdP = Torsade de pointes) – Forsetzung

Wirkstoff(e) A	Wirkstoff(e) B	Auswirkung der Interaktion	Bemerkungen
SSRI	• QT-Zeit verlängernde Medikamente • Tramadol • Fentanyl • Linezolid	TdP serotonerges Syndrom	
Statine	• Azol-Antimykotika • Amiodaron (Simvastatin, Lovastatin) • Vitamin-K-Antagonisten	Rhabdomyolyse Blutungsneigung	
Valproat	• Phenytoin • Lamotrigin	tox. Sp. Phenytoin, Lamotrigin	
Vancomycin	• Methotrexat	tox. Sp. Methotrexat	

5.11 Stürze

Bärbel Krauthoff

5.11.1 Definition

Das Deutsches Netzwerk für Qualitätsentwicklung in der Pflege (DNQP) hat sich in Anlehnung an die *Kellogg International Work Group on the Prevention of Falls by the Elderly* (1987) für folgende Definition entschieden: »Sturz ist jedes Ereignis, in dessen Folge eine Person unbeabsichtigt auf dem Boden oder auf einer tieferen Ebene zu liegen kommt.«

Patienten in der neurologischen Rehabilitation haben ein erhöhtes Sturzrisiko. Dies ist nicht zuletzt den schweren Krankheitsbildern geschuldet, die mit dem Verlust der Fähigkeit Stürze zu vermeiden einhergehen.

5.11.2 Häufigkeit von Stürzen

Derzeit liegt keine einheitliche und flächendeckende Erfassung von Stürzen vor.

- Etwa jeder 3. über 65-Jährige stürzt mindestens 1-mal im Jahr.
- Bei über 80-Jährigen stürzt sogar etwa jeder 2. mindestens 1-mal im Jahr.
- In Kliniken oder Rehabilitationseinrichtungen kommen Stürze häufiger vor. Hier ereignen sich ca. 1.600 Stürze pro 1.000 Patienten im Jahr (Pierobon und Funk 2007).

5.11.3 Risikofaktoren für Stürze

Wichtigstes Ziel ist es immer, Stürze und deren Folgen zu vermeiden. Wichtig ist das Erkennen möglicher Ursachen, um Gefahren und Risiken entsprechend zu minimieren und dem Patienten zu einer hohen Mobilitätssicherheit zu verhelfen. Bei den Sturzrisikofaktoren unterscheidet man zwischen intrinsischen und extrinsischen Faktoren (▶ Tab. 5.24).

Tab. 5.24: Risikofaktoren für Stürze

Faktoren	• Erläuterungen
intrinsische Faktoren	• motorische Funktionseinbußen und Beeinträchtigungen aufgrund von Erkrankungen • Sehbeeinträchtigungen • Beeinträchtigung Kognition und Stimmung • Erkrankungen, die zu kurzzeitiger Ohnmacht führen (z. B. Hypoglykämie) • Ausscheidungsverhalten (z. B. Dranginkontinenz) • Angst vor Stürzen • Sturzvorgeschichte
extrinsische Faktoren	• Verwendung von Hilfsmitteln • Schuhe, Kleidung • Medikamente (z. B. Sedativa) • Gefahren in der Umgebung (z. B. schlechte Beleuchtung, mangelnde Haltemöglichkeit, herumliegende Gegenstände unebene Wege)

5.11.4 Maßnahmen zur Sturzprophylaxe

Bei neurologischen Rehabilitationspatienten kann man davon ausgehen, dass praktisch alle Patienten ein erhöhtes Sturzrisiko haben. Ebenso können mehrere Risikofaktoren ineinander greifen. Wichtigste Maßnahmen zur Sturzprophylaxe für den Patienten sind:

- Tragen von festem Schuhwerk und bequemer Kleidung
- Benutzen der eigenen Seh- und Hörhilfen
- am Tag der stationären Aufnahme mit Patient und Angehörigen eine Zimmer- und Umgebungseinweisung durchführen
- ausreichende Tag-/Nachtbeleuchtung sicherstellen
- Erreichbarkeit der Klingel und Lichtschalter sicherstellen
- Einweisung in verordnete Hilfsmittel.

Des Weiteren bedarf es beim Aufnahmegespräch einer Risikoaufklärung, um von Beginn an zu verdeutlichen, welche »Nebenwirkungen« die Krankheit mit sich bringen kann. Zusätzlich hat sich die Übergabe und Erläuterung von Patienten- und Angehöreninformationen in schriftlicher Form bewährt.

Da sich neurologische Patienten oft in ihren eigenen motorischen Fähigkeiten überschätzen, sollten mit absprachefähigen Patienten gemeinsame Regeln aufgestellt werden. Diese gilt es entsprechend zu dokumentieren und im gesamten, direkten Behandlungsteam umzusetzen. Z. B. sollte ein Patient im Rollstuhl keinen Transfer allein machen und dafür immer Hilfe anfordern. Bei weniger absprachefähigen Patienten können zu den festgelegten Regeln zusätzliche Hilfsmittel wie

- Hüftprotektoren
- Sturzhelme oder
- Sensormatten

eingesetzt werden.

5.11.5 Wenn der Patient gestürzt ist

Trotz aller präventiven Maßnahmen wird es immer wieder vorkommen, dass Patienten stürzen. Maßnahmen nach einem Sturz sind:

- pflegerische und medizinische Versorgung des Patienten, ggf. Vorstellen des Patienten beim Durchgangsarzt
- pflegerische Dokumentation des Sturzhergangs mit Datum und Uhrzeit und Erfassen der Sturzursache im Sturzprotokoll

- ärztliche Dokumentation des Sturzes, ggf. Einleiten eines Berufsgenossenschaftsverfahrens und Erstellen einer Unfallanzeige
- Analyse des Sturzes und Maßnahmenableitung (z. B. Änderung Medikation oder Einleitung weit reichender baulicher Änderungen).

Aktuell vom Patienten angewandte Hilfsmittel müssen immer wieder von allen am Behandlungsprozess Beteiligten überprüft und dem Mobilisationsgrad des Patienten angepasst werden. Bei der Umsetzung der Sturzprophylaxe sind nicht nur die Patienten und Angehörigen gefordert. Alle Berufsgruppen müssen dafür Sorge tragen, dass festgelegte Regeln umgesetzt und jederzeit mögliche Risiken erkannt und schnellstens beseitigt werden. Das gilt für den Chefarzt genauso wie für die Servicekraft.

Nach einem Sturz ist es wichtig, den Patienten weiter zu motivieren, dass er seine größtmögliche Selbstständigkeit behält und die Angst vor einem erneuten Sturz abbaut, um seine gesetzten Therapieziele erreichen zu können.

5.12 Dekubitus

Helga Schweiger

Jeder Patient muss bei einer stationären Klinikaufnahme eine Einschätzung seiner Dekubitusgefährdung erhalten. Falls erforderlich, sind die entsprechenden Prophylaxen einzuleiten. Die Pflegefachkraft kennt die Inhalte des Expertenstandards und kann die erforderlichen Maßnahmen dem Patienten und seinen Angehörigen erklären, sie anleiten und beraten.

Patienten mit einem neurologischen Krankheitsbild sind häufig wahrnehmungs- und sensibilitätsgestört und stellen daher eine Herausforderung an jeden Pflegenden dar. Durch vermehrte Unruhe und übermäßiges Schwitzen (»vegetative Überaktivität«) sind druckentlastende Maßnahmen oft schwierig und teilweise wenig wirksam.

Ziel ist, neben den druckentlastenden Maßnahmen, die Körperwahrnehmung des Patienten zu fördern und die vorhandene Eigenaktivität nicht zu behindern.

5.12.1 Definition

Das Deutsche Netzwerk für Qualitätsentwicklung in der Pflege (DNQP 2010) definiert im nationalen Expertenstandard »Dekubitusprophylaxe in der Pflege«: Ein Dekubitus ist eine lokal begrenzte Schädigung der Haut und/oder des darunter liegenden Gewebes, in der Regel über knöchernen Vorsprüngen, infolge von Druck oder von Druck in Kombination mit Scherkräften. Es gibt eine Reihe weiterer Faktoren, welche tatsächlich oder mutmaßlich mit Dekubitus assoziiert sind, deren Bedeutung ist aber noch zu klären.«

5.12.2 Gradeinteilung und Lokalisation

Dekubiti werden nach NPUAP/EPUAP (2009) unterteilt:

- Grad 1: Persistierende (nicht wegdrückbare) umschriebene Hautrötung bei intakter Haut. Weitere klinische Zeichen können Ödembildung, Verhärtung und eine lokale Überwärmung sein.
- Grad 2: Teilverlust der Haut, Epidermis bis hin zu Anteilen der Dermis sind ge-

schädigt. Die Haut ist oberflächlich geschädigt: Blasenbildung, Hautabschürfung oder flaches Geschwür.

- Grad 3: Tiefenschädigung von Haut und Gewebe. Verlust aller Hautschichten und Schädigung oder Nekrose des subkutanen Gewebes, die bis auf die darunter liegenden Faszie reichen kann. Der Dekubitus zeigt sich klinisch als tiefes, offenes Geschwür.
- Grad 4: Verlust aller Hautschichten mit ausgedehnter Zerstörung, Gewebsnekrose oder Schädigung von Muskeln, Knochen oder unterstützenden Strukturen (Sehnen, Gelenkkapsel).

Die Lokalisation des Dekubitus wird im Wundprotokoll erfasst. ▸ **Abb. 5.12** zeigt typische Prädilektonsstellen von Dekubiti.

5.12.3 Entstehungsmechanismen

5.12.3.1 Druck und Zeit

Druck und Zeit sind die Hauptfaktoren bei der Entstehung eines Dekubitus. Durch Druckeinwirkung kommt es zu einer Minderdurchblutung. Daraus resultierend wird das Gewebe mit weniger Nährstoffen versorgt und Stoffwechselabbauprodukte werden nicht abtransportiert. Dauert dieser Zustand über einen längeren Zeitraum (Erfahrungswert aus der Praxis > 2 h) an, kommt es zum Zelluntergang und zur Gewebsnekrose des betroffenen Hautareals. Die Ischämietoleranz ist jedoch sehr unterschiedlich (abhängig vom Risikoprofil des Patienten). Sinnvoll ist, einen Ausgangswert festzulegen und dann bei jeder Lageveränderung zu prüfen, ob Zeichen von Druckeinwirkungen auftreten. Je nach Befund wird das Lagerungsintervall verkürzt oder verlängert (Ruhebedürfnis des Patienten).

5.12.3.2 Risikofaktoren

5.12.3.2.1 Primäre und sekundäre Risikofaktoren

Primärer Risikofaktor ist Immobilität, z. B. bei Bewusstlosigkeit oder vollständiger Lähmung. Relative Immobilität wie

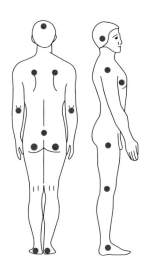

Hinterkopf
Schulterblatt
Ellenbogen
Wirbelsäule
Kreuzbein, Steißbein
Fersen

Ohrmuschel
Schulter
Trochanter
Knie innen / außen
Knöchel

Abb. 5.12:
Schema zur Dekubituslokalisation

Halbseitenlähmung, Sensibilitätsstörungen, Sedierung, starke Schmerzen oder Frakturen haben ebenfalls ein hohes Risikopotenzial.

Zu den sekundären Risikofaktoren gehören Mangeldurchblutung der Haut, Fieber, vermehrtes Schwitzen, Inkontinenz, Hauterkrankungen, physiologische Hautalterung, reduzierter Allgemeinzustand und Mangelernährung.

5.12.3.2.2 Individuelle Risikofaktoren

Individuelle Vorerkrankungen, die Dauer der Erkrankung und des Krankenhausaufenthaltes, Alter, der Ernährungs- und Flüssigkeitszustand können die Entstehung eines Dekubitus begünstigen. Der neurologische Patient, der in eine (Früh)rehabilitative Einrichtung überwiesen wird, hat meist einen langen bzw. »intensiven« stationären Aufenthalt hinter sich. Durchblutungs- und Stoffwechselerkrankungen, vermehrte Immobilität und Malnutrition durch die Kombination von geriatrischer und neurologischer Problematik sind eine Herausforderung an die Dekubitusprophylaxe.

5.12.3.3 Schub- und Scherkräfte

Schub- und Scherkräfte spielen ebenfalls eine Rolle bei der Entstehung eines Dekubitus. Durch Verschiebung der einzelnen Gewebsschichten kann es zu mechanischen Schäden kommen. Schub- und Scherkräfte treten besonders in sitzender oder halbsitzender Position auf. Der Körper rutscht Richtung Bettende, während die Haut des Rückens an der Matratze »kleben« bleibt. Es kommt durch extreme Zug- und Druckbelastung zur Minderdurchblutung besonders in der Schulterblattregion und im Kreuzbeinbereich.

5.12.4 Maßnahmen

5.12.4.1 Assessmentinstrumente zur Risikoeinschätzung

Die Risikoeinschätzung erfolgt mittels Braden-Skala. Sie umfasst Mobilität, Aktivität, sensorisches Empfinden, Reibungs- und Scherkräfte und Ernährung. Nach Empfehlung der Leitlinien reicht eine Klassifikation des Dekubitusrisikos allein nicht aus. In erster Linie soll immer eine klinische Einschätzung des Dekubitusrisikos bei Aufnahme sowie eine regelmäßige Verlaufseinschätzung erfolgen.

5.12.4.2 Individuelle Dekubitusprophylaxe

Der Patient erhält je nach Dekubitusgefährdung seine individuellen Maßnahmen. Wichtigste Maßnahme ist die druckentlastende, wechselnde Makro- und/oder Mikrolagerung und die frühzeitige Mobilisation. Besonders gefährdete Körperbereiche werden durch Hohllagerung völlig entlastet.

5.12.4.3 Lagerungsarten

Am häufigsten angewandte Lagerungsarten sind

- Seitenlagerung in 30–90°,
- Rückenlagerung,
- Herzbett (Langsitz, Sitzen im Bett) und
- 135°-Bauchlagerung.

Dabei ist besonders auf eine tonusregulierende Lagerung zu achten. Diese verhindert nicht nur einen pathologischen Muskeltonus sondern fördert auch die Körperwahrnehmung und bahnt die physiologischen Bewegungsmuster an. Der Patient kann sich besser entspannen und »entlagert« sich weniger, sodass die druckentlastende Maßnahme länger erhalten bleibt.

5.12.4.3.1 Antidekubitusmatratzen

Ziel einer Weichlagerung ist eine Druckentlastung des Gewebes durch Vergrößerung der Auflagefläche. Dies kann durch »Unterfütterung« des Körpers mittels Lagerungsdecken auf der Matratze und/oder einer Weichlagerungsmatratze erreicht werden.

Der Einsatz von Weichlagerungsmatratzen muss individuell entschieden werden. Grundsätzlich gilt: Druckentlastung ja, aber ohne Einschränkung der Spontanbewegung des Patienten.

Wechseldruckmatratzen werden in der Neurologie sehr kritisch betrachtet. Das Wirkprinzip ist eine wechselseitige Druckentlastung der gefährdeten Körperregionen durch regelmäßiges Be- und Entlüften der Luftkammern. Der Patient verliert seine Körperwahrnehmung, was Spastik verstärken und atypische Bewegungsmuster auslösen kann.

Die individuelle Beurteilung von Dekubitusprophylaxe, -therapie und neurologischen Therapieansätzen sind die Hauptkriterien zur Entscheidungsfindung.

Bei vielen Spezialmatratzen ist darauf zu achten, Bettlaken nicht einzuspannen und geeignete Inkontinenzunterlagen zu verwenden, da sonst die Funktion der Matratze beeinträchtigt wird.

Viele druckentlastende Systeme sind auch als Sitzauflage erhältlich.

5.12.4.3.2 Weitere Hilfsmittel

Schaumstoff eignet sich hervorragend durch seine guten Modellierungsmöglichkeiten zur Druckentlastung einzelner Körperareale. Er ist hygienisch, preisgünstig und auch als Einmalartikel erhältlich.

Gelkissen werden laut Expertenstandard nicht mehrt empfohlen. Felle, Wasserkissen, Ringe ect. sind obsolet.

5.12.5 Spezielle Hautpflege

Die Hautpflege hat einen besonderen Stellenwert. Eine intakte Haut ist gut durchblutet, elastisch und widerstandsfähig. Die wichtigste Maßnahme ist eine regelmäßige Inspektion der gefährdeten Körperstellen. Harn- und Stuhlinkontinenz sowie vermehrtes Schwitzen begünstigen das Aufweichen der Epidermis. Hautareale, bei denen sich ein Intertrigo abzeichnet, sind gefährdet, einen Dekubitus zu entwickeln. Häufiges Wechseln der Inkontinenzversorgung gehört ebenfalls zur Dekubitusprophylaxe.

Zur Hautpflege eignen sich vor allem naturreine Hautpflegeöle wie Mandel-, Jojoba-, Raps- oder Olivenöl. Sie pflegen, schützen und »ernähren« die Haut. Aromaöle können zur Durchblutungsförderung oder Bakterienreduktion zugemischt werden. Es empfiehlt sich die Zusammenarbeit mit einem Aromapraktiker.

Zur Hautreinigung werden pH-neutrale Waschzusätze, die nicht austrocknen, sondern rückfettend sind, verwendet. Zur Erhaltung des Säureschutzmantels gilt grundsätzlich eine sparsame Verwendung und das »Nachwaschen« der Haut mit klarem Wasser.

5.12.6 Einfluss der Ernährung

Fehl- und Mangelernährung sowie eine ungenügende Flüssigkeitsaufnahme sind weitere Risikofaktoren für einen Dekubitus.

Oft liegt ein Mangel an Eiweiß, Vitaminen (A, C, D, E) und Spurenelementen (Zink, Selen) vor. Festlegung der Ernährung und ggf. Substitution erklärt ▸ Kap. 5.6.

5.12.7 Dekubitustherapie

Die Therapie erfolgt nach den Richtlinien des modernen Wundmanagements.

Eine schnelle Wundreinigung und die Versorgung mit phasengerechten Wundauflagen gehören ebenso dazu wie die regelmäßige Beurteilung und Dokumentation. Die Zusammenarbeit mit einem Wundmanager zur Qualitätssicherung ist empfehlenswert. Bei großen Dekubiti empfiehlt sich die Vorstellung des Patienten in der plastischen Chirurgie zur operativen Wunddeckung. Alle Maßnahmen der Dekubitusprophylaxe sind ebenfalls Bestandteil der Dekubitustherapie.

5.13 Ophthalmologische Komplikationen

Jan Simon Gerdes und Ernst Walther

5.13.1 Prävalenz

Die Häufigkeit von Sehstörungen bei Patienten der Neurorehabilitation wird mit 20 % (nach Hirninfarkt bis zu 40 %) angegeben (Zihl 2000). Bei komplexen Hirnschädigungen kommen häufig Kombinationen von Sehstörungen vor. Eine Übersicht über häufige Ursachen von Sehstörungen findet sich in ▸ Tab. 5.25.

Tab. 5.25: Klinik und häufigste Ursachen von Sehbeeinträchtigungen in der Neurorehabilitation

Klinik	Häufigste Ursachen	Ätiologie
Doppelbilder	• pontine oder mesencephale Läsion • Myasthenia gravis • multiple Sklerose • periphere Läsion, v.a. N. VI	• Augenmuskelparesen nach lakunärem Infarkt • Hirnstammblutung • Diabetes mellitus • SHT
Gesichtsfelddefekt, kortikale Blindheit	• homonyme Hemianopsie	• Posteriorinfarkt • suprachiasmale Sehbahnläsionen • hypoxische Enzephalopathie
Visusminderung	• Optikusschädigung • Glaskörperblutung • Glaukom	• Trauma • vaskuläre Prozesse • Entzündung • Terson-Syndrom
Ptosis	• Läsion des N. III • Myasthenia gravis	• mesencephale Blutung • transtentorielle Herniation • diffuser Axonschaden

5.13.2 Akkommodationsspasmus

Ein Akkommodationsspasmus wird durch eine Überaktivität des M. ciliaris hervorgerufen. Dadurch wird der Nahpunkt so verschoben, dass eine Pseudomyopie entsteht.

5.13.2.1 Ätiologie

Akkommodationsspasmen treten häufig zusammen mit Miosis und Konvergenzstörungen auf. Sie können durch Angststörungen oder Depression ausgelöst werden. Ein Akkommodationsspasmus kann jedoch insbesondere im Zusammenhang mit einer traumatischen Hirnschädigung isoliert auftreten (Chan und Trobe 2002). Vor allem Schädigungen bzw. Irritationen des dorsalen Mittelhirns und der Vierhügelplatte wurden mit Akkommodationsstörungen assoziiert (Kawasaki und Borruat 2005).

5.13.2.2 Klinik

Typische klinische Symptomatik sind Verschwommensehen und Pseudomyopie.

5.13.2.3 Diagnostik

Die Diagnostik stützt sich auf die klinische Untersuchung und die zerebrale Bildgebung.

5.13.2.4 Therapie

Die Therapie besteht in der Behandlung der Grunderkrankung und einer Korrektur der Ametropie.

5.13.3 Therapie der Augenmuskelparesen

Paresen der okulomotorischen Hirnnerven (N. III, IV und VI) können isoliert oder in Kombination auftreten. In der neurologischen Frührehabilitation werden Augenmuskelparesen häufig als Teil komplexer Hirnverletzungsmuster gesehen. Eine Übersicht häufiger Ursachen von Augenmuskelparesen bietet ▶ Tab. 5.26.

Für die Behandlung von Augenmuskelparesen gibt es 4 theoretische Ansätze (Staubach und Lagrèze 2007):

Tab. 5.26: Ursachen neurogen-peripherer Augenmotilitätsstörungen (nach Schmidt und Malin 1986)

Hirnnerv	N. III	N. IV	N. VI
Ätiologie isolierter Paresen in absteigender Häufigkeit (Rush und Younge 1981)	• vaskulär • Aneurysma • Tumoren • Trauma ¼ bleibt ungeklärt	• Trauma • vaskulär • Tumoren (selten) 1/3 bleibt ungeklärt	• vaskulär (Diabetes) • Tumor (bei intrakraniellen Tumoren am häufigsten betroffen) • Trauma
Besonderheiten	• bei transtentorieller Herniation häufig betroffen	• bei SHT am seltensten betroffen	• häufigste neurogene Augenmotilitätsstörung
Vorkommen	• 2/3 isoliert • 1/3 mit Paresen von N. IV und IV zusammen	• seltener als Paresen von N. III und VI	• 4/5 isoliert • 1/5 mit Paresen von N. III und IV zusammen

- *Behandlung der Grunderkrankung*
- *Restitution des Nervs:* In der Regel wartet man zunächst ab, ob eine Spontanremission eintritt. Bei nichttraumatischen Läsionen ist die Prognose gut. Meist folgt eine Spontanremission innerhalb von 5–10 Wochen. Etwa die Hälfte der Paresen der okulomotorischen Hirnnerven zeigt eine partielle oder totale Rückbildung.

Die Prognose traumatischer Paresen der okulomotorischen Hirnnerven ist deutlich schlechter (Rush und Younge 1981).
- *Korrektur der Doppelbilder durch optische Maßnahmen:* Hier kommen Prismen oder die Okklusion eines Auges zur Anwendung. Dies kann beispielsweise durch eine Prismen- oder Mattfolie erfolgen, die auf die Rückseite eines Brillen-

glases geklebt wird. Es sollte dabei das Auge mit dem schlechteren Sehvermögen bzw. bei seitengleichem Sehvermögen das paretische Auge okkludiert werden (Staubach und Lagrèze 2007).

- *Korrektur der Augenstellung durch eine Augenmuskeloperation:* Eine Operation sollte erst dann in Erwägung gezogen werden, wenn das Zeitfenster von 12 Monaten für eine spontane Remission abgewartet wurde. Zudem sollte abgewartet werden, bis sich keine Änderung des Schielwinkels mehr einstellt. Dies ist in der Regel auch erst nach 12 Monaten der Fall. Ein Vorteil einer gelungenen Augenmuskeloperation ist, dass der Patient durch die Korrektur der Augenstellung keine Kopfzwanghaltung mehr einnehmen muss. Ein Nachteil ist jedoch, dass sich die Inkomitanz und die Augenbeweglichkeit dadurch nicht bessern (Staubach und Lagrèze 2007).

5.13.4 Lagophthalmus

Der Begriff Lagophthalmus (*griech.* »Hasenauge«) beschreibt einen inkompletten Lidschluss.

5.13.4.1 Ätiologie

Ein Lagophthalmus tritt meist infolge einer zentralen oder peripheren Läsion des N. facialis auf. Ein Exophthalmus oder eine Fehlstellung des Auges können ebenfalls zum Lagophthalmus führen.

5.13.4.2 Klinik

Das betroffene Auge kann wegen der Parese des M. orbicularis oculi auf der gelähmten Seite nicht geschlossen werden. Wird ein Lagophthalmus nicht erkannt und behandelt, kann es zu

- Hornhautirritationen,
- Keratitis,
- Ulzerationen der Hornhaut und
- Blindheit

kommen.

5.13.4.3 Therapie

Augensalben und -tropfen sowie Uhrglasverband stellen die einfachsten therapeutischen Möglichkeiten dar. Eine weitere Option besteht in der Tarsoraphie, die jedoch häufig funktionell und kosmetisch ein unbefriedigendes Ergebnis hervorruft, temporär jedoch nützlich sein kann. Eine weniger invasive Alternative zur Tarsoraphie ist die Induktion einer protektiven Ptose durch Botulinumtoxin A (Gusek-Schneider und Erbguth 1998). Die Implantation von Goldgewichten im Oberlid zusammen mit der operativen Straffung des Unterlids wurde als erfolgreiche Maßnahme beschrieben (Sansone et al. 1997; Razfar et al. 2009).

5.13.5 Schäden des Nervus opticus

Monosymptomatische Störungen des Nervus opticus (N. II) sind häufig vaskulärer, entzündlicher oder toxischer Genese (Einzelheiten z. B. bei Schmidt und Malin 1986). Optikusschäden werden in der neurologischen Frührehabilitation weniger als singuläre Entität, sondern eher als Begleiterscheinung von komplexen, beispielsweise traumatischen Hirnschädigungen gesehen.

5.13.5.1 Traumatische Schädigung des N. opticus

5.13.5.1.1 Ätiologie

Falls kein Penetrationstrauma vorliegt, wird der N. II indirekt durch Scherkräfte geschädigt, die durch Knochen oder traumatische Bulbusbewegungen am Sehnerv wirken. Diese Art der Verletzung tritt bei 0,5–5 % der geschlossenen Schädelhirntraumen auf (Steinsapir und Goldberg 1994).

5.13.5.1.2 Klinik

Ein Sehverlust tritt sofort, selten auch verspätet auf. Der Sehverlust ist in 50 % der Fälle irreversibel.

5.13.5.1.3 Diagnostik

Die Diagnostik stützt sich auf die klinische Untersuchung und die zerebrale Bildgebung.

5.13.5.1.4 Therapie

Eine Therapie der traumatischen Optikusschädigung in der postakuten Phase ist nicht möglich. Die akute Therapie mit Kortison und operativer Dekompression wird derzeit diskutiert (Steinsapir und Goldberg 2011).

5.13.6 Terson-Syndrom

Das Terson-Syndrom ist eine intraokuläre Blutung infolge einer Subarachnoidalblutung (SAB).

5.13.6.1 Ätiologie

Am häufigsten tritt das Terson-Syndrom nach einer Blutung aus Aneurysmen der vorderen Abschnitte des Circulus Willisii auf, insbesondere nach Blutungen aus Aneurysmen der A. communicans anterior und der A. carotis interna. Glaskörperblutungen sind am häufigsten, aber auch retinale Blutungen treten auf. In 42–60 % der Fälle ist die Blutung bilateral (Hassan et al. 2011). Seltene Ursachen für das Terson-Syndrom sind:

- Subduralhämatom
- traumatische SAB
- traumatische Hirnschädigung
- Blutung aus einem Aneurysma des hinteren Stromgebiets
- spinale SAB
- endoskopische Ventrikulostomie des 3. Ventrikels
- epidurale Injektion von Kochsalz.

5.13.6.2 Epidemiologie

Die Inzidenz liegt gemäß prospektiver Studien bei bis zu 46 % der Patienten mit SAB aus einem Aneurysma (Hassan et al. 2011).

5.13.6.3 Pathophysiologie

Man nimmt derzeit als Ursache transiente Spitzen des intrakraniellen Drucks nach einer Aneurysmablutung oder einem Trauma an. Die Weiterleitung des Drucks über die Optikusscheiden verursacht eine plötzliche venöse Hypertension und Einrisse der retinalen Gefäße. Damit liegt entgegen früherer Erklärungsmodelle eine primäre okuläre Blutung vor und keine Blutbeimengung aus einer entfernten subarachnoidalen Blutungsquelle.

5.13.6.4 Klinik

Das Terson-Syndrom tritt typischerweise früh auf, kann aber auch noch postakut auftreten. Meist werden Symptome wie verschwommenes Sehen, Gesichtsfelddefekte oder Blindheit während des Komas oder der Bewusstseinsstörung infolge der SAB nicht sofort, sondern erst in der Rehabilitation erkannt. In seltenen Fällen gehen die visuellen Symptome ohne begleitende Kopfschmerzen einer SAB-Diagnose voraus.

5.13.6.5 Prognosefaktoren

Das Auftreten einer intraokulären Blutung nach SAB ist mit einer erhöhten Mortalität assoziiert. Dies erklärt sich durch den kausalen Mechanismus der Hirndruckerhöhung. Die Prognose bezüglich der visuellen Symptome ist gut. Sie bilden sich meist spontan innerhalb von Wochen zurück.

5.13.6.6 Diagnostik

Der diagnostische Goldstandard ist die Fundoskopie mit Nachweis einer retinalen Blutung.

5.13.6.7 Therapie

Ein konservativer Ansatz ist meist ausreichend. Bei bilateralen Blutungen oder Persistenz über 3 Monate führt eine Pars-plana-Vitrektomie zu guten Resultaten (Hassan et al. 2011).

5.13.7 Visuelle Rehabilitation bei Sehstörung

Etwa 20–40 % der Patienten mit Hirnschädigung weisen eine zerebrale Sehstörung auf (Zihl 2000). Dabei kann es zu unterschiedlichsten Sehstörungen kommen (► Tab. 5.25). Das Feld der visuellen Rehabilitation hat sich deutlich erweitert und stützt sich auf neue Erkenntnisse über die kortikale Plastizität des visuellen

Systems (Trauzettel-Klosinski 2011). Die neuronal-plastische Grundlage des Umlernens des visuellen Systems liegt dabei eher in einer Steigerung der synaptischen Aktivität (Sale et al. 2011) als in einer Vikariation (► Kap. 2). Bei der visuellen Rehabilitation berücksichtigt man verschiedene Mechanismen der Anpassung des visuellen Systems, z. B.

- exzentrische Fixation,
- visuelle Aufmerksamkeitsmechanismen und
- kompensatorische Augenbewegungen.

Eine erfolgreiche visuelle Rehabilitation setzt einige Bedingungen voraus (Trauzettel-Klosinski 2011):

- Bestimmung der Refraktion und Akkommodation und ggf. deren Korrektur durch eine Brille. Ohne eine Korrektur der Fehlsichtigkeit ist eine visuelle Rehabilitation nicht effektiv.
- Bestimmung von Doppelbildern und ggf. deren Korrektur, am besten durch Prismen.
- Bestimmung der Kontrastsensitivität. Der Kontrast kann durch Anpassung der Lichtverhältnisse optimiert werden.
- Untersuchung etwaiger Gesichtsfelddefekte.

Besonders Lese- und Orientierungsstörungen können durch visuelle Rehabilitation verbessert werden. Ein Überblick über visuelle Rehabilitationsmaßnahmen findet sich in ► Tab. 5.27.

Tab. 5.27: Visuelle Rehabilitationsmaßnahmen

Störung	Ätiologie	Maßnahmen
Doppelbilder	Paresen okulomotorischer Hirnnerven	• Prismenanpassung
Orientierungsstörung	Hemianopsie	• exploratives Sakkadentraining • Hindernismelder

Tab. 5.27: Visuelle Rehabilitationsmaßnahmen – Forsetzung

Störung	Ätiologie	Maßnahmen
	konzentrische Gesichtsfeldeinengung (Glaukom, degenerative Netzhauterkrankung)	• Teleskope (Monokulare) • Kantenfiltergläser zur Kontrastverstärkung
Lesestörung	Hemianopsie	• taktile Hilfen • Blindenschrift
	Ausfälle im Gesichtsfeldzentrum (z. B. Optikusatrophien)	• Training der exzentrischen Fixation zusammen mit Textvergrößerung

5.14 Sexuelle Funktionsstörungen

Hans Brunner und Jürgen Herzog

5.14.1 Einleitung

Obwohl sexuelle Störungen nach Schlaganfall und Schädel-Hirn-Trauma häufig sind (bis 60 % bei Männern und 40 % bei Frauen), werden diese in der Neurorehabilitation im Allgemeinen nur dann thematisiert, wenn es zu einer Hypersexualität und Distanzlosigkeit kommt. Die Veränderung der sexuellen Aktivitäten wird für manche Patienten jedoch als das am meisten beeinträchtigende Symptom angesehen.

Veränderungen der sexuellen Funktionen können sowohl mit dem Ausmaß, als auch der Lokalisation der Hirnschädigung korrelieren. Studien an Schädel-Hirn-Verletzten zeigten, dass sexuelle Funktionsstörungen nicht von Umfang der kognitiven Beeinträchtigung (Sandel et al. 1996) und Dauer der posttraumatischen Amnesie oder der körperlichen Behinderung abhängen. Bei Schlaganfallpatienten stehen vor allem die Verminderung der Libido und der sexuellen Befriedigung im Vordergrund (Korpelainen et al. 1999). Dies betrifft nicht nur die Patienten selbst, sondern auch deren Lebenspartner. Die Ursachen sind multifaktoriell; neben den neurologischen, hier v. a.

Inkontinenz, unkontrollierter Speichelfluss und kognitiven Funktionsstörungen spielen auch vorbestehende und Begleiterkrankungen sowie Medikation und psychosoziale Probleme eine wesentliche Rolle. Obwohl teilweise die Probleme erkannt und auch benannt worden sind, haben diese Erkenntnisse kaum Einzug in die Informationsvermittlung bezüglich sexueller Aktivitäten genommen. Letztendlich führen diese Faktoren dazu, dass von vorher fast 80 % sexuell aktiven Paaren, nach einem Schlaganfall mehr als 1/3 keinerlei sexuelle Aktivitäten mehr ausüben und 50 % mit ihrem Sexualleben sehr unzufrieden sind. Mit dazu beitragen die

• Angst vor Impotenz,
• Unfähigkeit über Sexualität zu sprechen und
• Ablehnung sexueller Aktivitäten.

Häufig werden diese Ängste und Sorgen aber gegenüber Mitgliedern des Rehabilitationsteams angesprochen. Daher sollten geäußerte Sorgen über eine Änderung der sexuellen Funktionen zu weitergehenden Beratungsgesprächen Anlass geben. Sjögren und Fugl-Meyer (1981) berichteten, dass das Sexualleben von Schlaganfallpatienten, die zuvor einen Myokardinfarkt erlitten hatten oder einen Diabetes mellitus aufwiesen, sich nach dem Ereignis wenig veränderten, was auf eine vaskuläre Komponente hinwies und die erektile Dysfunktion dem Hirnereignis nur zeitlich vorausging.

5.14.2 Prognosefaktoren

Depression ist der empfindlichste Prädiktor für sexuelle Funktionsstörungen nach SHT. Bei der Unzufriedenheit über die sexuellen Aktivitäten spielen bei Patienten mit spinaler Schädigung vor allem Harn- und Stuhlinkontinenz eine wesentliche Rolle. Dies liegt zum Teil an der Informationsweitergabe, denn bis zu 69 % der untersuchten Personen hatten eine zufriedenstellende Aufklärung hinsichtlich der Ausübung sexueller Aktivitäten erhalten (Valtonen et al. 2006).

5.14.3 Diagnostik

Diagnostisch genügt in aller Regel ein Gespräch in vertraulicher Umgebung. Gleichzeitig bedeutet dies, dass eine solche Möglichkeit geschaffen werden sollte. In nur wenigen Fällen ist anzunehmen, dass Patienten das Rehabilitationsteam direkt auf eine sexuelle Funktionsstörung (v. a. bei Erektionsproblemen) von sich aus hinweisen. Gezieltes Nachfragen ist also unerlässlich. Es ist wichtig, dafür erfahrene Ansprechpartner (idealerweise gleichgeschlechtliche) in der Klinik zu haben, die gezielt beraten können. Die Erfassung sexueller Funktionsstörungen bedarf viel Fingerspitzengefühl, da es unabdingbar ist, die Biografie und das soziale Umfeld möglichst genau zu erfassen. Es kann nicht ausgeschlossen werden, dass schon die Frage nach Sexualität von den Patienten irritierend aufgefasst wird.

5.14.4 Therapie/Management

5.14.4.1 Hypersexualität/sexuelle Übergriffe

Insgesamt selten, kann es doch v. a. nach SHT zu sexuellen Übergriffen kommen, die dann einer spezifischen Therapie bedürfen. Hier kommen in erster Linie Antipsychotika (Haloperidol) und eine antiandrogene Behandlung zur Anwendung.

5.14.4.2 Libidoverlust

Libidoverlust sollte insbesondere nach SHT möglichst endokrinologisch eingeordnet werden, da es bei hypothalamisch-hypophysären Schädigungen zu einer Störung des Sexualhormon- und/oder des Prolaktinstoffwechsels kommen kann, die einer spezifischen Behandlung bedürfen.

5.14.4.3 Erektionsstörungen

Es besteht eine Reihe von pharmakologischen Interventionsmöglichkeiten, v. a. durch selektive Phosphodiesterasehemmer (Sildenafil, Tadalafil, Vardenafil; ▶ Tab. 5.28), die möglicherweise zusätzlich eine regenerationsfördernde Wirkung haben können (Zhang et al. 2002).

Eine weitere Möglichkeit stellt die Urethraapplikation von Alprostadil dar (MUSE, Medicated Urethral System for Erection) dar). Nebenwirkungen sind kaum vorhanden. Die Anwendung muss sorgfältig nach Vorschrift durchgeführt werden, um eine ausreichende Erektion zu bewirken (Dosierung 250/500 µg bis maximal 1000 µg; Wirkungsdauer 30–60 Minuten)

Falls diese Vorgehensweisen keinen Erfolg haben, kann die direkte Injektion vasoaktiver Substanzen in den Schwellkörper (SKAT, Schwellkörper-Autoinjektionsthe-

Tab. 5.28: Zugelassene Phosphodiesterasehemmer zur Therapie der erektilen Dysfunktion

Wirkstoff	Sildenafil, Viagra® Pfizer	Tadalafil, Levitra® Bayer	Vardenafil, Cialis® Lilly
Dosierung (max.)	25, 50, 100 mg	5, 10, 20 mg	5, 10, 20 mg
Wirkungsdauer	4–5 h	4–5 h	bis zu 36 h
Halbwertszeit	3–5 h	4 h	17,5 h
Einnahmezeitpunkt	60 min vor dem GV	25–60 min vor dem GV	mindestens 30 min vor dem GV
max. Konzentration	30–120 min	30–120 min	2 h
Einfluss von Mahlzeiten	Wirkung verzögert und deutlich schwächer bei Einnahme nach einer Mahlzeit	Wirkung vermindert bei Einnahme nach schwer verdaulicher und fettreicher Mahlzeit	kein Einfluss

rapie mit Papaverin (+ Phentolamin), Alprostadil; ▶ Tab. 5.29) versucht werden. Zur Dosisfindung sollte mit der niedrigsten Dosis begonnen werden. Nebenwirkungen sind langanhaltende Erektionen bis hin zum Priapismus und eine Fibrosierung der Schwellkörper durch häufige Injektionen. Die Abstände zwischen den einzelnen Injektionen sollten 24 h (idealerweise 48 h) nicht unterschreiten.

Tab. 5.29: Kommerzielle Systeme zur Schwellkörper-Autoinjektionstherapie (SKAT)

	Wirkstoff	Dosierung
Caverject® Pharmacia GmbH	Alprostadil	10 µg, 20 µg
Caverject® Impuls Pharmacia GmbH	Alprostadil	10 µg, 20 µg
Viridal® UCB Pharma GmbH	Alprostadil	10 µg, 20 µg, 40 µg
Androskat® Nycomed	Papaverin + Phentolamin	2 ml

Zuletzt bleiben mechanische Hilfsmittel wie das Vakuumsystem (verschiedene Hersteller; verschreibungsfähig, Kosten werden von den Krankenkassen übernommen). Dabei wird ein Zylinder über den Penis gestülpt und durch eine (Hand-)Pumpe ein Vakuum erzeugt, das den Bluteinfluss in die Schwellkörper bewirkt. Um den Rückfluss zu unterbinden, wird ein Gummiring über die Peniswurzel gestreift. Hauptnachteil ist die Flexibilität des Penis an der Wurzel. Paare, die dieses System nutzen, bestätigen meist eine hohe Zufriedenheit. Als ultima ratio bietet sich die operative Implantation von biegsamen Stäben (selten) oder hydraulischen Systemen in den Schwellkörper an. Da dabei die Schwellkörper zerstört werden, ist diese Therapie irreversibel. An Nebenwirkungen treten neben Infektionen und Funktionsstörungen des hydraulischen Systems, vor allem (Druck-)Läsionen der Haut bis hin zum Durchspießen der Implantate, auf.

5.14.4.4 Fertilität/Kinderwunsch

Abhängig von der neurologischen Schädigung ist bei Frauen v. a. mit einer Störung des

Ovulationszyklus zu rechnen, welcher sich häufig im Lauf der Zeit wieder normalisiert. Durch hormonelle Bestimmungen und Sonografie kann sowohl die Ovulation als auch die uterine Funktion untersucht werden. Sofern keine weiteren Schädigungen eingetreten sind, kann für das Eintreten einer Schwangerschaft mit der üblichen Wahrscheinlichkeit gerechnet werden. Je nach Ausmaß der körperlichen Beeinträchtigung ist von gynäkologischer Seite eine intensivierte klinische Überwachung nötig. Die Geburt sollte dann unter den Gesichtspunkten einer Hochrisikogeburt überwacht und bereits im Vorfeld eine Sectio diskutiert werden.

Bei Männern hängt die Fertilität von der Gewinnung von Spermien ab. Ist diese über eine funktionierende Ejakulation möglich, kann nach der üblichen andrologischen Vorgehensweise die Fertilität abgeschätzt werden. Sind Ejakulationen nicht möglich, kann z. B. über penile Vibration (Ferticare Personal®, Medicalvibrators.com) versucht werden, Spermien zu gewinnen. Falls diese Möglichkeit keinen Erfolg hat, sind operative Maßnahmen bis hin zur Gewinnung einzelner Spermien durch eine Hoden- bzw. Nebenhodenpunktion mit nachfolgender In-vitro-Fertilisation nötig.

5.15 Neurogene heterotope Ossifikationen

Marion Mertl-Rötzer

Neurogene heterotope Ossifikationen (HO) entstehen vor allem nach Schädel-Hirn-Trauma, Hirninfarkt und Hirnblutung. Sie sind charakterisiert durch die Ausbildung von neuem, extraossärem (ektopen) Knochen im gelenknahen Weichteilgewebe.

Die *Häufigkeit* neurogener HO wird sehr unterschiedlich angegeben: Bei Querschnittlähmung 10–53 %, abhängig von Studiendesign und diagnostischer Methode, nach Schädel-Hirn-Trauma 11–35 % (Cullen et al. 2007). Angaben von HO nach Schlaganfall finden sich in der Literatur nicht, aber nach der klinischen Erfahrung sind auch diese Patienten betroffen.

In > 80 % verursachen HO keine weiteren Probleme, in ca. 10 % führen sie jedoch zu zusätzlichen Behinderungen bzw. Komplikationen wie Bewegungs- und Funktionseinschränkung, Kompression peripherer Nerven und Gefäße.

Meist werden HO 1–6 Monate nach dem Trauma diagnostiziert. Ein Häufigkeits-

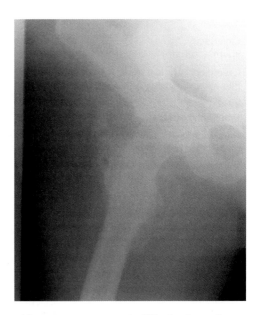

Abb. 5.13: Heterotope Ossifikation im Hüftgelenk (Röntgen-Aufnahme)

gipfel findet sich 2 Monate danach (Cullen et al. 2007). Am häufigsten betroffen ist die Hüfte, gefolgt von Schulter, Knie und

Ellbogen. Die Klassifikation nach Brooker unterscheidet 4 Schweregrade im periartikulären Gewebe des Hüftgelenks (Brooker et al. 1973; ▶ Tab. 5.30).

Tab. 5.30: Radiologische Stadieneinteilung der HO nach Brooker

Grad	Erläuterung
0	kein Nachweis von Knocheninseln
I	vereinzelte Knocheninseln in den Weichteilen um das Hüftgelenk
II	Exophyten vom Becken oder Femurkopf > 1 cm Abstand
III	Exophyten vom Becken oder Femurkopf < 1 cm Abstand
IV	knöcherne Ankylose zwischen Femurkopf und Becken

Aufgrund der unspezifischen Symptome einer lokalen Entzündung ist HO im Frühstadium klinisch schwierig zu diagnostizieren:

- Schmerzen,
- Überwärmung,
- Schwellung,
- Rötung und
- reduzierte Gelenksbeweglichkeit

müssen differenzialdiagnostisch von anderen entzündlichen Prozessen (lokale Entzündung, Hämatom, Thrombophlebitis, tiefe Beinvenenthrombose, akute Arthritis, Synovitis, Osteomyelitis sowie Tumor (Osteosarkom)) unterschieden werden. Im Spätstadium tastet man im betroffenen Bereich nur noch eine umschriebene harte, schmerzfreie Raumforderung.

5.15.1 Pathophysiologie

Die Pathogenese ist noch weitgehend ungeklärt. Prädisponierende Faktoren sind – neben einem lokalen Trauma wie Fraktur oder totaler Hüftendoprothese – Verletzungen des Nervensystems wie Schädel-Hirn-Trauma und Rückenmarkverletzung (Bidner et al. 1990; ▶ Tab. 5.31).

Ossifikation ist abhängig von Osteoid-Formation: Osteoblasten produzieren

Tab. 5.31: Prädisponierende Faktoren für HO-Entstehung

Prädisponierende Faktoren	Erläuterung
Risikofaktoren	Querschnittverletzung Schädel-Hirn-Trauma Verbrennungen tiefe Beinvenenthrombose
lokale Faktoren	lokales Trauma (auch totale Hüftendoprothese) Druckulcera Infektion Immobilisation/Remobilisation/Mikrotraumen
humorale Faktoren	HLA B18 Wachstumsfaktoren nichtkollagenöse Proteine knochenspezifische alkalische Phosphatase Calcitonin
neuroimmunologische Faktoren	Veränderung der Sympathikusaktivität metabolische/biochemische Veränderungen

Tropokollagen, welches zu Kollagen – als Hauptbestandteil von Osteoid – polymerisiert. Man postuliert, dass die sich im Weichteilgewebe befindlichen Osteoblasten aus osteogenetisch potenten Zellen im Periost oder im Bindegewebe entwickeln.

Auch eine *genetische Prädisposition* mit Assoziation von HLA-Antigenen wird vermutet. Der Einfluss von *Spastizität* wird kontrovers diskutiert (Jensen et al. 1988).

5.15.2 Diagnostik

5.15.2.1 Labor

Trotz zahlreicher Studien konnte nicht »der« Labormarker für HO gefunden werden.

Knochenspezifische alkalische Phosphatase (bone-AP) wurde als nützliches Screening für HO empfohlen, korreliert jedoch nicht mit dem Schwere- oder dem Reifegrad der HO. Ähnliches gilt für die *Kreatin-Phosphokinase*, wobei hier die Höhe des Serumspiegels und das Ausmaß der HO korrelieren (Banovac et al. 2004).

Das *C-reaktive Protein* dient lediglich der Abschätzung des aktuellen Ausmaßes der Inflammation.

5.15.2.2 Sonografie

Bereits lange vor einer Manifestation von HO sind die lokalen Entzündungsreaktionen als Veränderungen der periartikulären Weichteilstrukturen sonografisch nachweisbar: Die reguläre lamelläre Struktur der Muskelfasern ist im Erkrankungsfall völlig aufgelöst (Maier 2005).

5.15.2.3 Radiologie

Konventionelle Röntgenaufnahmen zeigen den ungefähren Reifungsgrad des Knochens und das Ausmaß der Ossifikation (Brooker et al. 1973). Das *3-Phasen-Knochen-Szintigramm* mit Tc-99m dient dem frühen Nachweis von HO (Flowphase) und zeigt den Ausreifungsgrad der Ossifikationen. Die *Mag-*

netresonanztomografie zeigt sehr früh mit hoher Sensitivität das gesamte Ausmaß der Umdifferenzierungsaktivität in Form von ausgeprägten Gewebsödemen (Wick et al. 2005). Darüber hinaus lässt sich das Bestrahlungsfeld für die Strahlentherapie festlegen.

In der *Computertomografie* können ektope Knochenformationen genauer vom umliegenden Weichteilgewebe abgegrenzt und eine Affektion benachbarter Nerven und Gefäße aufgezeigt werden.

5.15.3 Therapie

5.15.3.1 Medikamentöse Therapie

NSAIDs wie Indomethacin, Diclofenac und Ibuprofen helfen prophylaktisch bei Hüftgelenksersatz. Biphosphonate (einschließlich Etidronat und Pamidronat) verzögern die Mineralisation des Knochens, solange therapiert wird. Empfohlen wird eine Therapie mit NSAIDs und Etidronat in der initialen inflammatorischen Phase bis sich die CrP-Serumspiegel normalisieren (Banovac et al. 2004).

5.15.3.2 Strahlentherapie

In der Vorstellung, dass eine Bestrahlung den Differenzierungsprozess der pluripotenten Mesenchymzellen in Osteoblasten unterbricht, werden die betroffenen Areale mit Herddosen zwischen 7 und 20 Gy in 5 Einzelsitzungen bestrahlt. Außerdem wirkt die Bestrahlung schmerzlindernd. Je früher die Bestrahlung durchgeführt wird, desto besser ist das Ergebnis (Haran et al. 2004).

5.15.3.3 Operative Resektion

Die Indikation für eine operative Entfernung von HO besteht nur bei Ankylosierung (Grad IV nach Brooker), um eine Gelenkbeweglichkeit und/oder Reduktion von Druckulcera infolge einseitiger Belastung zu erlangen. Die Operation ist risikoreich und mit schweren Komplikationen und schlechtem Outcome (HO-Rezidiv in 36 % nach Schädel-Hirn-Trauma) assoziiert. Unklar bleibt der ideale Operationszeitpunkt: Um ein Rezidiv zu vermeiden wird empfohlen, die Ausreifung des Knochens abzuwarten (Garland und Orwin 1989). Neuerdings werden die Operationen in Kombination mit Bestrahlungstherapie und antiinflammatorischer Medikation ohne höhere Komplikationsraten auch früher durchgeführt (Pelissier et al. 2002).

Physiotherapie, Lagerung und Mobilisation sind auch bei beginnender oder bestehender HO im physiologischen Muster durchzuführen, die Schmerzgrenze darf nie überschritten werden.

5.15.4 Primärprävention

Da Patienten mit HO trotz eines signifikant längeren Rehabilitationsaufenthalts bei Entlassung eine schlechtere FIM-Mobilität aufweisen und signifikant seltener nach Hause entlassen werden können, gilt für die primäre Prävention die frühe Identifikation und adäquate Behandlung von Risikofaktoren (►Tab. 5.31). Passive/assistive Bewegungen im Rahmen der Physiotherapie sind vorsichtig auszuführen, um Mikrotraumen als Präcursor für eine HO-Entwicklung zu vermeiden (van Kuijk et al. 2002).

5.16 Kieferöffnungsstörung

Christian Ledl

5.16.1 Bruxismus

Trismus oder Bruxismus bezeichnet eine Mundöffnungsstörung mit Spastik oder Hypertonus der Kaumuskulatur nach bilateralen supranukleären Läsionen im Versorgungsbereich des N. trigeminus. In schweren Fällen ist der Trismus erschwert durch Saugautomatismen, sodass durch den Zungenvorstoß und das Einziehen der Unterlippe schwere Bisswunden entstehen können. Bei leichteren Formen des Trismus können Mundöffnung und Triggerung des Schluckakts durch Stimulation des »K-Punktes« (Kojima et al. 2002) erreicht werden. Dieser Punkt liegt auf der Innenseite des Unterkiefers seitlich des Arcus palatoglossus und kann nach dessen Passage mit der Spitze des Zeigefingers erreicht werden. Bisweilen kommt es durch Lockerung der Hals-Nacken-Muskulatur und antero-laterale Mobilisation des Kopfes (Basisübung nach Castillo-Morales 1991) zu einer kurzfristigen Besserung. Bei schwereren langwierigen Formen sollte eine mechanische Dehnung der Kieferschließer durchgeführt werden, um eine Verkürzung der Muskulatur, der Kiefergelenkssehnen und eine Verknöcherung des Gelenks zu vermeiden. Dies kann über Spateltraining, aber auch mittels mechanischer Kieferöffner (Therabite) erfolgen. Insbesondere zur längerfristigen Dehnung und bei Gefahr der Selbstverletzung empfiehlt sich der Einsatz von Aufbissschienen, die individuell angefertigt an den Molaren erhöht werden und eine Dauerdehnung bewirken (►Abb. 5.14).

Positive Ergebnisse nach Injektion von Botulinumtoxin in die Kaumuskulatur werden in Fallstudien beschrieben (Tan und Jan-

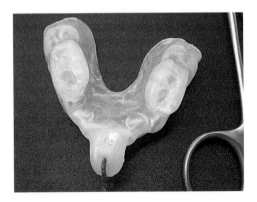

Abb. 5.14: Aufbissschiene

kovic 2000), andere betonen die Notwendigkeit randomisierter Studien zur Effizienzbeurteilung der Injektionen bei Trismus (Ihde und Konstantinovic 2007). Es liegt eine randomisiert kontrollierte Studie an 11 neurologischen Patienten vor, die nach Botulinumtoxin Serotyp-B-Injektionen in die Mm. masseteres eine signifikante Verbesserung der passiven Mundöffnung und von Bisswunden sowie eine Erleichterung der Mundpflege ergab (Fietzek et al. 2009).

5.16.2 Mundpflege bei Kieferfrakturen

Bei Patienten nach SHT mit Gesichtsfraktur liegen häufiger Unterkieferfrakturen vor. Hier muss oft wochenlang eine Versorgung stattfinden, bei der den Patienten die mit Metallplatten versorgten Kiefer zur Schienung verdrahtet werden. Eine orale Ernährung ist dann oft längere Zeit nicht möglich, da zum Erhalt der Stabilität der Mund nicht geöffnet werden kann. Wegen der eingeschränkten Reinigungsmöglichkeit des Zahnfleisches und der Zähne resultieren nach Entfernung dieser Schiene oft eine Zahnfleischentzündung und die Gefahr von Karies. Pflegerisch muss in dieser Phase viel Energie auf eine optimale Mundhygiene verwendet werden. Hierzu werden antiseptische Pinselungen des Zahnfleisches erforderlich. Wenn bereits eine ausreichende Schluckfähigkeit besteht, kann auch über einen Strohhalm Wasser und klare Suppe verabreicht werden. Zur Reinigung des Mundinnenraums ist eine Munddusche hilfreich.

5.17 Experimentelle Verfahren in der Neurorehabilitation

Manfred Schneider, Sandra Hartl, Friedemann Müller und Jürgen Dressnandt

5.17.1 Augmentierende Pharmakotherapie in der Neurorehabilitation

5.17.1.1 Augmentation

Trotz jahrzehntelanger tierexperimenteller Forschung über augmentierende Pharmakotherapie bei Hirnschädigung ist die Evidenz für die klinische Wirksamkeit für die meisten Substanzen unbefriedigend (z. B.

Berends 2009). Es fehlen große randomisierte Studien, die qualitativ und quantitativ als Zulassungsstudien geeignet wären. Es liegen stattdessen viele kleinere Studien mit sehr unterschiedlichem Design (Population, Zeitpunkt der Intervention, Dosis, Dauer, Begleittherapie) vor. Schon deswegen ergeben sich für viele Substanzen widersprüchliche Ergebnisse (z. B. für D-Amphetamin). Nur wenige Publikationen finden sich in hochrangigen Fachzeitschriften (z.B. Fluoxetin, Amantadin, L-Dopa). Entsprechend liegen auch kaum Leitlinien vor. Die umfangreichste stammt von der Neurobehavioral Guidelines Working Group (2006) und bezieht sich auf das SHT. Das vorliegende Kapitel spiegelt daher ganz besonders die »practice based evidence« wider.

5.17.1.2 Grundsätzliche Überlegungen zur augmentierenden Pharmakotherapie

- Nach Hirnschädigung ist eine sowohl eine erhöhte als auch eine erniedrigte Empfindlichkeit gegenüber augmentierenden Substanzen möglich. D. h., ein vorsichtiges Eindosieren ist ratsam. Es können aber insgesamt hohe Dosen erforderlich sein.
- Substanzen können in der akuten (Stunden, Tage) und chronischen Phase nach einer Hirnschädigung gegenteilige Wirkung entfalten: z. B. wirken Benzodiazepine in der Akutphase eher neuroprotektiv, später jedoch hemmend auf die Restitution.
- Die Wirkung der augmentierenden Substanzen hängt auch von der Baseline-Aktivität des betroffenen Transmittersystems ab. Es wurde für einige Substanzen eine umgekehrt u-förmige Dosis-Wirkungs-Beziehung postuliert: mit zunehmender Dosis kann eine kognitive Funktion auch wieder schlechter werden (z. B. Noradrenalin).
- Es gibt Hinweise für eine doppelte Dissoziation hinsichtlich kognitiver Domänen und Neurotransmittersystem:
  - Serotonin scheint bei affektiven Aspekten (z. B. Belohnung) von Impulsivität eine Rolle zu spielen.
  - Noradrenalin scheint Aufmerksamkeit und Vigilanz zu verbessern. In höheren Dosierungen können Funktionen des präfrontalen Kortex jedoch verschlechtert werden (»fight/flight response«).

  - Noradrenalin scheint auch eine Rolle bei der Entstehung von PTSD zu spielen, Propranolol und Clonidin können die Erinnerung an Traumata abschwächen.
- Die pharmakodynamischen Wechselwirkungen der eingesetzten Substanzen im Gehirn sind kaum vorhersagbar. Nach unserer Erfahrung sind bei Kombinationen aus L-Dopa, SSRI, Amantadin, Methylphenydat jedoch keine unerwarteten Wechselwirkungen zu beobachten.
- Wesentlich für die Wirksamkeit von Lernprozesse unterstützender Pharmakotherapie ist die begleitende symptomorientierte Übungstherapie. Dies konnte z. B. für Cholinesterasehemmer in der Aphasietherapie gezeigt werden. Umgekehrt heißt das, dass der Einsatz dieser Substanzen nach Entlassung kritisch geprüft werden muss. Dies gilt weniger für die primär zur Vigilanz- oder Antriebssteigerung eingesetzten Medikamente.
- Für die klinische Praxis ist zu beachten, dass es sich bei den unten erwähnten Substanzen um einen Off-label-Gebrauch handelt. Die poststationäre Verordnung kann dadurch erschwert sein. Zudem handelt es sich damit um individuelle Heilversuche, die einer besonderen Aufklärungs- und Dokumentationspflicht unterliegen.

5.17.1.3 Die spezifischen Substanzen

5.17.1.3.1 Substanzen, zu denen positive Studien vorliegen

Amantadin

Amantadin wurde 1966 erstmals gegen Influenza A eigesetzt, später als Parkinsonmedikament, da die Dopaminfreisetzung gesteigert wird, neben der antagonistischen Wirkung am NMDA-Rezeptor.

331

In einer großen plazebokontrollierten Studie konnte gezeigt werden, dass Amantadin die Erholung aus einem minimal oder nichtresponsiven Status beschleunigt. Der Effekt gegenüber Plazebo verliert sich aber mit dem Absetzen, was auch der klinischen Erfahrung entspricht (Giacino et al. 2012). In der Literatur wird eine Senkung der Krampfschwelle beschrieben. Unserem Eindruck nach handelt es sich um ein untergeordnetes Problem. Wichtige Nebenwirkungen sind:

- Schwindel
- Orthostase
- Verwirrtheit
- Livedo retikularis
- QT-Zeit-Verlängerung.

Die typische Dosis ist 100–300 mg/d. Bei älteren Patienten sollte mit 50 mg begonnen werden.

4-Aminopyridin

Es handelt sich um einen reversiblen Kaliumkanalblocker, der die Leitfähigkeit von demyelinisierten Axonen verbessern soll. Auch die synaptische Transmission soll gesteigert werden. Die Substanz wird bereits seit langem bei MS, Rüchenmarksschäden, epsiodischer Ataxie und Down-/Upbeatnystagmus eingesetzt. Sie ist wirksamer und besser verträglicher als das Derivat 3,4-Diaminopyridin. Die therapeutische Breite ist jedoch eng (*Cave*: Epilepsie). Die Substanz wurde bislang von Apotheken selbst hergestellt. Seit 2011 ist sie in Retardform als Fampyra® erhältlich und bedingt zugelassen zur Verbesserung der Gehfähigkeit bei MS-Patienten mit einem EDSS von 4–7. Die bedingte Zulassung wird jährlich neu überprüft und ist abhängig von noch zu erbringenden Studien zum Nachweis des Nutzens. Das IQWIG kam im April 2012 zu dem Schluss, dass ein Zusatznutzen gegenüber Standardphysiotherapie nicht nachgewie-

sen werden kann (www.iqwig.de; Zugriff am 11.6.2013). Wir haben die Substanz in Einzelfällen außerhalb der MS eingesetzt. So verbesserte sich ein Patient mit pontiner Myelinolyse erheblich im zeitlichen Zusammenhang mit der Gabe der Substanz. Wichtige Nebenwirkungen sind:

- Harnwegsinfekte
- Schwindel
- Kopfschmerzen
- epileptische Anfälle.

Die typische Dosis ist 2-mal 10 mg/d.

Cholinesterasehemmer

Für die Cholinesterasehemmer konnten für verschiedene Hirnschädigungen, wie Schlaganfall und SHT, Verbesserungen in den Bereichen Gedächtnis und Aphasie gezeigt werden. Bei guter Verträglichkeit sind alle 3 Substanzen (Donepezil, Galantamin, Rivastigmin) eine Option. Wichtige Nebenwirkungen sind:

- Übelkeit
- Erbrechen
- Diarrhö
- Bradykardie.

Die typische Dosierung ist bei Galantamin 4–16 mg/d, bei Rivastigmin 1,5–6 mg/d und bei Donepezil 5–10 mg/d.

Dopaminergika

Seit 1961 wird L-Dopa in der Behandlung des M. Parkinson eingesetzt. Hinweise auf eine Verbesserung des motorischen Lernens ergaben sich im Tierversuch. Scheidtmann und Kollegen konnten 2001 in einer plazebokontrollierten Studie die Verbesserung des motorischen Lernens (Rivermead Motor Assessment) belegen. Auch für andere dopaminerge Substanzen liegen positive Studien vor, z. B. verbessert Rotigotin die selektive Aufmerksamkeit und einen visuellen Hemineglect nach rechtshemisphärischem Schlaganfall. Wichtige Nebenwirkungen sind:

- Halluzinationen
- Schlafattacken (!).

Die typische Dosierung ist 100–200 mg morgens und mittags.

Serotonin-Wiederaufnahmehemmer

Serotonin-Wiederaufnahmehemmer (SSRI) werden wegen der geringen Wechsel- und Nebenwirkungen seit vielen Jahren großzügig bei post-stroke Depression und pathologischem Weinen (heute: »Involuntary Emotional Expression Disorder« IEED) eingesetzt. SSRI sollen unabhängig vom antidepressiven Effekt auch günstige Auswirkungen z. B. auf das motorische Lernen haben. Dies wurde z. B. für das besonders antriebssteigernde Fluoxetin gezeigt. Hier lag die Effektstärke hinsichtlich eines guten Outcomes in der Größenordnung der Thrombolyse! Fluoxetin wird von uns wegen der langen Wirkdauer und damit schlechteren Steuerbarkeit sowie Wechselwirkungen nicht gegeben. Wir verwenden derzeit Citalopram. Auch hier liegen zumindest kleinere positive Studien vor. So z. B. konnten ein positiver Effekt auf die Geschicklichkeit des paretischen Arms im Nine-hole-peg-Test und für das Eutomer Escitalopram eine Verbesserung des verbalen und visuellen Gedächtnisses gezeigt werden. Wichtige Nebenwirkungen sind:

- Hyponatriämie (zwingt oft zum Absetzen)
- Unruhe
- Schlaf- und Appetitlosigkeit.

Die typische Dosierung ist z. B. Citalopram 20 mg/d.

Piracetam

Wurde erstmals 1964 synthetisiert. Wegen positiver Effekte auf die geistige Leistungsfähigkeit ist Piracetam die erste Substanz, die »Nootropikum« genannt wurde. Der Wirkmechanismus zwar unklar, kann aber als »durchblutungsfördernd« beschrieben werden. Es liegen positive plazebokontrollierte Studien zur Behandlung bei Aphasie vor, was aus unserer Sicht auch die Hauptindikation ist. Wichtige Nebenwirkungen sind:

- Schlafstörungen
- gastrointestinale Symptome
- Gewichtszunahme.

Die typische Dosierung ist 2–3-mal 2.400 mg/d.

Memantine

Memantine, ein Dimethylderivat von Amantadin, war Jahrzehnte lang eines der meist verordneten Medikamente (Akatinol®) bei »Hirnleistungsschwäche«. Ab 2002 wurde es zur Behandlung der (mittel) schweren Alzheimer-Krankheit zugelassen und als Axura® vertrieben. Obwohl plazebokontrollierte Studien vorliegen, die eine Verbesserung einer Aphasie zeigen, wird dieser NMDA-Rezeptorantagonist von uns kaum verwendet, da die Kosten-Nutzen-Relation gegenüber Amantadin deutlich ungünstiger ist und für andere Substanzen mehr Studien zur Verbesserung der Aphasie vorliegen (Piracetam). Wichtige Nebenwirkungen sind:

- Schläfrigkeit
- Verwirrtheit.

Die typische Dosierung ist 5–20 mg/d.

Methylphenidat

Methylphenidat ist ein indirektes Sympathikomimetikum. Es ist amphetaminartig und ein Noradrenalin- und Dopamin-Wiederaufnahmehemmer. Nach unserer Erfahrung ist Methylphenidat die wichtigste Substanz im Bereich der Bewusstseinsstörungen neben Amantadin. Der Effekt kann bei minimal responsiven Patienten verblüffend sein. Wichtige Nebenwirkungen sind:

- Hypertension
- Anorexie
- Schwitzen.

Wir beobachten häufiger auch eine relevante Zunahme von Spastik.

Die typische Dosierung ist 20–30 mg/d.

Modafinil

Die Substanz steigert isoliert die Vigilanz ohne Auswirkungen auf Antrieb oder psychische Nebenwirkungen wie Angstzustände, die unter Amphetaminen und Dopaminergika auftreten können. Der Wirkmechanismus ist immer noch unklar. Die Wirkung wird nicht durch Amphetamin- oder Dopaminantagonisten vermindert. Eine Histaminausschüttung oder die Reduktion von GABA sollen eine Rolle spielen. Es gibt trotz der »Schlafschuld« auch keinen Non-REM-Schlaf-Rebound wie bei Amphetaminen. 2008 wurde die Substanz aus der BTM-Pflichtigkeit entlassen, was einen Vorteil gegenüber Methylphenidat darstellt. In einer kleinen kontrollierten Studie bewirkte Modafinil eine Verminderung einer exzessiven Tagesschläfrigkeit, nicht aber der posttraumatischen Fatigue. Trotz der guten Wirksamkeit wird Modafinil von uns wegen der ausgesprochen selektiven Wirkung wenig eingesetzt, da neben der Vigilanz meist auch Antrieb und Aufmerksamkeit bedeutende Zielsymptome sind. Wichtige Nebenwirkungen sind:

- Kopfschmerzen
- Appetitlosigkeit.

Die typische Dosis ist 200–400 mg/d.

5.17.1.3.2 Substanzen mit unklarem Nutzen

Cerebrolysin

Cerebrolysin ist ein rezeptfrei erhältliches Gemisch aus freien Aminosäuren und kurzkettigen Peptiden (bis ca. 10.000 Molekulargewicht), das aus Gehirnen von Schweinen gewonnen wird. Aus der großen Gruppe der »Nootropika« hat Cerebrolysin eine gewisse Bedeutung erlangt, da immer wieder einzelne Publikationen in Peer reviewed Journals erscheinen. Völlig unklar ist, wie eine Mischung von z. T. gegenläufig wirkenden Neuropeptiden eine sinnvolle Wirkung entfalten können soll, wenn sie unspezifisch über das gesamte Gehirn »ausgeschüttet« wird. Eine aktuellere größere Studie an Schlaganfallpatienten zeigte keinen signifikanten Vorteil gegenüber Plazebo hinsichtlich des klinisch orientierten primären Endpunkts.

Zolpidem

Es existieren mehrere Fallberichte und kleinere Studien über eine paradoxe, die Vigilanz steigernde Wirkung von Zolpidem bei Patienten mit URW/MRS. Als Mechanismus wird postuliert, dass die GABA-vermittelte Inhibition gesunder Hirnareale durch Zolpidem aufgehoben wird, das im Gegensatz zu den Benzodiazepinen ausschließlich am Omega-1-GABA-Rezeptor bindet. Eine plazebokontrollierte Studie an 3 (!) Kindern, zeigte jedoch eine Verschlechterung der Responsivität, was sich mit unseren Erfahrungen deckt. Interessant ist, dass Zolpidem in den USA im Zusammenhang mit komplexen Parasomnien (Autofahren) und Automatismen in Zusammenhang gebracht wird.

5.17.1.3.3 Substanzen, die vermieden werden sollten

Tierexperimentelle und klinische Befunde lassen schließen, dass sich einige Substanzen ungünstig auf eine Neurorehabilitation auswirken können. Dies betrifft v. a.:

- *Phenytoin,*
- *typische Neuroleptika,*
- *Benzodiazepine,*
- *Clonidin* und
- *Barbiturate.*

In der Praxis ist der Einsatz dieser Substanzen jedoch nicht zu vermeiden, insbesondere bei Patienten mit SHT oder mittelschwerer hypoxischer Hirnschädigung, die häufig Unruhezustände oder paroxysmale sympathische Hyperaktivität zeigen.

Aus eigener Erfahrung kann *Levetiracetam* Aggressivität bei diesen Patienten steigern. Wir stellen dann z. B. auf *Valproat* um. *Lamotrigin* ist wegen der langen Aufdosierungsphase oft keine Alternative. Zudem gilt Valproat nach einer Cochrane-Analyse als wirksam gegen Aggression und Impulsivität. *Oxcarbazepin*, das ebenfalls antiaggressiv wirken soll, wird von uns wegen der häufigen Auslösung von bei diesen Patienten ohnehin häufigen Hyponatriämien gemieden. Wir sind auch zurückhaltend im Einsatz von *Topiramat*, das auch bei nicht hirngeschädigten Patienten in einem hohen Prozentsatz Störungen der Frontalhirnfunktionen und der expressiven Sprache verursachen kann.

Anticholinergika wie *Pirenzepin* und *Scopolamin* verschlechtern kognitive Leistungen, sind aber im Rahmen des Sekretmanagements bei Trachealkanülenpatienten unverzichtbar.

Amitripitylin und *Duloxetin*, die bei neuropathischen Schmerzen auch beim inkompletten Querschnitt eingesetzt werden, können Blasenentleerungsstörungen verschlechtern.

5.17.1.4 Vorschläge für ein pragmatisches Vorgehen

Motorisch oder sprachlich beeinträchtigte Patienten sollten L-Dopa 100 mg 1–1–0 er-

halten. In der Originalarbeit (s. o.) war L-Dopa 30 min vor der Physiotherapie gegeben worden, logistisch ist das in der klinischen Praxis kaum möglich.

SSRI (z. B. Citalopram) sollten sehr niedrigschwellig eingesetzt werden.

Als Stufenschema bei Vigilanz/Antriebsstörung empfehlen wir:

1. Amantadin
2. zusätzlich Methylphenidat. Insbesondere bei minimal responsive Patienten sollte diese Substanz versucht werden, bevor prognostische Festlegungen erfolgen.

Bei Antriebs-/Vigilanzstörung sollte auch an kortikotrope Hypophyseninsuffizienz (► Kap. 5.8) gedacht werden!

Bei Aphasie können zusätzlich Piracetam oder Cholinesterasehemmer eingesetzt werden, bei Gedächtnisstörungen Cholinesterasehemmer oder Memantine.

5.17.2 Repetitive transkranielle und periphere Magnetstimulation

Die Magnetstimulation (MS) nutzt die elektromagnetische Induktion einer raschen Magnetfeldänderung, um Impulse in Körpergewebe zu erzeugen. Ein starkes Magnetfeld, das von einem kurzen Stromstoß (unter 100 μs) in einer Spule produziert wird, dringt schmerzlos auch durch den Schädelknochen und induziert in Gehirn, Spinalwurzeln oder Nerven elektrische Ströme, die Nervenzellen oder deren Axone depolarisieren. Verwendet werden Rundspulen und Doppelspulen. Letztere werden auch als Schmetterlingsspulen bezeichnet. Sie bestehen aus 2 nebeneinander in einer Ebene liegenden, einfachen Spulen, die gegenläufig vom Strom durchflossen werden. Das Maximum des induzierten magnetischen Feldes entsteht fokussiert unter der Mitte zwischen den beiden Spulen.

Die Stimulation mit Einzelpulsen wird v. a. in der neurophysiologischen Diagnostik verwendet, während die repetitive Magnetstimulation mit Salven von bis zu 30 hz (technisch möglich bis 100 hz) Erregungswellen auslöst, deren Effekt einfaches Muskelzucken übersteigt.

5.17.2.1 Repetitive transkranielle Magnetstimulation (rTMS)

Die rTMS ermöglicht eine gezielte Modulierung der kortikalen Erregbarkeit (Lisanby et al. 2000). Es wird angenommen, dass eine niederfrequente rTMS die Erregbarkeit in den kortikalen Zielregionen reduziert und eine höherfrequente (> 5 Hz) diese Erregbarkeit erhöht (Pascual-Leone et al. 1998). Letzteres wurde erfolgreich bei verschiedenen psychiatrischen und neurologischen Störungen eingesetzt (Mantovani und Lisanby 2004). Siebner und Rothwell (2003) postulieren, dass die rTMS zu einer Zunahme der synaptischen Plastizität führt. Es liegt daher nahe, diese Technik mit rehabilitativen Übungen zu kombinieren.

Aus Studien zu funktioneller Bildgebung und Neurophysiologie ist bekannt, dass zwischen den Motorkortexarealen beider Hemisphären eine – vermutlich transcallosal übergeleitete – gegenseitige Inhibition besteht. Nach einem Schlaganfall kommt es zu einer Erregbarkeitssteigerung und verstärkten Aktivierung der gesunden Hemisphäre. Dieses Ungleichgewicht entsteht – vermutlich abhängig vom Schädigungsmuster – aufgrund des Verlusts der Hemmung, könnte aber auch Zeichen einer temporären Kompensation sein. Langfristig geht eine Normalisierung des Ungleichgewichts mit einer funktionellen Verbesserung einher. Zahlreiche therapeutische Experimente zeigten eine Verbesserung sowohl bei inhibierender Stimulation über der kontraläsionellen Hemisphäre als auch bei erregender Stimulation über der Läsionshemisphäre. Allerdings dürfte sich ein therapeutisch nutzbarer Einsatz auf Patienten mit subkortikalen Läsionen beschränken. Weitere Studien zur Selektion potenziell erfolgreich stimulierbarer Läsionsmuster sind noch erforderlich (Seniów 2012). Aufgrund des zeitlichen Aufwands und der notwendigen Geräteausstattung sind diese Ansätze bisher nicht Teil der Routineversorgung.

Weitere derzeit intensiver erforschte Indikationen sind die Stimulation bei Aphasie oder auch während eines kognitiven Trainings in frühen Stadien der Alzheimer-Krankheit.

5.17.2.2 Repetitive periphere Magnetstimulation (rpMS)

Bei der rpMS werden Nerven- und Muskelfasern direkt gereizt, um Einfluss auf die periphere Motorik zur Linderung von Spastik zu nehmen und eine Verbesserung von Willkürmotorik und Sensibilität zu erzielen.
Es werden dicke, myelinisierte motorische Nervenfasern depolarisiert. Die Reizleitung erfolgt über

- eine direkte Aktivierung der sensomotorischen Nervenfasern mit ortho- und antidromer Leitung und
- eine indirekte Aktivierung von Mechanorezeptoren der stimulierten Muskulatur durch die rhythmische Kontraktion und Entspannung.

Eine rpMS führt zu wiederholten Kontraktionen und Relaxationen des stimulierten Muskels und erhöht gleichzeitig die propriozeptiven Informationen an das Gehirn. Um Extensions- bzw. Flexionsbewegungen induzieren zu können, sind hohe Stimulationsintensitäten und -frequenzen notwendig.

Die rpMS wurde bisher experimentell bei spastischer Tonuserhöhung im Rahmen von zentralen Paresen unterschiedlicher Lokalisation und Ursache untersucht:

Bei Patienten mit spastischer Parese von Arm und Hand nach ischämischem Infarkt bzw. intrazerebraler Blutung konnten Struppler et al. bereits 1996 erstmalig zeigen, dass die rpMS der peripheren Nerven zu einer Tonusreduktion und Verbesserung der Willkürmotorik führte und dies in weiteren Untersuchungen bis 2003 bestätigen. Die bisher einzige plazebokontrollierte Studie zur rpMS am Arm stammt von Müller (2008).

Abgesehen von der Forschungsgruppe um Prof. Struppler beschäftigten sich bisherige Studien zur rpMS als Therapieoption bei Spastik einerseits mit der »transspinalen«/paravertebralen Stimulation der lumbosakralen Nervenwurzeln bei multipler Sklerose (Nielsen et al. 1996) oder bei traumatischer Querschnittlähmung (Krause und Straube 2003) bzw. mit der Behandlung des spastischen Spitzfußes unterschiedlicher Genese bei Kindern, Jugendlichen und jungen Erwachsenen (Marz-Loose und Siemes 2009).

5.17.2.3 Kontraindikationen und Risiken

Für die MS werden die allgemein anerkannten Ausschlusskriterien nach Wassermann (1998) beachtet. Nach Ausschluss der Kontraindikationen sind keine weiteren Risiken für die Gesundheit des Patienten absehbar. Gelegentlich wird bei der rTMS über Kopfschmerzen berichtet.

5.17.3 Transkranielle Gleichstrom-Stimulation

Gleichstrom-Stimulation (DC = direct current) wird in der Medizin seit langer Zeit eingesetzt um Gewebe zu erregen. Nitsche und Paulus (2000) publizierten Arbeiten über die Wirkung von Gleichstrom in niedriger Stärke auf die Erregbarkeit kortikaler Motoneurone. Durch Lokalisation und Polarität der Elektroden lassen sich fazilitierende (anodal) oder inhibierende (kathodal) Effekte erzeugen. Die Effekte überdauern die reine Stimulationszeit, sodass ein durch Neurotransmitter vermittelter Prozess postuliert wird. Dies wird auch gestützt durch weitere Ergebnisse von Nitsche et al. (2009), die einen verstärkten fazilitierenden Effekt durch Gabe eines Serotonin-Wiederaufnahmehemmers zeigten und gleichzeitig eine Umkehr der Hemmung mit kathodaler Stimulation. Insgesamt ist der Effekt unter Experimentalbedingungen stark von den Stimulationsparametern abhängig. Es empfiehlt sich daher, sich bei der klinischen Anwendung streng an untersuchte Paradigmen zu halten. Hummel et al. konnten 2005 zeigen, dass die DC-Stimulation zu einer Verbesserung motorischen Lernens bei Schlaganfallpatienten mit leichter Handparese führt. Dabei wird mit 1 mA Strom stimuliert. Die anodale Stimulation mit einer 5 mal 7 cm großen Elektrode erfolgt über dem kortikalen Areal, das aktiviert werden soll. Die kathodale Elektrode ist über der kontralateralen Stirn platziert. Um Nebenwirkungen zu vermeiden, sollte die Elektrode mit einem gut durchtränkten Schwämmchen umhüllt sein. In den Studien wurde die DC-Applikation über 20 min jeweils während der motorischen Therapie durchgeführt. Eine weitere Möglichkeit besteht darin, die überaktive, nichtbetroffene kortikale motorische Region mittels kathodaler Stimulation zu dämpfen, wodurch die betroffene Seite auch in ihrer Exzitabilität steigt. Der Vorteil der DC-Stimulation liegt in

- der leichten Anwendbarkeit,
- der geringen Nebenwirkung und
- der Möglichkeit des Einsatzes auch durch nichtärztliche Therapeuten.

Lähmungen, Dysphagie, Aphasie, und Sehstörung wurden u. a. damit bisher behandelt (Feng et al. 2013). Allerdings konnten Hesse et al. (2011) keinen Effekt bei Patienten mit schwerer Armparese zeigen, die gleichzeitig mit der Stimulation bilaterales,

Roboter gestütztes Armtraining absolvierten. Möglicherweise setzt die Methode ausreichend stimulierbare kortikale Areale voraus, sodass sie derzeit nicht helfen kann, das limitierte Behandlungsergebnis bei schweren Armparesen zu bessern.

5.18 Paroxysmale sympathische Hyperaktivität (PSH)

Dominik Vogel

5.18.1 Definition

Bei bis zu 25 % der Patienten mit einer schweren Hirnschädigung, zumeist nach Schädel-Hirn-Trauma oder hypoxischer Enzephalopathie, kommt es in den ersten Wochen bis Monaten nach Initialereignis zu einer übermäßigen Aktivität des sympathischen Nervensystems (Baguley et al. 2007b). Im deutschen Sprachraum wurden bislang Benennungen wie vegetative Stimulation, Mittelhirnkrisen, sympathischer Sturm oder Dysautonomie verwendet, ohne das eine gute Abgrenzung zwischen den Begrifflichkeiten existierte. In der englischen Literatur finden sich 31 Synonyme (Perkes et al. 2010)! Seit wenigen Jahren wird zunehmend *paroxysmale sympathische Hyperaktivität (PSH)* verwendet (Rabinstein 2007). Die Diagnose »zentrales Fieber« sollte auch in den Sammelbegriff PSH aufgenommen werden, da sich meist auch weitere Zeichen der sympathischen Hyperaktivität finden lassen.

5.18.2 Klinik

Charakterisiert ist die PSH durch eine krisenhaft auftretende, übermäßige Steigerung von Blutdruck, Herzfrequenz, Atemfrequenz, Körpertemperatur und Schweißbildung, zusätzlich werden motorische Symptome wie Unruhe, dystone Bewegungsstörung oder schwere Spastik beobachtet (Perkes et al. 2010). Die Dauer der einzelnen Phasen reicht von wenigen Minuten bis wenige Stunden. Charakteristisch ist der relativ stabile Zustand des Patienten im Intervall. Einige Patienten weisen aber auch eine dauerhafte Steigerung des Sympathikotonus mit und ohne aufgesetzte Krisen auf.

5.18.3 Pathophysiologie

Die PSH betrifft vorwiegend Patienten im vegetativen Status und mit minimal-responsiven Syndrom, also beim Vorliegen schwerster Hirnschädigung. Eine Hyperaktivitätsphase kann durch äußere Reize wie Absaugen oder Lagerung getriggert werden, tritt aber auch spontan ohne ersichtliche äußere Ursache auf. Der Entstehungsmechanismus ist noch nicht vollständig aufgeklärt. Historische Theorien für eine epileptische Ursache wurden verlassen. Da die PSH bei Hirnschädigungen unterschiedlichster Lokalisation, Art und Umfang auftritt, scheiterte bislang die Identifikation umschriebener Hirnstrukturen als Schlüsselregionen. Einen möglichen pathophysiologischen Ansatz, der eine gute Integration verschiedenster Schädigungsmuster in ein Konzept erlaubt, bietet das *Excitatory-In-*

hibitory-Ratio-Model: Inhibitorische Strukturen im Zwischen- und Stammhirn sollen durch strukturelle oder funktionelle Schädigung ihre hemmende Wirkung auf das Hinterhorn des thorakalen Rückenmarks verlieren. Auf Rückenmarksebene kommt es zu einer übermäßigen Aktivität von Interneuronen, welche wiederum die Erregungsschwelle der sympathischen Neurone in der intermediolateralen grauen Substanz herabsetzt. Getriggert durch einen unspezifischen Reiz kommt es zu einer Überreaktion dieser Neurone und damit zu einer inadäquaten Sympathikusaktivierung (Baguley et al. 2008).

5.18.4 Differenzialdiagnose

Die PSH muss differenzialdiagnostisch abgegrenzt werden von:

- Infektion/SIRS/Sepsis
- malignem neuroleptischen Syndrom
- Serotonin-Syndrom
- autonomer Dysreflexie (bei gleichzeitigem Querschnitt über Th 6)
- Delir
- Entzugssymptomatik
- Phäochromozytom, Carotissinusläsion, Nierenarterienstenose.

5.18.5 Komplikationen

Es besteht die Gefahr von Organschäden durch stark erhöhten Blutdruck und Hyperthermie sowie des Gewichtsverlust aufgrund des Hypermetabolismus. Das Risiko für das Auftreten von heterotopen Ossifikationen und von infektiologischen Komplikationen ist erhöht (Perkes et al. 2010). Im Rahmen der Rehabilitation ist für Therapeuten der Umgang mit dem Patienten deutlich erschwert, da externe Trigger eine Hyperaktivitätsphase auslösen können.

5.18.6 Therapie

Das Ziel der Therapie ist eine stabile vegetative Situation, ohne den Patienten gleichzeitig dauerhaft zu stark zu sedieren. Die Evidenz für die pharmakologische Therapie ist bislang noch sehr gering (Perkes et al. 2010; Baguley et al. 2004). Nichtmedikamentöse Maßnahmen wie die Schaffung einer möglichst abgeschirmten und vertrauten Atmosphäre sowie die Anpassung der Ernährungs- und Flüssigkeitszufuhr sind unverzichtbar.

Fallstricke bei der Therapie der PSH

▶ **Tab. 5.32** gibt Empfehlungen für die medikamentöse Therapie bei PSH. Besonderheiten der einzelnen Substanzen sollten beachtet werden.

Tab. 5.32: Medikamentöse Behandlungsempfehlung

Indikation	Substanz(-klasse)	
First-line	Opiat	in individueller Kombination
	Alpha-2-Agonist	
	Betablocker	
	Gabapentin	
	Benzodiazepin	
schwere motorische Symptome	Dopaminagonisten wie Bromocriptin	
therapierefraktäre PSH	Baclofen intrathekal (wenn risikoarm durchführbar)	
kurzfristig auf der Intensivstation	Propofol	

- Der Einsatz lang wirksamer Antihypertensiva in hohen Dosen kann zu schwer beherrschbarer Hypotonie im Intervall zwischen den Hyperaktivitätsphasen führen. Deswegen sollte der Einsatz gut titrierbarer und rasch absetzbarer Substanzen vorgezogen werden.

- Es besteht die Gefahr der Atemdepression beim Einsatz hoher Dosen von Opiaten und Benzodiazepinen außerhalb von Intensivstationen.
- Der sedierende Effekt von Benzodiazepinen, Opiaten und Alpha-2-Agonisten muss berücksichtigt werden.
- Die Neuroplastizität wird durch Benzodiazepine und Alpha-2-Agonisten gehemmt.
- Neuroleptika und serotonerge Substanzen sind wegen der schweren Abgrenzbarkeit bzw. der Überlappung mit dem malignen neuroleptischen Syndrom und dem Serotonin-Syndrom zu vermeiden bzw. nur vorsichtig einzusetzen (Baguley et al. 2008).

- Es besteht kein nachweisbarer Effekt bei enteraler Applikation von Baclofen (Perkes et al. 2010).
- Gabapentin ist eine potente Substanz mit Wirkung auf spinaler Ebene (Baguley et al. 2007a). Andere antiepileptisch wirkende Substanzen haben keinen Effekt (Perkes et al. 2010).

5.18.7 Prognose

Charakteristisch für Patienten mit PSH ist eine lange Liegedauer auf der Intensivstation. Das Langzeit-Outcome scheint sich aber nur wenig von neurologisch ähnlich schwer betroffenen Patienten ohne PSH zu unterscheiden. Bei ca. 20 % der Betroffenen hält die Symptomatik über ein Jahr lang an (Perkes et al. 2010).

5.19 Komplementäre Verfahren in der Neurorehabilitation

Wolfgang Marquart und Friedemann Müller

5.19.1 Kunsttherapie

Die Kunsttherapie in der Neurorehabilitation hat eine unterstützende Funktion, sie zielt nicht primär auf eine Funktionsverbesserung. Diese Therapieform spricht Sinne und Motorik gleichzeitig an und schafft eine Möglichkeit, nonverbal die eigene psychische Befindlichkeit auszudrücken. Die gestalterische Tätigkeit ist nicht leistungsorientiert und ermöglicht Patienten mit neuropsychologischen Defiziten oder einer Störung der Selbstwahrnehmung wieder Zutrauen in ihr eigenes Tun zu entwickeln. Dementsprechend profitieren besonders Patienten mit Aphasie, Depression und weiteren Defiziten davon sich auszudrücken und sozial zu interagieren.

Auf dem Tisch liegen Wasserfarben, Pinsel, Bunt- und Filzstifte, Öl- und Pastellkreiden, Zeitungen für Collagen, Papier in verschiedenen Größen. Nach einer kurzen Vorstellung des Materials werden die Patienten eingeladen, eines der Materialien auszuprobieren. Einige greifen ganz spontan zu Wasserfarben oder Stiften und zu einer bestimmten Farbe. Andere benötigen Anregungen und Hilfestellungen (z. B. »Welche Farbe könnte zu Ihrer augenblicklichen Stimmung passen, oder malen sie etwas, was mit einer schönen Erinnerung verbunden ist. Häufig gewählte und vorgeschlagene Themen sind Landschaftsstimmungsbilder, Bilder zu Märchengestalten, Bilder zu wichtigen Begegnungen und Ereignissen«). Ein Einstieg ins Malen könnte auch die Gestaltung des Anfangsbuchstaben des eigenen Namens sein. Der Therapeut könnte die Patienten ihre Hand auf ein Papier legen und mit einem Stift umfahren lassen. So können Patienten die durch eine Hemiparese betroffene Hand wieder bewusst wahrnehmen, sie spüren und in die Bildgestaltung integrieren.

Bei schwer motivierbaren Patienten oder Aphasikern eignet sich das »Gespräch ohne Worte«. Patient und Therapeut wählen jeweils eine Farbe und beide malen abwechselnd auf das Papier. Patient und Therapeut können so Kontakt aufnehmen, ohne verbal zu kommunizieren. In dieser Einstiegsphase kann der Therapeut schon einiges über

- die funktionalen Fähigkeiten (z. B. Handhabung des Stiftes/Pinsels),
- das verbale Verstehen,
- die gefühlsmäßigen und geistigen Befindlichkeiten des Patienten

erfahren. Der Patient wird da abgeholt und begleitet, wo er sich gerade befindet. Er wird aufgefordert, das mit künstlerischen Mitteln auszudrücken. Im Schaffensprozess erlebt sich der Patient als aktiv. Er wird mit neuen Seiten von sich konfrontiert und lernt, wieder Zugang zu eigenen Ressourcen zu finden (▶ Abb. 5.15).

Die Interpretation des Werkes wird mehr vom Patienten als vom Therapeuten vorgenommen. Durch gezieltes Nachfragen des Therapeuten können Besonderheiten im Bild noch verborgene Thematiken aufzeigen. Sie sind Ausdruck des momentanen Innenlebens des Patienten. Sie ermöglichen es dem Patienten, sich zu verstehen und alternative Handlungsstrategien oder neue Sichtweisen auf seine Krankheitssituation zu finden.

In der psychologisch begleiteten Kunsttherapiegruppe ist jeder Patient eingeladen, nach dem Malprozess in der Ab-

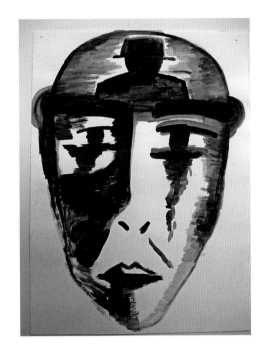

Abb. 5.15: Kunsttherapie

schlussrunde sein Bild vorzustellen. Alle Gruppenmitglieder sind eingeladen, sich zum Bild eines Teilnehmers zu äußern. Dabei werden auch manchmal eigene Anteile und Themen im Bild des Malers entdeckt, die in Resonanz mit dem Patienten treten und ihm Hinweise und Anregungen geben können.

5.19.2 Musiktherapie

Die Rolle der Musiktherapie befindet sich im Umbruch. Im Vordergrund stand lange Zeit die emotionale Aktivierung durch Musik. Durch Reaktionen auf Musik konnte ein Zugang zu Patienten gefunden werden, die mit verbalen Methoden noch nicht erreichbar waren. Somit galt Musiktherapie als angenehmes Add-on, das aber keinen wesentlichen Beitrag zu funktionalem Zugewinn leisten konnte. Zunehmende Erkenntnisse über die physiologische Rolle der Musik – durch funktionelle Bildgebungsverfahren sowie kontrollierte Studien zum Einsatz von Musiktherapie – lassen den Beitrag von Musiktherapie inzwischen als sehr viel bedeutender einstufen.

5.19.2.1 Grundlagen der Musiktherapie

Die Musiktherapie wendet Musik auf kognitive, sensorische oder motorische Funktionsstörungen an. Nach Thaut und McIntosh (2010) sind die Grundlagen der neuen Musiktherapie:

- Sie berücksichtigt neurowissenschaftliche Erkenntnisse über Musikwahrnehmung und Einfluss von Musik auf Hirnfunktionen und Verhalten.
- Erkenntnisse über Neuroplastizität werden beim Erlernen motorischer Funktionen genutzt.
- Musikalische und nichtmusikalische Funktionen nutzen gemeinsame Hirn-Systeme.

Die Behandlungsmethoden basieren auf wissenschaftlichen und klinischen Studien und haben nichtmusikalische Therapieziele. Die Behandlungstechniken werden standardisiert.

5.19.2.2 Musiktherapie in der Frührehabilitation

Musiktherapie als klinische Intervention bei Patienten mit Störungen des Bewusstseins meint den bewussten und geplanten Einsatz von Musik, um die sozialen, psychologischen physischen und spirituellen Bedürfnisse des Patienten innerhalb einer sich entwickelnden therapeutischen Beziehung anzusprechen (Magee 2005). Musik kann

- Emotionen auslösen,
- Wohlbefinden erzeugen und

- positive Stimmungsveränderungen fördern (Magee und Davidson 2002).

Die klare Struktur von Musik hilft dem Patienten, sich in dem anfänglichen Durcheinander von Stimmen und Geräuschen zu orientieren.

Die ersten Einheiten sollten einfache Klänge sein, evtl. mit Klangschale oder wenigen Tönen eines Saiteninstruments. Allmählich können einfache Melodien entstehen. Zahlreiche Einzelfallpublikationen berichten von beobachtbaren physiologischen Reaktionen (Atmung, Herzschlag) oder Verhaltensänderungen mit Körperbewegungen, Augenöffnen, Zuwendung zur Musikquelle, Vokalisationen und nonverbale Interaktionen.

Musik kann ein therapeutisches Medium für bewusstseinsgestörte Patienten sein (Magee 2005), weil

- frühe Kommunikationsformen auf typischen musikalischen Parametern wie Tonhöhe, Dynamik, melodische Kontour, Artikulation und Phrasierung und Timing basieren,
- Musik lebenslang ein wirkungsvolles soziales Medium ist,
- Musik emotionale Reaktionen auslöst und Gefühlszustände überträgt und
- Musik Neuroplastizität unterstützt.

Angesichts zunehmender Hinweise aus Untersuchungen mit fMRI, dass emotional gefärbte akustische Signale auch bei Patienten im vegetativen Status Reaktionen auslösen (Yu 2013), sollte gerade die einfach und klar strukturierte Musik nonverbale und inhärent emotionale Erlebnisse auslösen können. Während in Einzelfallberichten und Berichten von Patienten, die das Bewusstsein wiedererlangten, die Bedeutung von Musiktherapie betont wird, fehlt dafür eine eindeutige empirische Evidenz. Diese Situation unterscheidet die Musiktherapie nicht von anderen Therapieansätzen bei diesen Patienten.

5.19.2.3 Musikunterstützte Therapie (MUT)

Musik kann als einer der stärksten Faktoren angesehen werden, welche die Neuroplastizität fördern, da zum Musizieren multimodale Verknüpfungen zwischen auditiven, visuellen und sensomotorischen Zentren gebildet werden müssen. Zahlreiche Studien konnten zeigen, dass das Üben von Musik rasche Veränderungen in motorisch aktiven Hirnarealen erzeugen kann. In den letzten Jahren haben daher einige Arbeitsgruppen versucht, durch Verwendung von musikalischen Elementen wie Rhythmus motorische Behinderungen nach Schlaganfall gezielt zu trainieren.

Rhythmisch auditorische Stimulation (RAS)

Bei der rhythmisch auditorischen Stimulation werden synthetisch produzierte Musikstücke so eingerichtet, dass eine Übereinstimmung zwischen Rhythmus und Schrittfrequenz des Patienten hergestellt werden kann. Wenn der Patient dem vorgegebenen Metrum folgen kann, wird die Frequenz kontinuierlich erhöht, um die Anforderungen zu steigern. In mehreren Studien (mit 30 min Therapie 2-mal/d) konnten Thaut und Kollegen (2007) zeigen, dass nach 6 oder 3 Wochen eine signifikante Besserung von Ganggeschwindigkeit, Schrittlänge, Kadenz und Gangsymmetrie erzielt wurde. Mit der gleichen Technik konnten Thaut et al. (2002) auch eine Verbesserung der Ellbogenstreckung zeigen. Eine Cochrane-Analyse attestiert der RAS Wirksamkeit zur Verbesserung von Gangparametern bei Schlaganfallpatienten (Bradt et al. 2010).

Schneider et al. (2007b) zeigten, dass auch bei vorher unmusikalischen Schlaganfallpatienten mit MUT Geschwindigkeit, Genauigkeit und Glattheit von Handbewegungen verbessert werden konnten. Die Patienten trainierten 3 Wochen lang täglich mit einem MIDI-Piano oder elektronischen Trommeln. Auch in Alltagsbewegungen zeigte sich eine Verbesserung im Vergleich zur Kontrollgruppe. Als wahrscheinliche Wirkungsmechanismen werden angenommen:

- Verstärkung durch unmittelbare Erfolgskontrolle des Patienten
- besseres »Shaping« des Schwierigkeitsgrads der Bewegungen
- bessere Therapiemotivation und emotionale Beteiligung der Patienten
- eine auditiv-sensomotorische Kopplung als möglicher physiologischer Mechanismus für verbessertes motorisches Lernen

Literatur

Arbeitsgemeinschaft für Klinische Ernährung (AKE) (2010) Roth E, Roller-Wirnsberger R, Eisenberger AM (Hrsg.). Konsensus-Statement Geriatrie: Empfehlungen für die Ernährung des älteren Menschen in der Langzeitpflege.

Abrams P, Cardozo L, Fall M (2002) The standardization of terminology of lower urinary tract function: report from the Standardisation Sub-committee of the International Continence Society. Neurourol Urodyn 21:167.

Arciniegas DB, Anderson CA (2002) Suicide in Neurologic Illness. Curr Treat Options Neurol 4:457–468.

Aschoff A (1994) In-vitro-Testung von Hydrozephalus-Ventilen. Heidelberg: Habilitationsschrift.

AWMF (2005) S3-Leitlinie der DGEM, DGG, DGN: Enterale Ernährung bei Patienten mit Schlaganfall.

Bach JR, Bianchi C, Vidigal-Lopes M, Turi S, Felisari G (2007) Lung inflation by glossopharyngeal breathing and ›air stacking‹ in Duchenne muscular dystrophy. Am J Phys Med Rehabil 86:295–300.

Bach JR, Saporito LR (1996) Criteria for extubation an tracheostomy tube removal for patients with ventilatory failure: a different approach to weaning. Chest 110:1566–71.

Baguley IJ, Cameron ID, Green AM (2004) Pharmacological management of dysautonomia following traumatic brain injury. Brain Inj 18:409–417.

Baguley IJ, Cameron ID, Green AM (2004) Pharmacological management of dysautonomia following traumatic brain injury. Brain Inj 18:409–417.

Baguley IJ, Heriseanu RE, Cameron ID, Nott MT, Slewa-Younan S (2008) A critical review of the pathophysiology of dysautonomia following traumatic brain injury. Neurocrit Care 8:293–300.

Baguley IJ, Heriseanu RE, Gurka JA, Nordenbo A, Ian D, Cameron ID (2007a) Gabapentin in the management of dysautonomia following severe traumatic brain injury: a case series. J Neurol Neurosurg Psychiatry 78: 539–541.

Baguley IJ, Slewa-Younan S, Heriseanu RE, Nott MT, Mudaliar Y, Nayyar V (2007b) The incidence of dysautonomia and its relationship with autonomic arousal following traumatic brain injury. Brain Inj 21:1175–1181.

Banovac K, Sherman AL, Estores IM, Banovac F (2004) Prevention and treatment of heterotopic ossification after spinal cord injury. J Spinal Cord Med 27:376–82.

Belafsky PC, Blumenfeld L, LePAge A, Nahrstedt K (2003) The Accuracy of the Modified Evan's Blue Dye Test in Predicting Aspiration. Laryngoscope 113:1969–1972.

Berends HI, Nijlant JM, Movig KL, Van Putten MJ, Jannink MJ, Izerman MJ (2009) The clinical use of drugs influencing neurotransmitters in the brain to promote motor recovery after stroke; a Cochrane systematic review. Eur J Phys Rehabil Med 45:621–30.

Bidner SM, Rubins IM, Dejardins JV, Zukor DJ, Goltzman D (1990) Evidence for a humoral mechanism for enhanced osteogenesis after head injury. J Bone Joint Surg Am 72:1144–1149.

Bradt J, Magee WL, Dileo C, Wheeler BL, McGilloway E (2010) Music therapy for acquired brain injury. Cochrane Database Syst Rev. doi:10.1002/14651858.CD006787.pub2.

Brady SL, Hildner CD, Hutchins BF (1999) Simultaneous Videofluoroscopic Swallow Study and Modified Evans Blue Dye Procedure: An Evaluation of Blue Dye Visualization in Cases of Known Aspiration. Dysphagia 14:150–151.

Brooker AF, Bowerman JW, Robinson RA, Riley LH (1973) Ectopic ossification following total hip replacement. Incidence and method of classification. J Bone Joint Surg Am 55:1629–1632.

Bundesministerium der Justiz: Gesetz zur Verhütung und Bekämpfung von Infektionskrankheiten beim Menschen (2012).

Cameron JL, Reynolds J, Zuidema GD (1973) Aspiration in Patients With Tracheostomies. Surg Gynecol Obstet 136:68–70.

Castillo-Morales R (1991) Die orofaziale Regulationstherapie. München: Pflaum Verlag.

Chan RV, Trobe JD (2002) Spasm of accommodation associated with closed head trauma. J Neuroophthalmol 22:15–17.

Conrad A, Herrmann C (2009) Schmerzhafte Schulter nach Schlaganfall. S2e-Leitlinie der DGNR. Neurol Rehab 15:107–38.

Cullen N, Bayley M Bayona N, Hilditch M, Aubut J (2007) Management of heterotopic ossification and venous thromboembolism following acquired brain injury. Brain Injury 21:215–230.

Curt A, Dietz V (1997) Zur Prognose traumatischer Rückenmarksläsionen: Bedeutung klinischer und elektrophysiologischer Untersuchungsbefunde. Nervenarzt 68:485–495.

Dawson D, Reid K (1997) Fatigue, alcohol and performance impairment. Nature 388:235.

Deutsche Gesellschaft für Pneumologie und Beatmungsmedizin e. V. (Hrsg.) (2010) S2-Leitlinie: Nichtinvasive und invasive Beatmung als Therapie der chronischen respiratorischen Insuffizienz. Bibliografie: DOI http://dx.doi.org/¬10.1055/s-0029-1243978 Pneumologie 2010; 64:207–240. Kurzfassung bei: Stuttgart, New York: Georg Thieme Verlag.

Deutsches Netzwerk für Qualitätsentwicklung in der Pflege DNQP (2010) Expertenstandard Ernährungsmanagement zur Sicherstellung und Förderung der oralen Ernährung in der Pflege. Schriftenreihe des Deutschen Netzwerks für Qualitätsentwicklung in der Pflege. Osnabrück.

Deutsches Netzwerk für Qualitätsentwicklung in der Pflege (Hrsg.) (2010) Expertenstandard Dekubitusprophylaxe in der Pflege. Schriftenreihe des Deutschen Netzwerks für Qualitätsentwicklung in der Pflege. Osnabrück.

Deutsches Netzwerk für Qualitätsentwicklung in der Pflege (Hrsg.) (2006) Expertenstandard Sturzprohylaxe in der Pflege: Entwicklung – Konsentierung Implementierung.

DGN (2008) Leitlinie der DGN: Diagnostik und Therapie komplexer regionaler Schmerzsyndrome CRPS.

Dhand R, Johnson JC (2006) Care of the Chronic Tracheostomy. Respir Care 51:984–1001.

Drossman DA, Funch-Jensen P, Janssens J (1990) Identification of sub-groups of functional gastrointestinal disorders. Gastroenterol Int 3:159.

Endres M (2012) Sekundärprophylaxe des ischämischen Insults. S3-Leitlinie der DGN. Aus: Hans-Christoph Diener, Christian Weimar (Hrsg.) Leitlinien für Diagnostik und Therapie in der Neurologie. Stuttgart: Thieme Verlag.

Feng WW, Bowden mg, Kautz S (2013) Review of transcranial direct current stimulation in poststroke recovery. Top Stroke Rehabil 20:68–77.

Fietzek U, Kossmehl P, Barthels A, Ebersbach G, Zynda B, Wissel J (2009). Botulinum toxin B increases mouth opening in patients with spastic trismus. Eur J Neurol 16:1299–1304.

Fluck E, File SE, Springett J, Kopelman MD, Rees J, Orgill J (1998) Does the sedation resulting from sleep deprivation and lorazepam cause similar cognitive deficits? Pharmacol Biochem Behav 59:909–15.

Garland DE, Orwin JF (1989) Resection of heterotopic ossification in patients with spinal cord injuries. Clin Orthop 242:169–176.

Geiger H, Jonas D, Lenz T, Kramer W (Hrsg.) (2003) Nierenerkrankungen: Pathophysiologie, Diagnostik und Therapie. Stuttgart: Schattauer.

Giacino JT, Whyte J, Bagiella E, Kalmar K, Childs N., Khademi A, Eifert B, Long D, Katz DI, Cho S, Yablon SA, Luther M, Hammond FM, Nordenbo A, Novak P, Mercer W, Maurer-Karattup P, Sherer M (2012) Placebo-Controlled Trial of Amantadine for Severe Traumatic Brain Injury N Engl J Med 366:819–826.

Goldenberg D, Ari EG, Golz A, Danino J, Netzer A, Joachims HZ (2000) Tracheotomy complications: a retrospective study of 1130 cases. Otolaryngol Head Neck Surg 123:495–500.

Guidelines for the management of atrial Fibrillation (2010) The Task Force for the Management of Atrial Fibrillation of the European Society of Cardiology (ESC) European Heart Journal 31:2369–2429.

Gusek-Schneider GC, Erbguth F (1998) Protektive Ptosis durch Botulinumtoxin-A-Injektion bei Hornhautaffektionen. Klin Monatsbl Augenheilk 213:15–22.

Haran M, Bhuta T, Lee B (2004) Pharmacological interventions for treating acute heterotopic ossification. Cochrane Database Syst Rev. Oct18; (4):CD00332.

Hassan A, Lanzino G, Wijdicks EF, Rabinstein AA, Flemming KD (2011) Terson's syndrome. Neurocrit Care 15:554–558.

Herold G (2013) Innere Medizin. Verlag Gerd Herold. S. 514–570.

Herzog J, Jost W (2008) Diagnostik und Therapie von neurogenen Blasenstörungen. Aus: Leitlinien für Diagnostik und Therapie in der Neurologie. Stuttgart: Georg Thieme Verlag. S. 654 ff.

Hesse S, Waldner A, Mehrholz J, Tomelleri C, Pohl M, Werner C (2011) Combined transcranial direct current stimulation and robot-assisted arm training in subacute stroke patients: an exploratory, randomized multicenter trial. Neurorehabil Neural Repair 25:838–46.

Higgins KM, Punthakee X (2007) Meta-analysis comparison of open versus percutaneous tracheostomy. Laryngoscope 117:447–54.

Hummel F, Celnik P, Giraux P, Floel A, Wu W-H, Gerloff C, Cohen LG (2005) Effects of non-invasive cortical stimulation on skilled motor function in chronic stroke Brain 128:490–499.

Ihde SK, Konstantinovic VS (2007) The Therapeutic Use of Botulinum Toxin in Cervical and Maxillofacial Conditions: An Evidence-Based Review. Oral Surg Oral Med Oral Pathol Oral Radiol Endod 104:e1–11.

Irwin DE, Milsom I, Kopp Z (2006) Impact of overactive bladder symptoms on employment, social interactions and emotional well-being in six European countries. BJU Int 97:96.

Jensen LL, Halar E, Little JW, Brooke MM (1988) Neurogenic Heterotopic Ossification. Special Review. Am J of Physical Medicine 66:351–361.

Kawasaki A, Borruat FX (2005) Spasm of accommodation in a patient with increased intracranial pressure and pineal cyst. Klin Monbl Augenheilkd 222:241–243.

Kellogg International Work Group on the Prevention of Falls by the Elderly (1987) In: DQNP (Deutsches Netzwerk für Qualitätsentwicklung in der Pflege (Hrsg.) (2006) Expertenstandard Sturzprohylaxe in der Pflege: Entwicklung – Konsentierung – Implementierung.

Knipfer E, Kochs E (Hrsg.) (2011) Klinikleitfaden Intensivpflege. München: Elsevier GmbH.

Köhler D, Schönhofer B, Voshaar T (2010) Pneumologie: Ein Leitfaden für rationales Handeln in Klinik und Praxis. Stuttgart: Thieme Verlag.

Koitchev A, Simon C, Blumenstock G (2006) Suprastomal tracheal stenosis after dilatational and surgical tracheostomy in critically ill patients. Anaesthesia 61:832–837.

Kojima C, Fujishima I, Ohkuma R, Maeda H, Shibamoto I, Hojo K, Arai M (2002) Jaw Opening and Swallow Triggering Method for Bilateral-Brain-Damaged Patients: K-Point Stimulation. Dysphagia 17:273–277.

Kola A, Kohler C, Pfeifer Y, Schwab F, Kühn K, Schulz K, Balau V, Breitbach K, Bast A, Witte W (2012) High prevalence of extended-spectrum-β-lactamase-producing Enterobacteriaceae in organic and conventional retail chicken meat, Germany. J. Antimicrob. Chemother 67:2631–2634.

Kondrup J, Rasmussen HH, Hamberg O, Stanga Z, Ad Hoc ESPEN Working Group (2003) Nutritional risk screening (NRS 2002): a new method based on an analysis of controlled clinical trials. Clin Nutr 22:321–36.

Korpelainen JT, Nieminen P, Myllylä VV (1999) Sexual Functioning Among Stroke Patients and Their Spouses. Stroke 30:715–719.

Krause Ph, Straube A (2003) Repetitive magnetic and functional electrical stimulation reduce spastic tone increase in patients with spinal cord injury. Suppl Clin Neurophysiol 56:220–225.

KRINKO (Kommission für Krankenhaushygiene und Infektionsprävention) (2011) Definition der Multiresistenz gegenüber Antibiotika bei gramnegativen Stäbchen im Hinblick auf Maßnahmen zur Vermeidung der Weiterverbreitung. Epidemiologisches Bulletin 12:337–339.

KRINKO (Kommission für Krankenhaushygiene und Infektionsprävention beim Robert Koch-Institut RKI) (2012): Hygienemaßnahmen bei Infektionen oder Besiedlung mit multiresistenten gramnegativen Stäbchen. Bundesgesundheitsbl 55:1311–1354.

Lauber A, Schmalstieg P (2004) Prävention und Rehabilitation. Stuttgart: Thieme Verlag.

Lauster F, Grosch I (2005) Die MRSA-Problematik in der Neurologischen Frührehabilitation. Hyg. Med. 30:332–335.

Lauster F, Grosch I (2008) CDAD in der Neurologischen Frührehabilitation-Surveillance-Daten von 2003 bis 2007. Hyg Med 33:357–360.

Leder SB, Tarro JM, Burrell MI (1996) Effect of Occlusion of a Tracheotomy Tube on Aspiration. Dysphagia 11:254–258.

Ledl C, Mertl-Roetzer M (2009) Hypergranulation in Long-Term Cannulated Patients: Does the Tracheostomy Procedure Make a Difference? Annals of Otology, Rhinology & Laryngology 118:876–880.

Lemcke J, Meier U (2012) On the method of a randomised comparison of programmable valves with and without gravitional units: the SVASONA study. Acta neurochirurgica Suppl. 114:243–246.

Leroi AM, Parc Y, Lehur PA (2005) Efficacy of sacral nerve stimulation for fecal incontinence: results of a multicenter double-blind crossover study. Ann Surg 242:662.

Lisanby SH, Luber B, Perera T, Sackeim HS (2000) Transcranial magnetic stimulation: applications in basic neuroscience and neuropsychopharmacology. The International Journal of Neuropsychopharmacology 3:259–273.

Magee WL (2005) Music therapy with patients in low awareness states: approaches to assessment and treatment in multidisciplinary care. Neuropsychol Rehabil 15:522–36.

Magee WL, Davidson JW (2002) The effect of music therapy on mood states in neurological patients: a pilot study. J Music Ther 39:20–9.

Maier C, Nestler N, Richter H, Hardinghaus W, Pogatzki-Zahn E, Zenz M, Osterbrink J (2010) Qualität der Schmerztherapie in deutschen Krankenhäusern. Dtsch Ärztebl 107:607–14.

Maier D (2005) Heterotope Ossifikationen bei Querschnittlähmung. Orthopädie 34:120–127.

Mantovani A, Lisanby SH (2004) Applications of transcranial magnetic stimulation to therapy in psychiatry. Psychiatric times 21:1–2.

Markland AD, Goode PS, Burgio KL (2010) Incidence and risk factors for fecal incontinence in black and white older adults: a population-based study. J Am Geriatr Soc 58:1341.

Martell B, O'Connor P, Kerns R (2007) Systematic review: opioid treatment for chronic back pain: prevalence, efficacy and association with addiction. Ann Intern Med 146:116.

Marz-Loose H und Siemes H (2009) Repetitive periphere Magnetstimulation – Therapieoption bei Spastik? Nervenarzt 80:1489–1495.

Meinhard T, Dierkesmann R, Heimpel H (Hrsg.) (2006) Rationelle Diagnostik und Therapie in der Inneren Medizin. München: Urban & Fischer.

Müller MM (2008) Die Wirkung der repetitiven peripheren Magnetstimulation (RPMS) bei Patienten mit spastischer Parese nach zerebralen Durchblutungsstörungen – Untersuchungen mit Verum- und Sham-Stimulationen. Dissertation TU München.

Narushima K, Kosier JT, Robinson RG (2002) Preventing poststroke depression: a 12-week double-blind randomized treatment trial with 21-month follow-up. J Nerv Ment Dis 190:296–303.

Negoianu D, Goldfarb S (2008) Just Add Water. Am Soc Nephrol 19:1041–1043.

Neurobehavioral Guidelines Working Group (Warden DL, Gordon B, McAllister TW, Silver JM, Barth JT, Bruns J, Drake A, Gentry T, Jagoda A, Katz DI, Kraus J, Labbate LA, Ryan LM, Sparling MB, Walters B, Whyte J, Zapata A, Zitnay G) (2006) Guidelines for the pharmacologic treatment of neurobehavioral sequelae of traumatic brain injury. J Neurotrauma 23:1468–501.

Nielsen JF, Sinkjaer T, Jakobsen J (1996) Treatment of spasticity with repetitive magnetic stimulation; a double-blind placebo-controlled study. Mult Scler 2:227–232.

Nitsche MA, Kuo MF, Karrasch R, Wächter B, Liebetanz D, Paulus W (2009) Serotonin affects transcranial direct current-induced neuroplasticity in humans. Biol Psychiatry 66:503–8.

Nitsche MA, Paulus W (2000) Excitability changes induced in the human motor cortex by weak transcranial direct current stimulation. Journal of Physiology 527:633–639.

NPUAP/EPUAP European Pressure Ulcer Advisory Panel and National Pressure Ulcer Advisory Panel (2009) Prevention and Treatment of pressure ulcers: quick reference guide. Washington DC: National Pressure Ulcer Advisory Panel. http://www.epuap.org/guidelines/QRG_Prevention_in_German.pdf (Zugriff 27.2.2013).

O'Grady NP, Barie PS, Bartlett JG (2008). Guidelines for evaluation of new fever in critically ill adult patients: 2008 update from the American College of Critical Care Medicine and the Infectious Diseases Society of America. Crit Care Med 36:1330.

Pascual-Leone A, Tormos JM, Keenan J, Tarazona F, Canete C, Catalá MD (1998) Study and modulation of human corticalexcitability with transcranial magnetic stimulation. Journal of Clinical Neurophysiology 1:333–334.

Pelissier J, Petiot S, Benaim C, Asencio G (2002) Treatment of neurogenic heterotopic ossifications in brain injured patients: review of literature. Ann Readapt Med Phys 45: 188–197.

Perkes I, Baguley IJ, Nott MT, Menon DK (2010) A review of paroxysmal sympathetic hyperactivity after acquired brain injury. Annals of Neurology 68:126-35.

Pierobon A, Funk M (2007) Sturzprävention bei älteren Menschen: Risiken – Folgen – Maßnahme. Stuttgart: Thieme Verlag. S. 6–7.

Pirlich M, Schütz T, Norman K, Gastell S, Lübke HJ, Bischoff S, Bolder U, Frieling T, Güldenzoph H, Hahn K, Jauch KW, Schindler K, Stein J, Volkert D, Weimann A, Werner H, Wolf C, Zürcher G, Bauer P, Lochs H (2006) The German Hospital Malnutrition Study. Clinical Nutrition 25:563–57.

Protz K, Timm JH (2009) Moderne Wundversorgung. München: Urban & Fischer Verlag/Elsevier GmbH.

Rabinstein AA (2007) Paroxysmal sympathetic hyperactivity in the neurological intensive care unit. Neurol Res 29:680–682.

Razfar A, Afifi AM, Manders EK, Myers EN, Johnson JT, Ferris RL, Deleyiannis FW (2009) Ocular outcomes after gold weight placement and facial nerve resection. Otolaryngol Head Neck Surg 140:82–85.

Robert Koch-Institut (2004) Richtlinie für Krankenhaushygiene und Infektionsprävention. Budesgesundheitsbl-Gesundheitsforsch-Gesundheitsschutz 47:409. http://www.rki.de/DE/Content/Infekt/Krankenhaushygiene/Kommission/kommission_node.html.

Robert Koch-Institut (2008) Empfehlungen zu Hygienemaßnahmen bei Patienten mit Durchfällen aufgrund von toxinbildendem Clostridium difficile. http://www.rki.de/DE/Content/Infekt/Krankenhaushygiene/Erreger_ausgewaehlt/Clostridium/Clostridium_pdf_02.pdf?_blob=publicationFile.

Rodriguez-Fornells A, Rojo N, Amengual JL, Ripollés P, Altenmüller E, Münte TF (2012) The involvement of audio-motor coupling in the music-supported therapy applied to stroke patients. Ann N Y Acad Sci 1252: 282–93.

Rush JA, Younge BR (1981) Paralysis of cranial nerves III, IV, and VI. Cause and prognosis in 1,000 cases. Arch Ophthalmol 99:76–79.

Russell C, Matta B (2004) Tracheostomy A Multiprofessional Handbook; Greenwich Medical Media.

Rutte R, Sturm S (2010) Atemtherapie. Springer Verlag.

Sale A, De PR, Bonaccorsi J, Pietra G, Olivieri D, Berardi N, Maffei L (2011) Visual perceptual learning induces long-term potentiation in the visual cortex. Neuroscience 172:219–225.

Sandel M, Williams K, Dellapietra L, Derogates L (1996) Sexual functioning following traumatic brain injury. Brain Injury 10:719–28.

Sansone V, Boynton J, Palenski C (1997) Use of gold weights to correct lagophthalmos in neuromuscular disease. Neurology 48:1500–1503.

Scheidtmann K, Fries W, Müller F, Koenig E (2001) Effect of levodopa in combination with physiotherapy on functional motor recovery after stroke: a prospective, randomised, double-blind study. Lancet 358:787–90.

Schmidt D, Malin JP (Hrsg.) (1986) Erkrankung der Hirnnerven. Stuttgart: Thieme.

Schneider HJ, Kreitschmann-Andermahr I, Ghigo E, Stalla GK, Agha A (2007a) Hypothalamopituitary Dysfunction Following Traumatic Brain Injury and Aneurysmal Subarachnoid Hemorrhage. JAMA 298:1429–1438.

Schneider S, Schönle PW, Altenmüller E, Münte TF (2007b) Using musical instruments to improve motor skill recovery following a stroke. J Neurol 254:1339–46.

Sening H, Wintersberger C (1998) Pflegeleitfaden Rehabilitative Methoden. München: Urban & Fischer Verlag.

Seniów J, Bilik M, Leśniak M, Waldowski K, Iwański S, Członkowska A (2012) Transcranial Magnetic Stimulation Combined With Physiotherapy in Rehabilitation of Poststroke Hemiparesis: A Randomized, Double-Blind, Placebo-Controlled Study. Neurorehabil Neural Repair 26:1072–1079.

Siebner HR, Rothwell J (2003) Transcranial magnetic stimulation: new insights into representational cortical plasticity. Experimental Brain Research 148:1–16.

Simonds AK (2008) NIV and neuromuscular disease. In: Muir JF, Ambrosino N Simonds AK (Hrsg) Noninvasive ventilation. European Respiratory Monograph. Sheffield: ERS Journals. S. 224–239.

Sjögren K, Fugl-Meyer AR (1981) Sexual problems in hemiplegia. Int Rehabil Med 3:26–31.

Sobel RM, Lotkowski S, Mandel S (2005) Update on Depression in Neurologic Illness: Stroke, Epilepsy, and Multiple Sclerosis. Current Psychiatry Reports 7:396–403.

Sorgatz H (2010) Langzeitanwendung von Opioiden bei nicht tumorbedingten Schmerzen – »LONTS«. S3-Leitlinie. AWMF online: http://¬ www.awmf.org/uploads/tx_szleitlinien/¬ 041-003m.pdf. Zugriff am 24.6.2013.

Staubach F, Lagreze WA (2007) Oculomotor, trochlear, and abducens nerve palsies. Ophthalmologe 104:733–746.

Steinsapir KD, Goldberg RA (1994) Traumatic optic neuropathy. Surv Ophthalmol 38:487–518.

Steinsapir KD, Goldberg RA (2011) Traumatic optic neuropathy: an evolving understanding. Am J Ophthalmol 151:928–933.

Struppler A, Havel P, Müller-Barna P (2003) Facilitation of skilled finger movements by repetitive peripheral magnetic stimulation (RPMS) – a new approach in central paresis. Neurorehabilitiation. 18:69–82.

Struppler A, Jakob C, Müller-Barna P, Schmid M, Lorenzen H-W, Paulig M, Prosiegel M (1996) Eine neue Methode zur Frührehabilitation zentralbedingter Lähmungen von Arm und Hand mittels Magnetstimulation. EEG-EMG 27:151–157.

Tan EK, Jankovic J (2000) Treating Severe Bruxism with Botulinum Toxin. J Am Dent Assoc 131:211–216.

Terk AR, Leder SB, Burell MI (2007). Hyoid Bone and Laryngeal Movement Dependent Upon Presence of a Tracheostomy Tube. Dysphagia 22:89–93.

Thaut M, McIntosh G (2010) How music helps to heal the injured brain: Therapeutic use of crescendos thanks to advances in brain science. Cerebrum 1–12. http://dana.org./news/¬ cerebrum/detail.aspx?id=26122 10/14/2013

Thaut MH, Kenyon GP, Hurt CP, McIntosh GC, Hoemberg V (2002) Kinematic optimization of spatiotemporal patterns in paretic arm training with stroke patients. Neuropsychologia 40:1073–81.

Thaut MH, Leins AK, Rice RR, Argstatter H, Kenyon GP, McIntosh GC, Bolay HV, Fetter M (2007) Rhythmic auditory stimulation improves gait more than NDT/Bobath training in near-ambulatory patients early poststroke: a single-blind, randomized trial. Neurorehabil Neural Repair 21:455–9.

Tjandra JJ, Chan MK, Yeh CH, Murray-Green C (2008) Sacral nerve stimulation is more effective than optimal medical therapy for severe fecal incontinence: a randomized, controlled study. Dis Colon Rectum 51:494.

Trauzettel-Klosinski S (2011) Current methods of visual rehabilitation. Dtsch Arztebl Int 108:871–878.

Valtonen K, Karlsson AK, Siösteen A, Dahlöf LG, Viikari-Juntura E (2006) Satisfaction with sexual life among persons with traumatic spinal cord injury and meningomyelocele. Disability and Rehabilitation 28:965–976.

Van de Ment H, Oerlemans M, Bruggeman A, Klomp F, van Dongen R, Oostendorp R, Frolke JP (2011) Safety of ›pain exposure‹ physical therapy in patients with complex regional pain syndrome type 1. Pain 152:1431–8.

van Kuijk AA, Geurts ACH, van Kuppevelt HJM (2002) Neurogenic heterotopic ossification in spinal cord injury. Clinical Review. Spinal Cord 40:313–326.

Wassermann EM (1998) Risk and safety of repetitive transcranial magnetic stimulation: report and suggested guidelines from the International Workshop on the Safety of Repetitive Transcranial Magnetic Stimulation, June 5–7,

1996. Electroencephalogr Clin Neurophysiol 108:1–16.

Wick L, Berger M, Knecht H, Glucker T, Ledermann HP (2005) Magnetic resonance signal alterations in the acute onset of heterotopic ossification in patients with spinal cord injury. Eur Radiol 15:1867–1875.

Winklmaier U, Wüst K, Schiller S, Wallner F (2006) Leakage of Fluid in Different Types of Tracheal Tubes. Dysphagia 21:237–242.

Wolf HP, Weihrauch TR (Hrsg.) (2006) Internistische Therapie. München: Urban & Fischer.

Wyndaele JJ, Castro D, Madersbacher H (2009) Neurologic Urinary and Fecal Incontinence. In: Abrams P, Cardozo L, Khoury S, Wien A (Hrsg.) Incontinence. Paris: Health Publications Ltd.

Wyndaele JJ, Kovindha A, Madersbacher H (2010) Neurologic Urinary Incontinence. Neurourol Urodyn 29:159–164.

Yaremchuk K (2003) Regular tracheostomy tube changes to prevent formation of granulation tissue. Laryngoscope 113:1–10.

Yu T, Lang S, Vogel D, Markl A, Müller F, Kotchoubey B (2013) Patients with unresponsive wakefulness syndrome respond to the pain cries of other people. Neurology 80: 345–352.

Zhang R, Wang Y, Zhang L, Zhang Z, Tsang W, Lu M, Zhang L, Chopp M (2002) Sildenafil (Viagra) induces neurogenesis and promotes functional recovery after stroke in rats. Stroke 33:2675–2680.

Zihl J (2000) Rehabilitation of visual disorders after brain injury. Hove (UK): Psychology Press.

6 Die Rolle von Angehörigen im Rehabilitationsprozess

Jürgen Herzog

6.1 Problemfelder von Angehörigen im Rehabilitationsprozess

Der Patient steht im Mittelpunkt einer neurologischen Rehabilitation. Seine Hilfsbedürftigkeit schafft aber Ausnahmesituationen, die die aktive Einbeziehung von Angehörigen in allen Stadien des Rehabilitationsprozesses erfordert. Dabei sollen Angehörige ihre betroffenen Familienmitglieder nicht nur supportiv motivieren oder selbst emotional entlastet werden. Das Konzept des biopsychosozialen Modells der Gesundheit nach den Kriterien der ICF (International Classification of Functioning, Disability and Health der WHO 2012) stellt im klinischen Alltag die Ziele großer Teile des Rehabilitationsprozesses bewusst in den Kontext der individuellen Familienstruktur.

Dem Behandlungsteam sollte das besondere Spannungsfeld gegenwärtig sein, in dem sich Angehörige von Patienten in der neurologischen Rehabilitation befinden:

- Die oft dauerhaften und gravierenden Beeinträchtigungen körperlicher, kognitiver und emotionaler Fähigkeiten neurologisch erkrankter Menschen wirken sich direkt und indirekt auf die Angehörigen aus. Angehörige werden zu »Mit-Betroffenen«. Probleme entstehen v. a. durch
  - mangelnde Kompensation der psychischen Belastung
  - Überforderung durch mangelndes Fachwissen und fehlende Fähigkeiten im Umgang mit der neuen Behinderung

  - Gefährdung etablierter familiärer, beruflicher und finanzieller Strukturen durch die Erkrankung
  - Überforderung beim zeitlichen Selbstmanagement während der Rehabilitation sowie in der begleitenden Neuorganisation familiärer, beruflicher und sozialer Strukturen.
- Die Umverteilung biopsychosozialer Ressourcen und die Schaffung einer neuen Lebensperspektive erfordert die aktive Unterstützung der Angehörigen. Angehörige werden zu partizipierenden »Mit-Arbeitern« im Rehabilitationsprozess. Als prognostisch besonders günstig erweisen sich hierbei
  - eine prämorbid hohe Qualität und Quantität familiärer Bindungen (Hanks et al. 2012)
  - eine hohe intrinsische Motivation von Angehörigen zur Adaptation an die neuen Lebensumstände
  - realistische, vom Behandlungsteam aktiv moderierte Erwartungshaltungen über den Verlauf der zugrunde liegenden Erkrankung.
- Angehörige befinden sich somit in einer »Doppelrolle«, die mit einer reduzierten Lebensqualität sowie einer hohen psychischen und physischen Komorbidität (Kobelt et al. 2008) vergesellschaftet ist. Die Erkrankung stellt sich oft schlagartig ein und verändert deshalb die Kommunikation unter den Fa-

milienmitgliedern auf eine nicht planbare Weise. Gefühle sozialer Isolation und fehlender Unterstützung in der Alltagsbewältigung sind häufig. Ob und wie Angehörige die Doppelrolle erfolgreich bewältigen, hängt von deren psychophysischer Konstitution, der eigenen Krankheitsverarbeitung, zugrunde liegenden Gesundheitstheorien und den tatsächlichen sozialen Ressourcen ab. Die Erfüllung der neuen Doppelrolle kann nicht zwangsläufig erwartet werden, sondern muss gegebenenfalls durch Dritte entwickelt und unterstützt werden.

Aus diesem Grund ist eine möglichst frühe Einbeziehung der Angehörigen in den Rehabilitationsprozess (idealerweise schon vor dem Beginn der eigentlichen Rehabilitationsmaßnahme, s. u.) wünschenswert. Nur dann entsteht ein ausreichender Handlungskorridor, um Rehabilitanden und Angehörigen gleichermaßen Zeit zum Erwerb von Wissen und Kompetenzen zu verschaffen (»Empowerment«).

6.2 Angehörigenrollen in unterschiedlichen Stadien des Rehabilitationsprozesses

6.2.1 Angehörigenrolle vor Beginn der Rehabilitation

Bereits *vor* der stationären oder ambulanten Rehabilitation (d. h. in der Akutphase der Erkrankung) übernehmen Angehörige rehabilitationsrelevante Aufgaben:

- Unterstützung der Patienten beim Informationsgewinn über die Erkrankung, Kontakt mit Ärzten
- Organisation des Alltags in und außerhalb des Krankenhauses, insbesondere Kontakt mit Behörden, Arbeitgeber, Vermieter etc.
- Bahnung der Inanspruchnahme von Rehabilitationsleistungen durch selbstständige oder unterstützte Antragstellung, Information über und Auswahl von geeigneten Rehabilitationseinrichtungen etc.

Angehörige sollten in dieser Phase (z. B. durch die Sozialdienste) bezüglich der Rehabilitationsleistungen insbesondere über ihre Wunsch- und Wahlrechtsansprüche (SGB IX § 9), sowie mögliche Zugangsbeschränkungen durch die individuellen Versicherungsverträge (z. B. bei privaten Krankenversicherungen, fehlenden Beitragsleistungen zur Deutschen Rentenversicherung etc.) beraten werden.

6.2.2 Angehörigenrolle während der Rehabilitation

Während der neurologischen Rehabilitation erweitert sich das Aufgabenspektrum für die Angehörigen neben der Fortführung der außerklinischen Alltagsorganisation zusätzlich:

- Komplettierung anamnestischer Angaben, insbesondere zur sozialmedizinischen Anamnese (Lebensstil, Risikofaktoren, Erwerbsleben, evtl. familiäre oder berufliche Konflikte, Freizeitverhalten,

351

Wohnsituation) als Baustein des biopsychosozialen Handlungsgedankens im Rehabilitationsteam

- Mitwirkung bei der Planung und Konkretisierung individueller, ICF-basierter Behandlungsziele für den Patienten in Zusammenarbeit mit dem Rehabilitationsteam
- psychologische Unterstützung und Motivation der Rehabilitanden durch Zuspruch, regelmäßige Besuche, Einbringen persönlicher Gegenstände in das Rehabilitationsumfeld o. ä.
- ggf. Übernahme der gesetzlichen Betreuung nach BGB § 1896 und der damit verbundenen Entscheidungspflicht über medizinische und/oder juristische Belange
- Vertretung des mutmaßlichen Willens bei nichtkontaktfähigen Patienten und Fehlen einer Patientenverfügung
- Übernahme aktiver therapeutischer Tätigkeiten nach Anlernung, wenn sinnvoll, z. B.
  - Ergänzung spezifischer Therapien, z. B. Erarbeitung biografischer Daten in der Neuropsychologie, Kommunikationstraining bei Aphasien, kompensatorische Schlucktechniken bei Dysphagien
  - bei Vorbereitung einer Entlassung nach Hause Unterstützung bei Transfers, bei der Ernährung, beim Ankleiden, bei der Kontinenz etc.
  - Erlernen von Spezialkenntnissen, z. B. Absaugtechniken, PEG-Sondenbeschickung, Bauchfelldialyse, Einmalkatheterisieren, Applikation von (Notfall-)Medikamenten.

Kontakte zwischen dem Rehabilitationsteam und den Angehörigen sollten häufig und so strukturiert wie möglich stattfinden. Aus der eigenen Praxis haben sich u. a. folgende Schnittstellen bewährt:

- regelmäßige, dokumentierte Gespräche mit den behandelnden Ärzten über medizinische Komplikationen, Therapieverlauf, Medikation etc.
- Etablierung standardisierter Therapieziel- und Prognosebesprechungen (aktives Erwartungsmanagement)
- regelmäßige und vor allem proaktive sozialdienstliche Beratungen (frühes Erstgespräch zur Orientierung, Folgegespräche abhängig vom Bedarf)
- intermittierende Teilnahme an den Therapien zur Demonstration besonderer Probleme oder Fortschritte sowie zur selbstmotivierten Übernahme von Ko-Therapien
- interdisziplinäre Einzelfallkonferenzen mit Beteiligung der Angehörigen (und ggf. Patienten) bei außergewöhnlichen Fallkonstellationen (mit Protokollführung)
- moderierte Selbsthilfegruppen für Angehörige.

Patienten ohne Angehörige oder in nichtsupportiven Familiengefügen haben erfahrungsgemäß schlechtere Voraussetzungen, die Rehabilitation erfolgreich abzuschließen. Bei diesen Patienten kommt – zumindest hinsichtlich der Motivation und der psychologischen Unterstützung – dem Pflegepersonal und Therapeuten eine besondere Verantwortung zu, über die diese auch informiert sein sollten. Darüber hinaus können je nach Standortgegebenheiten alternative Personengruppen oder Verbände (z. B. kirchliche oder caritative Verbände, ehrenamtliche Vereinigungen, Mitarbeiter im freiwilligen sozialen Jahr) wertvolle Dienste bei alltagspraktischen Notwendigkeiten eines familiären »Ersatz-Umfeldes« leisten.

6.2.3 Angehörigenrolle nach der Rehabilitation

In der Nachsorge unterstützen Angehörige den Erfolg einer Rehabilitationsmaßnahme durch den Transfer der erworbenen Kenntnisse und Fähigkeiten in den außerklinischen Alltag. Besondere

Herausforderungen stellen sich hier in folgenden Bereichen dar:

- Umgang mit Stagnation oder Rückschritten in der Behandlungsdynamik
- Umgang mit medizinischen Spätkomplikationen (z. B. medikamentöse Nebenwirkungen, affektive Störungen, Spastik, Dekubiti etc.)
- Unterstützung bei einem Mindestmaß an Patientenmobilität
- Veränderungen des Lebensstils (Nikotin- oder Alkoholabstinenz, Diätmodifikation, Wiederaufnahme gewohnter Tages- und Freizeitstrukturen)
- bei Lebenspartnern Veränderungen im emotionalen Zusammenleben und in der Sexualität

- bei Berufstätigen die Mitwirkung an der Koordination von Wiedereingliederungsmaßnahmen.

Rein hausärztliche Unterstützungsmöglichkeiten sind mit der Komplexität dieser Fragestellungen in der Regel überfordert. Vorwiegend ökonomische Zwänge verhindern bei niedergelassenen Neurologen und Psychiatern aufgrund des erheblichen Zeitbedarfs eine umfassende Unterstützung von Angehörigen. Es besteht somit ein dringender Bedarf an einem Ausbau von spezialisierten Rehabilitationsnachsorgeambulanzen, wie sie im interdisziplinären Setting einzelner neurologischer Rehabilitationskliniken in Deutschland angegliedert sind.

6.3 Rechtliche Rahmenbedingungen und Kosten für die Einbeziehung von Angehörigen

Die Rechte und Leistungsansprüche von Angehörigen sind – je nach Kostenträger der Rehabilitationsmaßnahme – in den hierfür relevanten Sozialgesetzbüchern hinterlegt (SGB V §§ 2a, 11, 13 und 14; SGB IX §§ 4–6 und 8–12). Hier sind insbesondere geregelt:

- Anspruch auf Rehabilitationsleistungen
- Unterstützung von bzw. Einbeziehung von Partnern und Angehörigen im Rehabilitationsprozess zur Erreichung des Therapieziels (z. B. Fahr-, Verpflegungs- und Übernachtungskosten)
- besondere Beratungsleistungen (z. B. der Berufsgenossenschaften oder der Deutschen Rentenversicherung zu Fragen der Erwerbsfähigkeit)
- Förderung von Selbsthilfeverbänden und -gruppen.

In der klinischen Praxis wird die Entbindung von der ärztlichen Schweigepflicht auch gegenüber nahen Angehörigen leider häufig missachtet. Diese sollte jedoch grundsätzlich vom Patienten schriftlich eingeholt bzw. bei Verweigerung auch respektiert werden. Die Schweigepflicht umfasst nicht nur medizinische Fakten, sondern selbstverständlich auch versichertenbezogene Daten, die von der Rehabilitationseinrichtung oder Kostenträgern von Angehörigen eingeholt werden. Bei minderjährigen Patienten stehen mitunter Interessen im Rahmen ihrer Persönlichkeitsentwicklung dem Informationsanspruch der Eltern divergierend entgegen. Hier sollte vorrangig das Vertrauensverhältnis zwischen Arzt und Patienten eine sensible Vermittlung zwischen Eltern und Patient vorgeben.

Bei nicht geschäftsfähigen Patienten ohne Vorsorgevollmacht ist die Einrichtung einer gesetzlichen Betreuung nach BGB § 1896 (zunächst vorübergehend für begrenzte Zeiträume zwischen 6 Wochen und 6 Monaten) ärztlich zu beantragen. Aus pragmatischen Überlegungen hat sich die Übernahme der Betreuungsfunktion durch einen nahen Angehörigen als sinnvoll erwiesen. Bevor eine solche ärztliche Empfehlung an das Vormundschaftsgericht erfolgt, sollte jedoch der in Frage kommende Angehörige dazu gehört werden. In die Abwägung des Arztes nach der bestmöglichen Betreuungsperson sollten wahrgenommene Konfliktbereiche (z.B. Ehestreitigkeiten, finanzielle Partikularinteressen,

Intergenerationenkonflikte) bereits einfließen. Angehörige sollten vorab darauf aufmerksam gemacht werden, dass sie bei einer Betreuungseinrichtung gegenüber dem Gericht ihre Vermögensverhältnisse offenlegen müssen bzw. die Verwaltungs- und Bearbeitungsgebühren zu tragen haben.

Sollte alternativ eine Vorsorgevollmacht vorliegen und aus ärztlicher Sicht die hierfür definierten Voraussetzungen erfüllt sein, so ist diese aus Gründen der Verfahrenserleichterung einem gerichtlich angeordneten Verfahren vorzuziehen. Eine ordentlich erstellte Vorsorgevollmacht (*Cave*: Geschäftsfähigkeit bei der Ausstellung, Alter des Dokuments) ist juristisch ebenso bindend wie eine richterlich festgelegte Betreuung.

Literatur

Bürgerliches Gesetzbuch BGB: Mit Allgemeinem Gleichbehandlungsgesetzt, BeurkundungsG, BGB-Informationspflichtenverordnung, Einführungsverordnung (2013) München: Beck Texte im dtv.
Hanks RA, Rapport LJ, Wertheimer J (2012) Randomized controlled trial of peer mentoring for individuals with traumatic brain injury and their significant others. Arch Phys Med Rehabil 93:1297–304.
Kobelt G, Berg J, Atherly D (2008) Costs and quality of life in multiple sclerosis. A cross-sectional study in the United States. Neurology 66:1696–1702.
Sozialgesetzbuch: Bücher I–XII (2013) München: Beck Texte im dtv.
World Health Organisation WHO (2012) International Classification of Functioning, Disability and Health (ICF). http://www.who.int/classifications/icf/en/ (Zugriff am 29.10.2012).

7 Poststationäre Versorgung

7.1 Weiterversorgung zu Hause

Andrea Stoib und Joachim Wagner

Die Realisierung einer tragfähigen poststationären Patientenversorgung ist eine interdisziplinäre Aufgabe und erfordert den engen Kontakt des Rehabilitationsteams mit den Angehörigen, Betreuern und deren Beauftragten (z. B. Mitarbeitern des ambulanten Dienstes). Damit ein reibungsarmer Ablauf gewährleistet ist, bedarf es einer frühzeitigen Planung. Es ist ratsam, bereits zu Beginn der Rehabilitation die räumlichen Gegebenheiten der Wohnung zu erfragen. Anfallende Umbaumaßnahmen können nur so mit dem notwendigen Vorlauf für die entsprechenden Stellen (Architekt, Handwerker usw.) umgesetzt werden.

7.1.1 Der Entscheidungsprozess zur Weiterversorgung zu Hause

Hilfreich sind regelmäßige, in der Regel wöchentliche Gespräche des Angehörigen oder Betreuers mit dem Arzt, um neben Informationen zum Therapieverlauf und Therapieergebnis auch frühzeitig Perspektiven zum geplanten Entlassungsdatum zu erhalten.

Abhängig von den individuellen Organisationsstrukturen wird der Arzt mit Beginn der Entlassungsplanung auch die Bereitstellung der benötigten Hilfsmittel initiieren (▶ Kap. 7.3).

Der Sozialdienst wird konkrete Unterstützung bei sozialmedizinischen Fragestellungen geben können (▶ Kap. 7.6). Diese Unterstützung beinhaltet:

- Information und Beratung zur Pflegeversicherung, dem Schwerbehindertenrecht, dem Betreuungsrecht, der Rentenversicherung und der Sozialhilfe
- Unterstützung bei der Beantragung von Leistungen (z. B. Pflegegeld, Sozialhilfe, Nachteilsausgleich für Schwerbehinderte)
- Hilfe bei der Organisation der häuslichen Pflege (ambulante Dienste, Essen auf Rädern, Hausnotruf)
- Hilfe bei der Organisation der voll- oder teilstationären Pflege (Langzeit-, Kurzzeit- oder Tagespflege)
- Hilfen zur beruflichen Rehabilitation (z. B. stufenweise Wiedereingliederung, Kontakte zu Arbeitgebern, Arbeitsamt und Rehabilitationsberatern der Deutschen Rentenversicherung)
- Vermittlung von Beratungsstellen und Selbsthilfegruppen
- Informationen zum barrierefreien Wohnen (Finanzierungsmöglichkeiten, Ansprechpartner).

7.1.2 Finanzielle Grundlagen: Pflegeversicherung

Maßgeblich für die Einstufung in die Pflegestufe ist der Betreuungs- und Pflegeaufwand für den einzelnen Patienten. Die Einteilung in Pflegestufen nimmt der Medizinische Dienst der Krankenversicherung (MDK) vor, der die Betroffenen auch zu Hause besucht. Bei privaten Krankenversicherungen übernimmt dies die Medicproof GmbH (Gesellschaft für medizinische Gutachten). Das Führen eines Pflegetagebuches kann ein hilfreiches Instrument bei der Begründung der Einstufung sein.

Hat der MDK die Pflegeeinstufung vorgenommen, zahlt die gesetzliche Pflegeversicherung seit 2012 folgende Sätze, die ▶ Tab. 7.1 zusammenfasst.

Tab. 7.1: Unterstützungsansprüche in Abhängigkeit von der Pflegestufe (Pflegestufe.info)

Pflege-stufe	Pflege-geld	Pflege-sachleis-tung	Vollstatio-näre Ver-sorgung
1	235 Euro	450 Euro	1.023 Euro
2	440 Euro	1.100 Euro	1.279 Euro
3	700 Euro	1.550 Euro	1.550 Euro

Erläuterungen zur ▶ Tab. 7.1:

* *Pflegestufen:*
    - Pflegestufe 1 (erheblich pflegebedürftig): Die Grundpflege muss mindestens 46 min, die Gesamtpflege mindestens 90 min/d betragen. In die Gesamtpflege werden die hauswirtschaftlichen Tätigkeiten eingerechnet. Es müssen mindestens 2 Grundpflegeaktivitäten zu verrichten sein.
    - Pflegestufe 2 (schwer pflegebedürftig): Die Grundpflege umfasst mehr als 120 min, die Gesamtpflege (inklusive Hauswirtschaft) mindestens 180 min/d. Der Hilfebedarf muss zu mindestens 3 verschiedenen Zeiten erforderlich sein.

    - Pflegestufe 3 (schwerst pflegebedürftig): Die Grundpflege benötigt mehr als 240 min, die Gesamtpflegezeit (inklusive Hauswirtschaft) mindestens 300 min/d. Es besteht Hilfebedarf rund um die Uhr.
* *Pflegegeld* wird im Rahmen der häuslichen Pflege von der Pflegekasse an den Pflegebedürftigen ausgezahlt, damit dieser eine selbst beschaffte Pflegekraft vergüten kann. Das sind in der Regel nicht professionelle Pflegende, sondern Familienangehörige oder Verwandte, es können aber auch Freunde, Nachbarn oder ehrenamtliche Helfer sein, die die erforderliche Grundpflege und hauswirtschaftliche Versorgung in geeigneter Weise sicherstellen (http://www.pflege-abc.info/¬ pflege-abc/artikel/pflegegeld.html, Zugriff am 04.12.2012).
* *Pflegesachleistung* heißt, dass professionelle Pflegekräfte die Grundpflege und die hauswirtschaftliche Versorgung übernehmen. Dies geschieht in der Regel durch einen zugelassenen ambulanten Pflegedienst. Pflegesachleistungen gehören im Rahmen der Pflegeversicherung zur häuslichen Pflege (http://www.pfle¬ ge-abc.info/pflege-abc/suchwort/¬ artikel/pflegesachleistungen.html, Zugriff am 04.12.2012).
* *Vollstationäre Versorgung* bedeutet, dass in einer stationären Einrichtung (Pflegeheim) betreut wird.

Im Durchschnitt kostet ein Pflegeheim in Deutschland zwischen 1.800 und 4.000 Euro. Entscheidend für die Kosten sind der Aufwand für die Pflege (Pflegestufe) sowie die Ausstattung und Lage des Pflegeheims. Ein Pflegeheim in einer Großstadt ist in der Regel teurer als ein ländliches Heim. Die Pflegeheimkosten müssen nicht allein von dem Angehörigen getragen werden: Wenn der Pflegebedürftige in eine Pflegestufe eingeteilt wurde, übernimmt die Pflegekasse einen Teil der Pflegeheimkosten.

Eine erheblich eingeschränkte Alltagskompetenz wird mit Pflegestufe 0 berücksichtigt. Für den besonderen Hilfebedarf von Demenz-Patienten, geistig behinderten oder psychisch kranken Pflegebedürftigen gibt es auch zusätzliche Betreuungsleistungen (nach SGB XI § 45a).

7.1.3 Voraussetzung für die Weiterversorgung zu Hause

Die Pflege neurologisch kranker Menschen zu Hause ist mit vielen Entscheidungen und großem Organisationsaufwand vorab verknüpft. Wichtige Fragen, die geklärt werden müssen, sind:

- Was möchte mein Angehöriger (der zu Pflegende) und was möchte er nicht? Wie stellt dieser sich die Zukunft vor? Kann er Hilfe von pflegenden Angehörigen annehmen?
- Wie viel Unterstützung, Begleitung, Anwesenheit können/wollen die Menschen, die in dem Haushalt leben, geben? Wie viele Menschen unterstützen die Pflege zu Hause (Großfamilie im Haus, ausgeprägtes soziales Gefüge)? Wer davon ist absolut zuverlässig? Wer kann kurzfristig einspringen bzw. helfen (Nachbarn, Freunde)? Welche Hilfe sollte an professionell Pflegende vergeben werden? Braucht der Angehörige zusätzlich noch Therapien? Wie gut ist die ärztliche Versorgung sichergestellt (regelmäßige Hausbesuche sind notwendig)?
- Welche Fertigkeiten müssen die Pflegenden beherrschen, damit eine gute Versorgung sichergestellt ist? Wie können diese Fertigkeiten angeeignet werden?

Es gibt viele Angebote für Schulungen von Angehörigen, z.B. durch die Krankenkasse, Wohlfahrtsverbände, ambulante Einrichtungen. Ebenso finden Einweisungen in spezielle Techniken (z.B. Trachealkanülenmanagement, PEG-Sondenversorgung) auch durch Rehabilitationskliniken statt. Spezielle mehrtätige Schulungen zum Thema Bewegungsunterstützung, Lagerung, Umsetzen in den Rollstuhl usw. werden durch speziell ausgebildete Kinaesthetics -Trainer angeboten (http://www.wir-pflegen-zuhause.de/¬ prog-trainerinnenliste.cfm).

Die Kosten werden durch die Pflegekasse übernommen. Weitere zu klärende Fragen sind:

- Wie kann die Wohnung eine hilfreiche Umgebung für den zu pflegenden Angehörigen und den Pflegenden sein und trotzdem noch Wohnung und Rückzugsgebiet? Bedarf es eines Pflegebetts, spezieller Bettwäsche (Inkontinenzeinlagen) oder eines Bettgitters? Wie gut sind Bad und Toilette für die neue Situation geeignet?
- Welche Kostform braucht der zu Pflegende? Ist eine spezielle Diät oder Essenszubereitung (z.B. passierte Kost mit angedickten Flüssigkeiten) notwendig? Wie gut und sicher funktioniert die Flüssigkeitszufuhr?
- Wie ist die Verabreichung von Medikamenten gewährleistet (z.B. über Nahrungssonden, als s.c.- oder i.v.-Medikation, über Medikamentenpumpen etc.)?

Häufig erkennen gut vorbereitete pflegende Angehörige Veränderungen der Atmung, der Temperatur, der Haut und Stimmung bzw. Bewusstseinslage als erstes. Bei rascher Informationsweitergabe an professionelle Stellen kann schnell reagiert und somit ein Notfall verhindert werden.

Für die Entscheidung, einen Angehörigen zu Hause zu pflegen, ist es wichtig, dass sich der Pflegende auch über die zwangsläufigen Veränderungen des eigenen Alltags bewusst wird. Vom Rehabilitationsteam sollte offen angesprochen werden, welche Auswirkungen eine häusliche Pflege auf die

Bedürfnisse der Pflegenden nach Rückzug und Ruhe bzw. nach einer aktiven Teilhabe in Gemeinschaften, Vereinen usw. haben kann. In den meisten Fällen muss einem nicht zielführenden Altruismus der Angehörigen durch gezielte Planung von Pausen und Auszeiten aktiv entgegengesteuert werden.

7.1.4 Angebote der Klinik zur Vorbereitung

Die Rehabilitationsklinik bietet im Idealfall durch ein strukturiertes Entlassungsmanagement oder eine Überleitungspflege viele Hilfen an. Mit Pflegekräften im Bezugssystem können schon auf den Stationen viele Aspekte besprochen werden, die auch bei den folgenden Punkten eine hilfreiche Begleitung anbieten wird. Die Bezugspflegekraft wird den Überleitungsbericht (Entlassungsbericht) initiieren/verfassen, damit die pflegerischen Erfahrungswerte im Handling mit dem Patienten ambulant genutzt werden können.

7.1.4.1 Rooming-in

Rooming-in ermöglicht den Angehörigen einerseits einen Überblick zum tatsächlichen Aufwand der Pflege und Betreuung über 24 h eines Tages, andererseits das Überwinden von Zweifeln mit der eigenen Leistungsfähigkeit im geschützten Rahmen der Klinik. Ob während der stationären Rehabilitation ein Rooming-in zustande kommt, hängt von der räumlichen Situation der Klinik ab bzw. ob der Kostenträger die Kosten für das Rooming-in übernimmt. Um einen sinnvollen Einblick zu erhalten, ist eine Mindestdauer von 1 Woche hilfreich. Um sich spezifische Fertigkeiten durch Pflegende oder Therapeuten anzueignen, wird ein längeres Rooming-in empfohlen (mindestens 2 Wochen).

7.1.4.2 Anleitung von Angehörigen in der Klinik

Auch ohne Rooming-in können Angehörige während des stationären Aufenthalts in pflegerischen Maßnahmen angeleitet werden. Damit dieser Prozess strukturiert und nachweisbar erfolgt, ist z. B. ein »Angehörigen-Anleitungsnachweis« zu empfehlen.

Der in der Schön-Klinik Bad Aibling verwendete Anleitungsnachweis für Angehörige (▶Tab. 7.2) bezieht sich auf die Struktur des biografischen Anamnesebogens. Die Ziele sind individuell und strukturiert einzusetzen, da sich daran der Umfang und das Angebot der Maßnahmen orientieren.

Tab. 7.2: Checkliste »Anleitungsnachweis für Angehörige«

Tätigkeit	Ziel	Maßnahmen	A=gezeigt von B=durchgeführt unter Aufsicht C=selbstständig Datum/Unterschrift
I. Arbeitsablauforganisation	optimal strukturierter Ablauf	O Raum O Material O Abwurf O Hygiene O Patient (Lagerung) O Personal (2. Helfer)	

Tab. 7.2: Checkliste »Anleitungsnachweis für Angehörige« – Fortsetzung

Tätigkeit	Ziel	Maßnahmen	A=gezeigt von B=durchgeführt unter Aufsicht C=selbstständig Datum/Unterschrift
II. Kommunikation/ Beziehung		O Ressourcen einsetzen (Sinne) O Alphabet-Tafel O Initialberührung O Kindersprache vermeiden	

III. Stimulationsmöglichkeiten
1. somatischer Bereich=den Körper betreffend

Tätigkeit	Ziel	Maßnahmen	
Ganzkörperwaschung (GKW) O Bett O Waschbecken O Dusche O Badewanne		O Übernahme O führen O begleiten O Wahrnehmungsangebot .... * *Cave*: Spastik, Subluxation	
Teilwaschung O Bett O Waschbecken O Dusche O Badewanne		siehe GKW * *Cave*: Spastik, Subluxation	
Ausstreichung		siehe GKW * *Cave*: Spastik, Subluxation	
An-/Auskleiden		O Übernahme O führen O begleiten * *Cave*: Spastik, Subluxation	
Umgang mit Anti- Thrombose-Strümpfen Umgang mit Blutgerinnungs- medikamenten		O Anziehhilfen O waschen O s.c.-Spritzen	
Hilfe bei der Ausscheidung		O spontan O Urinal O SPBF O DK * *Cave*: Keimverschleppung	
Atemstimulierende Einreibung (ASE)		O BL O SL O sitzend Material	

2. vestibulärer Bereich=den Gleichgewichtssinn betreffend

Tätigkeit	Ziel	Maßnahmen	
Lagerungen O im Bett O im Rolli		O SL O RL O BL	

Tab. 7.2: Checkliste »Anleitungsnachweis für Angehörige« – Fortsetzung

Tätigkeit	Ziel	Maßnahmen	A=gezeigt von B=durchgeführt unter Aufsicht C=selbstständig Datum/Unterschrift
O am Tisch		O sitzen O Material .... O rückenschonendes Arbeiten * *Cave*: Spastik, Subluxation	
Bewegen im Bett O kopfwärts O seitlich O seitlich drehen O an die Bettkante		O Betthöhe O rückenschonendes Arbeiten	
Transfer		O an Kante bewegen O Bodenkontakt O Gewichtsverlagerung	
Atmung		O wahrnehmungsfördernde Angebote .... * *Cave*: Manipulation vermeiden	
Atemunterstützende Maßnahmen		O Inhalation O Inhalog O EZ-PAP O Bagging/Air-Stacking O Clearway (Hustenassistent) O incentive Spirometer	
Absaugen O oral O tracheal O nasal		O Material * *Cave*: Reizung des Vagusnerves, Kontamination	
Rasur		O Gewohnheiten	
Zähne putzen, Mundpflege		O Gewohnheiten .... O Material O Prothese O Durchführung * *Cave*: Verletzungen, Erbrechen, Kieferverformung	
Rollstuhl, Bett		O Funktion O Sicherheitsmöglichkeiten	
4. oraler Bereich=den Mund betreffend (Geschmackssinn)			
Nahrungsaufnahme/Flüssigkeitsaufnahme		O Lagerung O Kost O Gewohnheiten .... * *Cave*: Verschlucken	

Tab. 7.2: Checkliste »Anleitungsnachweis für Angehörige« – Fortsetzung

Tätigkeit	Ziel	Maßnahmen	A=gezeigt von B=durchgeführt unter Aufsicht C=selbstständig Datum/Unterschrift
5. olfaktorischer Bereich=den Geruchssinn betreffend			
Information über Gerüche: Angebot, Reduzierung, Dosierung (z. B. Lieblingsdüfte)		*Cave: Allergien	
6. auditiver Bereich=den Gehörsinn betreffend			
Information über akustische Reize: Angebot, Reduzierung, Dosierung (biografischeAnamnese)		O CD/Radio/Kassette O Vorlesen O Besuche .... O Dauer	
7. taktil-haptischer Bereich=den Tastsinn betreffend			
Hilfsmittel (z. B. Verdickung des Bestecks)			
vertraute Gegenstände »begreifen« lassen			
8. visueller Bereich=den Sehsinn betreffend			
Raumorganisation		O wahrnehmungsfördernde Angebote .... O Orientierungshilfen	
Kleidung		O Farben geben Farbe	
IV. Verbände			
Tracheostoma PEG suprapubische Blasenfistel Dekubitus		O Durchführung nach Standard O Durchführung nach Standard O Durchführung nach Standard O Durchführung nach Standard	
V. Sonstiges			
Umgang mit Trachealkanüle Ernährungspumpe		O Infoblatt ausgehändigt O System befüllen O Ernährung ein-/nachfüllen O Pumpenfunktion erklären O Information über Einfuhr/Ausfuhr	
VI. Verhalten im Notfall			
Allgemeines		O Telefonnummer der Arztes O Telefonnummer Rettungsleitstelle	
Spezielles			

Tab. 7.2: Checkliste »Anleitungsnachweis für Angehörige« – Fortsetzung

Tätigkeit	Ziel	Maßnahmen	A=gezeigt von B=durchgeführt unter Aufsicht C=selbstständig Datum/Unterschrift
VII. Hygiene			
Allgemeines		O hygienische Händedesinfektion O Schutzkleidung/ Einmalkittel O spezielle Keime: .... O Abwurf	

7.2 Weiterversorgung im Pflegeheim

Sabine Rock

7.2.1 Hauptgründe für eine Versorgung im Pflegeheim

Die häufigsten Gründe, warum im Anschluss an eine Neurorehabilitation ein Leben im häuslichen Umfeld nicht mehr möglich ist, sind u. a.:

- starke (physische) Pflegebedürftigkeit
- umfassender Betreuungsbedarf insbesondere bei demenziellen Erkrankungen
- fehlende, überlastete oder berufstätige Angehörige als Pflegepersonen
- ungeeignete Wohnverhältnisse
- fehlende finanzielle Mittel für eine ggf. nötige ambulante 24-Stunden-Versorgung.

Eine Pflegeheimversorgung nach einer Neurorehabilitation ist häufig und spiegelt auch soziodemografische Entwicklungen wider. In 4 Schön Kliniken mit neurorehabilitativem Schwerpunkt wurden in den ersten 3 Quartalen in 2012 durchschnittlich 35,7 % der Patienten (nur Phase B) bzw.

25,8 % (Phasen B/C/D) in ein Pflegeheim entlassen.

Hinter diesen Zahlen stehen existenzielle Veränderungen für den Patienten und seine Angehörigen. Diese Krisensituation beeinflusst den Rehabilitationsverlauf und erfordert frühzeitiges, konkretes Handeln.

7.2.2 Unterstützung von Angehörigen

Angehörige sind damit konfrontiert, mit oder für den Patienten über ein Pflegeheim entscheiden zu müssen. Das ist in der Regel mit hohem persönlichem, sozialem und zeitlichem Druck und darüber hinaus oft mit starken Schuldgefühlen verbunden. Die möglichst frühzeitige Unterstützung durch den Sozialdienst, der – in Zusammenarbeit mit Ärzten, Pflegekräften und Therapeuten – die Situation und die Bedürfnisse der Angehörigen erkennt und beachtet, ist für die Entscheidungsfindung wesentlich. Die *Beziehung* stellt dabei einen entscheidenden Wirkfaktor dar (Strauß 2010, S. 171). Die

Erfahrung zeigt, dass das Wahrnehmen der eigenen Resonanz für die Mitarbeiter wesentlich ist, um trotz der Kürze der Zeit einen respektvollen, unterstützenden und handlungsorientierten Kontakt herstellen zu können.

Des Weiteren beinhaltet die psychosoziale Beratung – orientiert an der individuellen Situation – fachliche Information bis hin zur konkreten Organisation des Heimplatzes.

7.2.3 Suche nach einem geeigneten Heimplatz

Nach Freigabe der Entlassungsplanung durch den Arzt wird der Sozialdienst im Sinne einer baldmöglichen Weiterversorgung tätig. Dabei wird er die Informationen des Rehabilitationsteams berücksichtigen und die Meinungen des Patienten und seiner Angehörigen einholen.

Unterschieden wird zwischen:

* Dauerpflege
* Kurzzeitpflege: Sie dient der Überbrückung z. B. zur organisierten häuslichen Pflege oder – falls notwendig – als Möglichkeit, um Zeit zu gewinnen für eine dauerhafte Entscheidung.
* Beschützende/geschlossene Stationen: Bei Eigen- oder Fremdgefährdung ist ein Unterbringungsbeschluss notwendig, den der gesetzliche Betreuer oder auch der Klinikarzt beim zuständigen Amtsgericht vor der Verlegung beantragt.

Alternativen sind Pflegeheim-ähnliche, spezialisierte Einrichtungen. Diese ermöglichen bei bestimmten Problemstellungen eine höhere Lebensqualität. Zu nennen sind insbesondere:

* Rehabilitation der Phase F, d. h. rehabilitative Pflege in Heimen mit entsprechenden Stationen (z. B. für Patienten im Wachkoma bzw. mit noch zu erwartenden Fortschritten),

* Intensivpflege-Wohngruppen für beatmete und tracheotomierte Patienten und
* Wohngruppen bzw. individuelle oder beschützende Betreuungskonzepte für Menschen mit Demenz.

Die Beratung bezüglich eines geeigneten Heimplatzes soll sehr konkrete Informationen und Orientierungshilfen enthalten. Entscheidende Kriterien können Spezialisierungen ebenso wie die Erreichbarkeit oder die Atmosphäre eines Hauses sein. An dieser Stelle ist wesentlich, Angehörige im Vertrauen auf ihr eigenes Empfinden zu unterstützen und darin, ihre eigenen Bedürfnisse als wichtige Hilfe für den Patienten wahrzunehmen. Die Mitarbeiter eines Heimes sind von zentraler Bedeutung, aber auch die Einrichtung, der Geruch u. ä. Es geht darum, Angehörigen den Schritt in Richtung Pflegeheim zu erleichtern und damit auch dem Patienten zu helfen, das neue Leben auszuhalten und sich darauf einzulassen.

7.2.4 Sozialrechtliche und finanzielle Aspekte

Zuständig für Leistungen zur Weiterversorgung in Pflegeheimen ist die Pflegeversicherung entsprechend der festgelegten Sätze sowie der Patient selbst mit Einkommen und Vermögen. Können die entstehenden Kosten nicht abgedeckt werden, tritt der überörtliche Sozialhilfeträger (Bezirk) – nach Prüfung von Unterhaltsverpflichtungen (Verwandte in gerader Linie) – ein.

Die Kosten sind nicht selten ein existenzielles Problem für die ganze Familie. Zudem leiden insbesondere ältere Patienten häufig unter der Sorge, den Partner oder die Kinder finanziell zu belasten. Die Beratung durch den Sozialdienst umfasst sowohl psychosoziale und rechtliche Fragen als auch Hilfe bei der Antragstellung. Zu weiterführenden Aspekten gibt ► Kap. 7.6 Auskunft.

Die Frage nach einer Weiterversorgung im Pflegeheim stellt somit schon während des Rehabilitationsprozesses eine Herausforderung für alle Beteiligten dar: Für den Patienten und seine Angehörigen bedeutet es sehr viel mehr, als das Ziel, wieder zu Hause leben zu können, nicht erreicht zu haben.

Aber auch Ärzte und das ganze Rehabilitationsteam sind betroffen: Sie sind, zusammen mit Patienten und Angehörigen aufgerufen, das Erreichte ein- und wertzuschätzen und damit bestehende Grenzen anzuerkennen. Nur so wird ein würdevolles Weiterleben des Patienten ermöglicht.

7.3 Hilfsmittelversorgung und Anpassung der Wohnverhältnisse

Johanna Graf und Hans Brunner

Menschen mit Behinderung infolge einer erworbenen Schädigung des Nervensystems haben, gleich Nichtbehinderten, ein Recht darauf, möglichst selbstbestimmt und unabhängig zu leben und die Folgen der Behinderung für ihre soziale Teilhabe bestmöglich auszugleichen. Voraussetzungen hierfür sind eine adäquate Versorgung mit medizinischen, technischen und pflegerischen Hilfsmitteln sowie die behinderungsgerechte Anpassung ihres Wohnungsumfelds.

7.3.1 Gesetzliche Vorgaben zur Hilfsmittelversorgung

Die Versorgung mit Hilfsmitteln soll medizinisch notwendig, ausreichend, zweckmäßig und wirtschaftlich sein (SGB V § 92).

- *Technische Hilfsmittel* zur Rehabilitation werden in der Regel dann bewilligt, wenn diese im Hilfsmittelverzeichnis der Krankenkassen mit einer Hilfsmittelnummer aufgeführt sind (SGB V § 139).
- *Pflegehilfsmittel* (SGB XI § 40) sind im Pflegehilfsmittelverzeichnis der Pflegekassen aufgeführt. Für diese Hilfsmittel muss vorher ein Pflegeantrag gestellt werden.

Im Internet finden sich unterschiedliche Portale mit elektronischen Verzeichnissen der *Hilfsmittel* (https://hilfsmittel.gkv-spit¬zenverband.de/HimiWeb/produktliste_in¬put.action; http://www.rehadat.de/reha¬dat/) und der *Pflegehilfsmittel* (http://www.¬bmg.bund.de/pflege/leistungen/ambulante-¬pflege/pflegehilfsmittel.html).

Der Gesetzgeber schreibt im SGB V (§ 33, Abs. 1) keine Minimalqualität vor – mit Ausnahme beim Wiedereinsatz von Hilfsmitteln (bei bestimmten Hilfsmitteln muss überprüft werden, ob bei der Krankenkasse ein passendes Hilfsmittel im bundesweiten Lager vorrätig ist. Entsprechend dem Ergebnis der Bestandsabfrage wird ein Kostenvoranschlag vom Sanitätshaus über einen Wiedereinsatz oder eine Neuversorgung des Hilfsmittels bei der Krankenkasse eingereicht). Der Versicherte hat Anspruch auf Änderung, Instandsetzung und Ersatzbeschaffung sowie auf Ausbildung im Gebrauch der Hilfsmittel, Wartung und deren technische Kontrolle.

Hilfsmittel, die zum Wiedereinsatz instand gesetzt wurden, können leihweise zur Verfügung gestellt werden. Die Produktbeschaffenheit und die Qualität der Versorgung muss jedoch ausreichend sein. Der Verordner ist verpflichtet, sich davon zu überzeugen, dass das ausgelieferte Hilfsmittel seiner Verordnung entspricht, insbesondere dann, wenn es individuell angefertigt oder hergerichtet wurde (Richtlinie Gemeinsamer Bundesausschuss § 9).

Wird die Bereitstellung eines Hilfsmittels vom Kostenträger abgelehnt, kann der Versicherte innerhalb von 4 Wochen schriftlich Widerspruch einlegen.

7.3.2 Arten von Hilfsmitteln

Hilfsmittel sind erforderlich, um den Erfolg der Krankenbehandlung zu sichern oder eine Behinderung auszugleichen, sofern die Hilfsmittel nicht als Gebrauchsgegenstände des täglichen Lebens anzusehen sind (SGB V § 33, Abs. 1).

Es wird unterschieden in:

- technische Hilfsmittel zur Rehabilitation: Rollstühle, Gehhilfen, Betten, Hilfsmittel für den Sanitärbereich
- Pflegehilfsmittel, die zur Erleichterung der Pflege oder zur Linderung von Beschwerden des Pflegebedürftigen beitragen: Pflegebetten, Einlegerahmen, Bettpfannen, Urinflaschen, Waschsysteme, Lagerungsmaterial, Notrufsysteme
- orthopädische Hilfsmittel: Schienen und Prothesen
- medizintechnische Hilfsmittel: Inkontinenz-, PEG- und Tracheostomaversorgung, Heimbeatmung und Sauerstoffversorgung.

7.3.3 Kostenträger für Hilfsmittel

Hilfsmittel gehören zu den Leistungskatalogen folgender Kostenträger:

- gesetzliche Krankenkassen (GKV)
- Betriebskrankenkassen (BKK)
- private Krankenkassen (PKV)

- Berufsgenossenschaften (BG)
- Arbeitsagenturen (ARGE)
- Rententräger (RV)
- Sozialämter.

7.3.4 Auswirkungen aktueller Gesetzesänderungen im Hilfsmittelprozess

2007 trat das Gesetz zur Stärkung des Wettbewerbs in Kraft. Seither werden vermehrt Versorgungsverträge zwischen den Krankenkassen und Leistungserbringern (Sanitätshäuser) abgeschlossen, auf deren Basis Hilfsmittelversorgungen durchgeführt werden.

- Der Versicherte *muss* das Hilfsmittel von diesem Vertragspartner beziehen und nur der vertraglich vereinbarte Preis wird für das Hilfsmittel erstattet (SGB V § 127,). Wird eine andere Firma mit der Versorgung beauftragt oder ein anderes Hilfsmittel gewählt, müssen evtl. anfallende Mehrkosten vom Versicherten selbst getragen werden.
- Lieferung und Wartung sind über einen festgeschriebenen Zeitraum enthalten. Wird das Hilfsmittel über diesen Zeitraum hinaus weiterhin benötigt, reicht das Sanitätshaus eine neue Pauschalabrechnung bei der Krankenkasse ein.
- Ist für ein erforderliches Hilfsmittel ein Festbetrag nach SGB V § 36 festgesetzt, trägt die Krankenkasse die Kosten bis zur Höhe dieses Betrags.
- Innerhalb der o. g. finanziellen Rahmenbedingungen sind Hilfsmittel für die Versicherten kostenfrei. Es sind üblicherweise Zuzahlungen zu leisten, die pro Hilfsmittel mindestens 5 Euro, jedoch höchstens 10 Euro betragen.

Die gesetzliche Änderung zum 01. Januar 2012 (Betreuung nach einem Klinikaufenthalt) besagt, dass Krankenhäuser, Pflegeeinrichtungen, Patienten und Krankenkassen für ein effektives Entlassungsmanagement (Überleitung der Patienten von der Krankenhausbehandlung in die verschiedenen notwendigen Nachsorgebereiche. Das Entlassmanagement ist Teil der Krankenhausbehandlung) künftig enger zusammenarbeiten müssen. Die Krankenhausbehandlung umfasst auch ein Entlassungsmanagement zur Lösung von Problemen beim Übergang in die Versorgung nach der Krankenhausbehandlung (SGBV § 39). Daher wächst auch die Verantwortung einer Rehabilitationseinrichtung, bei der richtigen Auswahl von Hilfsmitteln zu beraten und bei der Bewältigung von Schnittstellenproblemen zu helfen – z. B. im Rahmen einer »Hilfsmittelkoordinationsstelle« (▶ **Kap. 7.3.5**).

7.3.5 Modell einer Hilfsmittel- koordinationsstelle

In der Schön Klinik Bad Aibling hat sich die poststationäre Versorgung der Patienten über eine sog. Hilfsmittelkoordinationsstelle über mittlerweile viele Jahre in einem strukturierten Ablauf bewährt. Diese Stelle ist personell besetzt mit einem Arzt, einem Hilfsmittelkoordinator und Hilfsmittelbeauftragten einzelner therapeutischer Abteilungen (Physio- und Ergotherapeuten, Rehabilitationstechniker).

Die Aufgaben der Hilfsmittelkoordinationsstelle umfassen:

- Gewährleistung einer fristgerechten Bereitstellung der medizinisch und therapeutisch notwendigen Hilfsmittel bis zum Entlassungstermin
- Ausstellung und Weiterleitung der Hilfsmittelverordnungen an die entsprechenden Sanitätshäuser und Krankenkassen
- Koordination der gesamten organisatorischen Abwicklung der Hilfsmittelbeschaffung (Schnittstelle zwischen Kostenträger und Sanitätshaus)

- Bearbeitung von Anfragen der Krankenkassen, des MDK, der Pflegeheime, der Angehörigen während der stationären Behandlung
- Einleitung von notwendigen Änderungen und Anpassungen der ausgelieferten Rollstühle/Hilfsmittel.

Außerdem sind die Mitarbeiter der Hilfsmittelkoordinationsstelle Ansprechpartner für Patienten auch nach Entlassung, z. B. zur Durchsetzung berechtigter Ansprüche bei den Kostenträgern.

Die Vorteile einer Hilfsmittelkoordinationsstelle sind:

- Vermeidung von Unter- oder Überversorgung mit Hilfsmitteln
- Sicherstellung einer wirtschaftlichen Versorgung
- Organisation notwendiger Anpassungen
- Vermeidung von (zeit- und kostenintensiven) Prüfungen, Begutachtungen und Rückfragen durch die Kostenträger
- Reduktion von Personalkosten durch Definition klarer Aufgabenbereiche
- Verbesserung der Versorgungsqualität durch geschultes Fachpersonal
- Optimierung der internen Prozessabläufe innerhalb der Rehabilitationseinrichtung.

7.3.6 Idealisierter Ablauf einer Hilfsmittelversorgung

In einer stationären Rehabilitationseinrichtung kann/sollte der Ablauf der Hilfsmittelversorgung strukturiert erfolgen. Dieser Ablauf kann in etwa wie folgt aussehen (▶ **Abb. 7.1**):

- In den wöchentlich stattfindenden Teambesprechungen (Ärzte, Pflege und Therapeuten) wird der Hilfsmittelbedarf des einzelnen Patienten erkannt und festgelegt.

- Der behandelnde Ergo- oder Physiotherapeut übernimmt die Hilfsmittelversorgung im Bereich Rehabilitationstechnik und orthopädische Hilfsmittel.
- Die Verordnung der Medizintechnik (z. B. Tracheostoma-, Sauerstoff-, PEG-, Inkontinenzversorgung) wird von den behandelnden Ärzten eingeleitet.
- Der behandelnde Ergo- oder Physiotherapeut nimmt bezüglich der Hilfsmittelversorgung Kontakt mit den Angehörigen/ Patienten auf, erfragt das gewünschte Sanitätshaus und führt eine Wahlrechtsaufklärung durch.
- Einige Krankenkassen arbeiten generell nur mit wenigen Sanitätshäusern zusammen oder beauftragen einen technischen Berater der Krankenkassen, sodass hier die Wahlfreiheit eingeschränkt sein kann. In diesem Fall werden die Verordnungen direkt zur Krankenkasse und an die entsprechenden Sanitätshäuser mit der Bitte um Rückmeldung weitergeleitet. So ist eine zeitnahe, individuelle und patientengerechte Versorgung möglich.
- Falls nötig, wird noch vor der Entlassung des Patienten ein Termin zur *Rollstuhlanpassung* mit dem behandelnden Haupttherapeuten, dem Patienten, evtl. Angehörigen, dem Hilfsmittelbeauftragten und dem Sanitätshaus koordiniert. In diesem Gespräch sollen im Hinblick auf den Rollstuhl der tatsächliche Bedarf, die individuellen Fähigkeiten des Patienten und die erwartete mittelfristige Prognose interdisziplinär besprochen werden.
- Je genauer das Hilfsmittel und die Indikation für das Hilfsmittel in der Verordnung beschrieben ist bzw. je genauer die Diagnose und die Funktionsstörung genannt werden, desto höher ist die Wahrschein-

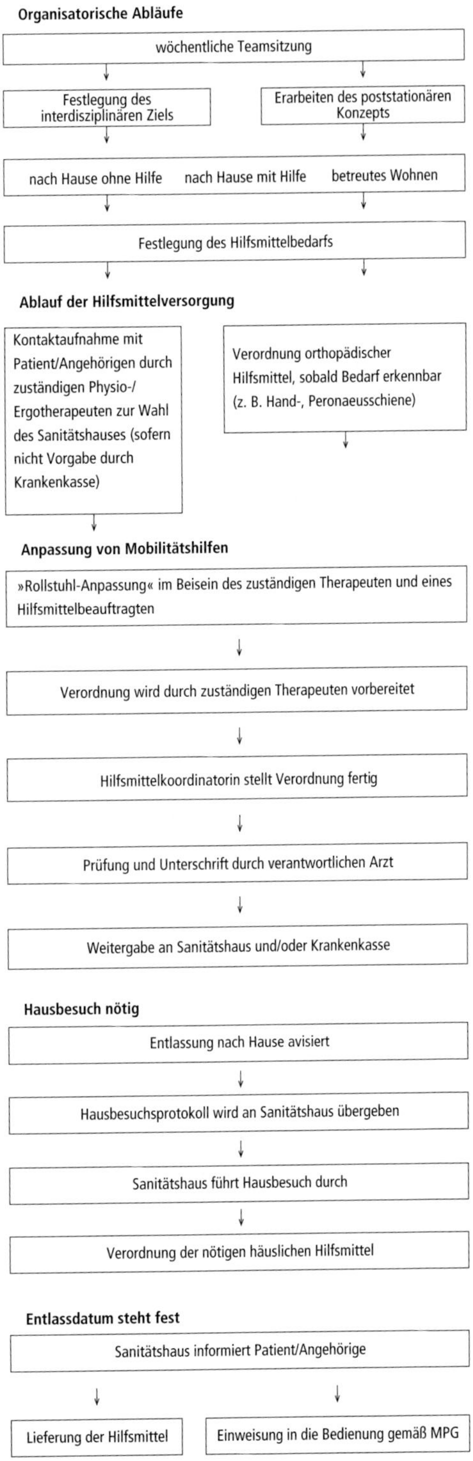

Organisatorische Abläufe

wöchentliche Teamsitzung

Festlegung des interdisziplinären Ziels

Erarbeiten des poststationären Konzepts

nach Hause ohne Hilfe   nach Hause mit Hilfe   betreutes Wohnen

Festlegung des Hilfsmittelbedarfs

Ablauf der Hilfsmittelversorgung

Kontaktaufnahme mit Patient/Angehörigen durch zuständigen Physio-/ Ergotherapeuten zur Wahl des Sanitätshauses (sofern nicht Vorgabe durch Krankenkasse)

Verordnung orthopädischer Hilfsmittel, sobald Bedarf erkennbar (z. B. Hand-, Peronaeusschiene)

Anpassung von Mobilitätshilfen

»Rollstuhl-Anpassung« im Beisein des zuständigen Therapeuten und eines Hilfsmittelbeauftragten

Verordnung wird durch zuständigen Therapeuten vorbereitet

Hilfsmittelkoordinatorin stellt Verordnung fertig

Prüfung und Unterschrift durch verantwortlichen Arzt

Weitergabe an Sanitätshaus und/oder Krankenkasse

Hausbesuch nötig

Entlassung nach Hause avisiert

Hausbesuchsprotokoll wird an Sanitätshaus übergeben

Sanitätshaus führt Hausbesuch durch

Verordnung der nötigen häuslichen Hilfsmittel

Entlassdatum steht fest

Sanitätshaus informiert Patient/Angehörige

Lieferung der Hilfsmittel   Einweisung in die Bedienung gemäß MPG

Abb. 7.1: Idealisierter Ablauf einer Hilfsmittelversorgung

lichkeit, dass der Versicherte das tatsächlich beantragte Hilfsmittel erhält.

- Zur reibungsfreien Koordination dieser Abläufe hat sich die Etablierung eines Spezialistenteams – die Hilfsmittelkoordinationsstelle – bewährt.

7.3.7 Beispiele für Hilfsmittel

7.3.7.1 Rollstühle

»Rollstuhl ist nicht gleich Rollstuhl.« Es wird unterschieden zwischen verschiedenen Modellen.

7.3.7.1.1 Standard- oder Transport-Rollstuhl

Diese Art von Rollstuhl ist für Patienten geeignet, die nur für längere Strecken und ohne Sondermaße/besondere Optionen einen Rollstuhl benötigen.

Ein Standard-Rollstuhl hat folgende Eigenschaften:

- Sein Gewicht liegt je nach Modell ab ca. 16 kg.
- Die Belastbarkeit reicht je nach Modell bis ca. 120 kg.
- Weniger Optionen können ausgeführt werden, dafür ist weniger Zubehör notwendig.

7.3.7.1.2 Leichtgewichts-Rollstuhl

Ein Leichtgewichts-Rollstuhl (▶ Abb. 7.2) ist für Patienten geeignet, die sich ausschließlich mit einem Rollstuhl fortbewegen und auf leichtgängige und wendige Fortbewegungsmittel angewiesen sind. Diese Rollstühle bieten eine Vielzahl an Einstellmöglichkeiten, womit sie auf die individuellen Bedürfnisse der Patienten angepasst werden können. Durch die große Spannbreite an

Zubehör können auch schwere Krankheitsbilder versorgt werden.

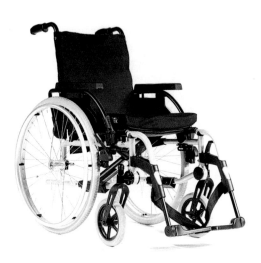

Abb. 7.2: Leichtgewichts-Rollstuhl BasiX

Ein Leichtgewichts-Rollstuhl hat diese Eigenschaften:

- Sein Gewicht beginnt ca. ab 14,5 kg.
- Die Belastbarkeit reicht bis 130 kg (je nach Modell).
- Der Rollstuhl ist leicht verstaubar wegen seiner Faltbarkeit und des geringen Eigengewichts.
- Die Beinstützen sind abnehmbar.

7.3.7.1.3 Adaptiv-Rollstuhl

Ein Adaptiv-Rollstuhl (▶ Abb. 7.3) eignet sich für aktive Patienten, z. B. (jüngere) Patienten mit Querschnittlähmung. Diese Rollstühle zeichnen sich durch extreme Leichtigkeit, hohe Wendigkeit und eine große Variabilität in der Anpassung aus. Mit ihnen ist die weitgehende Selbstständigkeit und die Teilnahme am Berufsleben i. d. R. möglich. Man unterscheidet faltbare Aktivrollstühle und solche mit starrem Rahmen.

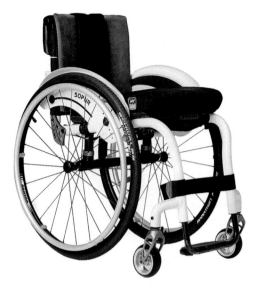

Abb. 7.3: Aktiv-Rollstuhl Helium

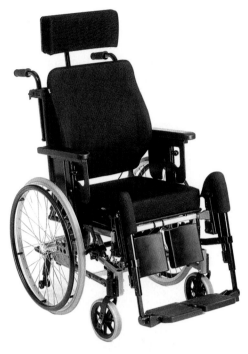

Abb. 7.4: Multifunktionsrollstuhl Netti III

Ein Adaptiv-Rollstuhl hat diese Eigenschaften:

- Sein Gewicht ist abhängig vom Modell ca. 7,5–13 kg.
- Die Belastbarkeit reicht je nach Modell bis 130 kg.
- Der Rollstuhl ist leicht verstaubar wegen seiner Faltbarkeit und des geringen Eigengewichts.
- Beim Starrrahmenstuhl ist ein Umklappen der Rückenlehne möglich, das Fußbrett ist nicht abnehmbar.

7.3.7.1.4 Multifunktions-Rollstuhl/ Pflege-Rollstuhl

Multifunktions- oder Pflege-Rollstühle (▶ **Abb. 7.4**) werden auch als Positionierungs- und Lagerungs-Rollstühle bezeichnet, denn durch die Sitzkantelung und die Rückenwinkelverstellbarkeit bieten diese Stühle auch nichtsitzstabilen Patienten genügend Unterstützung, um in sitzender Stellung positioniert werden zu können.

Diese Stühle haben folgende Eigenschaften:

- Der Rollstuhl kann von den Patienten nur eingeschränkt selbstständig angetrieben werden.
- Er hat ein relativ hohes Eigengewicht.
- Seine Belastbarkeit reicht bis ca. 125 kg.
- Der Multifunktions-Rollstuhl hat ein breites Angebot an Zubehörteilen.
- Je nach Modell sind die Rollstühle individuell verstellbar.
- Je nach Modell sind die Rollstühle für aktive und passive Benutzer geeignet.
- Diese Rollstühle sind schwer in ein KFZ verladbar.

7.3.7.1.5 Elektro-Rollstuhl mit diversen Steuerungen

Elektro-Rollstühle (▶ **Abb. 7.5**) sind insbesondere für aktive, schwer betroffene Patienten gedacht, für die ein manuelles Antreiben nicht möglich ist. Sie besitzen je nach Modell eine hohe Geländegängigkeit. Man kann sie im Innen- und Außenbereich einsetzen. Reichweite und Motorstärke variieren von Modell zu Modell.

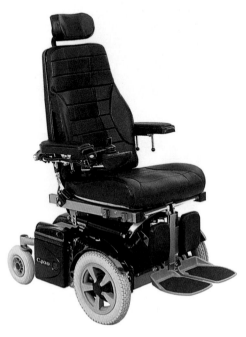

Abb. 7.5: Elektro-Rollstuhl C400 Corpus rot

Elektro-Rollstühle haben diese Eigenschaften:

- Sie können von den Patienten selbstständig bedient werden.
- Sie haben ein relativ hohes Eigengewicht.
- Ihre Belastbarkeit reicht bis ca. 125 kg.
- Elektro-Rollstühle haben ein breites Angebot an Zubehörteilen.
- Je nach Modell sind die Elektro-Rollstühle individuell verstellbar.
- Je nach Modell eignen sie sich für aktive und passive Benutzer.
- Die Elektro-Rollstühle sind schwer in ein KFZ verladbar.

7.3.7.2 Gehhilfen

7.3.7.2.1 Rollator (Unterarmgehwagen, Easy Walker)

Rollatoren (▶ **Abb. 7.6**) sind Gehhilfen für eingeschränkt gehfähige Patienten, geeignet für den Innen- und Außenbereich. Für Patienten mit einer gelähmten oberen Extremität kann man bei Bedarf auch eine spezielle Armauflage erhalten. Die Rollatoren sind je nach Modell klappbar, um sie für den Transport so kompakt wie möglich zu gestalten.

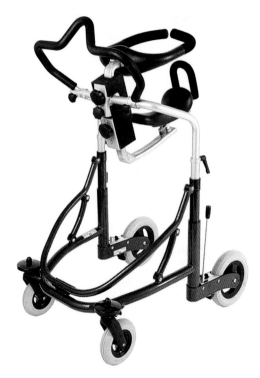

Abb. 7.6: Easy-Walker DS medium

- Aktives Stehen, Laufen lernen oder Laufen werden gefördert
- Die aufrechte Haltung und Rumpfunterstützung stärken den Muskelaufbau
- Die gefederte Sitzeinheit erleichtert das Lauftraining durch Pausenmöglichkeiten.

- Durch den einfach zu bedienenden Absenkmechanismus wird der Einstieg besonders leicht gemacht

7.3.7.3 Häusliche Hilfsmittel

7.3.7.3.1 Pflegebett/Einlegerahmen

Pflegebetten oder Einlegerahmen (▶ Abb. 7.7) werden besonders zur häuslichen Pflege von bettlägerigen Patienten verordnet. Die Bedienung ist einfach. Die Verstelloptionen – Kopfteil, Fußteil, Gesamthöhe und optional bei Bedarf Kippbarkeit des Bettes – sind manuell oder elektrisch möglich.

- Ein bestehendes Bett kann mit einem Einlegerahmen erweitert werden.
- Der Betteinsatz wird in den Bettrahmen hineingestellt.
- Der Betteinsatz hat 4 Füße und steht frei im Bettrahmen.

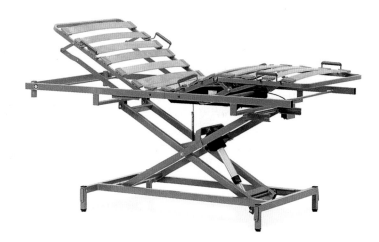

Abb. 7.7:
Pflegebett-
Einlegerahmen

7.3.7.3.2 Personenlifter

Mit einem Personenlifter (▶ Abb. 7.8) können bei häuslicher Pflege auch schwer zu transferierende Patienten ohne großen Kraftaufwand vom Bett in den Duschstuhl oder in den Rollstuhl umgesetzt werden. Zum Zubehör gehört ein Sitz- oder ein Liegetuch. Der Lifter ist mit Rollen versehen und somit einfach verschiebbar.

7.3.7.3.3 Treppensteigegeräte (Scalamobil)

Nicht gehfähige Patienten benötigen zur Bewältigung von Innen- und/oder Außentreppen eine Treppensteighilfe (▶ Abb. 7.9).

- Damit ist nahezu jede Treppe überwindbar (auch gewendelte Treppen, sofern die Stufen breit und tief genug sind).
- Das Gerät muss von einer Hilfsperson bedient werden, die speziell angeleitet wird. Patient und Hilfsperson müssen zu einem eingespielten Team werden. Bei unsachgemäße Umgang ist die Verwendung gefährlich.
- Abhängig von der häuslichen Situation kann das Scalamobil entweder am Rollstuhl oder an einem speziellen Scalastuhl befestigt werden.
- Das Treppensteiggerät ist leicht zerlegbar und kann transportiert werden.

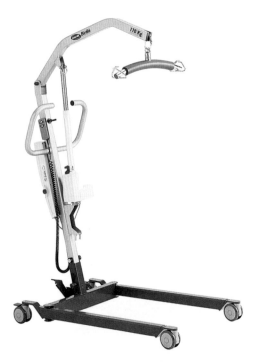

Abb. 7.8: Patientenlifter Birdie manuell

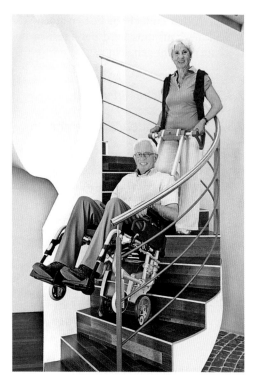

Abb. 7.9: Scalamobil BE21

7.3.7.4 Sanitärhilfsmittel

7.3.7.4.1 Toilettenstühle/Duschtoilettenstühle

Die fahrbaren Dusch- und Toilettenstühle dienen vorwiegend zur häuslichen Pflege bettlägeriger Patienten. Sie können auch für kurze Transportwege innerhalb der Wohnung, insbesondere wenn diese über 2 Etagen reicht, genutzt werden (▶ Abb. 7.10).

7.3.7.4.2 Toilettensitzerhöhung

Eine Toilettensitzerhöhung (▶ Abb. 7.11) ermöglicht einen selbstständigen Toilettengang. Das Aufstehen und Hinsetzen wird deutlich erleichtert. Die Anbringung variiert von Modell zu Modell. Wahlweise ist eine Toilettensitzerhöhung mit Armlehnen erhältlich.

7.3.7.4.3 Badewannenlifter

Ein Badewannenlifter (▶ Abb. 7.12) ist ein Hilfsmittel für voll pflegebedürftige oder noch teilselbstständige Patienten. Der Akku ist je nach Modell unterschiedlich lang haltbar und leicht zu entnehmen. Zur leichteren Verstaubarkeit kann der Badewannenlifter zusammengeklappt werden.

7.3.7.5 Medizintechnische Hilfsmittel

7.3.7.5.1 Trachealkanülen und Absauger

Tracheostomakanülen (TK) gibt es in nichtblockbarer oder blockbarer Ausfertigung (▶ Kap. 5.4). Blockbare TK (▶ Abb. 7.13) tragen einen aufblasbaren Ballon, der die Ka-

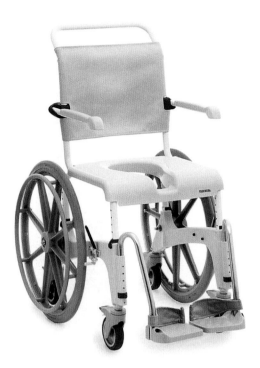

Abb. 7.10: Dusch- und Toiletten-Rollstuhl
Ocean

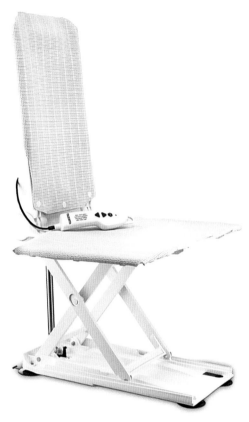

Abb. 7.12: Badewannenlifter Orca

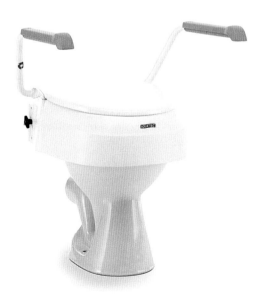

Abb. 7.11: Toilettensitzerhöhung 900

nüle gegen die Wand der Luftröhre abdichtet. Dadurch können Sekret oder Fremdkörper vom Rachenraum nicht in die Luftwege gelangen.

TK existieren in verschiedenen Längen, Formen und Materialen (i. d. R. Kunststoff oder Silber).Weiterhin gibt es gefensterte und ungefensterte TK. Gefensterte TK verwendet man bei Patienten, die sprechen können. Durch ein kleines Loch an der gefensterten Kanüle kann Atemluft zum Kehlkopf gelangen und die Stimmbänder zum Schwingen bringen.

Allen Patienten, die mit einer TK entlassen werden müssen, wird ein Absauggerät verordnet. Man benötigt dieses zum Absaugen von Sekret aus der Kanüle sowie dem Mund- und Rachenraum. Es gibt akkubetriebene mobile und stationäre Absauggeräte. Die akkubetriebenen Geräte werden zur Sicherheit zusätzlich verordnet. Die Saugleistung der mobilen Geräte ist geringer.

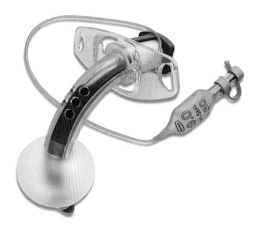

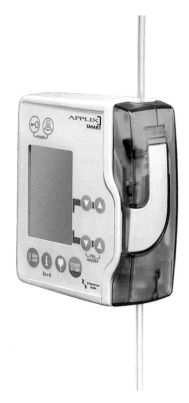

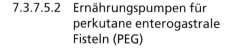

Abb. 7.13: Trachealkanüle, Typ Blue line ultra

Abb. 7.14: Ernährungspumpe für PEG

7.3.7.5.2 Ernährungspumpen für perkutane enterogastrale Fisteln (PEG)

Es gibt 2 Möglichkeiten, die Nahrungszufuhr über eine liegende PEG zu betreiben: über die Schwerkraft oder eine Ernährungspumpe (▶ **Abb. 7.14**). Das notwendige Zubehör, wie Infusionsständer, Überleitsysteme und Verbandsmaterial, wird bei der Versorgung mitgeliefert.

- Die Schwerkraft wird vorwiegend bei Patienten genutzt, die Sondenkosten nur in geringer Menge zur Nahrungsergänzung benötigen.
- Mit einer Ernährungspumpe ist eine kontinuierliche Nahrungszufuhr möglich. Das ist wichtig z. B. bei Diabetes mellitus (Vermeidung von Blutzuckerspitzen, gastrale Transportstörung) oder bei häufigem Erbrechen mit Aspirationsgefahr.

7.3.7.5.3 Inkontinenzversorgung

Es wird unterschieden zwischen ableitender und saugender Versorgung. Ableitende Systeme sind Kondomurinale, transurethrale und suprapubische Dauerkatheter. Saugende Systeme sind Schutzhosen (Windeln) und Einlagen.

7.3.7.5.4 Sauerstoffversorgung

Zur Sauerstoffversorgung werden verschiedene Systeme angewendet. Das O_2-Flaschensystem wird bei Patienten eingesetzt, die nur zeitweise mit Sauerstoff versorgt werden müssen. Es gibt stationäre und mobile Systeme. Die mobilen Systeme sind am Rollstuhl anbringbar.

Der Sauerstoffkonzentrator wird bei Patienten verwendet, die dauerhaft mit Sauerstoff versorgt werden müssen. Das Gerät konzentriert den Sauerstoff selbst. Dadurch ist ein Nachfüllen unnötig. Durch das Gerät wird die Atemluft mit Sauerstoff angereichert.

7.3.7.5.5 Heimbeatmung

Beatmungspflichtige Patienten können mittels eines Heimbeatmungssystems auch zu Hause versorgt werden. Die Beatmung kann entweder über ein Tracheostoma oder eine Nasen-Mund-Maske erfolgen. Es ist sowohl für einen intermittierenden Einsatz als auch eine 24-h-Nutzung geeignet. Ein mobiler Einsatz durch Anbringung an einen Rollstuhl ist möglich.

7.3.8 Anpassung der Wohnverhältnisse

Das primäre Ziel der meisten Patienten in der Neurorehabilitation ist die Rückkehr in ihr häusliches Umfeld, ggf. mit Hilfe ihrer Familie oder eines ambulanten Pflegedienstes. Um dies zu ermöglichen, ist neben adäquaten Hilfsmitteln oft auch eine Anpassung des (bisherigen) Wohnumfeldes erforderlich.

- Vor Entlassung nach Hause wird meist ein Hausbesuch durch das Sanitätshaus durchgeführt (idealerweise durch den Rehabilitationsfachberater, der die Rollstuhlanpassung vorgenommen hat).

- Anhand der Vorinformationen zum Patienten wird die Situation vor Ort eingeschätzt und festgestellt, welche Hilfsmittel aus dem Bereich der Rehabilitationstechnik (Pflegebett, Badhilfsmittel etc.) medizinisch und therapeutisch noch nötig und technisch möglich sind. Der Hausbesuch soll sorgfältig geplant und mit den Angehörigen, evtl. auch mit dem Pflegedienst, durchgeführt werden.
- Anschließend wird durch das Sanitätshaus ein Hausbesuchs-Protokoll erstellt und der Hilfsmittelkoordinationsstelle (s. o.) übermittelt.
- Nach Absprache mit den behandelnden Haupttherapeuten werden die Verordnungen von der Hilfsmittelkoordinatorin nach den Prinzipien der Notwendigkeit und Wirtschaftlichkeit erstellt und durch den verantwortlichen Arzt kontrolliert und freigegeben.
- Die Genehmigungsverfahren der Krankenkassen können manchmal länger als der Aufenthalt der Patienten in der Klinik dauern. Damit für die Patienten zu Hause jedoch keine Versorgungslücke entsteht, ist es erforderlich, dass das Sanitätshaus die unbedingt notwendigen Hilfsmittel zum Entlassungstermin ausliefert (z. B. Rollstuhl, Pflegebett, Sauerstoffkonzentrator). Der Versicherte/Angehörige muss hierzu das Angebot des Sanitätshauses schriftlich freigeben (d. h. eine vorläufige Kostenübernahme gegenüber dem Sanitätshaus unterschreiben).
- Die Lieferung der Hilfsmittel sollte mindestens 2 Tage vorab telefonisch mit den Angehörigen abgesprochen werden.

7.4 Berufliche Wiedereingliederung

Josef Metsch

7.4.1 Einleitung

Viele Menschen sind nach einer erworbenen Schädigung des Nervensystems in Bezug auf die soziale und berufliche Integration auf professionelle Hilfe angewiesen. Verschiedene Katamnesestudien belegen die verringerten Beschäftigungsmöglichkeiten nach einer schweren Hirnschädigung (Kreutzer et al. 1999; Schönberger et al. 2011). Eine amerikanische Untersuchung (Johnson 1998) zeigte, dass sich 10 oder mehr Jahre nach einer schweren Schädel-Hirn-Verletzung knapp 42 % der betroffenen Menschen in einem stabilen Arbeitsverhältnis befanden. Aktuelle Zahlen von 75 tagklinischen Patienten der Schön Klinik Bad Aibling weisen auf ähnliche Verhältnisse in Deutschland hin. 1,5 Jahre nach der Entlassung arbeiteten 50,7 % der Rehabilitanden am selben Arbeitsplatz, 9,3 % übten die gleiche Arbeit mit reduziertem Stundenumfang aus und jeweils 6,7 % waren arbeitslos, nahmen an Umschulungsmaßnahmen teil oder übten eine geringer qualifizierte Tätigkeit aus. 17,3 % der Rehabilitanden waren berentet und 2,6 % befanden sich aufgrund der Hirnschädigung im Krankenstand.

Vor allem neuropsychologische Defizite, Beeinträchtigungen der Emotionsverarbeitung und der Selbstwahrnehmung sowie Verhaltensprobleme erschweren oder verhindern eine erfolgreiche berufliche Wiedereingliederung (Kursawe und Pössl 2002; Marsh und Kersel 2006).

7.4.2 Vorgehen

Zu Beginn einer stationären oder tagesklinischen neurorehabilitativen Behandlung, die das Ziel der in der Sozialgesetzgebung (SGBIX) geregelten beruflichen Wiedereingliederung hat, steht eine alle Funktionsbereiche umfassende Diagnostik. Aus medizinisch-ärztlicher Sicht muss beurteilt werden, ob dieses Ziel realistisch erreichbar erscheint. So kann beispielsweise bei einem Patienten, der nach Schädel-Hirn-Trauma eine Epilepsie hat, die zeitnahe berufliche Wiedereingliederung als Zimmerer oder Kraftfahrer aufgrund möglicher Gefährdungen bzw. gesetzlicher Vorgaben grundsätzlich unmöglich sein. Erscheint die Integration aus medizinischer Sicht möglich, wird überprüft, ob dies auch für die Anforderungen anderer Leistungsbereiche wie Ergotherapie, Neuropsychologie, Physiotherapie und Sprachtherapie zutrifft. Mit Hilfe eines detaillierten Anforderungsprofils, das von dem Therapiebereich erhoben werden sollte, der den Rehabilitationsschwerpunkt bildet, wird bewertet, ob alle notwendigen, berufsspezifischen Fertigkeiten vorhanden sind. Darin gehen neben der genauen Berufsbezeichnung, die Informationen zur Schul- und Ausbildung, zum Arbeitsweg, zur Arbeitszeit und typische Belastungs- und Beanspruchungsschwerpunkte mit ein.

Unter Berücksichtigung dieser Informationen wird zu Beginn der Rehabilitation ein Ist-Soll-Abgleich angefertigt, in dem gegebenenfalls mit Hilfe von Fragebögen oder Checklisten so konkret wie möglich erfasst wird, in welchen Leistungs- und Verhaltensbereichen es noch Differenzen im Vergleich zum prämorbiden Leistungsvermögen gibt. Diese werden dann gezielt in der Therapie behandelt. Ergibt sich beispielsweise im Rahmen eines Anamnesegesprächs, dass der Rehabilitand im Gesprächsverhalten weitschweifig ist und Schwierigkeiten hat, Inhalte auf den Punkt zu bringen, dann empfiehlt sich die Teilnahme an einem sozialen Kompetenztraining (spezifische Zielsetzung: das eigene Gesprächsverhalten besser wahrzunehmen und kontrollieren zu lernen). Im Rahmen dieses Prozesses erhalten Ärzte und Therapeuten durch die Verlaufsbeobachtung und die Patienten aufgrund der Selbsterfahrungen ständig Feedback über das augenblickliche Leistungsvermögen.

Sollten die so gewonnenen Informationen zur Beurteilung der Berufsfähigkeit nicht ausreichen, wird versucht, eine mehrstündige Belastungserprobung (z. B. in der Klinik) durchzuführen. Dies ist nicht für alle Berufe gleichermaßen möglich. Bei Bürotätigkeiten oder bei Handwerks- und Dienstleistungsberufen können so zumindest die Belastungsfähigkeit über längere Zeiträume (2–6 h) und ob die Tätigkeit inhaltlich wieder ausgefüllt werden kann, eingeschätzt werden.

Mit dem o. g. Vorgehen soll die Arbeits-, bzw. die Berufsfähigkeit eines Rehabilitanden im Verlauf einer Neurorehabilitation beurteilt und eine Aussage getroffen werden, ob eine berufliche Wiedereingliederung am Arbeitsplatz innerhalb des zur Verfügung stehenden Zeitraumes erreichbar ist (▶ Kap. 7.6). Wenn das erreichte Leistungsniveau aus interdisziplinärer Sicht ausreichend erscheint, werden ein Wiedereingliederungsplan erstellt und die stufenweise Wiedereingliederung von den Ärzten der Rehabilitationseinrichtung eingeleitet (siehe z. B. Informationsblatt G830 der Deutschen Rentenversicherung). In Abhängigkeit von den spezifischen beruflichen Anforderungen und der individuellen Leistungsfähigkeit sollte in Zusammenarbeit mit dem Rehabilitanden die tägliche Arbeitszeit für die ersten 4–8 Wochen festgelegt werden. Leichte Überforderungen können im Laufe der Zeit durch kontinuierliche Überkompensation zum Scheitern der Wieder-

eingliederung führen (Göttert et al. 2002). Die klinische Erfahrung zeigt, dass ein eher sicherheitsorientiertes Arbeitspensum im o. g. Zeitraum langfristig erfolgversprechender ist.

Die Verlaufsbewertung der beruflichen Integration und eine Steigerung der täglichen Arbeitszeit werden in Abhängigkeit der Belastungsfähigkeit in der Regel mit dem Hausarzt erfolgen. Die Rentenversicherungsträger sehen zudem noch die Möglichkeit einer intensivierten Rehabilitationsnachsorge (IRENA) vor, bei der mit unterschiedlichen Indikationsschwerpunkten die Stabilisierung der bereits während der Rehabilitation erreichten Rehabilitationsziele unterstützt werden soll. Im Einzelfall kann sowohl bei Versicherten des Rentenversicherungsträgers als auch bei berufsgenossenschaftlicher Trägerschaft über einen entsprechenden Kostenübernahmeantrag eine ambulante neuropsychologische Nachsorge beantragt werden. Im Rahmen von etwa 2–4-wöchig stattfindenden Terminen hat es sich bewährt, mit dem Rehabilitanden die Wiedereingliederung zu überwachen. Dabei geht es im Sinne eines ambulanten Case-Managements darum, die Wirkungen und Wechselwirkungen möglichst vieler rehabilitationsrelevanter Faktoren zu berücksichtigen. Im Falle von Überlastungen bzw. spezifischen Problemen kann so zeitnah interveniert werden. Da die soziale und die berufliche Integration nicht unabhängig voneinander sind, wird in einem systemischen, ganzheitlichen Vorgehen neben der Berücksichtigung beanspruchungsrelevanter Themen auch Fokus auf die sozialen Beziehungen gelegt (Vorländer und Fischer 2000). Mögliche Überforderungen manifestieren sich nicht nur am Arbeitsplatz, sondern wirken zu Hause weiter und können deutlichen Einfluss auf die sozialen Beziehungen nehmen. Die Stabilität der Familie ist ihrerseits eine wichtige Quelle für Erholung und Kraft und hat somit Einfluss auf den Verlauf der beruflichen Rehabilitation. Im Rahmen der betrieblichen Intervention können beispielsweise bei der Nachsorge durch Berufshelfer der Berufsgenossenschaften oder von privaten Fördereinrichtungen direkt vor Ort Probleme identifiziert und nach Lösungen – wie einem Coaching am Arbeitsplatz – gesucht werden. Im außerbetrieblichen Bereich bietet sich in Abhängigkeit der Problemlage und des individuellen Bedarfs Unterstützung in Form von Einzel-, Paar- oder Familiengesprächen an. Dabei können Themen wie Krankheitsverarbeitung, Anpassung an erkrankungsbedingte Wesensveränderungen oder Aktivierung familiärer Ressourcen behandelt und Lösungsmöglichkeiten erarbeitet werden. Diese Begleitung kann sich im Einzelfall über einen längeren Zeitraum erstrecken. Sollten diese Maßnahmen längerfristig nicht erfolgreich sein, kann eine Umschulung ratsam sein. Das Behandlungsteam der Neurorehabilitation kann hierzu allerdings lediglich anstoßende oder beratende Impulse geben.

7.5 Fahrtauglichkeit

Ingo Keller und Jürgen Dressnandt

Grundlage zur Beurteilung der Fahreignung nach einer neurologischen Erkrankung ist die Fahrerlaubnisverordnung (FeV, Bundesgesetzblatt 2012). Als zusätzliche Hilfe zur Einschätzung können die Begutachtungsleitlinien zur Kraftfahrereignung herangezogen werden (Schubert et al. 2005; Gräcmann und Albrecht 2009).

Für das in der neurologischen Rehabilitation häufigste Krankheitsbild der »kreislaufabhängigen Störungen der Hirntätigkeit (Folge einer zerebralen Ischämie)« gilt für Führerscheininhaber der Gruppe 1 (Klassen A, A1, B (KfZ < 3,5 t), BE, M, L und T), dass die Fahreignung nach erfolgreicher Therapie und Abklingen der Symptome ohne Rückfallgefahr gegeben ist. Für die Führerscheininhaber der Gruppe 2 (Klassen C (KfZ > 3,5 t), D (Omnibusse) und Fahrerlaubnis zur Fahrgastbeförderung) ist die Fahreignung nach einer zerebralen Ischämie grundsätzlich ausgeschlossen (6.4 aus der Anlage 4 zu § 11 Abs. 2 der FeV).

Für Patienten, die eine Schädelhirnverletzung erlitten haben oder bei denen eine Hirnoperation durchgeführt wurde, gilt für alle Führerscheinklassen ein 3-monatiges Fahrverbot. Hierbei lässt die Formulierung »in der Regel nach 3 Monaten« (6.5 aus der Anlage 4 zu § 11 Abs. 2 der FeV) einen zeitlichen Spielraum offen.

Für Patienten, die unter epileptischen Anfällen leiden, gelten laut den Begutachtungsleitlinien zur Kraftfahreignung (Gräcmann und Albrecht 2009) ebenfalls unterschiedliche Empfehlungen für die Gruppen 1 und 2 (► Tab. 7.3).

Ein regelmäßiger Abgleich der eigenen klinischen Praxis mit den aktuellsten Begutachtungsleitlinien zur Kraftfahreignung ist zu empfehlen, da sich die empfohlenen Fahrkarenzen im Laufe der Zeit wiederholt änderten. Kontrolluntersuchungen im Rahmen der Begutachtung sind im Abstand von 1, 2 und 4 Jahren durchzuführen.

Zunächst sollte immer eine medizinische Untersuchung erfolgen (► Tab. 7.4). Im Einzelfall ist die klinisch-neurologische Untersuchung ausreichend, je nach Fall ist jedoch eine Erweiterung der Diagnostik nötig oder auch von den Begutachtungsrichtlinien für bestimmte Fahrzeugklassen emp-

Tab. 7.3: Epilepsie und empfohlene Fahrkarenz (in Anlehnung an Gräcmann und Albrecht 2009)

	Gruppe 1	Gruppe 2
1. epileptischer Anfall (provoziert, vermeidbar)	3 Monate	6 Monate
1. epileptischer Anfall (nicht provoziert)	6 Monate	2 Jahre
2. epileptischer Anfall	1 Jahr	nicht mehr fahrtauglich; Ausnahme: 5 Jahre Anfallsfreiheit ohne Antiepileptika-Behandlung
Anfallsrezidiv bei langjähriger Epilepsie	3–6 Monate, je nach (vermeidbarer) Ursache	nicht mehr fahrtauglich

fohlen. Gibt es keine medizinischen Faktoren, die gegen das Führen eines Kraftfahrzeuges sprechen, sollte anschließend eine neuropsychologische Untersuchung der Belastbarkeit, Reaktionsfähigkeit und Aufmerksamkeit durchgeführt werden.

Tab. 7.4: Häufige medizinische Ausschlussvariablen der Fahrtauglichkeit bei Patienten in der Neurorehabilitation

Fachbereich	Ausschlusskriterien
neurologisch	• Paresen, die selbst die Bedienung eines umgerüsteten Fahrzeuges unmöglich machen • schwere Aphasien mit Störungen des Wort- und Leseverständnisses • hohes Risiko eines Re-Infarktes • Einnahme sedierend wirkender Medikamente (zumindest bis zum Eintritt eines Gewöhnungseffektes) • Absetzphase bestimmter Medikamente (z. B. Antiepileptika: 3 Monate Fahruntauglichkeit)
internistisch	• Herzinsuffizienz • frische Aneurysmen oder Dissektionen der Bauchschlagader oder Hirngefäßarterien • hohes Risiko eines Herzinfarktes
orthoptisch	• monokulär: Gruppe 1 Visus < 0,7; Gruppe 2 fahruntauglich • binokulär: Gruppe 1 Visus < 0,5 auf dem besseren Auge; Gruppe 2 < 0,7 • Diplopie innerhalb des zentralen Gesichtsfeldes von 20° • einäugiges oder gleichwertiges beidäugiges Gesichtsfeld mit einem horizontalen Durchmesser unter 120° • visueller Neglect (meist der linken Seite).
elektrophysiologisch	Bei Nachweis einer strukturellen Hirnläsion (Z. n. Schädel-Hirn-Trauma, Gehirnoperation) kann die empfohlene Fahruntauglichkeit auch > 3 Monate bestehen, wenn im EEG wiederholt epilepsietypische Potenziale nachgewiesen wurden (auch wenn kein epileptischer Anfall auftrat).

Eine zusätzliche Diagnostik der exekutiven und intellektuellen Funktionen sowie der Persönlichkeit wird nach Schädigungen des Frontalhirns empfohlen (Selbstüberschätzungen, falsche Einschätzungen von Gefahrensituationen, mangelnde Impulskontrolle). Für die in ▶ Tab. 7.5 aufgeführten Testverfahren gilt für die Führerscheinklassen A, A1, B, BE, M, L und T, dass bezogen auf altersunabhängige Normwerte ein Prozentrang von mindestens 16 erreicht werden muss.

Tab. 7.5: Empfohlene neuropsychologische Untersuchungsverfahren zur Prüfung der Fahrtauglichkeit im Wiener Testsystem (Schuhfried 2000) und TAPK (Zimmermann und Fimm 1999)

Domäne	Geeignete Untersuchungsverfahren
Belastbarkeit	• Determinationstest (DT) • Cognitrone (COG) aus dem Wiener Testsystem • Untertest Reaktionswechsel aus der TAPK • Aufmerksamkeits-Belastungs-Test d2 (Brickenkamp 2002)
Reaktionsfähigkeit und Reizselektion	• Reaktionstest (RT) aus dem Wiener Testsystem • Untertest Go/NoGo aus der TAPK
Aufmerksamkeit	• peripherer Wahrnehmungstest mit Trackingaufgabe (PVT) • Daueraufmerksamkeit (DAUF) • tachistoskopischer Verkehrsauffassungstest (TAVTMB) • Signal-Detection (SD) • periphere Wahrnehmung (PP) • Linienverfolgungstest (LVT) aus dem Wiener Testsystem • Untertests geteilte Aufmerksamkeit, Vigilanz und visuelles Scanning aus der TAPK

Aus jeder Domäne sollte mindestens eines der genannten Testverfahren durchgeführt werden. Wird der Grenzwert zwar in einigen Tests unterschritten, zeigen sich in allen übrigen Verfahren jedoch stabile Leistungen, kann man von einem Mängelausgleich ausgehen und die Fahrtauglichkeit aussprechen. Gegebenenfalls können zur Absicherung der Einschätzung weitere Tests oder eine zusätzliche Fahrverhaltensprobe durchgeführt werden.

Für Besitzer der Führerscheinklassen C, C1, CE, C1E, D, D1, DE, D1E oder mit Erlaubnis zur Fahrgastbeförderung gilt, dass in der Mehrzahl der Testverfahren ein Prozentrang von 33 erreicht werden muss. In den übrigen Verfahren muss mindestens der Prozentrang 16 erzielt werden. Eine zusätzliche Fahrverhaltensprobe ist für diese Personen obligat.

Mönning et al. (2002) sind der Auffassung, dass neuropsychologische Tests lediglich einen Hinweischarakter auf die Fähigkeit zum Führen eines Kraftfahrzeuges haben. So können manche Patienten mit einem teilweise unterdurchschnittlichen Leistungsprofil ihre Mängel durch eine langjährige Fahrpraxis durchaus kompensieren. In diesen Fällen ist die Durchführung einer praktischen Fahrverhaltensprobe besonders zu empfehlen. In der Regel wird hierzu eine 1-stündige Prüfungsfahrt (ähnlich der Probefahrt zum Erwerb der Fahrerlaubnis) durchgeführt.

7.6 Sozialrechtliche Aspekte

Jürgen Dressnandt

Im deutschen Sozialrecht unterscheiden sich mögliche Hilfen für neurologische Patienten *nach* der Rehabilitation abhängig vom Kostenträger. Im Folgenden sind deshalb in Frage kommende Maßnahmen nach den wichtigsten Kostenträgern der poststationären Weiterversorgung aufgeführt.

7.6.1 Deutsche Rentenversicherung (DRV)

Ziele: Die Rehabilitationsmaßnahmen der DRV sollen eine Wiedereingliederung der Rehabilitanden ins Erwerbsleben bzw. eine Aufrechterhaltung der Erwerbsfähigkeit bewirken und eine Teilhabe am beruflichen und sozialen Leben ermöglichen.

7.6.1.1 Wiedereingliederung ins Erwerbsleben

Im Abschnitt »Sozialmedizinische Beurteilung« im Reha-Entlassungsbericht der gesetzlichen Rentenversicherung (Der ärztliche Reha-Entlassungsbericht, 2009) muss der Arzt insbesondere Stellung zu folgenden Fragen nehmen:

- Wie ist der zeitliche Belastungsumfang, den der Rehabilitand an seinem bisherigen Arbeitsplatz oder an einer anderen zumutbaren Arbeitsstelle leisten kann und
- Wann ist der erwartete Zeitpunkt der wiedererlangten Berufs- oder Erwerbsfähigkeit.

Sofern nach Beendigung der Rehabilitation am 1. Werktag nach der Entlassung wieder in Vollzeit gearbeitet werden kann, wird der Rehabilitand arbeitsfähig entlassen. Ist keine sofortige Wiederaufnahme der Erwerbstätigkeit möglich, wird eine stufenweise Wiedereingliederung ins Erwerbsleben nach Abschluss der Rehabilitation angestrebt (SGB IX § 28). Für eine Teilhabe am Erwerbsleben werden nach SGB IX §§ 33–38 Hilfen gewährt.

Eine stufenweise Wiedereingliederung beginnt, wenn der Betroffene wieder mindestens 2 h belastbar ist. Die anfängliche Stundenzahl kann variieren (2–7 h/d). Die volle Belastbarkeit sollte innerhalb von 4–8

Wochen, längstens nach 6 Monaten erreicht werden. Die Wiedereingliederungskosten (Lohnersatzleistung) werden bei einem Beginn der stufenweisen Wiedereingliederung innerhalb von 4 Wochen nach der Entlassung aus der stationären oder teilstationären Rehabilitation von der DRV übernommen. Die Wiedereingliederung muss mit dem Betroffenen und dem Arbeitgeber abgestimmt, der nachbehandelnde Arzt informiert werden. Spezielle Antragsformulare sind vom behandelnden Arzt der Rehabilitationsklinik an den Rentenversicherungsträger und die Krankenkasse weiterzuleiten.

Dauert der Beginn der Wiedereingliederung länger als 4 Wochen, aber kürzer als 6 Monate, dann leistet die Krankenkasse mit dem Krankentagegeld die finanzielle Unterstützung bis zum Beginn der Arbeit (SGB V § 74). Dauert der Beginn der Wiedereingliederung (Belastbarkeit über 6 h/d) voraussichtlich länger als 6 Monate, führt dies in der Regel zu einer (Teil-) Berentung auf Zeit (SGB VI § 102), sofern nicht weitere, nachstationäre Fördermaßnahmen erfolgen und/ oder erst nach deren Beendigung eine abschließende Beurteilung der Leistungsfähigkeit erfolgen kann.

7.6.1.2 Teilhabe am beruflichen und sozialen Leben: Berufs- versus Erwerbsunfähigkeit

Der Begriff *Berufsfähigkeit* bezieht sich auf die zuletzt ausgeübte Arbeit oder den erlernten Beruf. *Erwerbsfähigkeit* bezieht sich hingegen auf jedwede Erwerbstätigkeit, unabhängig vom erlernten Beruf oder der zuletzt ausgeübten Tätigkeit.

Personen, die im erwerbsfähigen Lebensalter sind und *vor* dem 02.01.1961 geboren wurden, haben ein gesetzliches Anrecht darauf (SGB VI § 240), dass sie nach einer gesundheitlichen Schädigung in ihrem Beruf oder in einem verwandten Arbeitsgebiet wieder ins Arbeitsleben eingegliedert werden. Ferner haben sie An-recht auf Rentenzahlungen, wenn sie nicht 6 h und mehr arbeiten können. Für *nach* dem 01.01.1961 geborene Personen im Erwerbsalter gilt dies nicht. Sind die-se über 3 h belastbar einsatzfähig, dann ist eine Eingliederung ins Erwerbsleben auch außerhalb ihres Berufes möglich: Sie kön-nen auf andere Tätigkeiten verwiesen wer-den. Dies gilt für die in der DRV ebenso wie die bei einer Knappschaft versicherten Personen.

Eine Unterscheidung zwischen berufsun-fähig und erwerbsunfähig ist in der ärzt-lichen Beurteilung somit nur für die vor dem 02.01.1961 geborenen Patienten sinn-voll, für danach geborene ist jedwede Tä-tigkeit, die zu einer Erwerbstätigkeit führt, als möglich zu betrachten. Mit anderen Worten: Die Berufsfähigkeit ist für nach dem 01.01.1961 Geborene nicht mehr aus-schlaggebend für die Beurteilung, ob je-mand wieder ins Erwerbsleben zurück kann (► Tab. 7.6).

Tab. 7.6: Kategorien der Berufs- und Erwerbsfähigkeit und deren Folgen für Patienten der Deutschen Rentenversicherung (DRV)

Arbeitsbelastbar-keit pro Tag	Vor dem 02.01.1961 geboren	Nach dem 01.01.1961 geboren	Konsequenz für Rentenansprüche
unter 3 h	erwerbsunfähig	erwerbsunfähig	volle Rente
3–6 h	im alten oder verwandten Beruf wiedereinglieder-bar, nicht verweisbar auf andere nicht angemessene Tätigkeit, auch wenn die-se länger als 6 h ausgeübt werden könnte	bei Berufsunfähigkeit verweisbar in andere Tätigkeit (erwerbsfähig)	halbe Rente, bei Arbeitslosigkeit vol-le Rente
über 6 h	Arbeit im alten oder verwandten Beruf, nicht verweisbar auf andere nicht angemessene Tätigkeit	bei Berufsunfähigkeit verweisbar in ande-re Tätigkeit (erwerbs-fähig)	keine Rentenzahlung

Anrecht auf Erwerbsunfähigkeitsrente nach SGB VI § 43 hat man bei folgenden Voraus-setzungen:

- wenn mindestens 5 Versicherungsjahre Rentenbeiträge in die Deutsche Renten-versicherung eingezahlt (inklusive An-rechnungszeit) und
- in den letzten 5 Jahren vor Eintritt der Erwerbsunfähigkeit mindestens 3 Jahre Rentenbeiträge entrichtet wurden.

Bei einer Erwerbsunfähigkeit wegen eines Arbeitsunfalles oder einer Berufserkran-kung sind kürzere Beitragszeiten möglich. Eine allgemeine orientierende Beratung durch den Sozialdienst der Rehabilitations-einrichtung und eine individuelle Beratung durch den Rehabilitationsberater der DRV sind in jedem Fall sinnvoll.

7.6.2 Berufsgenossenschaft (BG)

Im Falle der Leistung der Rehabilitation durch die Berufsgenossenschaft erfolgt eine Betreuung durch Berufshelfer seitens der BG. Die Betreuung ist in der Regel umfassender als bei der DRV. Der BG-Berufshelfer beglei-tet und unterstützt sowohl die rehabilitative Behandlung, als auch die Wiedereingliede-

rung ins Erwerbsleben und in ein selbstständiges Leben zu Hause durch aktive Besuche
vor Ort. Im Rahmen von Gesprächen mit
dem Rehabilitanden und dem behandelnden Arzt und Neuropsychologen wird ein
individueller Plan zur Erreichung bestmöglicher Teilhabe am privaten, gesellschaftli-
chen und beruflichen Leben (SGB VII § 26)
erstellt, der je nach Rehabilitationsverlauf
angepasst wird. Zur Wahrung ihrer Aufgaben fordert die BG monatliche Berichte über
den Behandlungsverlauf an.

Bei Landwirten übernimmt die Land-
wirtschaftliche Sozialversicherung die Leistungen der Rehabilitation. Sie ist sowohl
Krankenversicherung, Rentenversicherung
als auch Berufsgenossenschaftliche Un-
fallversicherung der in der Landwirtschaft
arbeitenden Personen.

7.6.3 Sozialrechtliche Aspekte außerhalb der DRV oder BG

7.6.3.1 Selbstständige

Bei Selbstständigen und sog. freien Beru-
fen, wie z. B. Ärzten, ist eine Kostenübernahme für eine stufenweise Wiedereingliederung meist nicht gegeben. Hier greift eine
private Absicherung der Berufsunfähigkeit
(sofern vorhanden). Diese private Absicherung kann unterschiedlich ausgestaltet sein.
So kann der Verzicht auf einen Verweis auf
eine andere Tätigkeit inkludiert sein oder
nicht. Ferner ist der Grad der Erwerbs-
bzw. Berufsunfähigkeit, ab der eine Leis-
tungspflicht gilt, gelegentlich unterschiedlich festgelegt (z. B. 50 % oder 75 %). Eine
detaillierte Beratung durch den Sozialdienst
ist hier unumgänglich.

Bei Selbstständigen erfordert die Wiederaufnahme ihrer beruflichen Tätigkeit in der
Regel die volle Arbeitsleistung von 8 h (oder
mehr), wodurch eine stufenweise Wiederein-

gliederung nicht möglich ist. Gleichzeitig ist
auch eine längere Rekonvaleszenzphase bei
Selbstständigen kaum möglich, ohne dass
finanzielle Einbußen drohen. Vor diesem
Hintergrund ist eine Beratung des Betroffenen hinsichtlich seiner konkreten Prognose einer zeitnahen Wiedererlangung seiner
Arbeitsfähigkeit von existenzieller Bedeutung. Unter Umständen hat dies die rechtzeitige Veräußerung oder Übertragung des
Betriebs oder der Firma zur Konsequenz.

In einzelnen Fällen kann, ähnlich wie bei
der BG, ein betriebliches Eingliederungsma-
nagement durch spezielle, kommerzielle In-
tegrationsberater (z. B. Date UP oder SA-
LO und Partner) sinnvoll sein. Die Betroffenen können am Arbeitsplatz stundenweise
betreut und der Arbeitgeber beraten werden. Die Kostenübernahme für diese Leistung muss jeweils vorab beantragt werden.
Die Kosten werden als Leistung zur Teilhabe am Arbeitsleben von den Arbeitsagenturen auf Antrag im Einzelfall gewährt.

7.6.3.2 Beamte

Auch für Beamte ist bei positiver Erwerbs-
prognose eine stufenweise Wiedereingliederung bei Zustimmung des Dienstherren
möglich. Die Bezüge werden ohne Einbußen auch im Rahmen der Wiedereingliederung vom Dienstherren übernommen.

7.6.4 Weitere Fördermaßnahmen zur Teilhabe

Ist eine stufenweise Wiedereingliederung
nicht möglich, sind jedoch weitere rehabilitative Therapie und Förderung erforderlich oder Umschulungsmaßnahmen nötig,
kommen verschiedene, spezialisierte För-
derzentren in Betracht (Berufsbildungs-
werke, neurologische und berufliche Fördereinrichtungen). Grundprinzip all dieser Einrichtungen ist der Versuch einer be-

ruflichen Wiedereingliederung in einem geschützten Rahmen, während gleichzeitig die individuell erforderlichen Therapien fortgesetzt werden. Die Kosten dieser Fördermaßnahmen werden häufig von verschiedenen Trägern wie der DRV, der Krankenkasse und dem Bezirk anteilig auf Antrag übernommen. Kosten für eine Ausbildung oder Umschulung werden nach SGB IX § 35 bei Menschen mit Behinderung übernommen.

7.6.5 Pflegeversicherung

Bei Betroffenen, die nicht wieder ins Erwerbsleben zurück können und bei denen eine Versorgung zu Hause nur mit Hilfe anderer möglich ist oder eine Versorgung nur im Pflegeheim erfolgen kann, ist eine Unterstützung der Pflegekosten durch eine Pflegeversicherung möglich (SGB XI §§ 14, 15). Ein entsprechender Antrag wird zusammen mit dem Sozialdienst der Rehabilitationseinrichtung gestellt. Durch einen beauftragten Arzt (bei gesetzlich Versicherten über den medizinischen Dienst der Krankenversicherung (MDK), bei privat Versicherten über die Gesellschaft für medizinische Gutachten (Medicproof GmbH)) erfolgt eine Einstufung in eine Pflegestufe. Abhängig von der Pflegeeinstufung (Stufe I–III) werden unterschiedliche Pflegesätze bei häuslicher Versorgung oder bei Unterbringung im Pflegeheim (SGB XI § 43) geleistet (▶ Kap. 7.1). Ferner sind die Unterstüt-

zungshilfen je nach Ausgestaltung der häuslichen Pflege, wie

- Pflegesachleistungen (SGB XI § 36, inkludiert professionelle Pflegekraft),
- Pflegegeld (SGB XI § 37, wenn Angehörige pflegen) oder
- eine Kombination von Pflegesachleistung (wenn diese nicht ausgeschöpft wurde) mit Pflegegeld möglich (SGB XI § 38).

Bei dementen Patienten sind die Leistungen je nach Pflegestufe höher. Umbaumaßnahmen zur Ermöglichung der Pflege zu Hause werden bei vorheriger Beantragung und Bewilligung übernommen (SGB XI § 40, ▶ Kap. 7.3). Eine Ersatzpflege (Verhinderungspflege) ist bei Krankheit oder Urlaub der Pflegeperson für längstens 28 Tage pro Jahr möglich (SGB XI § 39).

Inwiefern eigene finanzielle Ressourcen der Patienten und Angehörigen eingebracht werden müssen, hängt von den anfallenden Kosten bzw. den individuellen Wünschen und Vorstellungen ab. Die Voraussetzungen zum Bezug von Leistungen der Pflegeversicherung sind bei gesetzlich wie privat krankenversicherten Personen dieselben. Eine zusätzliche Abfederung der Kosten kann optional durch private Tagegeldversicherungen bzw. Pflegezusatzversicherungen erfolgen. Eine Beratung durch den Sozialdienst ist für Betroffene und deren Angehörige auch für dieses Feld grundsätzlich zu empfehlen.

7.7 Intervallrehabilitation

Jürgen Herzog

Unter der unpräzisen, im klinischen Sprachgebrauch jedoch geläufigen Begriffsbezeich-

nung »Intervallrehabilitation« (IR) verstehen wir ambulante oder stationäre Rehabilitationsleistungen, die sich durch folgende Eigenschaften vom »Erhaltungstraining« abgrenzen:

- Die Rehabilitationsmaßnahme findet für die betreffende Indikation zum wiederholten Male statt.
- Über einen begrenzten Zeitraum (i. d. R. 2–4 Wochen) kommt es zu einer signifikanten Erhöhung der für den Patienten gewöhnlichen Frequenz von (meist multiprofessionellen) Therapieeinheiten.
- Eine gesonderte Kostenübernahme für die Maßnahme wurde durch den Kostenträger gewährt.

7.7.1 Indikationen

Eine IR ist nicht für jeden Patienten sinnvoll bzw. wird von den Kostenträgern aus ökonomischen Gründen zunehmend selektiveren Patientengruppen vorbehalten. Bei der Indikationsstellung kommt somit dem Aspekt, durch die Therapieintensivierung neue, bislang nicht oder nur inkomplett erreichte Behandlungsziele realisieren zu können, eine besondere Bedeutung zu.

In der Neurorehabilitation haben sich aus unserer Erfahrung folgende Indikationen als besonders sinnvoll für eine (v. a. stationäre) IR erwiesen:

- neurogene Dysphagien (bei Trachealkanülenträgern Überprüfung der Dysphagieschwere und evtl. Dekanülierbarkeit; Evaluation von Tracheostomakomplikationen und Sekretmanagement; Erreichung oraler oder teiloraler Kostaufbau)
- spastische Syndrome (v. a. bei schweren Verlaufsformen Evaluation komplexer Verfahren, z. B. Testung intrathekaler Medikamentenapplikation, differenzielle Einstellung von Medikamentenpumpen i. s., aufwändige Redressionsmaßnahmen, vor oder nach neuroorthopädischen Eingriffen)

- inkomplette Extremitätenparesen (insbesondere bei subakuten oder chronischen Verlaufsformen synergistische Anwendung von Botulinumtoxin und Ergo- oder Physiotherapie zur Erlangung selektiver Hand- und Arm- bzw. Fuß- oder Beinfunktion; zeitlich umschriebene, evidenzbasierte Therapieverfahren mit hoher Therapiefrequenz, z. B. »Constrained Induced Movement Therapy« CIMT)
- aphasische Syndrome (auch im subakuten oder chronischen Stadium bei gut erhaltenem Sprachverständnis sinnvoll; zeitlich umschriebene, hochfrequente Therapieverfahren mit hohem Evidenzgrad, z. B. »Constrained Induced Speech Therapy« CIST)
- neurogene Blasen- oder Mastdarmfunktionsstörungen (urodynamische Verlaufskontrollen, zeitaufwändiges Verhaltenstraining, invasive Therapieverfahren wie z. B. intravesikales Botulinumtoxin, Sakralnervenstimulatoren etc.)
- Querschnittsyndrome (jährliche IR, vor allem innerhalb der ersten 3–5 Jahre nach Schädigung sinnvoll)
- schwere Bewusstseinsstörungen (z. B. PVS oder MCS zur Evaluation des Bewusstseins mit spezifischer Diagnostik wie fMRI und EEG in spezialisierten Zentren)
- bei unklaren Verschlechterungen zuvor stabiler Residualsyndrome (z. B. zur Abklärung medikamentöser Neben- und Wechselwirkungen, Langzeitkomplikationen von liquorableitenden Systemen, Ausschluss nichtkonvulsiver Status epilepticus etc.).

In Einzelfällen können auch organisatorisch-sozialmedizinische (z. B. fehlende Zugangsmöglichkeit zu ambulanter Spezialtherapie, längerfristige Erkrankung einer Betreuungsperson) oder hygienische Gründe (z. B. abgelehnter Zugang zu ambulanter Spezialtherapie aufgrund Besiedelung mit hygienerelevanten Keimen) eine stationäre IR rechtfertigen.

Es ist offensichtlich, dass eine sinnvoll indizierte IR nicht zwangsläufig eine *aktive* Therapiemitarbeit des Patienten erfordert, sondern auch bei fehlendem oder nur minimalem Bewusstsein eine Berechtigung hat. Floride Psychosen, schwere Verwirrtheitszustände mit Weglaufgefährdung oder fehlende Therapiemotivation sind dagegen in aller Regel Kontraindikationen für eine IR.

7.7.2 Rechtliche Rahmenbedingungen

Die rechtlichen Rahmenbedingungen für eine IR sind in der deutschen Sozialrechtsgesetzgebung hinterlegt (SGB IX). In SGB IX § 4 sind die »Leistungen zur Teilhabe« definiert, die unabhängig von der Ursache der Behinderung dazu beitragen sollen, »die Behinderung abzuwenden, zu beseitigen, zu mindern, ihre Verschlimmerung zu verhüten oder ihre Folgen zu mildern« (Fuchs 2012). Neurologisch erkrankte Patienten haben nach dieser Definition also einen Rechts*anspruch* auf Rehabilitationsleistungen – nach dem typischen rehabilitativen Verlauf vieler Erkrankungen auch noch Jahre nach dem Primärereignis. In der Versorgungsrealität neurologisch Erkrankter in Deutschland dominieren in diesem längerfristigen Kontext die (niederfrequenten) ambulanten Leistungen, für deren Wirksamkeit eine (wenn überhaupt) nur grenzwertige Evidenzlage vorhanden ist. Deren Inanspruchnahme stellt die in mehreren Teilhabeebenen beeinträchtigten neurologischen Patienten und deren Angehörige oft vor unlösbare logistische Probleme. Die o. g. speziellen Therapieziele setzen überwiegend eine multiprofessionelle stationäre Neurorehabilitation voraus, deren Zugangswege in den letzten Jahren sowohl von Seiten der Kostenträger als auch von

Seiten der Rehabilitationseinrichtungen erschwert wurden.

Das sozialrechtlich verbriefte Recht auf ein »Persönliches Budget« (SGB IX § 17) wird von den Patienten noch kaum genutzt. Gemäß diesem werden die Leistungen zur Teilhabe von den Rehabilitationsträgern, den Pflegekassen und den Integrationsämtern als Komplexleistung zur Verfügung gestellt. Leider halten bislang weder Kostenträger noch Rehabilitationseinrichtungen transparente oder kundenfreundliche Zugangswege für Patienten und Angehörigen zu dieser selbstverantwortlichen Bestimmung vor.

7.7.3 Einleitung des Rehabilitationsverfahrens

Abhängig vom Kostenträger des Rehabilitationsverfahrens gelten dessen individuelle, je nach Bundesland unterschiedlich gehandhabte Zugangsmodalitäten für die IR genau so wie für die »Erstbewilligung« einer Neurorehabilitation nach akuter Schädigung.

In absteigender Häufigkeit wird die Antragstellung von

- Haus- oder Heimärzten,
- niedergelassenen Fachärzten (Neurologen, Nervenärzte),
- Amtsärzten der Kostenträger (z. B. der Deutschen Rentenversicherung oder von Berufsgenossenschaften) und
- Angehörigen oder Betreuungspersonen

übernommen.

In Anlehnung an das bekannte Phasenmodell der Bundesarbeitsgemeinschaft für Rehabilitation (1999) ist in vielen Bundesländern zunächst die Erfassung der aktuellen Pflegebedürftigkeit und Rehabilitationserschwernisse mit geeigneten Assessments (z. B. Barthel-Index BI, Frühreha-Index nach Schönle oder Functional Independence Measurement FIM) durch die mit der

Versorgung des Patienten betrauten Personen notwendig.

Die für die postakute Neurorehabilitation in der Praxis von GKV-Patienten gehandhabten Phasengrenzen sind zumindest in der Phase C und Phase D in der IR identisch:

- weiterführende Rehabilitation (Phase C) mit 35–65 Punkten beim BI: Kostenträger i. d. R. Krankenversicherung oder Berufsgenossenschaft und
- Anschlussheilbehandlung (Phase D) mit 70–100 Punkten beim BI: Kostenträger Krankenversicherung, Deutsche Rentenversicherung oder Berufsgenossenschaft.

Erheblich schwieriger ist es nach unseren Erfahrungen, bei hoher Pflegebedürftigkeit (BI 0–30 Punkte) oder Vorliegen rehabilitationserschwerender Items im Frühreha-Index nach Schönle die Bewilligung der Kostenübernahme zu den Konditionen der neurologischen Frührehabilitation (Phase B) zu erhalten. Sowohl die kostentragenden GKV als auch die Rehabilitationskliniken setzen hier meist eine schriftliche Kostenzusage voraus – im Gegensatz zur Postakutrehabilitation ist aber die Dokumentierbarkeit eines Krankenhausbehandlungsbedarfs

nach SGB V § 39 nicht mehr oder nur umstritten gegeben. Da dieses Problem überwiegend mit dem für Deutschland spezifischen Dualismus von DRG-abrechnenden Rehabilitationskliniken einerseits und nach tagesgleichen Pflegesätzen vergüteten »Besonderen Einrichtungen« andererseits begründet ist, ist mit der schrittweisen Umstellung auf ein eingleisiges DRG-System in der Neurorehabilitation auf erleichterte Zugangswege für schwer betroffene Patienten zur stationären IR zu hoffen. Unabhängig davon gibt es in einzelnen Bundesländern Initiativen, durch Konsensregelungen mit den Kostenträgern ausgewählten »Phase-B-Patienten« bei spezifischen Indikationen den Weg in eine mehrwöchige IR zu erleichtern (z. B. Positionspapier »Definition eines einheitlichen Endpunktes der akut-stationären Behandlungsbedürftigkeit in der neurologischen Frührehabilitation in Bayern«). In der mitunter subtilen Auseinandersetzung mit den Kostenträgern sind einige Rehabilitationseinrichtungen dazu übergegangen, zuweisende Ärzte bei der Indikationsstellung z. B. durch Prüfung von Unterlagen oder telefonische Beratung zu unterstützen. Bei Konsens für die Einleitung einer IR werden oft Argumentationshilfen für die Antragstellung angeboten.

Literatur

Altmeyer S, Kröger F (Hrsg.) (2003) Theorie und Praxis der Systemischen Familienmedizin. Göttingen: Vandenhoeck & Ruprecht.

Brickenkamp R (2002) Aufmerksamkeitsbelastungstest-d2. Göttingen: Hogrefe.

Bundesarbeitsgemeinschaft für Rehabilitation (1999) Empfehlungen zur Neurologischen Rehabilitation von Patienten mit schweren und schwersten Hirnschädigungen in den Phasen B und C (http://www.bar-frankfurt.de/rahmenempfehlungen.html, Zugriff am 27.10.2012).

Bundesministerium für Gesundheit (2012) Ambulante Pflege. Pflegehilfsmittel (www.¬ bmg.bund.de/pflege/leistungen/ambulan¬te-pflege/pflegehilfsmittel.html, Zugriff am 15.12.2012).

Deutsche Rentenversicherung (2012) Informationen zur stufenweisen Wiedereingliederung für Ärzte und Sozialarbeiter der Rehabilitationseinrichtungen. Informationsblatt G830 (http://www.deutsche-rentenversiche¬rung.de/cae/servlet/contentblob/217650/pu¬blicationFile/56614/G0830.pdf, Zugriff am 21.06.2013).

Deutsche Vereinigung für Sozialarbeit im Gesundheitswesen (2008) Grundsatzpapier Sozialarbeit in der medizinischen Rehabilitation. (http://dvsg.org/hauptnavigation-links/ser¬vice/downloads/, Zugriff am 05.08.12).

DRV-Bund Berlin (Hrsg.) (2009) Der ärztliche Reha-Entlassungsbericht. Leitfaden zum einheitlichen Entlassungsbericht in der medizinischen Rehabilitation der gesetzlichen Rentenversicherung. (http://www.deutsche-ren¬tenversicherung.de/Allgemein/de/Inhalt/3_¬Fachbereiche/01_sozialmedizin_forschung/¬downloads/sozmed/infos_fuer_reha_einrich¬tungen/download_leitfaden_einheitl_e_be¬richt.html, Zugriff am 13.12.2012).

Fahrerlaubnis-Verordnung vom 13. Dezember 2010 (BGBl. I S. 1980), die zuletzt durch Artikel 2 der Verordnung vom 26. Juni 2012 (BGBl. I S. 1394) geändert worden ist.

Fuchs H (2012) SGB IX Rehabilitation und Teilhabe behinderter Menschen: Budgetverordnung, BehindertengleichstG, WahlO, SchwerbehindertenV, Werkstättenverordnung, Gemeinsame Empfehlungen, GdS-Tab.. München: Deutscher Taschenbuch Verlag.

Gemeinsamer Bundesausschuss (2012) Richtlinie über die Verordnung von Hilfsmitteln. Fassung vom 21.12.2011/15.03.2012 BAnz AT 10.04.2012. Letzte Änderung 21.12.2011/15.03.2012. In Kraft getreten am 01.04.2012 (http: www.g-ba.de/informatio¬nen/richtlinien, Zugriff am 15.12.2012).

GKV Spitzenverband (2007) Hilfsmittelverzeichnis des GKV Spitzenverbandes (https://¬hilfsmittel.gkv-spitzenverband.de/Himi¬Web/produktliste_input.action, Zugriff am 15.12.2012).

Göttert R, Schneider U, Goldenberg G (2002) Überforderung in Alltagssituationen bei minimalen Funktionsdefiziten. In: Goldenberg G (Hrsg.) Neuropsychologie im Alltag. Stuttgart: Thieme. S. 131–148.

Gräcmann N, Albrecht M, Bundesanstalt für Straßenwesen (2009) Begutachtungsleitlinien zur Kraftfahrereignung. In: Berichte der Bundesanstalt für Straßenwesen. Mensch und Sicherheit Heft M 115. Bremerhaven: Wirtschaftsverlag NW, Verlag für neue Wissenschaft GmbH.

Johnson R (1998) How do People get back to Work after Severe Head Injury? A 10 year Follow-up Study. Neuropsychological Rehabilitation 8:61–79.

Kreutzer JS, Sander AM, Witol AD (1999) Das unterstützte Beschäftigungsmodell: Berufliche Reintegration nach traumatischer Hirnschädigung. In: Frommelt P, Grötzbach H (Hrsg.) Neurorehabilitation. Grundlagen Praxis Dokumentation. Berlin: Blackwell. S. 609–621.

Kinaesthetics Deutschland (2012) Pflegende Angehörige. TrainerInnen-Liste (www.wir-pfle¬gen-zuhause.de/prog-trainerinnenliste.cfm, Zugriff am 04.12.2012).

Kursawe U, Pössl J (2002) Stufenweise Wiedereingliederung am Arbeitsplatz. In: Goldenberg G (Hrsg.) Neuropsychologie im Alltag. Stuttgart: Thieme. S. 149–169.

Marsh NV, Kersel DA (2006) Frequency of behavioural problems at one year following traumatic brain injury: Correspondence between patient and caregiver report. Neuropsychological Rehabilitation 16:684–696.

Mönning M, Lahr D, Blattgerste M, Hartje W (2002) Wiederherstellung der Fahreignung nach Hirnschädigung – Fahrstunden und Simulatortraining. Neurologie & Rehabilitation 8:295–301.

Pflege-ABC (2012) Pflegegeld (www.pflege-abc.¬info/pflege-abc/artikel/pflegegeld.html, Zugriff am 04.12.2012).

Pflege-ABC (2012) Pflegesachleistungen (www.¬pflege-abc.info/pflege-abc/suchwort/arti¬kel/pflegesachleistungen.html, Zugriff am 04.12.2012).

Pflegestufe.info (2012) Ermittlung des Pflegebedarfs. (http://www.pflegestufe.info/pflege/¬pflegebedarf.html, Zugriff am 20.06.2013).

REHADAT (2012) Informationssystem zur beruflichen Rehabilitation (www.rehadat.de/re¬hadat, Zugriff am 15.12.2012).

Schönberger M, Ponsford J, Olver J, Ponsford M, Wirtz M (2011) Prediction of functional and employment outcome 1 year after traumatic brain injury: a structural equation modeling approach. J Neurol Neurosurg Psychiatry 82:936–941.

Schubert W, Schneider W, Eisenmenger W, Stephan E (2005) Begutachtungsleitlinien zur Kraftfahreignung – Kommentar. Bonn: Kirschbaum Verlag.

Schuhfried G (2000) Verkehrspsychologische Testbatterie. Mödling: Schuhfried Eigenverlag.

Sozialgesetzbuch: Bücher I–XII (2013) München: Beck Texte im dtv.

Strauß H (2010) Resonanz als Methode. In: Knopf W, Walther I (Hrsg.) Beratung mit Hirn. Wien: Facultas Verlags- und Buchhandels AG.

Vorländer TD, Fischer S (2000) Berufliche Wiedereingliederung. In: Sturm W, Herrmann M, Wallesch CW (Hrsg.) Lehrbuch der Klinischen Neuropsychologie. Lisse: Swets und Zeitlinger. S. 321–342.

Zimmermann P, Fimm B (1999) Testbatterie zur Aufmerksamkeitsprüfung – Kurzform (TAPK). Würselen: Psytest.

Herausgeber- und Autorenverzeichnis

Die Herausgeber

Dr. med. Dipl.-Psych. Friedemann Müller
Chefarzt
Schön Klinik Bad Aibling
Kolbermoorer Str. 72
83043 Bad Aibling
fmueller@schoen-kliniken.de

Dr. med. Ernst Walther
Chefarzt Zentrum für Neurologie und
Neurorehabilitation
Schön Klinik Hamburg Eilbek
Dehnhaide 120
22081 Hamburg
ewalther@schoen-kliniken.de

Dr. med. Jürgen Herzog
Chefarzt Abt. für Neurologische Rehabili-
tation und Frührehabilitation
Schön Klinik München-Schwabing
Parzivalplatz 4
80804 München
Jherzog@schoen-kliniken.de

Die Autorinnen und Autoren

Dr. med. Peter Bader
Chefarzt Abt. Neurologie
Fachklinik Bad Heilbrunn
Wörnerweg 30
83670 Bad Heilbrunn
Peter.Bader@Fachklinik-Bad-Heilbrunn.de

Christian Blechschmidt
Leitung physikalische Therapie
Schön Klinik Bad Aibling
Kolbermoorer Str. 72
83043 Bad Aibling
cblechschmidt@schoen-kliniken.de

Dr. med. Hans Brunner
Oberarzt Neurologie (ehem.)

Schön Klinik Bad Aibling
Kolbermoorer Str. 72
83043 Bad Aibling
Hans.Brunner@Pfennigparade.de

Prof. Dr. med. Andreas Ceballos-Baumann
Chefarzt Abt. für Neurologie und Klinische
Neurophysiologie
Schön Klinik München-Schwabing
Parzivalplatz 4
80804 München
aceballos-baumann@schoen-kliniken.de

Dr. med. Jürgen Dressnandt
Oberarzt Neurologie
Schön Klinik Bad Aibling

Kolbermoorer Str. 72
83043 Bad Aibling
jdressnandt@schoen-kliniken.de
Dr. med. Christine Dudel
Oberarzt Neurologie (ehem.)
Schön Klinik Bad Aibling
Kolbermoorer Str. 72
83043 Bad Aibling
Christine.Dudel@gmx.de

Dr. med. Jan Simon Gerdes
Schön Klinik Hamburg Eilbek
Dehnhaide 120
22081 Hamburg
jgerdes@schoen-kliniken.de

Johanna Graf
Leitung Hilfsmittelbüro
Schön Klinik Bad Aibling
Kolbermoorer Str. 72
83043 Bad Aibling
jgraf@schoen-kliniken.de

Dr. med. Sandra Hartl
Ärztin
Schön Klinik Bad Aibling
Kolbermoorer Str. 72
83043 Bad Aibling
shartl@schoen-kliniken.de

M.Sc. Silke Heller
Leitung Physiotherapie
Schön Klinik Bad Aibling
Kolbermoorer Str. 72
83043 Bad Aibling
sheller@schoen-kliniken.de

Prof. Dr. rer.nat. Ingo Keller
Leitung Neuropsychologie
Schön Klinik Bad Aibling
Kolbermoorer Str. 72
83043 Bad Aibling
ikeller@schoen-kliniken.de

Dr. phil. Gudrun Klingenberg
Leitung Sprachtherapie
Schön Klinik Bad Aibling

Kolbermoorer Str. 72
83043 Bad Aibling
gklingenberg@schoen-kliniken.de
Bärbel Krauthoff
Schön Klinik Hamburg Eilbek
Dehnhaide 120
22081 Hamburg
bkrauthoff@schoen-kliniken.de

Dr. phil Carmen Krewer
Motorikforschung
Schön Klinik Bad Aibling
Kolbermoorer Str. 72
83043 Bad Aibling
ckrewer@schoen-kliniken.de

Dr. med. Frank Lauster
Oberarzt Innere Medizin
Schön Klinik Bad Aibling
Kolbermoorer Str. 72
83043 Bad Aibling
flauster@schoen-kliniken.de

M.A. Christian Ledl
Leitung Neurophonetik und
Schlucktherapie
Schön Klinik Bad Aibling
Kolbermoorer Str. 72
83043 Bad Aibling
cledl@schoen-kliniken.de

Wolfgang Marquart
Kunsttherapeut
Schön Klinik Bad Aibling
Kolbermoorer Str. 72
83043 Bad Aibling
wolfgang.marquart@gmx.de

Dr. med. Marion Mertl-Rötzer
Chefärztin Anästhesie-Intensivmedizin
Schön Klinik Bad Aibling
Kolbermoorer Str. 72
83043 Bad Aibling
mmertl-roetzer@schoen-kliniken.de

Dipl.-Psychologe Josef Metsch
Neuropsychologe

Schön Klinik Bad Aibling
Kolbermoorer Str. 72
83043 Bad Aibling
jmetsch@schoen-kliniken.de

M.Sc. Stella Peitzker
Ehemalige Leitung Ergotherapie
Schön Klinik Bad Aibling
Kolbermoorer Str. 72
83043 Bad Aibling
stella.peitzker@t-online.de

Dr. med. Michael Poschmann
Chefarzt Abt. für Kinder- und Neuroortho-
pädie
Schön Klinik München Harlaching
Harlachinger Str. 51
81547 München
mposchmann@schoen-kliniken.de

Dr. med. Jochen Quintern
Chefarzt Abt. Neurologie
Medical Park Berchtesgaden Loipl
Thanngasse 15
83483 Bischofswiesen
J.Quintern@medicalpark.de

Sabine Rock
Leitung Sozialdienst
Schön Klinik München-Schwabing
Parzivalplatz 4
80804 München
srock@schoen-kliniken.de

Dr. med. Friedrich von Rosen
Chefarzt Abt. Neurologie
Schön Klinik Bad Staffelstein
Am Kurpark 11
96231 Bad Staffelstein
frosen@schoen-kliniken.de

Dr. med. Hermann Schmidhuber
Oberarzt der Klinik für Neurochirurgie
Schön Klinik Vogtareuth

Krankenhausstr. 20
83569 Vogtareuth
hschmidhuber@schoen-kliniken.de

Dr. med. Manfred Schneider
Oberarzt Neurologie
Schön Klinik Bad Aibling
Kolbermoorer Str. 72
83043 Bad Aibling
mschneider@schoen-kliniken.de

Helga Schweiger
Pflegetherapeutin
Schön Klinik Bad Aibling
Kolbermoorer Str. 72
83043 Bad Aibling
hschweiger@schoen-kliniken.de

Andrea Stoib
Pflegetherapeutin
Schön Klinik Bad Aibling
Kolbermoorer Str. 72
83043 Bad Aibling
astoib@schoen-kliniken.de

Dr. med. Dominik Vogel
Arzt
Schön Klinik Bad Aibling
Kolbermoorer Str. 72
83043 Bad Aibling
dvogel@schoen-kliniken.de

Joachim Wagner
Schön Klinik Hamburg Eilbek
Dehnhaide 120
22081 Hamburg
jowagner@schoen-kliniken.de

Dr. med. Thomas Weber
Oberarzt Innere Medizin
Schön Klinik Bad Aibling
Kolbermoorer Str. 72
83043 Bad Aibling
tweber@schoen-kliniken.de

Register

A

Absaugen 264
Ach-Antikörper 75
Action-Research-Arm-Test 97
Agrammatismus 178
Agraphie 179, 186
Akkommodationsspasmus 318
Alexie 179, 186
Alphabet Board Supplementation 196
Amadeo 120
Amantadin 47, 218, 331
4-Aminopyridin 332
Angehörigenanleitung 358
Angehöriger
– Einbeziehung 350
Anschlussheilbehandlung (AHB) 29
Antidekubitusmatratze 317
Apallisches Syndrom 215
Aphasie
– akute Phase 179
– amnestische 178
– Beeinträchtigung multimodale 177
– Broca- 36, 178
– chronische Phase 179
– globale 178
– nichtklassifizierbare 178
– psycho-soziale Folge 178
– Verlauf und Prognose 179
– Wernicke- 36, 178
Aphasiesyndrom 178
Aphasie-Test
– Aachener 181
– Aachener Bedside-Test 179
– Bogenhausener Semantik-Untersuchung 181
– LEMO 181
Apomorphin 65
Appetitmangel 273
Apraxie 123, 179
– Sprech- 179
Arm-BASIS 98
Armeo 118
Arm-Training
– aktives repetitives 102
Arrhythmie
– absolute 298

Artikulografie
– elektromagnetische 194
Ashworth-Skala 131
ASIA-Klassifikation 68
Aspiration 197, 199–200, 204–205, 207
Aspirationstyp 199, 201
Assessment
– Intervallrehabilitation 386
– physiotherapeutisches 85
Ataxie 125
Atmungstherapie
– maschinengestützte 270
Atmungstherapeut 268
Aufmerksamkeitsstörung 158
Aufmerksamkeitstraining 159
Augenmotilitätsstörungen 319
Augenmuskelparesen 319
Augmentation 330
Axonschaden
– diffuser 43
Axonverbindung 31

B

Baclofen 218
– -Therapie 137
Badewannenlifter 372
Bagging 270
Bakteriurie 284
Basishygiene
– intensivierte 287
Beatmungszeit 72
Behandlung
– frühfunktionelle 151
Beinvenenthrombose 294
– Therapie 296
Berg-Balance-Scale 88
Berufsfähigkeit 381
Berufsgenossenschaft 382
Berufsgruppe 25
Berufshelfer 378, 382
Bestrahlung 59
Betreuung
– gesetzliche 352, 354
Beugespastik 132
Bewusstseinsstörung 216